TEGO

Perguntas e Respostas

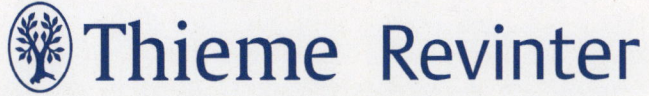

TEGO

Perguntas e Respostas

Segunda Edição

Roberto Vieira
Ginecologista, Obstetra e Mastologista
Ex-Chefe de Clínica da Maternidade do Instituto Nacional de Saúde da Mulher, da Criança e do Adolescente Fernandes Figueira (IFF/Fiocruz)
Mestrado e Doutorado pela Fundação Oswald Cruz (Fiocruz), RJ
Ex-Presidente da Sociedade Brasileira de Mastologia (SBM) do RJ
Especialização em Oncoplastia no Hospital do Câncer de Barretos, SP
Professor da Disciplina de Oncoplastia II da Pós-Graduação em Mastologia na Pontifícia Universidade Católica do Rio de Janeiro (PUC-Rio)
Ex-Chefe do Departamento de Ginecologia do IFF/Fiocruz
Ex-Professor e Ex-Pesquisador da Fiocruz, RJ
Ex-Chefe do Departamento de Mastologia do IFF/Fiocruz, RJ

Thieme
Rio de Janeiro • Stuttgart • New York • Delhi

Dados Internacionais de Catalogação na Publicação (CIP)

V658t
 Vieira, Roberto
  TEGO: Perguntas e Respostas/Roberto Vieira – 2. Ed. – Rio de Janeiro – RJ: Thieme Revinter Publicações, 2018.
  666 p.: il; 18,5 x 27 cm.
  ISBN 978-85-5465-056-8

  1. Ginecologia (básica, geral, infecção e cirurgia). 2. Obstetrícia (básica, normal, patologia e gestação). 3. Reprodução Humana. I. Título.

CDD: 618
CDU: 618:612.6

Contato com o autor:
dr.rvieira@gmail.com

Nota: O conhecimento médico está em constante evolução. À medida que a pesquisa e a experiência clínica ampliam o nosso saber, pode ser necessário alterar os métodos de tratamento e medicação. Os autores e editores deste material consultaram fontes tidas como confiáveis, a fim de fornecer informações completas e de acordo com os padrões aceitos no momento da publicação. No entanto, em vista da possibilidade de erro humano por parte dos autores, dos editores ou da casa editorial que traz à luz este trabalho, ou ainda de alterações no conhecimento médico, nem os autores, nem os editores, nem a casa editorial, nem qualquer outra parte que se tenha envolvido na elaboração deste material garantem que as informações aqui contidas sejam totalmente precisas ou completas; tampouco se responsabilizam por quaisquer erros ou omissões ou pelos resultados obtidos em consequência do uso de tais informações. É aconselhável que os leitores confirmem em outras fontes as informações aqui contidas. Sugere-se, por exemplo, que verifiquem a bula de cada medicamento que pretendam administrar, a fim de certificar-se de que as informações contidas nesta publicação são precisas e de que não houve mudanças na dose recomendada ou nas contraindicações. Esta recomendação é especialmente importante no caso de medicamentos novos ou pouco utilizados. Alguns dos nomes de produtos, patentes e *design* a que nos referimos neste livro são, na verdade, marcas registradas ou nomes protegidos pela legislação referente à propriedade intelectual, ainda que nem sempre o texto faça menção específica a esse fato. Portanto, a ocorrência de um nome sem a designação de sua propriedade não deve ser interpretada como uma indicação, por parte da editora, de que ele se encontra em domínio público.

© 2018 Thieme Revinter Publicações Ltda.
Rua do Matoso, 170, Tijuca
20270-135, Rio de Janeiro – RJ, Brasil
http://www.ThiemeRevinter.com.br

Thieme Medical Publishers
http://www.thieme.com
Capa: Thieme Revinter Publicações

Impresso no Brasil por BMF Gráfica e Editora Ltda.
5 4 3 2
ISBN 978-85-5465-056-8

Todos os direitos reservados. Nenhuma parte desta publicação poderá ser reproduzida ou transmitida por nenhum meio, impresso, eletrônico ou mecânico, incluindo fotocópia, gravação ou qualquer outro tipo de sistema de armazenamento e transmissão de informação, sem prévia autorização por escrito.

PALAVRAS DO AUTOR

O contato direto com alunos, nesses trinta anos de profissão na Medicina, foram a motivação para que me aperfeiçoasse cada vez mais, nas especialidades de Mastologia, Ginecologia e Obstetrícia. Ter ocupado cargos de chefia de clínica da maternidade Clóvis Correia da Costa, do Instituto Fernandes Figueira, e, durante 4 anos, dois anos de chefia de clínica, do Departamento de Ginecologia do IFF/Fiocruz, incentivaram-me a aprofundar o conhecimento dessas especialidades. Finalmente, com as mudanças políticas da Fiocruz, fui o primeiro chefe eleito do departamento de ginecologia do IFF.

Durante este período, senti necessidade de percorrer um caminho acadêmico longo, que durou 6 anos, cursando mestrado e doutorado na área de mastologia no curso *stricto senso* na área da saúde e da mulher do IFF/Fiocruz. Tenho formação no exterior na Universidade de Cambridge (Inglaterra), Instituto Gustavo Rossi (Paris – França), Instituto Europeu de Oncologia (Milão–Itália), e como coordenador do Projeto de Pesquisa Câncer de Mama e Genética com várias parcerias nacionais e internacionais **(IARC, Lyon, Universidade de Cambridge, Sllog Catherine memorial Hospital, Steven Narod** center of...**, mYriad diagnostic [UTAH]).**

Tentando selecionar honestamente candidatos a frequentarem os referidos cursos em que sempre faço parte da banca examinadora, tanto para residência como para mestrado e doutorado, e com auxílio de vários amigos que labutam na mesma área em todos os estados brasileiros, fizemos um banco de dados de perguntas e respostas totalizando 28.000 questões. Destas, selecionamos as principais que se repetiam em quase todas as provas de concurso no nosso país. Com um grupo de professores, médicos e alunos construímos um livro denominado *TEGO – Perguntas e Respostas 2006* e temos certeza de que os alunos que se dedicarem aos estudos destas questões terão uma visão geral dessas especialidades e estarão aptos a passar nos concursos nacionais para diversas entidades públicas e privadas.

Muitas dessas questões poderão ser iguais ou parecidas com várias questões publicadas em vários outros livros e presentes em provas que se tornaram públicas ao serem editadas e, por este motivo, lançamos mão das mesmas para abrilhantar o nosso compêndio.

Todo este nosso trabalho tem a função de dividir nossos conhecimentos com a sociedade científica do nosso país, e como a nossa função na Fiocruz é ensino pesquisa e assistência, através deste livro tentamos cumprir o nosso papel.

Estamos lançando em 2018 a segunda edição do *TEGO Perguntas e Respostas*, totalmente revisada e atualizada, com novos capítulos que contaram com a participação de novos professores e com a ajuda de meu aluno da PUC-Rio, Bruno Bohrer Flores, na organização deste novo livro.

PREFÁCIO

Esta importante obra vem dar continuidade ao excelente trabalho idealizado pelo Professor Doutor Roberto Vieira, que, na sua trajetória profissional, sempre valorizou a formação acadêmica e a especialização médica na saúde da mulher.

Nos dias de hoje, a necessidade de especialização faz parte do perfil profissional do médico e sofre influências decorrentes da sua formação e da prática clínica, como também projeta oportunidades e sucesso no mercado de trabalho.

O objetivo deste livro foca não só na preparação do médico para o Título de Especialista em Ginecologia e Obstetrícia (TEGO), instituído pela Federação Brasileira de Ginecologia e Obstetrícia (FEBRASGO), mas também nos processos seletivos da área.

O Professor Doutor Roberto Vieira sempre procurou, de forma brilhante, oferecer aos seus alunos a experiência adquirida no Departamento de Ginecologia do Instituto Fernandes Figueira, na Fiocruz, e no seu aprimoramento profissional no exterior, e isso se reflete no cuidado e esmero na elaboração desta obra.

O aperfeiçoamento em Ginecologia e Obstetrícia é tarefa árdua, tendo em vista a complexidade e a grande miscelânea de assuntos que envolvem esta complexa especialidade.

O interesse pela especialização vem crescendo, bem como a necessidade de obtenção do Título de Especialista em Ginecologia e Obstetrícia refletem o rendimento acadêmico e um maior engajamento do médico nas atividades de educação continuada e no treinamento em serviço.

O rigor científico e a profundidade do tratamento dispensado ao tema não afetam o caráter objetivo da obra, na qual se destaca a criteriosa seleção de questões pautadas na importância prática de cada capítulo na rotina profissional do ginecologista e obstetra.

Esta é mais uma obra que vem agregar imenso valor à bibliografia da especialidade, proporcionando ao leitor uma excelente oportunidade de testar os conhecimentos adquiridos na prática clínica e cirúrgica, oferecendo também uma ótima preparação para prova de TEGO.

Por derradeiro não poderia deixar de expressar que recebi, com grande alegria, este honroso convite de prefaciar uma obra de alta qualidade, que certamente proporcionará uma valiosa contribuição na formação e nos estudos de tão maravilhosa especialidade.

Boa leitura e ótimo aprendizado.

Célia Regina da Silva
Vice-Presidente da Associação de Ginecologia e Obstetrícia do Rio de Janeiro
Coordenadora do Planejamento Familiar da UFRJ (1995-2014)
Coordenadora do Ambulatório de Genitoscopia da Maternidade Escola da UFRJ
Mestre em Ginecologia pela FCMSCMSP
Membro Titular do CBC-Ginecologia
Membro da ESC-European Society of Contraception and Reproductive Health
Delegada da Associação Brasileira de Climatério, RJ
Delegada da Associação Brasileira de Ginecologia Endócrina
Professora da Pós-Graduação de Nutrologia da Universidade Veiga de Almeida

PREFÁCIO

Prefaciar o livro "TEGO – Perguntas e Respostas", de Roberto Vieira, é para mim motivo de grande orgulho. O currículo do autor revela sua dedicação à saúde da mulher ao longo dos últimos 45 anos. Durante o segundo ano da graduação em Medicina pela Faculdade de Medicina de Petrópolis, Roberto já era acadêmico estagiário no Serviço de Obstetrícia do Instituto Fernandes Figueira – IFF/Fiocruz. Nesta Instituição cursou mestrado e doutorado, tendo sido chefe do Departamento de Ginecologia, chefe do Setor de Mastologia, preceptor de Residência Médica, médico assistente, docente e pesquisador. Tem participação respeitável no ensino, pesquisa e assistência no Brasil e exterior.

Sua preocupação com a educação continuada em Ginecologia e Obstetrícia se traduz nesta obra que, na última década, tem ocupado importante lugar na formação de médicos ginecologistas e obstetras, sobretudo na preparação para concursos públicos.

Esta obra traz ao seu leitor uma ampla oportunidade de revisar os temas relacionados à especialidade de Ginecologia e Obstetrícia, contemplando-a em dois volumes distintos: o primeiro dedicado à Ginecologia e o segundo à Obstetrícia.

No primeiro volume, são abordados conhecimentos básicos, contemplando desde a anatomia, histologia e fisiologia até os aspectos clínicos e a abordagem terapêutica das principais condições que atingem a mulher na infância, na idade adulta ou no climatério.

No segundo volume, é possível revisar questões atinentes às gestantes e parturientes e seu concepto. São tratados aspectos da gestação, parto e puerpério, bem como as doenças e intercorrências do ciclo gravídico puerperal, incluindo seus métodos diagnósticos e sua terapêutica. Uma última sessão traz questões atuais sobre o Código de Ética Médica, legislação e normas específicas ao tocoginecologista e aspectos éticos e legais da reprodução assistida e sexualidade.

Por tudo isso, considero este um livro-texto obrigatório não só para aqueles que pretendem fazer concurso em Ginecologia e Obstetrícia, como também para aqueles que desejam revisar/reciclar seus conhecimentos nesta área.

Deixo aqui minha homenagem aos autores pelo gigantesco trabalho desenvolvido, esperando que os leitores atualizem e ampliem seus conhecimentos específicos, melhorando sua atuação profissional.

Bom aprendizado a todos!

Luiz Cláudio Santos Thuler, MD, PhD
Pesquisador Sênior do Instituto Nacional de Câncer (INCA) e
Professor-Associado da Universidade Federal do
Estado do Rio de Janeiro (Unirio)

COLABORADORES

ANA CRISTINA WANDERLEY PAIXÃO
Ginecologista-Obstetra da Fundação Oswado Cruz (Fiocruz)
Responsável pelo Ambulatório de Ginecologia
Infanto-Puberal do Instituto Fernandes
Figueira (IFF/Fiocruz)
Especialista em Ginecologia e Obstetrícia (TEGO)
Mestrado em Ciências da Saúde da Criança e da Mulher
pelo IFF/Fiocruz
Professora de Ginecologia no IFF/Fiocruz
Pós-Graduação em Ginecologia pela Universidade Federal
do Estado do Rio de Janeiro (Unirio)

ANA ROSA DE OLIVEIRA DELLAGIUSTINA
Mastologista e Ginecologista do Instituto Fernandes
Figueira da Fundação Oswado Cruz (IFF/Fiocruz)

ANGÉLICA VERÍSSIMO
Ginecologista e Obstetra pela Universidade Federal de
Ciências da Saúde de Porto Alegre (UFCSPA), RS com
certificação pela Federação Brasileira das Associações de
Ginecologia e Obstetrícia (Febrasgo)
Especialização em Medicina Fetal pela UFCSPA
Título de Especialista em Ultrassonografia em
Ginecologia e Obstetrícia pelo Colégio Brasileiro de
Radiologia e Diagnóstico por Imagem (CBR)

ANTÔNIO ABÍLIO P. DE SANTA ROSA
Mestrado em Genética pela Universidade Federal do
Rio de Janeiro (UFRJ)
Especialização em Oncogenética pelo Instituto Nacional do
Câncer (INCA), RJ e pelo City of Hope, Los Angeles
Professor de Genética da Universidade Severino
Sombra (USS), RJ

BRUNO BOHRER FLORES
Graduação em Medicina pela Universidade Luterana do
Brasil (Ulbra), RS
Residência em Ginecologia e Obstetrícia pelo Hospital
Universitário da Ulbra
Pós-Graduação em Mastologia pela Pontifícia Universidade
Católica do Rio de Janeiro (PUC-Rio)

CARLA CHRISTO
Ginecologista e Obstetra
Pós-Graduanda pelo Instituto Fernandes Figueira da
Fundação Oswado Cruz (IFF/Fiocruz)

CARLOS RICARDO CHAGAS
Coordenador do Curso de Mastologia da Pontifícia
Universidade Católica do Rio de Janeiro (PUC-Rio)
Ex-Presidente da Sociedade Brasileira de
Mastologia (SBM)
Doutor em Medicina pela Universidade Federal do Rio de
Janeiro (UFRJ)

CÉLIA REGINA DA SILVA
Chefe do Ambulatório de Planejamento Familiar da
Maternidade-Escola da Universidade Federal do
Rio de Janeiro (UFRJ) - Gestão: 1995-2014
Coordenadora do Ambulatório de Genitoscopia da
Maternidade-Escola da UFRJ
Professora da Pós-Graduação de Nutrologia da
Universidade Veiga de Almeida (UVA), RJ
Membro Titular do Colégio Brasileiro de Cirurgiões (CBC) -
Ginecologia
Mestre em Ginecologia pela FCMSCSP
Membro da Diretoria (Vice-Presidente) da Associação de
Ginecologia e Obstetrícia do Estado de Rio de Janeiro
(SGORJ)
Delegada da Sociedade Brasileira de Ginecologia Endócrina
(Sobrage), RJ
Delegada da Associação Brasileira de Climatério (SOBRAC), RJ
Membro da European Society of Contraception and
Reproductive Health (ESC)
Especialista em Fitomedicina na Fundação
Herbarium, RJ

CHARLENNE PEREIRA REGINATTI
Ginecologista e Obstetra (TEGO)
Especialista em Medicina Fetal pela SGORG

CLAUDIA STUDART
Mestrado em Genética pela Universidade Federal da
Paraíba (UFPB)
Vice-Presidente da Sociedade Brasileira de
Mastologia (SBM) – Região Nordeste
Médica-Mastologista do Hospital do Câncer Napoleão
Lauriano – João Pessoa, PB
Diretora do Instituto de Mama da Paraíba
Diretora da Unimama, PB

CLÓVIS BLATTES FLORES
Professor Adjunto de Ginecologia da Faculdade de Medicina
da Universidade Federal de Santa Maria (UFSM), RS
Mestre em Farmacologia pela UFSM

CRISTINA ROBICHEZ
Ginecologista e Obstetra
Pós-Graduanda pelo Instituto Fernades Figueira da Fundação Oswaldo Cruz (IFF/Fiocruz)

DANIELE LAURIANO PASTORE TANNUS
Médica Especialista em Ginecologia e Obstetrícia pelo Instituto Fernandes Figueira da Fundação Oswaldo Cruz (IFF/Fiocruz)
Especialista em Endoscopia Ginecológica pelo Hospital Federal dos Servidores do Estado do Rio de Janeiro (HSE/RJ)
Ginecologista e Obstetra da Força Aérea Brasileira

DANIELLE BERAN MEDELLA
Médica do Centro de Estudos e Pesquisas da Mulher (CEPEM)
Pós-Graduação Lato Senso em Propedêutica Ginecológica e Terapêutica Clínica no Instituto de Ginecologia da Universidade Federal do Rio de Janeiro (UFRJ)
Título de Especialista em Ginecologia e Obstetrícia pela Federação Brasileira das Associações de Ginecologia e Obstetrícia (Febrasgo) e pela Universidade René Descartes - Paris V, França
Título de Especialista em Ultrassonografia na Área de Ginecologia e Obstetrícia pela Febrasgo, pelo Colégio Brasileiro de Radiologia (CBR) e pela Universidade de Medicina de Versailles, França
Fellow em Medicina Fetal no Hospital Necker Enfants Malades e Hospital de Poissy, França
Certificado de Competência em Cardiologia Fetal pelo Centro Hospitalar Bélvedere, França
Fellow em Ecocardigrafia Fetal no Instituto de Puericultura e Perinatologia de Paris (IPP), França
Certificado de Competência em Ultrassonografia (11-13 semanas e 6 dias) pela Fetal Medicine Foundation, Londres
Certificado de Competência em Ultrassonografia (18-23 semanas) e Doppler Fetal pela Fetal Medicine Foundation – Londres
Certificado de Competência em Cardiologia Fetal pela Fetal Medicine Foundation – Londres

DÉBORA NADOIN
Especialista em Medicina Fetal pelo Hospital Universitário de Santa Maria (HUSM), RS
Mestre em Ciências da Saúde pela Universidade Federal de Santa Maria (UFSM), RS
Professora-Assistente do Departamento de Ginecologia e Obstetrícia da UFSM, RS

DESIRÉE HICKMANN MULLER
Graduação em Medicina pela Universidade Luterana do Brasil (Ulbra), RS
Residência em Ginecologia e Obstetrícia pelo Hospital Universitário da Ulbra, RS

DIÓGENES LUIZ BASEGIO
Presidente da Sociedade Brasileira de Mastologia (SBM)
Professor Pesquisador da Universidade de Passo Fundo (UPF), RS
Doutor em Medicina pela Universidade Federal do Rio de Janeiro (UFRJ)
Professor Titular da Faculdade de Medicina e Faculdade de Fisioterapia da UPF, RS

ELAINE BRANDÃO
Obstetra, Ginecologista e Mastologista
Especialista em Ginecologia e Obstetrícia (TEGO)

ELEONORA PASQUALOTTO
Professora Doutora
Doutora pela Faculdade de Medicina da Universidade de São Paulo (FMUSP)
Professora de Ginecologia e Obstetrícia da Universidade de Caxias do Sul (UCS), RS
Diretora do Conception - Centro de Reprodução Humana, RS

ELIZABETE CAMPOS PINHEIRO
Especialista pela Sociedade Brasileira de Nefrologia (SBN)
Mestrado em Medicina – Concentração Nefrologia pela Universidasde do Estado d Rio de Janeir (UERJ)
Nefrologista da RIM CLIN Saúde dos Rins, RJ
Médica-Clínica do Departamento de Ginecologia do Instituto Fernandes Figueira da Fundação Oswaldo Cruz (IFF/Fiocruz)
Ex-Coordenadora de Área da COREME em Ginecologia do IFF/Fiocruz

ÉRICA ELAINE TRAEBERT
Mastologista e Ginecologista, SC

EUDERSON KANG TOURINHO
Professor Adjunto Doutor da Faculdade de Medicina da Universida Federal do Rio de Janeiro (UFRJ)
Chefe da Seção de Diagnóstico por Imagem do Instituto de Ginecologia da UFRJ
Diretor Técnico da Clínica da Imagem ao Diagnóstico, RJ
Coordenador da Câmara Técnica de Radiologia do Conselho Regional de Medicina do Rio de Janeiro

FÁBIO DO VALLE NEVES
Ginecologista e Obstetra
Pós-Graduando pelo Instituto Fernandes Figueira da Fundação Oswaldo Cruz (IFF/Fiocruz)

FLÁVIA DO VALE
Ginecologista e Obstetra
Pós-Graduanda pelo Instituto Fernandes Figueira da Fundação Oswaldo Cruz (IFF/Fiocruz)

FLÁVIA WAJNSZTAJN
Ginecologista e Obstetra
Pós-Graduanda pelo Instituto Fernandes Figueira da Fundação Oswaldo Cruz (IFF/Fiocruz)

GABRIELA VOLKART PINHO
Graduação em Medicina pela Universidade Luterana do Brasil (Ulbra), RS
Residência em Ginecologia e Obstetrícia pelo Hospital Geral de Caxias do Sul, RS

GENIVAL VELOSO DE FRANÇA
Professor Convidado do Curso de Mestrado em Medicina Forense a Distância da Universidade de Valência – Espanha
Membro da Junta Diretiva da Sociedade Íbero-Americana de Direito Médico
Professor Titular de Medicina Legal da Universidade Federal da Paraíba (UFPb)

GLAUCIA GONDIM
Mastologista e Ginecologista

GUSTAVO SOARES RODRIGUES
Ginecologista e Obstetra do Intituto Fernandes Figueira da Fundação Oswaldo Cruz (IFF/Fiocruz)
Especialista pela Sociedade Brasileira de Nefrologia (SBN)
Especialista pela Sociedade Brasileira de Ginecologia e Obstetrícia
Pós-Graduando em Mastologia no IFF/Fiocruz

HENRIQUE ALBERTO PORTELLA PASQUALETTE
Diretor Médico do Centro de Estudos e Pesquisas da Mulher (CEPEM), RJ
Vice-Presidente da Comissão de Imaginologia Mamária da Federação Brasileira das Associações de Ginecologia e Obstetrícia (Febrasgo)
Mestre em Ginecologia pela Universidade Federal do Rio de Janeiro (UFRJ)
Título de Especialista em Ginecologia e Obstetrícia pela Febrasgo
Título de Especialista em Mastologia pela Sociedade Brasileira de Mastologia (SBM)
Título de Especialista em Mamografia pela Febrasgo/SBM/CBR
Professor da Pós-Graduação em Imaginologia Mamária pela Faculdade Redentor, RJ

HENRIQUE AZEVEDO ALVES
Anestesiologista

JAQUELINE PINHO
Patologista da Maternidade Fernando Magalhães, RJ
Médica do Laboratório de Anatomia Patológica e Citopatológica

JOÃO DE DEUS VALADARES
Mestrado em Obstetrícia pela Faculdade de Medicina de Ribeirão Preto da Universidade de São Paulo (USP)
Doutor em Medicina pela Escola Paulista de Medicina da Universidade Federal de São Paulo (EPM/Unifesp)
Professor Adjunto de Obstetrícia da Universidade Federal do Piauí (UFPI)
Obstetra Plantonista da Maternidade Dona Evangelina Rosa – Teresina, PI

JOÃO GUILHERME ABEID HABIB
Pós-Graduação em Obstetrícia pela Fundação Carlos Chagas (FCC)
Especialista em Cirurgia Videolaparoscópica pela Sociedade de Cirurgia Vídeo Endoscópica do Rio de Janeiro

JUAN SEBASTIÁN SÁNCHEZ TOBAR
Médico pela Universidade Internacional do Equador, UIDE
Pós-Graduação em Cirurgia Geral pela Fundação Técnico-Educacional Souza Marques na 10ª Enfermaria da Santa Casa da Misericórdia do Rio de Janeiro
Pós-Graduação em Mastologia pela Pontifícia Universidade Católica do Rio de Janeiro (PUC-Rio)
Fellowship em Cirurgia Geral e Oncológica pelo Metro Health Hospital, Cleveland/EUA com Dr. Christopher McHenry

JÚLIA DIAS
Médica pela Universidade Federal do Rio de Janeiro (UFRJ)
Residência Médica em Ginecologia e Obstetrícia pelo Instituto Nacional da Mulher, da Criança e do Adolescente Fernandes Figueira (IFF/Fiocruz)
Título de Especialista em Ginecologia e Obstetrícia pela Federação Brasileira das Associações de Ginecologia e Obstetrícia (Febrasgo)
Pós-Graduação em Mastologia pelo IFF/Fiocruz
Fellow em Oncoplastia e Reconstrução Mamária pela Clinique de L'Orangerie, Estrasburgo/FR com Dr. Jean Marc Piat

JULIANA PAULINA SCHNEIDER
Ginecologista e Obstetra
Formação Médica pela Universidade Luterana do Brasil (Ulbra), RS
Especialista em Ginecologia e Obstetrícia pela Ulbra
Obstetra Plantonista da Maternidade do Hospital Universitário Ulbra - Canoas, RS
Obstetra do Pré-Natal de Montenegro e Plantonista da Maternidade do Hospital Montenegro, RS

JULIANA VIEIRA DE MENDONÇA
Médica do Centro de Estudos e Pesquisas da Mulher (CEPEM), RJ
Título de Especialista em Vídeo-Histeroscopia pela Sociedade Brasileira de Cirurgia Minimamente Invasiva e Robótica (SOBRACIL)
Título de Especialista em Video-Histeroscopia pela Federação Brasileira das Associações de Ginecologia e Obstetrícia (Febrasgo)
Pós-Graduação em Ultrassonografia em Ginecologia e Obstetrícia pela Escola de Ultrassonografia de Ribeirão Preto (EURP), SP
Mestrado na Faculdade de Ciências Médicas da Universidade do Estado do Rio de Janeiro (UERJ)

JULIANE ROCHA CASTRO
Graduação em Medicina pela Universidade Federal de Rio Grande (FURG), RS
Residência Médica em Ginecologia e Obstetrícia no Hospital Fêmina (GHC), RS
Residência em Endoscopia Ginecológica no Hospital Materno Infantil Presidente Vargas (HMIPV), RS
Mestranda do Programa de Pós-Graduação em Patologia na Universidade Federal de Ciências da Saúde de Porto Alegre (UFCSPA), RS
Fellowship em Urologia Feminina do Hospital de Clínicas de Porto Alegre (HCPA), RS

LAURA GUSMAN DE MIRANDA
Médica do Centro de Estudos e Pesquisas da Mulher (CEPEM), RJ
Título de Especialista em Ginecologia e Obstetrícia pela Federação Brasileira das Associações de Ginecologia e Obstetrícia (Febrasgo)
Obstetra no Hospital Maternidade Maria Amélia Buarque de Hollanda, RJ

LAURA ZAIDEN E FERREIRA PINTO
Médica do Centro de Estudos e Pesquisas da Mulher (CEPEM), RJ
Obstetra da Maternidade Escola da Universidade Federal do Rio de Janeiro (UFRJ)
Obstetra do Hospital Alcides Carneiro (HAC), RJ
Título de Especialista em Ginecologia e Obstetrícia pela Federação Brasileira das Associações de Ginecologia e Obstetrícia (Febrasgo)
Título de Especialista em Mastologia pela Sociedade Brasileira de Mastologia (SBM/Febrasgo)
Título de Especialista em Mamografia pela Febrasgo/SBM/CBR
Mestrado em Ciências pela Pós-Graduação em Saúde da Criança e da Mulher – Instituto Nacional Fernandes Figueira (IFF/Fiocruz)

LIZANKA MARINHEIRO
Professora do Quadro Permanente da Pós-Graduação em Saúde da Criança e da Mulher do Instituto Fernandes Figueira da Fundação Oswaldo Cruz (IFF/Fiocruz)
Doutorado pela Fiocruz
Mestrado em Endocrinologia pela Universidade Feeral do Rio de Janeiro (UFRJ)
Chefe do Setor de Endocrinologia Ginecológica do IIFF/Fiocruz

LUCAS BOHRER FLORES
Graduação em Medicina pela Universidade Federal de Santa Maria (UFSM), RS
Residência em Anestesiologia pelo Hospital e Maternidade Marieta Konder Bornhausen – Santa Catarina, RS

LUCIANA DE OLIVEIRA BIANCO
Médica do Centro de Estudos e Pesquisas da Mulher (CEPEM), RJ
Título de Especialista em Ginecologia e Obstetrícia pela Federação Brasileira das Associações de Ginecologia e Obstetrícia (Febrasgo)
Pós-Graduação em Uroginecologia e Assoalho Pélvico pelo Instituto Fernandes Figueira (IFF/Fiocruz)
Médica Visitadora e Parecerista do Hospital Geral de Nova Iguaçu, RD
Ginecologista da Clínica Granato, RJ

LUÍS CLÁUDIO AMENDOLA
Mestrado em Saúde da Criança e da Mulher pelo Instituto Fernandes Figueira (IFF/Fiocruz)
Especialista em Mastologia pela Sociedade Brasileira de Mastologia (SBM)
Especialista em Ginecologia e Obstetrícia pela SGORG
Coordenador Administrativo do
Projeto Câncer de Mama e Genética
Presidente da Comissão de Educação Continuada da SBM

LUIZ AYRTON SANTOS JÚNIOR
Especialista em Mastologia pela
Sociedade Brasileira de Mastologia (SBM)
Diretor do Instituto de Mama do Piauí – Mastoclínica e Fundação Maria Carvalho Santos
Professor de Bioética da
Faculdade de Ciências Médicas do Piauí
Coordenador do Curso de Medicina da Facid

LUIZ CARLOS LEAL PRESTES JÚNIOR
Mestre e Doutor em Medicina pela Universidade do Estado do Rio de Janeiro (UERJ)
Coordenador da Câmara Técnica de Medicina Legal do Conselho Regional de Medicina do Estado do Rio de Janeiro (CREMERJ)
Presidente da Associação Brasileira de Medicina Legal e Perícias Médicas – Regional do Rio de Janeiro (ABMLPM-RJ)

MARCELA ALMEIDA ANDRADE
Médica do Centro de Estudos e Pesquisas da Mulher (CEPEM), RJ
Especialista em Endoscopia Ginecológica pela Universidade do Estado do Rio de Janeiro (UERJ)
Pós-Graduação em Cirurgia Minimamente Ivasiva em Ginecologia pelo Instituto Crispi de Cirurgias Minimamente Invasivas, RJ
Titulo de Especialista em Ginecologia e Obstetrícia pela Federação Brasileira das Associações de Ginecologia e Obstetrícia (Febrasgo)

MARCELLO VALLE
Ginecologista e Obstetra
Diretor Médico da Clínica Origen, RJ
Diretor Clínico da Clínica Origen, RJ

MARCELO MARSILLAC MATIAS
Ginecologista e Obstetra pelo Portal Hospital de Clínicas de Porto Alegre (HCPA), RS
Preceptor da Faculdade de Medicina da Universidade Luterana do Brasil (Ulbra)
Doutorando no PPGGO – UFRGS

MARCELO RIBERIO DA LUZ CRUZ
Médico do Centro de Estudos e Pesquisas da Mulher (CEPEM), RJ
Chefe do Serviço de Mastologia do Hospital Central do Exército, RJ
Pós-Graduação em Mastologia pela Fundação Carlos Chagas (FCC), SP
Título de Especialista em Ginecologia e Obstetrícia pela Federação Brasileira das Associações de Ginecologia e Obstetrícia (Febrasgo)
Título de Especialista em Mamografia pela Febrasgo/SBM/CBR

MÁRCIA GIACOBE
Residência Médica em Ginecologia e Obstetricia no Hospital Materno Infantil Presidente Vargas – Porto Alegre, RS
Título de Especialista em Ginecologia e Obstetricia pela Federação Brasileira das Associações de Ginecologia e Obstetrícia (Febrasgo)
Título de Especialista em Colposcopia pela Febrasgo

MARCOS POLÔNIA
Médico pela Faculdade Federal de Santa Maria, RS
Médico do Serviço de Radioterapia do
Hospital Universitário da Universidade Federal do Rio de Janeiro (INCA-UFRJ)

MARCUS VÍNICIUS MARTINS DE MENEZES
Médico – Campinas, SP

MARIA CELESTE ESTEVES
Licenciada em Letras
Advogada, Rio de Janeiro

MARIA DEL ROSARIO SARMIENTO PIÑERES
Médica pela Universidade do SINU – Elias Bechara Zainúm – Cartagena Colômbia (UNISINU)
Pós-Graduação em Ginecologia e Obstetrícia pela Universidade Santa Úrsula, RJ, na 28° Enfermaria da Santa Casa de Misericórdia do Rio de Janeiro
Pós-Graduação em Mastologia pela Pontifícia Universidade Católica do Rio de Janeiro (PUC-Rio)

MARIA HELENA ROUSTAND RABAY VERMOT PETIT-OUTHENIN
Presidente da Aliança Internacional Contra o Câncer de Mama (ALICCAM)
Título de Especialista em Mastologia pela Sociedade Brasileira de Mastologia (SBM)
Professora em Mastologia da Univeridade Federal do Estado do Rio de Janeiro (Unirio)
Ex-Tesoureira da SBM – Regional do Rio de Janeiro
Ex-Presidente da SBM – Regional do Rio de Janeiro
Presidente da "Rio Breast Conference" 2006

MARIA JOSÉ MAISONNETTE
Ginecologista da Pró-Mater
Professora da Cadeira de Ginecologia da
Faculdade Estácio de Sá

MARILANA GEIMBA DE LIMA
Mastologista – Campo Grande, MS

MÁRIO LUÍS DE ABREU FERNANDES
Membro Titular do Colégio Brasileiro de Cirurgiões (CBC)
Especialista em Mastologia pela Sociedade Brasileira de Mastologia (SBM)
Especialista em Ginecologia e Obstetrícia pela SGORG
Chefe do Serviço de Ginecologia/Obstetricia/
Mastologia do Hospital Central da Aeronáutica, RJ

MICHAEL ZIMMER
Médico pela Pontifícia Universidade Católica do Rio Grande do Sul (PUCRS)
Residência Médica em Ginecologia e Obstetrícia pela PUCRS
Título de Especialista em Ginecologia e Obstetrícia (TEGO)
Especialista com Área de Atuação em Urodinâmica e Uretrocistoscopia pela Federação Brasileira das Associações de Ginecologia e Obstetrícia (Febrasgo)

MICHELE POCHETTINI MARTINS MENEZES
Mestrado em Endocrinologia no Hospital Universitário Clementino Fraga Filho da Universidade Federal do Rio de Janeiro (HUCFF/UFRJ)
Residência em Endocrinologia no Hospital Universitário Antônio Pedro da Universidade Federal Fluminense (HUAP/UFF)
Residência em Clínica Médica na Santa Casa de Misericórdia do Rio de Janeiro

MICHELLE DE MOURA BALARINI
Mestre pela Universidade Federal do Rio de Janeiro (UFRJ)
Título de Especialista em Endocrinologia e Metabologia pela Sociedade Brasileira de Endocrinologia e Metabologia (SBEM/AMB)
Pós-Graduação em Endocrinologia e Metabologia pelo Instituto Estadual de Diabetes e Endocrinologia Luiz Capriglione (IEDE/PUC-Rio)
Residência em Clínica Médica no Hospital Santa Marcelina, SP

MILENA ISSA
Mastologista, Ginecologista e Obstetra
Pós-Graduação pelo Instituto Fernandes Figueira da Fundação Oswaldo Cruz (IFF/Fiocruz)

MONIQUE RESENDE COSTA MACHADO
Doutoranda em Pesquisa Clínica Aplicada pelo Instituto Nacional da Saúde da Mulher, da Criança e do Adolescente (IFF/Fiocruz)
Mestre em Endocrinologia pela Universidade Federal do Rio de Janeiro (UFRJ)
Título de Especialista em Endocrinologia pela Sociedade Brasileira de Endocrinologia e Metabologia (SBEM/AMB)
Residência em Endocrinologia e Metabologia no Hospital Universitário Antônio Pedro da Universidade Federal Fluminense (HUAP/UFF)
Residência em Clínica Médica no Instituto de Assistência aos Servidores do Estado do Rio de Janeiro (IASERJ)
Médica Civil Endocrinologista do Ministério da Defesa

MURILLO BRITTO
Doutor em Ciências da Saúde pela Universidade Federal do Rio Grande do Norte (UFRN)
Especialista pela Sociedade Brasileira de Mastologia (SBM)
Professor do Departamento de Tocoginecologia da UFRN
Mastologista da Maternidade Escola Januário Cicco da UFRN
Mastologista do Hospital da Liga Norte Riograndense contra o Câncer – Dr. Luiz Antônio – Natal, RN

NATHÁLIA NEVES SAPPER
Ginecologista e Obstetra (TEGO)
Ultrassonografista em Ginecologia e Obstetrícia

NOADJA TAVARES DE FRANÇA
Ginecologista e Obstetra (TEGO)
Pós-Graduada em Ginecologia da Infância e da Adolescência pela Universidade Federal de Ciências da Saúde de Porto Alegre (UFCSPA), RS
Preceptora do Ambulatório de Ginecologia da Infância e da Adolescência da Residência Médica de Ginecologia e Obstetrícia da UFCSPA

ORLANDO DE OLIVEIRA ALVES
Médico Anestesiologista e Acupunturista
Graduado pela Escola Médica do Rio de Janeiro
Concursado do Ministério da Saúde
Pós-Graduado em Anestesia e Gasoterapia pela Pontifícia Universidade Católica do Rio de Janeiro (PUC-Rio)
Chefe do Setor de Acupuntura da Clínica de Dor do Serviço de Neurocirurgia da Faculdade de Ciências Médicas no Hospital Universitário Pedro Ernesto da Universidade do Estado do Rio de Janeiro (HUPE/UERJ)

OSCAR FIGUEIRA
Especialista em Mastologia pela Sociedade Brasileira de Mastologia (SBM)
Especialista em Ginecologia e Obstetrícia pela SGORG
Obstetra do Instituto Fernandes Figueira da Fundação Oswaldo Cruz (IFF/Fiocruz)

PATRÍCIA FRANKEL
Ginecologista e Obstetra
Pós-Graduanda pelo Intituto Fernandes Figueira da Fundação Oswaldo Cruz (IFF/Fiocruz)

PATRÍCIA TELLÓ DÜRKS
Ginecologista e Obstetra Especialista em Medicina Fetal
Membro Titular da Federação Brasileira das Associações de Ginecologia e Obstetrícia (Febrasgo) com Habilitação em Medicina Fetal pela Febrasgo e Associação Médica Brasileira (AMB)

PAULA COGHETTO PERTILE
Ginecologista e Obstetra

PAULA SILVA DOS REIS
Médica Pela Universidade Federal do Rio Grande Do Sul (UFRGS)
Residência Em Ginecologia e Obstetrícia no Hospital de Clinicas de Porto Alegre (HCPA), RS
Médico Contratado do Hospital Universitário em Canoas – Puerpério

PAULO RICARDO ROSSI SITYA
Professor Adjunto da Universidade Luterana do Brasil (Ulbra), RS
Coordenador da Residência Médica em Ginecologia e Obstetrícia da ULBRA
Especialista em Videocirurgia Ginecológica pela Federação Brasileira das Associações de Ginecologia e Obstetrícia (Febrasgo) e Sociedade Brasileira de Cirurgia Minimamente Invasiva e Robótica (SOBRACIL)

PETERSON PALUDO
Ginecologista e Obstetra, RS

RAFAEL HENRIQUE SZYMANSKI MACHADO
Mestrado em Medicina pela Universidade Federal do Rio de Janeiro (UFRJ)
Professor-Assistente da Disciplina de Ginecologia da Faculdade de Medicina de Petrópolis, RJ
Membro Titular da Sociedade Brasileira de Mastologia
Membro da *American Society of Breast Disease*
Responsável pelo Setor de Mastologia do
Serviço de Ginecologia do Hospital Salgado Filho, RJ

RAFAELA BATISTI NERY
Médica Graduada pela Universidade Federal do Espírito Santo (UFES)
Ginecologista e Obstetra pela Universidade de São Paulo – Ribeirão Preto, SP
Especialista em Reprodução Humana e Endocrinologia Ginecológica pela Universidade de São Paulo (USP) – Ribeirão Preto, SP

RAFAELA GRECHI TRAEBERT
Graduada em Medicina pela Universidade do Extremo Sul Catarinense (UNESC), RS
Residência Médica em Ginecologia e Obstetrícia pelo Hospital Ernesto Dornelles em Porto Alegre, RS
Residência Médica em Reprodução Humana pelo Hospital de Clínicas de Porto Alegre (HCPA), RS

RAQUEL HELENA BERRETA
Ginecologista e Obstetra, SC

REBECA ALMEIDA MAMEDE NEVES
Pós-Graduação em Endocrinologia no Hospital Federal dos Servidores do Estado (HFSE/MS)
Endocrinologista do Ministério da Defesa
Chefe do Serviço de Endocrinologia da Policlínica Militar da Praia Vermelha (EB/MD)
Endocrinologista da Amil Saúde

REBECA NEVES HEINZEN
Graduação em Medicina pela Universidade Federal de Santa Catarina (UFSC), RS
Residência Médica em Ginecologia e Obstetrícia pelo Grupo Hospitalar Nossa Senhora da Conceição – Porto Alegre, RS
Título de Especialista em Ginecologia e Obstetrícia (TEGO)
Residência Médica em Mastologia pelo Hospital Sírio-Libanês, SP
Doutoranda pela Universidade de São Paulo (USP)

REBECCA GUIMARÃES DE OLIVEIRA
Ginecologista e Obstetra
Pós-Graduanda pelo Intituto Fernandes Figueira da Fundação Oswaldo Cruz (IFF/Fiocruz)

RITA DE CASSIA BORGES CHAPON
Graduação em Medicina pela Universidade Federal do Rio Grande do Sul (UFRGS)
Residência em Ginecologia e Obstetrícia pelo Hospital de Clínicas de Porto Alegre (HCPA), RS
Título de Especialista em Ginecologia e Obstetrícia pela Federação Brasileira das Associações de Ginecologia e Obstetrícia (Febrasgo), TEGO
Mestre em Ciências Médicas pela UFRGS
Aluna do Programa de Doutorado em Ginecologia e Obstetrícia pela UFRGS

ROSILENE JARA REIS
Especialização em Ginecologia e Obstetrícia Universidade Federal de Pelotas (UFPel), RS e TEGO pela Federação Brasileira de Ginecologia e Obstetrícia
Doutorado e Mestrado em Cirurgia pela Universidade Federal do Rio Grande do Sul
Especialização em Oncologia Cirúrgica pela Universidade Federal de Ciências da Saúde do Rio Grande do Sul
Professora Adjunta de Ginecologia e Obstetrícia da Universidade Luterana do Brasil (Ulbra) e da Universidade Federal de Pelotas (UFPel)

ROVIANA SCHÖFFER JESKE ROLIM
Ginecologista e Obstetra (TEGO)
Curso de Pós Graduação *Lato-Senso* de Ginecologia Infanto-Juvenil da Universidade Federal de Ciências da Saúde de Porto Alegre (UFSPA), RS
Título de Qualificação em Obstetrícia e Ginecologia da Infância e Adolescência pela Sociedade Brasileira de Obstetrícia e Ginecologia da Infância e Adolescência (SOGIA)

RUFFO DE FREITAS JÚNIOR
Professor Adjunto do Departamento de Ginecologia e Obstetrícia da Faculdade de Medicina da Universidade Federal de Goiás (UFG)
Coordenador do Programa de Mastologia do Hospital das Clínicas da UFG
Médico-Titular do Serviço de Ginecologia e Mama do Hospital Araújo Jorge da Associação de Combate ao Câncer, GO

SABRINA ROSSI P. CHAGAS
Oncologista Clínica *Staff* na Oncoclínica – Rio de Janeiro, RJ
Professora de Oncologia da Pós- Graduação de Mastologista da Pontifícia Universidade Católica do Rio de Janeiro (PUC-Rio)

SÉRGIO F. M. CAMARGO
Especialista em Ginecologia e Obstetrícia, com Área de Interesse em Uroginecologia
Ex-Preceptor do Programa de Residência Médica em Ginecologia e Obstetrícia do Hospital Materno-Infantil Presidente Vargas – Porto Alegre, RS
Professor da Pós-Graduação em Ginecologia Minimamente Invasiva, Módulo Cirurgia Vaginal e Uroginecologia da Faculdade de Ciências Médicas – Belo Horizonte, MG

SILVANA DE MOURA
Graduação em Medicina pela Universidade Luterana do Brasil (Ulbra), RS
Especialização em Residência Médica em Ginecologia e Obstetrícia pela Ulbra, RS

SIMONE MIRANDA
Ginecologista e Obstetra

SORAIA ABDEL HADI
Residência em Ginecologia e Obstetrícia/Mastologia no Hospital Beneficência Portuguesa, SP
Aperfeiçoamento e Especialização em Ginecologia Geral e Cirúrgica no Hospital Pérola Byington, SP
Aperfeiçoamento em Endoscopia Ginecológica na Santa Casa Misericórdia de São Paulo, SP

TATIANA BERLINSK
Ginecologista e Obstetra

VALÉRIA FERNANDES ROPPA CRUZ
Médica do Centro de Estudos e Pesquisas da Mulher (CEPEM), RJ
Médica Adjunta do Serviço de Mastologia do Hospital Central do Exército, RJ
Pós-Graduação em Mastologia no Hospital Central do Exército, RJ
Título de Especialista em Ginecologia e Gbstetrícia pela Federação Brasileira das Associações de Ginecologia e Obstetrícia (Febrasgo)
Título de especialista em Mamografia pela Febrasgo/SBM/CBR

VALERIA MELLO COUTINHO
Médica do Centro de Estudos e Pesquisas da Mulher (CEPEM), RJ
Pós-Graduação em Clínica Médica pela Santa Casa de Misericórdia do Rio de Janeiro
Pós-Graduação em Ultrassonografia pela Fundação Carlos Chagas (FCC), SP

VALÉRIA SEIDL FIGUEIRA
Especialista em Ginecologia e Obstetrícia
Obstetra do Instituto Fernandes Figueia da Fundação Oswaldo Cruz (IFF/Fiocruz)

VÂNIA RAVIZZINI MANOEL SONDEMANN
Médica do Centro de Estudos e Pesquisas da Mulher (CEPEM), RJ
Título de Especialista em Ginecologia e Obstetrícia pela Federação Brasileira das Associações de Ginecologia e Obstetrícia (Febrasgo)
Título de Especialista em Mamografia pela Febrasgo/SBM/CBR
Professora da Pós-Graduação em Imaginologia Mamária pela Faculdade Redentor, RJ

VERA LOBO
Patologista do Instituto Nacional do Câncer (INCA)
Patologista do Laboratório de Anatomia Patológica e Citopatológica

VERA SUEVO
Oncologista Clínica do Instituto Fernandes Figueira da Fundação Oswaldo Cruz (IFF/Fiocruz) e do Instituto Nacional do Câncer (INCA)

VITOR INÁCIO VOLKWEIS
Médico ATM pela Pontifícia Universidade Católica do Rio Grande do Sul (PUCRS)
Ginecologia e Obstetrícia na Irmandade Santa Casa de Misericórdia – Porto Alegre, RS
TEGO
Preceptor do Centro Obstétrico do Hospital Universitário da Universidade Luterana do BRasil (Ulbra) – Canoas e Hospital Geral de Caxias do Sul, RS

VIVIANE FERREIRA ESTEVES
Mestranda em Saúde da Criança e da Mulher do Instituto Fernandes Figueia da Fundação Oswaldo Cruz (IFF/Fiocruz)
Especialista em Mastologia
Especialista em Ginecologia e Obstetrícia
Mastologista e Ginecologista do Instituto Fernandes Figueia da Fundação Oswaldo Cruz (IFF/Fiocruz)

WALDYR GOMES DA COSTA NETO
Residência e Cirurgia Geral no Hospital de Clínicas de Teresópolis (Hospital Universitário da UNIFESO)
Pós-Graduação em Mastologia da Universidade Gama Filho na 28ª Enfermaria da Santa Casa de Misericórdia do Rio de Janeiro
Membro da Sociedade Europeia de Câncer de Mama
Membro da Sociedade Brasileira de Mastologia (SBM)

YARA MARIA POTENGY BRITO LEITÃO
Médica do Centro de Estudos e Pesquisas da Mulher (CEPEM), RJ
Título de especialista em Ginecologia e Obstetrícia pela Federação Brasileira das Associações de Ginecologia e Obstetrícia (Febrasgo)
Título de Especialista em Ultrassonografia em Ginecologia e Obstetrícia pelo Colégio Braileiro de Radiológia (CBR)
Título de Especialista em Mamografia pela Febrasgo/SBM/CBR

SUMÁRIO

VOLUME I – GINECOLOGIA

PARTE I
GINECOLOGIA BÁSICA

1 Anatomia 5
   I – Anatomia do Útero, da Tuba, dos Ovários e da Vagina. 5
   II – Anatomia da Vulva 7
   III – Musculatura, Ligamentos e Bexiga 9
   IV – Vascularização 11
   V – Inervação e Drenagem Linfática 14
2 Histologia 17
3 Embriologia 21
4 Diferenciação Sexual e Desordens da Diferenciação Sexual 23
5 Fisiologias Ginecológica e Mamária 25
   I – Fisiologia Ginecológica 25
   II – Fisiologia Mamária 28
6 Esteroides Sexuais 31
7 Ciclo Menstrual Normal e Patológico 33
8 Genética 35

PARTE II
INFECÇÃO GENITAL

9 Comprimento Vaginal 41
   I – Vulvovaginites e Cervicites 41
   II – Vaginoses e Tricomonas 44
10 DST/AIDS 47
11 Doença Inflamatória Pélvica 51

PARTE III
GINECOLOGIA GERAL

12 Dor Pélvica Crônica, Disfunção Sexual e Dispareunia 55
13 Endometriose 59
14 Disfunção Menstrual 61
15 Malformação Genital 63
16 Propedêutica Clínica 65
17 Exames Complementares em Ginecologia ... 67
   I – Citologia e Exame a Fresco 67
   II – Colposcopia 69
   III – Histeroscopia, Laparoscopia e Histerossalpingografia 71
   IV – Cistoscopia e Estudo Urodinâmico 73
   V – Ultrassonografia, Dopplerfluxometria e Mamografia 75

PARTE IV
ENDOCRINOLOGIA GINECOLÓGICA

18 Disfunção Menstrual e Hemorragia Uterina Disfuncional 81
19 Tensão Pré-Menstrual e Dismenorreia Primária 83
20 Amenorreia 85
21 Síndromes Hiperandrogênicas, Hirsutismo e Acne 87
22 Hiperprolactinemia 89
23 Anovulação Crônica e Síndrome dos Ovários Policísticos 91
24 Desordens do Desenvolvimento Sexual 93

PARTE V
GINECOLOGIA INFANTOPUBERAL

25 Vulvovaginites 97
26 Sangramentos Transvaginais, Tumores Genitais e Abuso Sexual 99

PARTE VI
REPRODUÇÃO HUMANA

27 Puberdade Precoce 103
28 Fatores Femininos de Esterilidade 105
29 Fatores Masculinos de Esterilidade 107
30 Indução da Ovulação 109
31 Fertilização Assistida 111
32 Planejamento Familiar 113

PARTE VII
CLIMATÉRIO

33 Endocrinologia do Envelhecimento 119
34 Fisiopatologia: Osteoporose, Doença Cardiovascular e Alterações Urogenitais.... 121
35 Climatério 125

PARTE VIII
UROGINECOLOGIA E CIRURGIA VAGINAL

36 Infecção do Trato Urinário (ITU) 129
37 Neurofisiologia da Micção 131
38 Incontinência Urinária de Esforço (IUE) 133
39 Bexiga Hiperativa (BH) 135
40 Fístulas Geniturinárias 137
41 Prolapso Genital 139
42 Síndrome da Bexiga Dolorosa (Cistite Intersticial) 141

PARTE IX
NEOPLASIA GENITAL

43 Lesões Precursoras – Diagnóstico Precoce e Prevenção 145
44 Neoplasias da Vulva e da Vagina 151
45 Neoplasias do Colo Uterino 157
46 Neoplasias do Endométrio 163
47 Neoplasias dos Ovários e das Tubas 171
48 Quimioterapia, Radioterapia e Hormonoterapia 177

PARTE X
CIRURGIA GINECOLÓGICA

49 Histerectomias 181
   I – Total e Subtotal 181
   II – Vaginal 183
   III – Wertheim-Meigs 184
50 Cirurgias do Prolapso Genital, da Incontinência Urinária e das Fístulas Genitourinárias 185
51 Cirurgias das Massas Anexiais e Miomectomias 187
52 Conização do Colo Uterino, Amputação Cervical e Vulvectomia 189
53 Cirurgia Endoscópica 191
   I – Histeroscopia 191
   II – Laparoscopia 193
54 Processos Infecciosos 195
55 Dor Mamária 197
56 Derrame Papilar 199
57 Alteração Funcional Benigna da Mama 201
58 Neoplasias Benignas 203
59 Câncer de Mama 205
60 Cirurgia de Mama 207
61 Quimioterapia e Hormonoterapia 209

RESPOSTAS

1 Anatomia 213
2 Histologia 217
3 Embriologia 219
4 Diferenciação Sexual e Desordens da Diferenciação Sexual 221
5 Fisiologias Ginecológica e Mamária 223
6 Esteroides Sexuais 225
7 Ciclo Menstrual Normal e Patológico 227
8 Genética 229
9 Comprimento Vaginal 231
10 DST/AIDS 233
11 Doença Inflamatória Pélvica 235
12 Dor Pélvica Crônica, Disfunção Sexual e Dispareunia 237
13 Endometriose 239
14 Disfunção Menstrual 241
15 Malformação Genital 243
16 Propedêutica Clínica 245
17 Exames Complementares em Ginecologia .. 247
18 Disfunção Menstrual e Hemorragia Uterina Disfuncional 251
19 Tensão Pré-Menstrual e Dismenorreia Primária 253
20 Amenorreia 255
21 Síndromes Hiperandrogênicas, Hirsutismo e Acne 257
22 Hiperprolactinemia 259
23 Anovulação Crônica e Síndrome dos Ovários Policísticos 261
24 Desordens do Desenvolvimento Sexual 263
25 Vulvovaginites 265
26 Sangramentos Transvaginais, Tumores Genitais e Abuso Sexual 267
27 Puberdade Precoce 269
28 Fatores Femininos de Esterilidade 271
29 Fatores Masculinos de Esterilidade 273
30 Indução da Ovulação 275
31 Fertilização Assistida 277
32 Planejamento Familiar 279
33 Endocrinologia do Envelhecimento 281
34 Fisiopatologia: Osteoporose, Doença Cardiovascular e Alterações Urogenitais.... 283
35 Climatério 285
36 Infecção do Trato Urinário (ITU) 287
37 Neurofisiologia da Micção 289
38 Incontinência Urinária de Esforço (IUE) 291
39 Bexiga Hiperativa (BH) 293
40 Fístulas Geniturinárias 295
41 Prolapso Genital 297
42 Síndrome da Bexiga Dolorosa (Cistite Intersticial) 299
43 Lesões Precursoras – Diagnóstico Precoce e Prevenção 301

44 Neoplasias da Vulva e da Vagina 303
45 Neoplasias do Colo Uterino 305
46 Neoplasias do Endométrio................ 307
47 Neoplasias dos Ovários e das Tubas........ 309
48 Quimioterapia, Radioterapia e
   Hormonoterapia...................... 311
49 Histerectomias 313
   I – Total e Subtotal...................... 313
   II – Vaginal............................ 313
   III – Wertheim-Meigs 313
50 Cirurgias do Prolapso Genital, da Incontinência
   Urinária e das Fístulas Genitourinárias 315
51 Cirurgias das Massas Anexiais e
   Miomectomias 317
52 Conização do Colo Uterino, Amputação
   Cervical e Vulvectomia 319
53 Cirurgia Endoscópica..................... 321
54 Processos Infecciosos 323
55 Dor Mamária........................... 325
56 Derrame Papilar 327
57 Alteração Funcional Benigna da Mama..... 329
58 Neoplasias Benignas 331
59 Câncer de Mama........................ 333
60 Cirurgia de Mama....................... 335
61 Quimioterapia e Hormonoterapia 337

VOLUME II – OBSTETRÍCIA

PARTE I
OBSTETRÍCIA BÁSICA

62 Placentação 343
63 Embriogênese.......................... 347
64 Fisiologia Fetoplacentária................. 351
65 Placenta Endócrina e Sistema Amniótico ... 355

PARTE II
OBSTETRÍCIA NORMAL (GESTAÇÃO)

66 Modificações Gravídicas e Diagnóstico
   Obstétrico 359
67 Assistência Pré-Natal.................... 363
68 Imunizações e Drogas na Gravidez e
   Lactação 365
69 Gestação Gemelar 369

PARTE III
OBSTETRÍCIA NORMAL (PARTO E PUERPÉRIO)

70 Fatores do Parto 375
   I – Bacia Obstétrica.................... 375
   II – Contração Uterina................... 376
   III – Estática Fetal 377
71 Determinismo e Períodos do Parto 379
72 Mecanismo do Parto e Fenômenos
   Plásticos Fetais 381
73 Assistência ao Parto e Avaliação da
   Vitalidade Fetal Intraparto................ 385
74 Puerpério e Lactação 389

PARTE IV
PATOLOGIA OBSTÉTRICA

75 Abortamento e Incompetência
   Istmocervical......................... 395
76 Prenhez Ectópica 399
77 Amniorrexe Prematura.................. 401
78 Inserção Baixa de Placenta e
   Descolamento Prematuro de Placenta 403
79 Prematuridade e Gravidez Prolongada 407
80 Crescimento Intrauterino Restrito e
   Sofrimento Fetal Agudo 409
81 Oligoidrâmnio, Polidrâmnio e
   Patologia da Placenta e do Funículo........ 411
82 Doença Hemolítica Perinatal.............. 413
83 Neoplasia Trofoblástica Gestacional 415
84 Distocias.............................. 417
85 Patologia do 3º e 4º Períodos e
   Tocotraumatismo Materno 421
86 Tocotraumatismo Fetal, Mortalidades
   Perinatal e Neonatal, e Morte Materna 423
87 Infecção Puerperal e Mastite Puerperal..... 425

PARTE V
INTERCORRÊNCIAS CLINICOCIRÚRGICAS NO CICLO GRAVÍDICO-PUERPERAL

88 Hipertensão Arterial 431
89 Cardiopatias, Angiopatias................ 435
90 Tromboembolismo, Pneumopatias,
   Hemopatias e Coagulopatias.............. 437
91 Gestação e Alterações Endocrinológicas.... 439
92 Hepatopatias e Colecistopatias 443
93 Nefropatias e Infecção Urinária............ 447
94 Neuropatias, Psicopatias e Psicose
   Puerperal 451
95 Dermatopatias-Alergopatias 453
96 Doenças Difusas do Tecido Conjuntivo 455
97 Distúrbios Gastrointestinais e
   Hiperêmese Gravídica.................... 457
98 Infecções Parasitárias 461
99 Torchs e DST 465
100 Neoplasias Ginecológicas Benignas e
    Malignas, e Malignas Não Ginecológicas 469
101 Intoxicações Exógenas, Abdome Agudo e
    Traumas.............................. 473

PARTE VI
PROPEDÊUTICA SUBSIDIÁRIA EM OBSTETRÍCIA
102 Cardiotocografia 479
103 Ultrassonografia e Dopplerfluxometria 483
104 Diagnóstico Pré-Natal das Malformações e Anomalias Cromossômicas, Aconselhamento Genético e Fetoscopia 487

PARTE VII
TOCURGIA E OUTROS PROCEDIMENTOS
105 Cerclagem Uterina, Embriotomias, Curetagem Uterina e Aspiração a Vácuo 493
106 Fórcipe e Cesariana 497
107 Parto Pélvico, Versão Interna e Histerectomia Puerperal 501
108 Analgesia e Anestesia em Obstetrícia 503

PARTE VIII
ÉTICA
109 Código de Ética Médica 509
110 Legislação e Normas Específicas ao Tocoginecologista 511
111 Aspectos Éticos e Legais da Reprodução Assistida e Sexualidade 515
112 Ética e Medicina Legal Aplicadas à Ginecologia e Obstetrícia 517

RESPOSTAS
62 Placentação 523
63 Embriogênese 525
64 Fisiologia Fetoplacentária 527
65 Placenta Endócrina e Sistema Amniótico ... 529
66 Modificações Gravídicas e Diagnóstico Obstétrico 531
67 Assistência Pré-Natal 533
68 Imunizações e Drogas na Gravidez e Lactação 535
69 Gestação Gemelar 537
70 Fatores do Parto 539
71 Determinismo e Períodos do Parto 541
72 Mecanismo do Parto e Fenômenos Plásticos Fetais 543
73 Assistência ao Parto e Avaliação da Vitalidade Fetal Intraparto 545
74 Puerpério e Lactação 547
75 Abortamento e Incompetência Istmocervical 549
76 Prenhez Ectópica 551
77 Amniorrexe Prematura 553
78 Inserção Baixa de Placenta e Descolamento Prematuro de Placenta 555
79 Prematuridade e Gravidez Prolongada 557
80 Crescimento IntraUterino Restrito e Sofrimento Fetal Agudo 559
81 Oligoidrâmnio, Polidrâmnio e Patologia da Placenta e do Funículo 561
82 Doença Hemolítica Perinatal 563
83 Neoplasia Trofoblástica Gestacional 565
84 Distocias 567
85 Patologia do 3º e 4º Períodos e Tocotraumatismo Materno 569
86 Tocotraumatismo Fetal, Mortalidades Perinatal e Neonatal, e Morte Materna 571
87 Infecção Puerperal e Mastite Puerperal 573
88 Hipertensão Arterial 575
89 Cardiopatias, Angiopatias 577
90 Tromboembolismo, Pneumopatias, Hemopatias e Coagulopatias 579
91 Gestação e Alterações Endocrinológicas ... 581
92 Hepatopatias e Colecistopatias 583
93 Nefropatias e Infecção Urinária 585
94 Neuropatias, Psicopatias e Psicose Puerperal 587
95 Dermatopatias-Alergopatias 589
96 Doenças Difusas do Tecido Conjuntivo 591
97 Distúrbios Gastrointestinais e Hiperêmese Gravídica 593
98 Infecções Parasitárias 595
99 Torchs e DST 597
100 Neoplasias Ginecológicas Benignas e Malignas, e Malignas Não Ginecológicas ... 599
101 Intoxicações Exógenas, Abdome Agudo e Traumas 601
102 Cardiotocografia 603
103 Ultrassonografia e Dopplerfluxometria 605
104 Diagnóstico Pré-Natal das Malformações e Anomalias Cromossômicas, Aconselhamento Genético e Fetoscopia 607
105 Cerclagem Uterina, Embriotomias, Curetagem Uterina e Aspiração a Vácuo 609
106 Fórcipe e Cesariana 611
107 Parto Pélvico, Versão Interna e Histerectomia Puerperal 613
108 Analgesia e Anestesia em Obstetrícia 615
109 Código de Ética Médica 617
110 Legislação e Normas Específicas ao Tocoginecologista 619
111 Aspectos Éticos e Legais da Reprodução Assistida e Sexualidade 621
112 Ética e Medicina Legal Aplicadas à Ginecologia e Obstetrícia 623
Diagnóstico por Imagens 625

Volume I
GINECOLOGIA

Parte I Ginecologia Básica

ANATOMIA

I – ANATOMIA DO ÚTERO, DA TUBA, DOS OVÁRIOS E DA VAGINA

1. A parede do útero é formada pelas seguintes camadas, exceto:
   (A) Perimétrio
   (B) Endométrio
   (C) Paramétrio
   (D) Miométrio

2. A parte do útero que fica acima da tuba uterina é:
   (A) Orifício externo
   (B) Corpo
   (C) Fundo
   (D) Cérvice

3. Associar corretamente as questões:
   1) Terço inferior do útero
   2) Parte superior redonda do útero
   3) Região onde as tubas entram no útero
   4) Recesso vaginal

   ( ) Fundo uterino
   ( ) Cérvice uterina
   ( ) Corno
   ( ) Fórnice

   (A) 2, 1, 3, 4
   (B) 1, 2, 3, 4
   (C) 4, 3, 2, 1
   (D) 3, 4, 2, 1

4. O fundo de saco posterior ou retouterino é também chamado de fundo de saco de:
   (A) Latarjet
   (B) Douglas
   (C) Alcoock
   (D) Kocks

5. O segmento tubário que se funde ao fundo uterino é:
   (A) Ampola
   (B) Istmo
   (C) Fímbria
   (D) Intersticial

6. O *portiovaginalis* da cérvice é a parte que:
   (A) Contém na extremidade cranial o orifício externo
   (B) Estende-se para o canal vaginal
   (C) Contém o orifício interno
   (D) É normalmente coberta com epitélio cúbico

7. O tamanho e a forma do útero são, exceto:
   (A) Constantes
   (B) Variáveis com a idade
   (C) Variáveis com a paridade
   (D) Variáveis com neoplasia

8. Qual a relação entre o corpo e a cérvice uterina incorreta?
   (A) Na infância: corpo = 1/3 e cérvice = 2/3
   (B) Na virgo adolescente: corpo = 50% e cérvice = 50%
   (C) Na virgo menopausada: corpo = 1/3 e cérvice = 2/3
   (D) Na virgo menacme: corpo = 2/3 e cérvice = 1/3

9. O orifício externo do colo localiza-se:
   (A) Na porção vaginal
   (B) No *portiovaginalis*
   (C) No "focinho de tenca"
   (D) A, B e C corretas

10. O endométrio contém:
    (A) Espessura de 0,5-5 mm
    (B) Glândulas
    (C) Vasos e estroma mesenquimal
    (D) Todas as anteriores

11. O orifício abdominal da tuba uterina é localizado no(a):
    (A) Ampola
    (B) Istmo
    (C) Fundo
    (D) Infundíbulo

12. São características anatômicas da tuba uterina, exceto:
    (A) Quatro subdivisões anatômicas
    (B) É envolvida pela mesossalpinge
    (C) Mede aproximadamente 10 cm de longitude
    (D) O orifício abdominal da tuba localiza-se no istmo

13. Considerações anatômicas corretas sobre o ovário incluem, exceto:
    (A) Ambos os ovários são imagens de espelho um do outro (3,5 × 2,5 × 1,5 cm)
    (B) O principal suprimento arterial é dado pela artéria ovariana
    (C) Sua inervação provém dos plexos ovariano e uterovaginal
    (D) O ligamento útero-ovariano o liga medialmente ao útero

14. As porções da tuba uterina no sentido útero-ovário, são:
    (A) Intersticial, ampola, istmo, infundíbulo
    (B) Ampola, intersticial, infundíbulo, istmo
    (C) Intersticial, istmo, ampola, infundíbulo
    (D) Istmo, ampola, intersticial, infundíbulo

15. O peritônio pélvico cobre todas as seguintes estruturas, exceto:
    (A) Ligamento redondo
    (B) Fundo uterino
    (C) Fímbria tubária
    (D) Ligamento útero-sacro

16. As contrações da musculatura tubária são máximas durante:
    (A) A fase lútea
    (B) A fase proliferativa
    (C) A ovulação
    (D) O transporte do ovo

17. A vagina caracteriza-se por, exceto:
    (A) Tubo de estrutura musculomembranosa
    (B) Localizar-se entre o reto e a bexiga
    (C) Medir de 6-10 cm na mulher adulta
    (D) Possui três fórnices e é um órgão ímpar

18. A vagina é um órgão com as seguintes funções:
    (A) Copulador
    (B) Faz parte do canal de parto
    (C) Órgão que excreta as secreções uterinas
    (D) Todas as anteriores

19. A vagina não apresenta:
    (A) Cistos de inclusão
    (B) Glândulas
    (C) Cistos de remanescentes embriológicos
    (D) *Lactobacillus*

20. O colo uterino é formado pela:
    (A) Endocérvice
    (B) Ectocérvice
    (C) Junção escamocolunar
    (D) Todas as anteriores

II – ANATOMIA DA VULVA

1. As ninfas fazem parte:
   (A) Do útero
   (B) Da vagina
   (C) Da vulva
   (D) Da tuba

2. As glândulas de Bartholin são localizadas:
   (A) Profundamente ao levantador do ânus
   (B) Profundamente ao diafragma urogenital
   (C) Profundamente ao músculo bulbocavernoso
   (D) Superficialmente ao músculo bulbocavernoso

3. As glândulas de Skene:
   (A) São homólogas à próstata
   (B) São periuretrais
   (C) São locais que favorecem à infecção crônica
   (D) São evaginações da uretra

4. As glândulas de Bartholin abrem bilateralmente:
   (A) Na superfície interna do grande lábio
   (B) No vestíbulo posterior
   (C) Um centímetro abaixo do clitóris
   (D) Abaixo da uretra

5. As ninfas contêm, exceto:
   (A) Terminações nervosas
   (B) Folículos sebáceos
   (C) Músculo liso
   (D) Folículos pilosos

6. Quais das aberturas anatômicas abaixo se fazem na vulva?
   (A) Uretral
   (B) Ductal de Skene
   (C) Vaginal
   (D) Todas as anteriores

7. São estruturas vulvares, exceto:
   (A) *Mons pubis*, clitóris
   (B) Lábios maior e menor
   (C) Hímen e vestíbulo
   (D) Cisto de Naboth

8. Em relação ao monte do púbis é incorreto afirmar:
   (A) Também é chamado de monte venéreo
   (B) Após a puberdade é coberto por pêlos crespos que formam o escudo
   (C) A pilificação púbica difere nos dois sexos, com disposição própria
   (D) A pilificação do tipo masculino ao longo da linha mediana não se prolonga até o umbigo

9. Os ligamentos redondos terminam nos(as):
   (A) Ninfas
   (B) Grandes lábios
   (C) Vestíbulos
   (D) Pequenos lábios

10. Os lábios maiores são homólogos de:
    (A) Escroto
    (B) Pênis
    (C) Glândulas vestibulares maiores
    (D) Próstata

11. Os lábios menores do pudendo caracterizam-se por, exceto:
    (A) Variarem frequentemente em tamanho e forma
    (B) Revestiram-se por epitélio escamoso estratificado
    (C) Possuírem folículos pilosos
    (D) Possuírem folículos sebáceos e, ocasionalmente, glândulas sudoríparas

12. Os pequenos lábios do pudendo, nas nulíparas, vão formar, acima e abaixo do clitóris, respectivamente:
    (A) Prepúcio do clitóris; freio do clitóris
    (B) Freio; prepúcio
    (C) Centro tendíneo; freio
    (D) Freio; centro tendíneo

13. O clitóris é elemento rudimentar de estrutura cavernosa, lembrando:
    (A) Escroto atrofiado
    (B) Pênis atrofiado
    (C) Testículo atrofiado
    (D) Próstata atrofiada

14. Acredita-se que o principal órgão erétil da mulher é:
    (A) A ninfa
    (B) O grande lábio
    (C) O clitóris
    (D) O mamilo

15. O vestíbulo da vagina na mulher no menacme é usualmente perfurado por:
    (A) Duas aberturas
    (B) Três aberturas
    (C) Cinco aberturas
    (D) Seis aberturas

16. As glândulas de Bartholin caracterizam-se por, exceto:
    (A) Originarem-se do ducto de Müller
    (B) Também se chamarem de glândulas vestibulares maiores
    (C) Secretarem material mucoide durante o ato sexual
    (D) Os ductos glandulares serem maiores que as glândulas

17. Os ductos parauretrais:
    (A) São em número de dois e variam de comprimento
    (B) Também são conhecidos por ductos de Skene
    (C) Abrem-se a cada lado da uretra
    (D) Todas são corretas

18. Os bulbos vestibulares são estruturas sujeitas a:
    (A) Traumatismos
    (B) Rupturas
    (C) Hemorragias
    (D) Todas as anteriores

19. O hímen contém, exceto:
    (A) Colágeno
    (B) Tecido elástico
    (C) Epitélio escamoso estratificado
    (D) Elementos glandulares e musculares

20. A abertura himenal mais frequentemente tem a forma:
    (A) Circular
    (B) Cribriforme
    (C) Septada
    (D) Fimbriada

21. Na virgo, a ruptura himenal:
    (A) Sempre se acompanha de hemorragia
    (B) Nunca se acompanha de hemorragia
    (C) Pode-se acompanhar de hemorragia
    (D) Deve ser incisada cirurgicamente antes do 1º coito

22. Os pequenos retalhos do hímen, restantes depois do parto, são chamados de:
    (A) Carúnculas uretrais
    (B) Carúnculas mirtiformes
    (C) Carúnculas himenais
    (D) Só B e C estão corretas

23. O hímen imperfurado:
    (A) É lesão rara
    (B) Pode levar à criptomenorreia
    (C) Pode ser causa de hematocolpo, hematometra e hematossalpinge
    (D) Todas as anteriores

24. A zona do orgasmo localiza-se no(a):
    (A) Cérvice
    (B) Corpo uterino
    (C) Vulva
    (D) Vagina

25. Geralmente considera-se como ponto-limite entre órgão genital interno e externo:
    (A) Hímen ou carúnculas himenais
    (B) Orifício interno do colo uterino
    (C) Istmo
    (D) Nenhuma das alternativas acima está correta

III – MUSCULATURA, LIGAMENTOS E BEXIGA

1. A vagina e a uretra atravessam as fibras do músculo:
   (A) Coccígeo
   (B) Piriforme
   (C) Puborretal e pubococcígeo
   (D) Ileococcígeo

2. O diafragma urogenital é perfurado pelo(a):
   (A) Uretra
   (B) Vagina
   (C) Útero
   (D) A e B corretas

3. O músculo levantador do ânus é subdividido em:
   (A) Um músculo
   (B) Dois músculos
   (C) Três músculos
   (D) Quatro músculos

4. O centro tendíneo do períneo é formado pelo encontro de fibras musculares e tendíneas dos músculos, exceto do:
   (A) Transverso superficial do períneo
   (B) Transverso profundo do períneo
   (C) Fibras retais do levantador do ânus
   (D) Puborretal

5. O centro tendíneo é formado pelos músculos:
   (A) Esfíncter externo do ânus
   (B) Transverso superficial do períneo
   (C) Bulbocavernoso
   (D) A, B e C são corretas

6. Na gênese da colpocistocele o fator mais importante é:
   (A) Relaxamento das fibras do músculo pubococcígeo
   (B) Saculação vesical
   (C) Alongamento do colo uterino
   (D) Lesão da fáscia pubovesicouterina

7. O diafragma pélvico é constituído por todos os seguintes músculos, exceto:
   (A) Coccígeo
   (B) Íleo
   (C) Piriforme
   (D) Pubococcígeo

8. Quais das seguintes estruturas são mais importantes para suportar as vísceras pélvicas femininas?
   (A) Fáscia
   (B) Ligamento uterossacro
   (C) Músculo levantador do ânus
   (D) Ligamento redondo

9. O principal componente do diafragma urogenital é o músculo:
   (A) Puborretal
   (B) Pubococcígeo
   (C) Transverso superficial do períneo
   (D) Transverso profundo do períneo

10. As estruturas que fazem parte da vulva são:
    (A) Monte do púbis, clitóris e orifício uretral
    (B) Vestíbulo, grandes lábios e pequenos lábios
    (C) Orifício vaginal, hímen, bulbo do vestíbulo e glândula de Bartholin
    (D) Todas as anteriores

11. O corpo perineal é uma área fibromuscular entre o ânus e a vagina e é constituído dos músculos:
    (A) Esfíncter anal e bulboesponjoso
    (B) Dois superficiais transversos do períneo e dois transversos profundos
    (C) Dois músculos levantadores do ânus
    (D) Todas as anteriores

12. Qual das seguintes estruturas não é um componente da bexiga?
    (A) Trígono vesical
    (B) Músculo detrusor
    (C) Músculo pubovesical
    (D) Óstios ureterais

13. Qual das seguintes estruturas não faz parte do sistema genital feminino?
    (A) Ovário
    (B) *Mesoovarium*
    (C) *Retinaculum uteri*
    (D) Úraco

14. Os ureteres alcançam a bexiga:
    (A) Inferiormente
    (B) Penetrando em direção reta
    (C) Anterossuperiormente
    (D) Antes de penetrar no ligamento largo

15. O espaço de Retzius corresponde à região:
    (A) Pré-vesical
    (B) Retropública
    (C) A e B
    (D) Nenhuma das anteriores

16. O hiato genital (vagina e uretra) atravessa as fibras do músculo:
    (A) Coccígeo
    (B) Piriforme
    (C) Puborretal ou pubococcígeo
    (D) Ileococcígeo

17. O ângulo uretrovesical posterior normal mede:
    (A) De 10 a 12 graus
    (B) Em torno de 45 graus
    (C) De 90 a 100 graus
    (D) Acima de 120 graus

18. Os ligamentos de Mackenrodt têm as seguintes características, exceto:
    (A) Fixam-se ao colo e abóbada vaginal
    (B) Também são denominados ligamentos cardinais
    (C) Servem de suspensão do útero
    (D) Situam-se anteriormente ao útero

19. São elementos constituintes do *retinaculum uteri* de Martin, exceto:
    (A) Ligamentos cardinais
    (B) Ligamentos pubovesicouterinos
    (C) Ligamentos uterossacros
    (D) Ligamento infundíbulo pélvico

20. Os ligamentos de Mackenrodt correspondem:
    (A) Aos paramétrios laterais ou ligamentos cardinais de Kocks
    (B) A bainha vascular de Charpy
    (C) Aos ligamentos cervicais transversos
    (D) A todas as denominações acima citadas

21. A porção do ligamento largo entre o ovário e a tuba uterina é chamada:
    (A) Mesossalpinge
    (B) Ligamento cardinal de Kocks
    (C) Ligamento de Jacobs
    (D) Ligamento redondo

22. O ligamento largo:
    (A) É uma dupla camada de peritônio
    (B) Encerra o ligamento redondo
    (C) Epoóforo situa-se nele
    (D) Possui todas as características citadas anteriormente

23. Os ligamentos uterossacrais:
    (A) Originam-se da parede uterina anterior
    (B) Seguem em direção ao anel inguinal interno
    (C) Previnem o prolapso uterino
    (D) Constituem os paramétrios laterais

24. O ligamento redondo:
    (A) Pode ser considerado como de origem do ducto de Wolff
    (B) Termina na base do grande lábio
    (C) Faz parte do aparelho de sustentação
    (D) Corresponde embriologicamente ao *Gubernaculum testis*

25. Os ligamentos cardinais uterossacros são condensações:
    (A) Da fáscia de Scarpa
    (B) Da fáscia endopélvica
    (C) Da fáscia de Colles
    (D) Da fáscia perineal superficial

26. São ligamentos do útero, exceto:
    (A) Pubovesicouterinos
    (B) Uterossacros
    (C) Redondos
    (D) Infundibulopélvico

27. A porção cranial do gubernáculo corresponde ao ligamento:
    (A) Cardinal
    (B) Redondo
    (C) Próprio do ovário
    (D) Uterossacro

28. São ligamentos uterinos:
    (A) Ligamentos largos
    (B) Ligamentos cardinais
    (C) Ligamentos redondos
    (D) Todas as anteriores

29. O ligamento redondo não possui a seguinte característica:
    (A) Corresponde, embriologicamente, ao *gubernaculum testis* do homem
    (B) Gravidez sofre considerável hipertrofia
    (C) Aumenta seu diâmetro e comprimento na gravidez
    (D) Não conduz nenhum vaso

30. O plexo pampiniforme situa-se no ligamento:
    (A) Uterossacro
    (B) Largo
    (C) Redondo
    (D) Cardinal

IV – VASCULARIZAÇÃO

1. A artéria (e seus ramos) de vital importância ao suprimento sanguíneo pélvico que exige do ginecologista conhecimento anatômico é:
   (A) Ilíaca externa
   (B) Pudenda interna
   (C) Uterina
   (D) Ilíaca interna

2. A artéria que não participa da vascularização do ureter é a:
   (A) Ilíaca interna
   (B) Vesical inferior
   (C) Ilíaca externa
   (D) Uterina

3. Os ramos viscerais ou anteriores da artéria ilíaca são todos os a seguir, exceto:
   (A) Umbilical
   (B) Vesical interior
   (C) Retal médio
   (D) Ileolombar

4. Os ramos parietais ou posteriores da artéria ilíaca interna são todos os a seguir, exceto:
   (A) Sacral lateral
   (B) Glúteo superior
   (C) Uterino e retal médio
   (D) Glúteo inferior

5. Qual das seguintes artérias constitui o principal suprimento sanguíneo do períneo?
   (A) Obturadora
   (B) Glútea superior
   (C) Iliolombar
   (D) Pudenda interna

6. O ureter recebe o seu principal suprimento sanguíneo das artérias:
   (A) Renal
   (B) Vesical
   (C) Ilíaca comum
   (D) A, B e C

7. O canal pudendo de Alcock contém:
   (A) Nervo pudendo
   (B) Artéria pudenda interna
   (C) Veia pudenda interna
   (D) A, B, C são corretas

8. Os ovários são inervados pelos ramos originados dos plexos:
   (A) Renais
   (B) Aórticos
   (C) Sacrais
   (D) Ovariano e uterovaginal

9. A tuba uterina é suprida arterialmente por:
   (A) Artéria uterina
   (B) Artéria ovariana
   (C) Ramos tubários
   (D) Todas as anteriores

10. O suprimento arterial do útero é fornecido pelas artérias:
    (A) Uterinas
    (B) Ovarianas
    (C) Ilíacas internas
    (D) A, B, C são corretas

11. A artéria dorsal do clitóris é um ramo da artéria:
    (A) Obturadora
    (B) Pudenda interna
    (C) Epigástrica inferior
    (D) Uterina

12. A artéria pudenda interna é um ramo da artéria:
    (A) Glútea inferior
    (B) Hemorroidária superior
    (C) Ilíaca interna
    (D) Obturadora

13. A respeito da artéria uterina é falso afirmar:
    (A) É um ramo da hipogástrica
    (B) Anastomosa com as artérias ovarianas
    (C) Anastomosa com artérias vaginais
    (D) Ao penetrar no útero passa abaixo do ureter

14. A camada inferior do endométrio é suprida pelas artérias:
    (A) Espirais
    (B) Retas
    (C) Radiais
    (D) A e B somente

15. Os dois terços superiores do endométrio são supridos pelas artérias:
    (A) Radiais
    (B) Espiraladas
    (C) Retas
    (D) Circulares

16. A artéria hipogástrica ou ilíaca interna dá origem às seguintes artérias, exceto:
    (A) Uterinas e vaginais
    (B) Vesicais
    (C) Umbilical obliterada
    (D) Hemorroidária superior

17. É importante para o cirurgião conhecer a localização relativa da artéria hipogástrica. Imediatamente posterior à artéria hipogástrica está:
    (A) O ureter
    (B) A veia hipogástrica
    (C) A veia ilíaca externa
    (D) A origem da veia ilíaca comum

18. Em relação à veia ilíaca comum o ureter encontra-se:
    (A) Superficial e lateral
    (B) Profundo e medial
    (C) Lateral e profundo
    (D) Superficial e medial

19. O ureter, coberto pelo peritônio, desce ao longo da borda:
    (A) Lateral da artéria hipogástrica
    (B) Medial da artéria hipogástrica
    (C) Posterior da artéria hipogástrica
    (D) Anterior da artéria hipogástrica

20. A artéria uterina localiza-se:
    (A) Na borda inferior do ligamento cardinal
    (B) No ângulo direito do ligamento cardinal
    (C) Inferior ao ureter na ponta do qual a artéria faz a volta medial
    (D) Inferior ao ureter

21. A artéria uterina origina-se mais frequentemente da artéria:
    (A) Obturadora
    (B) Pudenda interna
    (C) Umbilical
    (D) Ilíaca interna

22. No trajeto pélvico o ureter passa:
    (A) Anterior às artérias ilíaca interna e uterina
    (B) Posterior à ilíaca interna e anterior à uterina
    (C) Posterior às artérias ilíaca e uterina
    (D) Posterior à artéria uterina e medial à artéria ilíaca

23. Qual das artérias não é um ramo da hipogástrica:
    (A) Vesical superior
    (B) Uterina
    (C) Ovariana
    (D) Pudenda

24. O linfonodo de Cloquet é encontrado na área:
    (A) Da ilíaca externa
    (B) Inguinal superficial
    (C) Femoral superficial
    (D) Femoral profunda

25. O principal suprimento arterial vulvar é originado da artéria:
    (A) Ilioinguinal
    (B) Femoral
    (C) Pudenda
    (D) Hemorroidária inferior

26. A artéria epigástrica inferior é um ramo da artéria:
    (A) Pudenda
    (B) Ilíaca interna
    (C) Ilíaca externa
    (D) Mesentérica inferior

27. O suprimento vascular da vagina origina-se:
    (A) Dos ramos cervicovaginal da artéria uterina
    (B) Da artéria vesical inferior
    (C) Das artérias retal média e pudenda interna
    (D) De todas as anteriores

28. O principal suprimento sanguíneo do períneo dá-se pela artéria:
    (A) Uterina
    (B) Ovariana
    (C) Cervical
    (D) Pudenda interna e seus ramos

29. As artérias retal inferior e labial posterior são ramos da:
    (A) Ilíaca interna
    (B) Ilíaca externa
    (C) Uterina
    (D) Pudenda interna

30. A artéria de Sampson relaciona-se ao ligamento:
    (A) Largo
    (B) Redondo do útero
    (C) Cardinal
    (D) Uterossacro

31. A irrigação uterina dá-se pela(s) artéria(s):
    (A) Uterina e ovarianas
    (B) Radial miometrial
    (C) Arcuadas miometriais
    (D) Todas as anteriores

32. O terço superficial do endométrio é irrigado pelas:
    (A) Artérias basais
    (B) Arteríolas espiraladas (tipo I de Daron)
    (C) Arteríolas tipo II de Daron
    (D) Artérias espiraladas

33. As artérias tipo II de Daron:
    (A) São as arteríolas basais
    (B) Não respondem ao hormônio
    (C) São menores em calibre que as espiraladas (tipo I de Daron)
    (D) Todas são corretas

34. São ramos da artéria ilíaca interna, exceto:
    (A) Uterina, vaginal e umbilical
    (B) Vesicais inferior e média
    (C) Obturadora, pudenda interna e hemorroidária média
    (D) Sacral mediana e glútea média

35. São ramos da artéria hipogástrica, exceto:
    (A) Vaginal
    (B) Glútea
    (C) Sacral mediana
    (D) Pudenda interna

36. O plexo venoso de Santorini está situado:
    (A) No ligamento largo
    (B) Abaixo da bexiga e lateral à cérvice
    (C) Ao largo do trajeto dos ureteres
    (D) Paralelo ao ligamento redondo

37. A veia ovariana direita e a ovariana esquerda desembocam respectivamente na:
    (A) Veia cava inferior e veia renal esquerda
    (B) Veia renal direita e veia cava inferior
    (C) Ambas nas veias renais
    (D) Ambas na cava inferior

38. Os ovários recebem suprimento sanguíneo das artérias ovarianas que provêm da:
    (A) Aorta abdominal
    (B) Aorta torácica
    (C) Artéria ilíaca externa
    (D) Artéria ilíaca interna

39. O ovário é irrigado pelas artérias:
    (A) Ovarianas
    (B) Uterinas
    (C) Ramos aórtico e ovariano
    (D) Uterina e ovariana

40. Os vasos e nervos ovarianos estão contidos:
    (A) Nos ligamentos largos
    (B) Nos ligamentos redondos
    (C) Nos ligamentos infundibulopélvicos
    (D) Nos ligamentos cardinais

V – INERVAÇÃO E DRENAGEM LINFÁTICA

1. O plexo hipogástrico superior contém todos os tipos de fibras abaixo, exceto:
   (A) Pré-ganglionar simpática
   (B) Pós-ganglionar simpática
   (C) Fibras motoras para musculatura estriada
   (D) Fibra aferente visceral

2. A principal inervação do períneo é realizada pelo:
   (A) Pudendo
   (B) Isquiático
   (C) Femoral
   (D) Glúteo inferior

3. Qual dos seguintes nervos atravessa o forame isquiático maior e inerva largamente o períneo?
   (A) Glúteo superior
   (B) Glúteo inferior
   (C) Pudendo
   (D) Isquiático

4. O nervo pudendo origina-se dos ramos ventrais do plexo sacral:
   (A) S2, S3, S4
   (B) S4 e S5
   (C) S1 e S2
   (D) S1 e S5

5. O músculo levantador do ânus é inervado:
   (A) Por S1 e S2
   (B) Por S1 e S3
   (C) Por S3 e S4
   (D) Pelo pudendo

6. O nervo pré-sacro de Latarjet possui as seguintes características, exceto:
   (A) Contém fibras simpáticas
   (B) Contém fibras parassimpáticas
   (C) Corresponde ao plexo hipogástrico superior
   (D) Situa-se acima da bifurcação da aorta

7. O gânglio de Frankenhauser:
   (A) Só tem fibras simpáticas
   (B) Só tem fibras parassimpáticas
   (C) Situa-se próximo das inserções dos ligamentos uterossacros
   (D) É formado por fibras do plexo hipogástrico inferior

8. Fibras dolorosas aferentes para o útero, tubas e ovário entram em:
   (A) T10, T11, T12
   (B) T12 e S1
   (C) T12
   (D) S2, S3 e S4

9. O nervo pudendo realiza as seguintes funções:
   (A) Sensitiva para o colo
   (B) Sensitiva para o ovário
   (C) Motora para o elevador do ânus
   (D) Sensitiva para o períneo e motora para os músculos transversos superficial e profundo do períneo

10. São características da inervação vulvar:
    (A) Mais numerosa no clitóris
    (B) Possui corpúsculos de Meissner
    (C) Mediada pela via do nervo pudendo
    (D) Todas as anteriores

11. Em mulher com prenhez ectópica direita, cuja distensão tubária produz dor inicial subumbilical, espera-se que a dor tubária seja transmitida pelas vias:
    (A) L2, L3 e L4
    (B) S2, S3 e S4
    (C) T11 e T12
    (D) S4 e S5

12. O nervo que passa dentro do canal de Alcock é o:
    (A) Pudendo
    (B) Ciático
    (C) Genitocrural
    (D) Labial

13. O nervo pudendo origina-se de:
    (A) T6 e T7
    (B) T7, T8 e T9
    (C) T9, T10 e T11
    (D) S2, S3 e S4

14. A inervação perineal dá-se primariamente via:
    (A) Raízes de T11, T12
    (B) Raízes de T12, S1
    (C) Nervo pudendo e seus ramos
    (D) T12 e S2

15. Em relação à inervação do útero, é falso afirmar:
    (A) Possui inervação simpática e parassimpática
    (B) O sistema parassimpático é representado pelo nervo pélvico (S2, S3 e S4)
    (C) O plexo ilíaco interno, originado do plexo aórtico, representa o sistema simpático
    (D) O estímulo doloroso das contrações uterinas é transmitido ao SNC pelas raízes nervosas T9 e T10

16. A drenagem linfática do útero inclui todos os seguintes, exceto:
    (A) Linfáticos ilíacos externos
    (B) Linfáticos mesentéricos inferiores
    (C) Ilíacos inferiores
    (D) Linfáticos lombares

17. A maioria das estruturas perineais envia seus linfáticos para:
    (A) Linfáticos ilíacos internos
    (B) Linfáticos inguinais superficiais
    (C) Linfáticos ilíacos externos
    (D) Linfáticos da cadeia lombar

18. Linfonodos pélvicos incluem todos os seguintes, exceto:
    (A) Ilíaco comum
    (B) Ilíaco interno
    (C) Sacral lateral
    (D) Hipogástrio superior

19. São ramos do nervo pudendo, exceto:
    (A) Nervo dorsal do clitóris
    (B) Perineal
    (C) De Bell
    (D) Retal inferior

20. O maior grupo de linfonodos que drenam o trato genital feminino inclui:
    (A) Ilíaco interno e ilíaco comum
    (B) Ilíaco externo
    (C) Inguinal superficial
    (D) Todas as anteriores

21. Os linfáticos da vagina drenam para:
    (A) Linfonodos inguinais
    (B) Linfonodos ilíacos internos
    (C) Linfonodos ilíacos externos
    (D) A, B e C

22. Os linfáticos do corpo uterino drenam para os linfonodos:
    (A) Ilíacos internos
    (B) Periaórtico
    (C) Inguinais superficiais
    (D) Só A e B são corretas

HISTOLOGIA

CAPÍTULO 2

1. Analise as afirmações abaixo:
   I) O ovário é constituído pela região cortical, que contém numerosos vasos sanguíneos e regular quantidade de tecido conjuntivo frouxo, e pela região medular, onde predominam os folículos ovarianos contendo os oócitos
   II) A túnica albugínea é a responsável pela cor esbranquiçada do ovário
   III) Entre os folículos ovarianos, distinguem-se os folículos primários, os folículos em crescimento, ou de Graaf, e os folículos maduros
   Assinale a alternativa incorreta:
   (A) I e II
   (B) I e III
   (C) I, II e III
   (D) II e III

2. Analise as afirmações abaixo:
   I) Na gestante, a aréola torna-se mais escura devido à ação da progesterona e ao acúmulo de melanina
   II) O mamilo é revestido por epitélio estratificado pavimentoso queratinizado
   III) Os constituintes do leite são sintetizados nas células mioepiteliais
   Assinale a alternativa correta:
   (A) I e II
   (B) I e III
   (C) II e III
   (D) II

3. No recém-nascido do sexo feminino, o número total de folículos nos dois ovários é de:
   (A) 2 milhões
   (B) 800 mil
   (C) 400 mil
   (D) 200 mil

4. Analise as afirmações abaixo:
   I) A regressão folicular ocorre durante toda a vida, terminando após a menopausa
   II) A regressão folicular atinge os folículos em crescimento e os folículos quase completamente maduros, não atingindo os folículos primários
   III) Os folículos primários são os únicos presentes na criança impúbere
   Assinale a alternativa correta:
   (A) I e II
   (B) I e III
   (C) I, II e III
   (D) II e III

5. Analise as afirmações abaixo:
   I) As células foliculares da primeira camada ao redor do ovócito formam a "Corona radiata" que acompanha o ovócito quando este deixa o ovário
   II) A atresia folicular é muito intensa logo após o nascimento de uma criança do sexo feminino
   III) Após a ovulação, as células foliculares e as da teca interna que permanecem no ovário dão origem ao corpo lúteo
   Assinale a alternativa correta:
   (A) I e II
   (B) I e III
   (C) I, II e III
   (D) II e III

6. Analise as afirmações abaixo:
   I) O corpo lúteo é formado pelo estímulo do hormônio luteinizante (LH) sintetizado pela hipófise
   II) A tuba uterina é dividida em quatro segmentos que são: intramural, istmo, ampola e infundíbulo
   III) Nos casos de nidação anormal, quando o embrião se implanta na tuba, a lâmina própria reage com o endométrio formando numerosas células deciduais, o que não ocorre na gravidez uterina normal
   Assinale a alternativa correta:
   (A) I e II
   (B) I e III
   (C) I, II e III
   (D) II e III

7. Analise as afirmações abaixo:
   I) Após a fase menstrual, a mucosa uterina fica representada pelo fundo das glândulas, pois a porção superficial das glândulas e o epitélio de revestimento se perderam
   II) No final da fase proliferativa, as glândulas apresentam-se tortuosas e com a luz estreita, podendo conter um pouco de secreção
   III) O colo uterino é formado por muitas fibras musculares lisas e pequena quantidade de tecido conjuntivo
   Assinale a alternativa correta:
   (A) I e II
   (B) I e III
   (C) I, II e III
   (D) I

8. Analise as afirmações abaixo:
   I) A mucosa do colo uterino é revestida por células cilíndricas e contém as glândulas cervicais, e descama somente na menstruação
   II) As camadas do córion, de fora para dentro, são: sinciciotrofoblasto, citotrofoblasto e mesênquima extraembrionário
   III) A parte fetal da placenta é formada pelo córion, enquanto que a parte materna é formada pela decídua basal
   Assinale a alternativa correta:
   (A) I e II
   (B) I e III
   (C) I, II e III
   (D) II e III

9. Analise as afirmações abaixo:
   I) A vagina é formada por três camadas: mucosa, muscular e adventícia, sendo desprovida de glândulas
   II) Na menopausa, devido à deficiência hormonal, o epitélio vaginal é fino e com grande quantidade de células queratinizadas
   III) As células basais internas do epitélio vaginal sofrem descamação em situações excepcionais, como, por exemplo, após o parto
   Assinale a alternativa correta:
   (A) I e II
   (B) I e III
   (C) I, II e III
   (D) II e III

10. Analise as afirmações abaixo:
    I) Cada mama é um conjunto de 15-25 glândulas exócrinas do tipo tubuloalveolar composto
    II) Cada lóbulo mamário é formado exclusivamente por ácinos
    III) O ácino ou alvéolo é a parte secretora da glândula mamária
    Assinale a alternativa correta:
    (A) I e II
    (B) I e III
    (C) I, II e III
    (D) II e III

11. O tecido de granulação é:
    (A) Ricamente vascularizado
    (B) Pouco vascularizado
    (C) Desprovido de vascularização
    (D) Nenhuma das acima

12. Índice de maturação é a relação entre:
    (A) Quantidade de células basal/intermediária/superficial em cada 100 células
    (B) Quantidade de células basal/intermediária/superficial em cada 1.000 células
    (C) Quantidade de células basal/intermediária/superficial em cada ciclo menstrual
    (D) Nenhuma das alternativas acima está correta

13. Assinale a afirmação correta:
    (A) As células de reserva da mucosa glandular do colo situam-se entre a membrana basal eletrônica e o tecido conjuntivo
    (B) As células de reserva da mucosa glandular do colo situam-se entre a membrana basal eletrônica e as células mucíparas e ciliadas
    (C) As células de reserva da mucosa glandular do colo situam-se entre a membrana basal óptica e o tecido conjuntivo
    (D) As células de reserva da mucosa glandular do colo situam-se entre as membranas basal óptica e eletrônica

14. O tecido conjuntivo do colo uterino é:
    (A) Homogêneo na profundidade e heterogêneo na superfície
    (B) Heterogêneo na profundidade e homogêneo na superfície
    (C) Sempre homogêneo
    (D) Todas as anteriores

15. A teca interna e a camada granulosa do ovário são respectivamente:
    (A) Avascularizada e vascularizada
    (B) Produtora de estrogênio e vascularizada
    (C) Avascularizada, produtora de estrogênio e vascularizada
    (D) Vascularizada, produtora de estrogênio e avascularizada

16. A maioria dos folículos ovarianos sofre um processo involutivo, que é chamado de:
    (A) Hiperplasia folicular
    (B) Atresia folicular
    (C) Hipertrofia ovariana
    (D) Todas as anteriores

17. Sobre as células da teca interna assinale a correta:
    (A) Contribuem para a formação do corpo amarelo
    (B) Originam as células teca-luteínicas
    (C) São semelhantes às células luteínicas da granulosa
    (D) Todas as anteriores

18. Assinale a correta:
- (A) A parede da tuba não é vascularizada
- (B) A parede da tuba é ricamente vascularizada e seus vasos apresentam-se dilatados na época da ovulação
- (C) A parede da tuba é ricamente vascularizada e seus vasos apresentam-se dilatados na época da menstruação
- (D) A parede da tuba é ricamente vascularizada e seus vasos não se apresentam dilatados na época da ovulação

19. Sobre os pequenos lábios:
- (A) São dobras da mucosa vaginal
- (B) O epitélio que os reverte possui células com melanina
- (C) Na lâmina própria da mucosa observam-se glândulas sebáceas
- (D) Todas as anteriores

20. Os grandes lábios:
- (A) São dobras da mucosa
- (B) A face externa é revestida por mucosa
- (C) Sua face interna tem estrutura histológica semelhante a dos pequenos lábios
- (D) A face interna tem pelos grossos

EMBRIOLOGIA

1. O ligamento redondo é originado do:
   (A) Seio urogenital
   (B) Ligamento inguinal ou gubernáculo
   (C) Ductos mesonéfricos
   (D) Ductos paramesonéfricos

2. A linha mamilar é um derivado:
   (A) Ectodérmico
   (B) Endodérmico
   (C) Mesodérmico
   (D) Mesenquimal

3. Os cistos paraovarianos originam-se de:
   (A) Estruturas vestigiais do canal de Müller
   (B) Inclusões da mesossalpinge
   (C) Modificações císticas do corpo lúteo
   (D) Estruturas vestigiais do canal de Wolff

4. O esboço da glândula mamária aparece na:
   (A) 3ª semana fetal
   (B) 4ª semana fetal
   (C) 6ª semana fetal
   (D) 9ª semana fetal

5. A crista mamária pode-se estender até:
   (A) 6ª costela
   (B) Umbigo
   (C) Região inguinal
   (D) Raiz da coxa

6. As partes craniana e caudal do gubernáculo transformam-se, respectivamente, em ligamentos:
   (A) Cardinal, ovariano
   (B) Ovariano, cardinal
   (C) Ovariano, redondo do útero
   (D) Redondo, ovariano

7. O homólogo morfológico do pênis na mulher é:
   (A) Vulva
   (B) Clitóris
   (C) Pequenos lábios
   (D) Grandes lábios

8. Embriologicamente, qual destas estruturas femininas é homóloga ao escroto?
   (A) Hímen
   (B) Vestíbulo
   (C) *Mons* púbis
   (D) Grandes lábios

9. O fator de regressão do ducto de Müller é produzido pelas células de:
   (A) Leydig
   (B) Hofbauer
   (C) K
   (D) Sertoli

10. No embrião masculino ocorrem os seguintes fenômenos, exceto:
    (A) As células primordiais começam a se desenvolver na 5ª semana
    (B) As células germinativas localizam-se na medula
    (C) As células germinativas são incorporadas no cordão sexual primitivo
    (D) A diferenciação do testículo inicia-se na 9ª semana

11. As gônadas femininas são derivadas:
    (A) Do epitélio celômico proliferado
    (B) Do mesênquima condensado
    (C) Das células germinativas primordiais e do saco vitelino próximo do alantoide
    (D) De todas as estruturas anteriores

12. O "útero masculino" corresponde:
    (A) À degeneração da porção caudal do ducto de Müller no homem
    (B) Utrículo prostático
    (C) Degeneração da parte cranial do ducto de Müller
    (D) A e B corretas

13. O desenvolvimento embriológico dos pequenos lábios é:
    (A) Das pregas urogenitais
    (B) Do tubérculo genital
    (C) Da prega anal
    (D) Da eminência cloacal

14. O clitóris origina-se:
(A) Das pregas genitais
(B) Do falo
(C) Das pregas cloacais
(D) Da prega urogenital

15. Os grandes lábios originam-se das:
(A) Pregas cloacais
(B) Pregas anais
(C) Pregas urogenitais
(D) Saliências labioescrotais

16. Em ambos os sexos a genitália externa se desenvolve embriologicamente do(a):
(A) Membrana cloacal
(B) Tubérculo genital
(C) Prega genital
(D) Eminência genital

17. A origem embriológica da cérvice é:
(A) Mesonéfrica
(B) Metanéfrica
(C) Mülleriana
(D) Wolffiana

18. A origem embriológica da vagina é do:
(A) Ducto de Müller
(B) Ducto de Wolff
(C) Seio urogenital
(D) Ducto de Müller e seio urogenital

19. Os ductos de Gartner são remanescentes:
(A) Mesonéfricos
(B) Müllerianos
(C) Do ducto de Wolff
(D) A e C são corretas

20. Os cistos de Gartner são malformações:
(A) Müllerianas malignas
(B) Müllerianas benignas
(C) Mesonéfricas benignas
(D) Mesonéfricas malignas

21. O corpo do útero é um derivado embriológico dos ductos:
(A) Metanéfricos
(B) Mesonéfricos
(C) Paramesonéfricos
(D) Paramesonéfricos ou de Müller

22. As tubas uterinas origina-se dos ductos:
(A) Metanéfricos
(B) Mctanéfricos
(C) Müllerianos
(D) Paramesonéfricos ou Müllerianos

23. A vagina é formada nas suas porções superior e inferior, respectivamente, do:
(A) Ducto de Müller e de Wolff
(B) Ducto de Müller e seio urogenital
(C) Seio urogenital e ducto de Wolff
(D) Seio urogenital e ducto de Müller

24. O tubérculo genital, as pregas urogenitais e as saliências labioescrotais originam respectivamente:
(A) Vagina, útero e ovários
(B) Clitóris, pequenos e grandes lábios
(C) Clitóris, grandes lábios e pequenos lábios
(D) Ninfas, clitóris e grandes lábios

25. A presença do ovário:
(A) É fundamental para o desenvolvimento das tubas
(B) É fundamental para o desenvolvimento do fundo uterino
(C) É fundamental para o desenvolvimento do terço superior da vagina
(D) Não é fundamental para o desenvolvimento do útero, tubas e porção superior da vagina

26. As células germinativas primordiais são inicialmente observadas:
(A) Na crista genital
(B) Na parede do saco vitelino
(C) No âmnio
(D) No alantoide

27. A ausência do desenvolvimento dos ductos paramesonéfricos pode levar a:
(A) Útero bicorno
(B) Útero septado
(C) Útero unicorno
(D) Ausência de tubas

28. A falta de fusão dos ductos de Müller leva a:
(A) Útero normal
(B) Ausência de útero
(C) Útero unicorno
(D) Útero didelfo

29. As diferenciações das genitálias interna e externa na mulher completam-se, respectivamente, na:
(A) 7ª e 12ª semanas
(B) 10ª e 20ª semanas
(C) 18ª e 20ª semanas
(D) 8ª e 12ª semanas

30. Na mulher, o *gubernaculum*:
(A) Forma o ligamento do ovário
(B) Forma o ligamento redondo do útero
(C) Desenvolve-se em epoóforo e paraoóforo
(D) A e B são corretas

DIFERENCIAÇÃO SEXUAL E DESORDENS DA DIFERENCIAÇÃO SEXUAL

CAPÍTULO 4

1. São genes importantes na diferenciação sexual feminina:
   (A) SRY, WNT4, SOX9, FOXL2
   (B) WNT4, RSPO1, β-catenina, FOXL2
   (C) DAX1, SRY, WNT4, FOXL2
   (D) DMRT1, ATRX, DHH, SOX9

2. Quanto ao desenvolvimento da genitália feminina, assinale a alternativa incorreta:
   (A) Ductos müllerianos – trompas, útero e 1/3 superior da vagina
   (B) Tubérculo genital – clitóris
   (C) Pregas labioescrotais – lábios maiores
   (D) Pregas uretrolabiais – lábios menores

3. O desenvolvimento da genitália feminina acontece no seguinte período:
   (A) Entre a 8ª e 12ª semanas de gestação
   (B) Entre a 10ª e 14ª semanas de gestação
   (C) Entre a 12ª e 14ª semanas de gestação
   (D) Entre a 14ª e 16ª semanas de gestação

4. Marque V ou F para as afirmativas, a seguir, sobre a possibilidade de ambiguidade genital em uma genitália com aparência feminina:
   (A) Diâmetro clitoriano superior a 6 mm ____
   (B) Gônada palpável em saliência labioescrotal ____
   (C) Fusão labial posterior ____
   (D) Massa inguinal que possa corresponder a testículos ____

5. A Disgenesia Gonadal Completa (DGC), também conhecida como disgenesia gonadal pura, pode estar presente em indivíduos:
   (A) XY ou XX
   (B) XX ou XO
   (C) XY ou XO
   (D) XO ou XXY

6. O diagnóstico da deficiência da 21-hidroxilase na Desordem da Diferenciação Sexual 46,XX com a presença de 2 ovários baseia-se na detecção de altos níveis de:
   (A) Androstenediona
   (B) Testosterona
   (C) Progesterona
   (D) 17OH-Progesterona

7. Dentre as formas de Hiperplasia Adrenal Congênita por deficiência de 21-hidroxilase, a mais grave é:
   (A) Forma clássica virilizante simples
   (B) Forma clássica perdedora de sal
   (C) Forma não clássica sintomática
   (D) Forma não clássica críptica

8. Dentre as deficiências enzimáticas envolvidas na Hiperplasia Adrenal Congênita (HAC), a mais comum é:
   (A) 3β-HSD2
   (B) CYP17A1
   (C) CYP21A2
   (D) CYP11B1

9. Qual a principal causa de genitália ambígua em recém-nascidos do sexo feminino?
   (A) Ingestão materna de androgênios
   (B) Deficiência fetoplacentária de aromatase e deficiência de sulfatase
   (C) Mutação no receptor de glicocorticoide
   (D) Deficiência da enzima 21-hidroxilase

10. Em mulheres adultas, com a forma não clássica da deficiência de CYP21A2, o principal diagnóstico diferencial é com:
    (A) Síndrome dos Ovários Micropolicísticos (SOP)
    (B) Deficiência de 11β-hidroxilase (CYP11B1)
    (C) Luteoma virilizante
    (D) Ingestão de androgênios

11. O quadro clínico caracterizado por virilização da genitália eterna nos pacientes de sexo feminino (46,XX) e pseudopuberdade precoce, aumento da velocidade de crescimento e avanço de idade óssea, em ambos os sexos, associado, na maioria dos casos à hipertensão mineralocorticoide, pode estar correlacionado à deficiência enzimática:
    (A) CYP21A2
    (B) CYP17A1
    (C) CYP11B1
    (D) 3β-HSD2

12. O fenótipo tipicamente feminino, associado a infantilismo, hipogonadismo primário, hipertensão arterial, pode ser encontrado em qual tipo de Hiperplasia Adrenal Congênita?
    (A) Deficiência de 17α-hidroxilase (CYP17A1)
    (B) Deficiência de 11β-hidroxilase (CYP11B1)
    (C) Deficiência de 21-hidroxilase (CYP21A2)
    (D) Deficiência de 3β-hidroxiesteroide desidrogenase tipo 2 (3β-HSD2)

13. O tratamento para as desordens enzimáticas que causam Hiperplasia Adrenal Congênita, nas suas diferentes apresentações, baseia-se na:
    (A) Reposição de estrogênios
    (B) Reposição de androgênios
    (C) Reposição de progesterona
    (D) Reposição de glicocorticoides

14. Na Síndrome de Insensibilidade Androgênica Completa, uma das formas de Desordem da Diferenciação Sexual (DDS), encontramos:
    (A) Genitália externa feminina, vagina curta e ausência de trato genital interno feminino
    (B) Genitália externa parcialmente masculinizada, presença de trato genital feminino e vagina curta
    (C) Cariótipo XY, genitália externa feminina e presença de trato genital interno feminino
    (D) Cariótipo XX, genitália externa feminina e presença de trato genital interno feminino

15. O marcador diagnóstico da D21OH é a 17-hidroxiprogesterona sérica, precursor imediato da 21-hidroxilase. A coleta para 17OHP deve ser feita na:
    (A) Fase folicular precoce
    (B) Fase lútea
    (C) Fase ovulatória
    (D) Fase folicular tardia

16. São fatores que podem explicar as reduções da fecundidade e fertilidade nas mulheres com a forma clássica da D21OH:
    (A) Alterações anatômicas do introito vaginal decorrentes da virilização genital e de sequelas da correção cirúrgica.
    (B) Manutenção da hipersecreção androgênica com consequente anovulação crônica.
    (C) Distúrbios da imagem corporal, levando a dificuldades de relacionamentos
    (D) Todas as respostas acima

17. Na mulher adulta, portadora de Hiperplasia Adrenal Congênita (HAC), há uma maior prevalência de:
    (A) Obesidade
    (B) Síndrome Metabólica
    (C) Hipertensão Arterial
    (D) Mortalidade cardiovascular

18. Podemos encontrar genitália ambígua na seguinte situação:
    (A) Disgenesia Gonadal Completa
    (B) Disgenesia Gonadal Incompleta
    (C) Deficiência de CYP17A1
    (D) Síndrome de Insensibilidade Androgênica Completa

FISIOLOGIAS GINECOLÓGICA E MAMÁRIA

I – FISIOLOGIA GINECOLÓGICA

1. Após a liberação pelo folículo, o óvulo permanece fertilizável por aproximadamente:
   (A) 5 horas
   (B) 24 horas
   (C) 48 horas
   (D) 72 horas

2. A ovulação da mulher:
   (A) Ocorre somente com o coito
   (B) Ocorre simultaneamente com a menstruação
   (C) Ocorre 14 dias após a última menstruação
   (D) Ocorre 14 dias antes da última menstruação

3. A fase lútea do ciclo menstrual é associada ao seguinte padrão endometrial:
   (A) Atrófico
   (B) Proliferativo
   (C) Secretório
   (D) Menstrual

4. Os precursores diretos do estrogênio são:
   (A) Pregnenolona e progesterona
   (B) 17-hidroxipregnenolona e progesterona
   (C) Androstenediona e testosterona
   (D) Progesterona e androstenediona

5. Na puberdade, o ovário dispõe de cerca de:
   (A) 2 milhões de folículos
   (B) 6-8 milhões de células germinativas
   (D) 300-400.000 folículos
   (E) B e C corretas

6. O estroma ovárico sintetiza todos abaixo, exceto:
   (A) Estradiol
   (B) Estrona
   (C) Estriol
   (E) Progesterona

7. O aumento da progesterona ocorre:
   (A) 12-24 horas antes da ovulação
   (B) Quando tem importância na indução da onda de FSH e LH
   (C) Quando administrada no meio do ciclo, antes do estímulo do estradiol, podendo bloquear a onda de LH
   (D) A, B, C são corretas

8. A prolactina é inibida na sua produção:
   (A) Pelo PIF hipotalâmico
   (B) Pela dopamina
   (C) A e B são corretas
   (D) B e C são corretas

9. Os hormônios implicados mais diretamente no processo de ovulação são:
   (A) FSH e prolactina
   (B) LH e prolactina
   (C) FSH e LH
   (D) Ocitocina e FSH

10. O estrogênio que tem maior afinidade para o receptor é:
    (A) Estriol
    (B) Estrona
    (C) Dietilbestrol
    (D) 17-β-estradiol

11. O hormônio folículo-estimulante (FSH):
    (A) Liga-se às células da granulosa
    (B) Estimula a produção de estrogênios
    (C) Realiza aromatização dos andrógenos
    (D) A, B, C são corretas

12. Em relação à ovulação, qual das afirmativas é verdadeira?
    (A) Administração de estrogênios exógenos não afeta a liberação de gonadotrofinas
    (B) O pico do meio de FSH independe do efeito fisiológico do pico de LH
    (C) O FSH faz aumentar os receptores para LH e os seus próprios
    (D) Níveis anormais de androgênio não suprimem o centro cíclico

13. O ovário humano é capaz de produzir todos abaixo, exceto:
    (A) Androstenediona
    (B) Testosterona
    (C) Desidroepiandrostenediona
    (D) Estradiol

14. Na mulher, a secreção de prolactina é estimulada por todas abaixo, exceto:
    (A) Antagonistas de serotonina e L-dopa
    (B) Hipoglicemia induzida pela insulina
    (C) Hormônio liberador de tireotropina (TRH)
    (D) Insuficiência renal crônica

15. No ciclo menstrual normal, assinale a afirmativa falsa:
    (A) O início da onda de LH precede a ovulação de 34-36 horas
    (B) A progesterona pós-ovulatória é produzida pelas células da granulosa luteinizadas
    (C) A secreção de progesterona inicia-se na fase folicular tardia
    (D) FSH diminui devido ao *feedback* positivo com estradiol

16. Os estágios de Tanner de desenvolvimento na puberdade normal expressam a ação:
    (A) Dos estrogênios ovarianos sobre o efetor vaginal
    (B) Dos estrogênios ovarianos sobre o efetor uterino
    (C) Dos estrogênios ovarianos sobre o efetor mamário
    (D) Dos estrogênios ovarianos sobre os receptores vulvares

17. A sequência cronológica normal por que passa a mulher é:
    (A) Menarca, pubarca, telarca
    (B) Telarca, pubarca, menarca
    (C) Pubarca, telarca, menarca
    (D) Pubarca, menarca, telarca

18. A duração do ciclo menstrual normal é, em média:
    (A) 28 dias ± 3-5 dias
    (B) 32 dias ± 4-5 dias
    (C) 25 dias ± 3-5 dias
    (D) 30 dias ± 3-5 dias

19. O GnRH hipotalâmico chega à adeno-hipófise pela via:
    (A) Tanicitos
    (B) Liquórica
    (C) Sistema porta-hipofisário
    (D) Axonal

20. A ocitocina é produzida e armazenada, respectivamente, no(a):
    (A) Neuro-hipófise, adeno-hipófise
    (B) Adeno-hipófise, neuro-hipófise
    (C) Hipotálamo, adeno-hipófise
    (D) Hipotálamo, neuro-hipófise

21. No período menstrual, podem ser verificados os seguintes eventos:
    (A) Níveis ascendentes de FSH
    (B) Níveis baixos de estrogênio e inibina
    (C) O início da subida do FSH ocorre de 3-4 dias antes da chegada da menstruação
    (D) Todas as anteriores

22. São eventos do processo ovulatório, exceto:
    (A) Reinício do processo meiótico do oócito
    (B) Pico de progesterona
    (C) Produção folicular de progesterona
    (D) Ruptura folicular

23. A secreção da prolactina é regulada por meio de um mecanismo de inibição modulado pelo(a):
    (A) GnRH
    (B) FSH
    (C) LH
    (D) Dopamina

24. São ações exercidas pela prolactina, exceto:
    (A) Em sinergismo com outros hormônios, faz as células alveolares secretarem leite
    (B) Regula a perda ou ganho fetal de líquido amniótico
    (C) Regula a perda ou ganho fetal de líquido extracelular, água e eletrólitos
    (D) Estimula a síntese de GnRH e a consequente manutenção de níveis elevados de FSH e LH no puerpério

25. O pH vaginal médio da mulher adulta é:
    (A) 3-3,5
    (B) 4-5
    (C) 5-6
    (D) 6,8-7,2

26. A menstruação é resultado da descamação de qual camada do endométrio:
    (A) Compacta
    (B) Esponjosa
    (C) Basal
    (D) Compacta e esponjosa

27. É método direto de determinação da ovulação:
    (A) Endométrio secretor
    (B) Colpocitologia com células intermediárias
    (C) Temperatura basal elevada
    (D) Observação do corpo amarelo

28. Os pêlos pubianos precedem os axilares decorrido o tempo em meses em:
    (A) 2-4
    (B) 5-10
    (C) 11-17
    (D) 18-24

29. Na fisiologia da micção na mulher, é incorreto afirmar que:
    (A) A continência é mantida porque a pressão intra-ureteral máxima excede a pressão intravesical
    (B) O ângulo uretrovesical posterior mede de 90-100° em pacientes continentes
    (C) A pressão intra-ureteral é fornecida pelo epitélio, o tecido conjuntivo, os tecidos vascular e muscular
    (D) Os elevadores do ânus não fazem parte do mecanismo da contenção urinária

30. Fisiopatologicamente, a discenesia do detrusor da bexiga distingue-se da incontinência urinária de esforço, porque no primeiro ocorre:
    (A) Enfraquecimento do assoalho pélvico
    (B) Alterações degenerativas e senis do músculo
    (C) Estímulo parassimpático mais intenso
    (D) Atividade muscular do detrusor

II – FISIOLOGIA MAMÁRIA

1. Entre os diversos hormônios que participam no desenvolvimento e crescimento normais da mama incluem-se, exceto:
   (A) Cortisol
   (B) Insulina
   (C) Tiroxina
   (D) Ocitocina

2. A falta de desenvolvimento mamário à época da puberdade poderá ser decorrente das condições endocrinológicas abaixo relacionadas, exceto:
   (A) Disgenesia gonádica pura
   (B) Hipogonadismo hipogonadotrópico
   (C) Hiperplasia congênita das suprarrenais
   (D) Síndrome de insensibilidade aos androgênios

3. Os hormônios que afetam o crescimento mamário são todos abaixo, exceto:
   (A) GH e TSH
   (B) LH e HPL
   (C) Cortisol e insulina
   (D) Ocitocina

4. O estrogênio isoladamente, após a puberdade, estimula a proliferação:
   (A) Lobular
   (B) Ductal
   (C) Lobuloalveolar
   (D) Acinar

5. Durante a menstruação, ocorre na mama todos abaixo, exceto:
   (A) Diminuição do número de células glandulares
   (B) Redução do volume celular
   (C) Discreta redução no volume mamário
   (D) Hipoplasia

6. Qual associação é falsa?
   (A) Mamogênese: desenvolvimento da glândula mamária
   (B) Lactogênese: iniciação da secreção de leite
   (C) Galactogênese: manutenção da secreção de leite já estabelecida
   (D) Ejeção láctea: prolactina

7. A glândula mamária humana, durante o ciclo menstrual:
   (A) Sofre alterações morfológicas
   (B) Sofre alterações morfométricas
   (C) Tem grau de proliferação celular do epitélio mamário maior na fase secretora
   (D) Todas as alternativas acima são corretas

8. O componente glandular mamário sofre alterações mitóticas cíclicas durante o ciclo menstrual, sendo maior o índice na fase:
   (A) Menstrual
   (B) Proliferativa
   (C) Periovulatória
   (D) Secretória

9. Durante o ciclo menstrual o estrogênio e a progesterona causam na mama, respectivamente:
   (A) Aumento do tecido ductal; aumento do tecido lobular
   (B) Aumento do tecido lobular; aumento do tecido ductal
   (C) Redução do tecido ductal; aumento do tecido lobular
   (D) Aumento do tecido ductal; redução do tecido lobular

10. A sensibilidade mamária durante o ciclo menstrual:
    (A) É alterada nas diferentes fases do ciclo
    (B) É menor na fase proliferativa
    (C) É maior na fase periovulatória
    (D) Todas as anteriores

11. Os picos máximos de ereção do mamilo, aumento das mamas e a elevação da aréola ocorrem:
    (A) Na fase de excitação
    (B) Na fase de platô
    (C) Na fase de orgasmo
    (D) Na fase de repouso

12. A função das células mioepiteliais que circulam o ácino é:
    (A) Produção de caseína
    (B) Produção de frutose
    (C) Produção de leite
    (D) Ejeção láctea

13. A maior influência hormonal para o crescimento mamário na puberdade é decorrente do(a):
    (A) Progesterona
    (B) HCG
    (C) Prolactina
    (D) Estrogênio

14. A diferenciação total da glândula mamária requer, além dos efeitos estrogênico e progestagênico, todas as alternativas abaixo, exceto:
    (A) Insulina
    (B) Cortisol
    (C) Tiroxina
    (D) ACTH

15. A sucção dos mamilos suprime a formação de:
    (A) Ocitocina
    (B) Prolactina
    (C) Dopamina
    (D) A e C

16. As células alveolares e mioepiteliais são estimuladas, respectivamente, pelos hormônios:
    (A) Ocitocina e estrogênio
    (B) Prolactina e ocitocina
    (C) Ocitocina e prolactina
    (D) Estrogênio e prolactina

17. Em relação ao desenvolvimento mamário, é incorreto:
    (A) Em torno dos 10 anos de idade ocorrer o crescimento do tecido mamário abaixo da aréola
    (B) Em aproximadamente 80% dos recém-nascidos pode ocorrer secreção do tipo colostro
    (C) O desenvolvimento mamário inicial pode ser assimétrico
    (D) A insulina e o hormônio de crescimento são de grande importância no desenvolvimento da glândula mamária

18. As variações da mama nas várias fases evolutivas da mulher são as seguintes, exceto:
    (A) A diferenciação do mamilo e a aréola começam na segunda metade do período gestacional
    (B) O desenvolvimento da glândula na puberdade começa a ocorrer com a menarca
    (C) Na mulher adulta, o ducto principal encontra-se revestido por epitélio escamoso
    (D) Por fora da aréola existem glândulas sebáceas e sudoríparas

19. Transtorno mais frequente no desenvolvimento mamário é:
    (A) Atelia
    (B) Ginecomastia
    (C) Mamas supranumerárias
    (D) Politelia

20. Com hiperprolactinemia pode ocorrer:
    (A) Galactorreia, amenorreia e esterilidade
    (B) Prurido mamário, amenorreia e esterilidade
    (C) A e B estão corretas
    (D) Nenhuma das acima

ESTEROIDES SEXUAIS

CAPÍTULO 6

1. A progesterona já existe na 1ª fase do ciclo menstrual e surge pela conversão da A-5 pregnenolona por ação da:
   (A) 3-β-OL Hidroxiesteroide desidrogenase (modernamente chamada de citocromo P 450 CCS)
   (B) Estradiol-17 β
   (C) 16 α-hidroxilase
   (D) Nenhuma das anteriores

2. A 17 α-hidroxilase irá agir sobre a progesterona transformando-a em:
   (A) 17 α-hidroxiprogesterona
   (B) Estradiol-17 β
   (C) A5 androstene-3 β
   (D) Todas as anteriores

3. A 17 α-hidroxilase é responsável pela formação de:
   (A) 16 α-hidroxiprogesterona
   (B) 16 α-hidroxiestrona
   (C) A e B
   (D) Nenhuma das anteriores

4. A precursora mais importante dos androgênios no ovário é a:
   (A) 17 α-hidroxiprogesterona
   (B) 16 α-hidroxiestrona
   (C) Estradiol-17 β
   (D) Nenhuma das anteriores

5. O verdadeiro hormônio ovariano (por ser o mais ativo) passou a ser:
   (A) O estradiol-17 (que é um metabólico da estrona)
   (B) A estrona
   (C) O andrógeno
   (D) Nenhuma das anteriores

6. Segundo a teoria das duas células de Makris e Ryan, o LH agiria sobre as células da teca interna acelerando a produção dos androgênios, e o FSH induziria a proliferação da camada granulosa, transformando:
   (A) Os androgênios em estrogênios
   (B) Os estrogênios em androgênios
   (C) O FSH em androgênios
   (D) Nenhuma das anteriores

7. Os androgênios têm um papel crucial na esteroidogênese ovariana, sendo oriundos do colesterol pela ação das enzimas P450 scc e C17, sendo que sua produção no ovário é principalmente derivada:
   (A) Das células da teca
   (B) Das células da granulosa
   (C) Das células lipídicas
   (D) Nenhuma das anteriores

8. Quais são os hormônios diretamente responsáveis pela ovulação e proliferação do endométrio? Respectivamente:
   (A) Estrogênio e progesterona
   (B) Progesterona e LSH
   (C) Estrogênio e FSH
   (D) LH e estrogênio

9. Qual o hormônio diretamente responsável pela proliferação do endométrio:
   (A) Progesterona
   (B) Estrógeno
   (C) LH
   (D) FSH

10. Os estrogênios são principalmente sintetizados:
    (A) Na teca externa
    (B) Na teca interna
    (C) Na primeira fase, pela teca interna e, na segunda fase, pela externa
    (D) Nenhuma das alternativas acima está correta

11. Na esteroidogênese normal a sequência certa é:
    (A) Estrogênios-androgênios-progestogênios
    (B) Progestogênios-estrogênios-androgênios
    (C) Progestogênios-androgênios-estrogênios
    (D) Androgênios-estrogênios-progestogênios

12. Os esteroides sexuais e os hormônios adeno-hipofisários atuam respectivamente por meio de receptores:
    (A) De membranas celular e intracelular
    (B) Intacelular e intranucleares
    (C) Intracelulares e de membrana celular
    (D) Apenas de membrana celular

13. Nas transformações de ativação dos hormônios esteroides, o organoide mais envolvido é:
    (A) Núcleo
    (B) Membrana plasmática
    (C) Golgi
    (D) Retículo endoplasmático

14. Qual das seguintes não é um efeito primário do estrogênio?
    (A) Deposição de gordura nas mamas, no quadril, abdome, nádegas e coxas
    (B) Crescimento do sistema ductal mamário
    (C) Crescimento proliferativo endometrial
    (D) Crescimento do complexo lobuloalveolar mamário

15. Qual das seguintes não é um efeito primário da progesterona?
    (A) Crescimento hipertrófico endometrial
    (B) Aumento do conteúdo de água do muco cervical
    (C) Aumento nas células menos maduras da superfície da mucosa vaginal
    (D) Crescimento do complexo lobuloalveolar mamário

16. Nos ciclos menstruais ovulatórios, a elevação do estrogênio e progesterona durante o ciclo causa na mama:
    (A) Aumento do fluxo sanguíneo
    (B) Edema interlobular
    (C) Proliferação ductal e lobular na fase folicular
    (D) Todas as anteriores

17. Na esteroidogênese ovariana, é incorreto afirmar:
    (A) A teca interna produz androgênio
    (B) A granulosa produz estrogênio
    (C) O FSH atua sobre a teca interna, enquanto o LH, sobre a granulosa
    (D) O FSH estimula as aromatases a transformar andrógenos em estrógenos

18. A androstenediona tem origem na seguinte proporção:
    (A) 15% nas suprarrenais e 85% nos ovários
    (B) 85% nas suprarrenais e 15% nos ovários
    (C) 50% nos ovários e 50% nas suprarrenais
    (D) Nenhuma das anteriores

19. A conversão de androgênios em estrogênios no ovário da mulher na menacme ocorre:
    (A) No *cumulus oophorus*
    (B) Na teca externa
    (C) Na teca interna
    (D) Na célula da granulosa

20. A hiperprolactinemia pode ser provocada por:
    (A) Craniofaringioma
    (B) Tumores de hipófise
    (C) Estímulo mamário
    (D) Todas as anteriores

CICLO MENSTRUAL NORMAL E PATOLÓGICO

1. Espera-se que a menarca ocorra, exceto:
   (A) Até os 14 anos de idade, independentemente do desenvolvimento puberal
   (B) Até os 16 anos de idade, quando houver atingido estágio ideal de caracterização sexual secundária
   (C) A partir dos 8 anos de idade
   (D) Antes dos 8 anos de idade

2. A principal causa de sangramento vaginal em meninas é:
   (A) Hemangioma de vulva
   (B) Líquen escleroso
   (C) Eversão da mucosa uretral
   (D) Traumatismos genitais

3. Considera-se imaturidade do sistema hipotálamo-hipófise-ovários o sangramento uterino anormal até quanto tempo após a menarca?
   (A) 2 anos
   (B) 2,5 anos
   (C) 3 anos
   (D) 1,5 ano

4. No climatério, as mais relevantes causas de hemorragia genital são todos abaixo, exceto:
   (A) Endometrite associada à vaginite atrófica
   (B) Uso de terapia hormonal
   (C) Prolapso de uretra por eversão da mucosa uretral
   (D) Leiomiomas uterinos

5. As Síndromes de Kallmann e de Mayer-Rokitanshy-Kuster-Hauser possuem em comum o fato de:
   (A) Possuírem dificuldade de perceber odores
   (B) Serem causa de amenorreia primária
   (C) Serem decorrentes da fusão dos ductos de Müller
   (D) Cursarem com vagina curta

6. Tanto o hipotireoidismo quanto o hipertireoidismo são causas de amenorreia secundária. Assinale a alternativa incorreta em relação à causa da alteração menstrual.
   (A) No hipotireoidismo primário, o aumento do hormônio liberador de tireotrofina (TRH) estimula a liberação da prolactina
   (B) No hipotireoidismo secundário de causa central, a amenorreia ocorre por ação direta na regulação do retrocontrole de FSH, LH e estradiol
   (C) No hipertireoidismo, os níveis plasmáticos de estradiol estão aumentados, bem como os níveis da globulina transportadora dos hormônios sexuais (SHBG) e do LH, determinando anovulação crônica
   (D) Tanto no hipotireoidismo como no hipertireoidismo, os níveis de SHBG não se encontram alterados

7. Na Síndrome de Sheeehan, além da reposição de estrógenos, poderá ser necessária a reposição de:
   (A) Corticosteroides e levotiroxina
   (B) Progestógenos e testosterona
   (C) Corticosteroides e testosterona
   (D) Somatotropina e levotiroxina

8. O distúrbio endocrinológico mais comum em mulheres na idade reprodutiva, que pode cursar com acantose *nigricans* e alterações metabólicas é:
   (A) Hiperplasia adrenal congênita
   (B) Hipertireoidismo
   (C) Hipotireoidismo
   (D) Síndrome dos ovários micropolicísticos

9. Na presença de galactorreia, amenorreia, escotomas e redução do campo visual, deve-se ter como uma das hipóteses diagnósticas:
   (A) Microadenoma hipofisário
   (B) Macroadenoma hipofisário
   (C) Microprolactinoma
   (D) Hipotireoidismo central

10. Considera-se um bom marcador de função ovariana, além do FSH:
    (A) Activina
    (B) Foliculostatina
    (C) Inibina B
    (D) Inibina A

11. Na amenorreia hipotalâmica funcional é comum a presença de outros distúrbios endócrinos. Assinale a resposta que melhor atende a estes distúrbios:
    (A) Hipoatividade do eixo corticotrófico
    (B) Hiperatividade do eixo corticotrófico
    (C) Hiperatividade do eixo corticotrófico e hipoatividade do eixo tireotrófico
    (D) Hiperatividade do eixo tireotrófico

12. Amenorreia que cursa com integridade da cavidade uterina e canal cervical, além de função ovariana cíclica, mas a função menstrual inexiste, pode corresponder à:
    (A) Síndrome de Asherman
    (B) Metrose de receptividade
    (C) Disgenesia gonadal
    (D) Síndrome dos Ovários Micropolicísticos

13. A Síndrome Pré-Menstrual (SPM) é um distúrbio crônico que:
    (A) Ocorre na fase folicular tardia
    (B) Decorre da atividade cíclica ovariana
    (C) Sintomas psíquicos são os mais frequentes
    (D) Não costuma responder aos inibidores da recaptação da serotonina (ISRS)

14. Atualmente, para tratamento de sintomas emocionais e físicos da Síndrome Disfórica Pré-Menstrual (SDPM), foi aprovada a utilização de:
    (A) 30 ug de etinilestradiol/3 mg de drospirenona no regime de 24/4
    (B) 20 ug de etinilestradiol/3 mg de drospirenona no regime 24/4
    (C) Progesterona a partir do 15º dia do ciclo
    (D) Análogos de GnRH

15. Entre os progestógenos contidos nos anovulatórios orais, o que parece ter menor risco de eventos tromboembólicos e cardiovasculares é:
    (A) Desogestrel
    (B) Norgestimato
    (C) Gestodeno
    (D) Levonorgestrel

16. São contraindicações absolutas para a prescrição de anovulatórios orais (AO), exceto:
    (A) Síndrome anticorpo antifosfolipídeo
    (B) Lúpus eritematoso sistêmico
    (C) *Diabetes mellitus* tipo 1
    (D) Carga tabágica de 15 cigarros ao dia e ter mais de 35 anos

GENÉTICA

CAPÍTULO 8

1. Sabe-se que os recém-nascidos são afetados por uma doença genética séria:
   (A) Em 1% dos RN
   (B) Em 3% dos RN
   (C) Em 5% dos RN
   (D) Em 7% dos RN

2. Qual a proporção de recém-nascidos portadores de malformações congênitas?
   (A) 1%
   (B) 3%
   (C) 5%
   (D) 7%

3. Sobre as malformações congênitas, é correto afirmar:
   (A) Levam à destruição de tecidos fetais insubstituíveis
   (B) São causadas por compressões extrínsecas ao feto em desenvolvimento
   (C) Resultam de anomalias intrínsecas no material genético do feto
   (D) Pé-torto congênito e artrogriposes são exemplos característicos

4. O risco de transmissão de uma doença genética é alto:
   (A) Quando ambos os pais são heterozigotos (25%)
   (B) Quando ambos os pais são heterozigotos (50%)
   (C) Quando ambos os pais são hemizigotos (50%)
   (D) Quando um dos pais é homozigoto e o outro, hemizigoto (75%)

5. Sobre a Síndrome de Klinefelter, assinale a alternativa incorreta:
   (A) É causa de 5 a 10% dos casos de azoospermia
   (B) Falta de inativação do X é a causa do fenótipo
   (C) Costuma ser diagnosticada na adolescência
   (D) O fenótipo característico é leptossomático

6. Sobre a síndrome de Klinefelter, assinale a alternativa correta:
   (A) O biotipo leptossomático é incomum e a maior parte dos casos é descoberta ao acaso
   (B) A maior parte dos casos são por mosaico 46,XY/47,XXY
   (C) Os homens podem ser férteis, levando a um risco de 50% de transmissão para a prole
   (D) O risco de câncer é aumentado devido à ginecomastia

7. Assinale a alternativa incorreta quanto às características da síndrome de Turner:
   (A) Amenorreia primária e gônadas em fita
   (B) Tórax em escudo e pescoço alado
   (C) *Cubitus valgus* e linfedema de mãos e pés
   (D) Baixa estatura e genitália ambígua

8. A síndrome de Turner é uma anomalia cromossômica numérica envolvendo o cromossomo X, daí a importância de se compreender os processos de Lyonização. Quanto aos genes responsáveis pelo fenótipo de Turner, assinale a alternativa incorreta:
   (A) Estão localizados no braço curto do X, na região pseudoautossômica
   (B) Estão presentes no cromossomo Y, no sexo masculino
   (C) A mulher normal apresenta apenas uma cópia ativa desses genes por célula
   (D) O homem normal apresenta duas cópias desses genes ativas por célula

9. Assinale o cariótipo incompatível com a síndrome de Turner:
   (A) 46, X, i(Xp)
   (B) 45, X/46, XY
   (C) 45, X/46, XX
   (D) 46, X, i(Xq)

10. Quanto às alterações cromossômicas da síndrome de Turner, assinale a alternativa incorreta:
    (A) O cariótipo é 45,X em metade dos casos e ¼ dos restantes são mosaicos
    (B) O cromossomo X presente é materno em 70% dos casos, indicando que o erro geralmente é na meiose paterna
    (C) A alteração cromossômica está presente em 1% a 2% dos conceptos e quase todos chegam até o termo
    (D) A quase totalidade das concepções Turner são abortadas espontaneamente

11. O índice de abortamento espontâneo em qualquer gestação é de:
    (A) 1/25
    (B) 1/20
    (C) 1/8
    (D) 1/4

12. Um casal jovem que teve um abortamento espontâneo em sua primeira gestação deve ser encaminhado para diagnóstico pré-natal em sua próxima gestação?
(A) Sim, pois abortamento espontâneo tem poucas chances de recorrência
(B) Não, pois abortamento espontâneo tem poucas chances de recorrência
(C) Sim, pois abortamento espontâneo tem grandes chances de recorrência
(D) Não, pois abortamento espontâneo tem grandes chances de recorrência

13. A idade de 35 anos foi escolhida como limite para indicar idade materna avançada porque trata-se da idade onde:
(A) A partir dela se nasce o maior número de crianças com síndrome de Down
(B) O risco de perda fetal pela amniocentese equivale ao risco de anomalia cromossômica
(C) O risco de perda fetal pela biópsia de vilo é maior que o da amniocentese
(D) O risco de perda fetal pela amniocentese é menor que o da cordocentese

14. Uma menina normal chegou em casa da escola com um bilhete da professora de laboratório indicando a necessidade de ela ser avaliada por um médico. O bilhete fora escrito logo após uma prática de identificação de cromatina sexual realizada no mesmo dia, na qual uma anormalidade foi encontrada. Quais dos cariótipos abaixo são compatíveis com essa história?
I - 45, X; II - 47,XXX; III - 46, XY/46,XXY; IV - 47, XXY
(A) I e II
(B) I e III
(C) III e IV
(D) I

15. Uma anomalia cromossômica em um indivíduo é classificada como *DE NOVO*. Isso significa que:
(A) O indivíduo a herdou de seus pais
(B) Ela ocorreu pela primeira vez na família
(C) Ela ocorreu novamente. Logo, há outros casos entre os parentes
(D) Sua prole não a herdará

16. Filho anterior com anomalia cromossômica *de novo* é indicação de diagnóstico pré-natal invasivo. Por quê?
(A) Porque o risco de recorrência nessa situação é de 1%
(B) Porque um dos pais pode ser portador de uma translocação robertsoniana
(C) Porque os pais podem ser heterozigotos
(D) Porque um dos pais pode ser acometido da mutação e não manifestar

17. Em que condições o sexo gonadal e o cromossômico são masculinos, e o fenótipo e sexo psicológico são femininos?
(A) Síndrome de Turner
(B) Insensibilidade andrógena congênita
(C) Síndrome de Klinefelter
(D) Superfêmeas

18. Amenorreia secundária é ausência de menstruação:
(A) Até a idade de 16 anos
(B) Por 3 meses ou mais em mulher que já tenha menstruado
(C) Causada por fatores extrauterinos
(D) Causada por fatores não hormonais

19. Amenorreia primária é ausência de menstruação:
(A) Até a idade de 16 anos
(B) Causada por fatores hormonais
(C) Causada por malformações uterinas
(D) Causada por fatores extrauterinos

20. Em que idade investigaremos uma jovem que apresenta amenorreia primária?
(A) Com 14 anos se não tiver outros caracteres sexuais secundários
(B) Com 16 anos se não tiver sinais de desenvolvimento sexual
(C) A e B
(D) Sempre com 16 anos

21. A falta de desenvolvimento mülleriano levando à ausência de vagina e amenorreia primária é descrita como síndrome de:
(A) Savage
(B) Feminização Testicular
(C) Rokitansky-Kuster-Mayer
(D) MURCS

22. Na síndrome de ovários resistentes (Savage):
(A) Faltam receptores para gonadotropinas nos ovários
(B) FSH e LH são elevados, estrogênio é baixo e PRL, normal
(C) A biópsia do ovário revela folículos primordiais normais
(D) Todas as afirmativas acima são corretas

23. No pseudo-hermafroditismo feminino o cariótipo é:
(A) 46, XY
(B) 46, XX
(C) 46, YY
(D) 45, XO

24. A Síndrome do X Frágil é a maior causa de retardo mental em meninos, caracterizada por alteração no lócus FRAXA, no cromossomo X. Por terem dois cromossomos X, as mulheres portadoras são frequentemente assintomáticas, mas uma grande parte delas apresenta:
(A) Aumento de risco de câncer de mama
(B) Daltonismo
(C) Malformação vulvar
(D) Menopausa precoce

25. Assinale a alternativa incorreta com relação à síndrome de feminização testicular:
(A) Genitália ambígua
(B) Cariótipo 46, XY
(C) Fenótipo feminino
(D) Cromatina sexual positiva

26. A causa mais frequente do recém-nascido 46, XX com genitália ambígua é:
(A) Disgenesia gonadal
(B) Hermafroditismo verdadeiro
(C) Uso de drogas masculinizantes na gravidez
(D) Hiperplasia congênita da suprarrenal

27. Para se dar um diagnóstico de Hermafroditismo Verdadeiro, é IMPRESCINDÍVEL que o indivíduo apresente:
(A) Tecido ovariano e testicular
(B) Ovotestis
(C) Cariótipo 46, XX/46, XY
(D) Genitália ambígua

28. Assinale em qual das situações se pode afirmar o diagnóstico de Hermafroditismo Verdadeiro:
(A) Folículos ovarianos e células de Leydig, em gônadas diferentes
(B) *Corpora Albicans* em uma gônada e ovário na outra
(C) Folículos ovarianos e túbulos seminíferos, com ou sem espermatozoides
(D) Estroma ovariano numa gônada e testículo na outra

29. A recombinação anormal entre o X e o Y na meiose masculina pode envolver o gene SRY. Assim sendo, assinale a alternativa correta:
(A) A recombinação anômala leva o gene SRY do cromossomo X para o Y
(B) Regiões do cromossomo X são anormalmente levadas ao Y, sendo responsáveis pelo fenótipo dos homens XX
(C) Mulheres XY e Homens XX são exemplos de hermafroditismo
(D) O cromossomo com o SRY originará fenótipo masculino

30. Quanto às polissomias de X, assinale a alternativa correta:
(A) Como os cromossomos adicionais sofrem inativação, não há consequências clínicas
(B) Quanto maior for o número de cromossomos X inativados, mais grave é o fenótipo
(C) Mulheres com trissomia de X têm fenótipo frequentemente anormal
(D) O número de corpúsculos de Barr por célula equivale ao número de cromossomos X

Parte II Infecção Genital

COMPRIMENTO VAGINAL

I - VULVOVAGINITES E CERVICITES

1. São mecanismos de defesa do trato genital feminino contra a ascensão de microrganismos, exceto:
   (A) Tegumento vulvar espesso e numerosos pelos pubianos
   (B) Justaposição adequada das paredes vaginais
   (C) Presença de lactobacilos e pH vaginal ácido
   (D) Ausência de peróxido de hidrogênio e de muco endocervical

2. O teste das aminas consiste na adição à secreção vaginal de uma gota de:
   (A) NaCl 19,1%
   (B) NaCl 20%
   (C) KOH a 10%
   (D) NaOH a 1%

3. Os bacilos de Doderlein da vagina:
   (A) Desdobram o glicogênio em ácido láctico
   (B) Aumentam o pH vaginal
   (C) Diminuem a acidez da vagina
   (D) São incapazes de produzir H_2O_2

4. Mecanismos de proteção vaginal contra patógenos incluem:
   (A) Mucosa cervical com capacidade de produção de imunoglobulina secretória
   (B) Baixo pH
   (C) Secreções bioativas da vagina, cérvice, útero, tubas e peritonial
   (D) Todas as anteriores

5. A candidíase vulvovaginal caracteriza-se clinicamente por:
   (A) Corrimento branco, em placa, aderente com aspecto de leite coalhado
   (B) Prurido
   (C) É favorecida pela gravidez, diabetes melito, uso de contraceptivos orais, imunodepressores ou antibióticos de largo espectro
   (D) Todas as anteriores

6. Em mais de 85% dos casos de candidíase vulvovaginal, o fundo é de origem:
   (A) Endógena
   (B) Sexual
   (C) Cervical
   (D) Uterina

7. No diagnóstico de candidíase, a montagem úmida com KOH a 10% mostra, exceto:
   (A) *Clue cells*
   (B) Hifas
   (C) Pseudo-hifas
   (D) Micélios

8. O sintoma mais frequente nas vaginites é:
   (A) Prurido
   (B) Leucorreia
   (C) Dispareunia
   (D) Sinusorragia

9. O prurido vulvar encontrado na paciente imunodeprimida é decorrente, na maioria das vezes, de:
   (A) Tricomoníase
   (B) Vaginose
   (C) Monilíase
   (D) Blenorragia

10. A monilíase vaginal pode ser tratada com:
    (A) Imidazólicos (cetoconazol, miconazol, butoconazol)
    (B) Triazólicos (terconazol, itraconazol, fluconazol)
    (C) Nistatina
    (D) Todas as anteriores

11. No tratamento da candidíase de repetição devem-se adotar as seguintes condutas:
    (A) Tratamento oral prolongado e cíclico
    (B) Tratamento do casal
    (C) Pincelamento da região vulvovaginal com violeta de genciana a 1% após a menstruação durante 3 meses
    (D) Nenhuma é correta

12. A mistura da secreção vaginal com hidróxido de potássio a 10% torna mais fácil a visualização ao microscópio de:
    (A) Trichomonas
    (B) Gardnerella
    (C) Chlamydia
    (D) Hifas

13. As três entidades clínicas mais frequentes de vulvovaginites são:
    (A) Blenorragia, lues e vaginose
    (B) Blenorragia, candidíase e vaginose
    (C) Candidíase, trichomoníase e vaginose
    (D) Candidíase, lues e gonocócica

14. O melhor exame para detecção da infeção clamidiana na esfera genital é:
    (A) Floculação
    (B) Coloração de Giemsa
    (C) Microimunofluorescência e PCR
    (D) Fixação do complemento

15. A potassa a 10% (KOH a 10%), adicionada ao corrimento vaginal, é importante para o diagnóstico de todas abaixo, exceto:
    (A) Candidíase vaginal
    (B) *Gardnerella vaginalis*
    (C) Vaginose bacteriana
    (D) *Chlamydia trachomatis*

16. O encontro de células de Gupta no colo uterino faz diagnóstico de infecção por:
    (A) Gonococos
    (B) *Chlamydia*
    (C) *Trichomonas*
    (D) *Gardnerella*

17. Em menina com vulvovaginite recidivante, prurido vulvar, choro noturno súbito, corrimento sanguinolento, deve-se pensar em:
    (A) Corpo estranho vaginal
    (B) Trauma vaginal antigo
    (C) *Enterobius vermicularis*
    (D) Vulvovaginite gonocócica

18. A sintomatologia mais encontrada nas infecções genitais altas e baixas é, respectivamente:
    (A) Hemorragia e corrimento
    (B) Disúria e corrimento
    (C) Corrimento em ambos os casos
    (D) Dor e corrimento

19. Os germes etiológicos principais das cervicites são:
    (A) *Neisseria gonorrhoeae*
    (B) *Chlamydia trachomatis*
    (C) Todas as anteriores
    (D) Nenhuma das anteriores

20. As investigações comumente efetuadas quando há aumento de descarga vaginal para o diagnóstico de vaginite são:
    (A) Cor de secreção vaginal e consistência
    (B) Medida do pH e pesquisa de aminas
    (C) Cor de secreção vaginal e medida do pH
    (D) Todas as anteriores

21. Os parâmetros para o exame citológico da secreção vaginal são:
    (A) Células epiteliais descamativas e formação de *clue cells*
    (B) Formação de aglomerados leucocitários e presença de macrófagos
    (C) Presença de sinais inflamatórios (citólise, vacuolização citoplasmática, cariólise, cariorrexe etc.)
    (D) Todas as anteriores

22. São agentes causadores de vaginites:
    (A) *Candida* e *Trichomonas vaginalis*
    (B) Vaginose bacteriana (ou vaginite inespecífica) e micoplasmas
    (C) Germes Gram+ e Gram
    (D) Todas as anteriores

23. A etiologia mais frequente das vulvoginites da 1ª infância é:
    (A) *Haemophilus*
    (B) Má higiene
    (C) Bacilos difteroides
    (D) Corpo estranho

24. Na bartolinite aguda, qual é o tratamento de eleição?
    (A) Bartolinectomia
    (B) Punção
    (C) Drenagem
    (D) Antibioticoterapia

25. Qual o medicamento de escolha para o tratamento das *Chlamydias* e micoplasmas:
    (A) Tetraciclina
    (B) Azitromicina
    (C) Doxiciclina
    (D) Todas as anteriores

26. Atualmente, a droga mais eficaz no tratamento em dose única da candidíase vulvovaginal é:
    (A) Cetoconazol
    (B) Miconazol
    (C) Triazólicos (fluconazol)
    (D) Ácido bórico

27. A síndrome da vestibulite crônica pode estar associada a:
    (A) Vaginose bacteriana
    (B) Candidíase crônica
    (C) HPV
    (D) B e C são corretas

28. A *Candida glabrata*:
    (A) Apresenta pH vaginal normal
    (B) Tende a ser resistente ao tratamento
    (C) É um fungo
    (D) Todas são corretas

29. Na candidíase de repetição o tratamento deve ser todos abaixo, exceto que:
    (A) Também deve ser feito no parceiro masculino
    (B) Medidas higiênico-dietéticas devem ser adotadas
    (C) Deve ser mais prolongado
    (D) Deve ser exclusivamente tópico

30. A associação incorreta é:
    (A) Exame a fresco: Tricomonas
    (B) KOH a 10%: *Candida*
    (C) Corpúsculo de Gupta: Chlamydia
    (D) *Clue cells*: Micoplasma

II - VAGINOSES E TRICOMONAS

1. A vaginose bacteriana caracteriza-se por todas abaixo, exceto:
   (A) Resposta inflamatória acentuada
   (B) Infecção polimicrobiana, sinérgica, anaeróbios e *Gardnella vaginalis*
   (C) Corrimento abundante, homogêneo, branco-acinzentado, de odor fétido e com bolhas
   (D) Fluxo que piora após o coito e a menstruação pela elevação do pH vaginal

2. A vaginose pela *Gardnerella vaginalis* mostra todos abaixo, exceto:
   (A) Corrimento branco acinzentado com odor amoníaco a peixe
   (B) pH do meio de 5,0-5,5
   (C) Presença de *clue cells*
   (D) Abundância de neutrófilos no corrimento

3. As *clue cells* são células epiteliais vaginais escamosas com aspecto pontilhado devido à aderência de:
   (A) Micoplasma
   (B) Lactobacilos
   (C) *Gardnerella vaginalis*
   (D) A e C estão corretas

4. Estão aumentados na vagina de pacientes com vaginose bacteriana, exceto:
   (A) Bacteroides
   (B) Comprimento vaginal
   (C) *Lactobacillus*
   (D) *Gardnerella*

5. Na vaginose bacteriana, a flora anaeróbica, os *mobiluncus* e os lactobacilos estão respectivamente:
   (A) Aumentada, aumentados, aumentados
   (B) Aumentada, diminuídos, aumentados
   (C) Aumentada, aumentados, diminuídos
   (D) Diminuída, diminuídos, diminuídos

6. O tratamento de escolha da vaginose bacteriana é:
   (A) Metronidazol
   (B) Ampicilinas
   (C) Imidazólicos
   (D) Tianfenicol para o casal

7. *Trichomonas vaginalis* é, exceto:
   (A) Protozoário
   (B) Aeróbio
   (C) De transmissão sexual
   (D) Portador de movimento contínuo característico

8. O *Trichomonas vaginalis* associa-se frequentemente a:
   (A) Anaeróbios
   (B) Gonococos
   (C) *Gardnerella*
   (D) Todas as anteriores

9. A tricomoníase produz corrimento:
   (A) Amarelo-esverdeado
   (B) Bolhoso
   (C) Fétido
   (D) Com todas as características citadas

10. A colpite da tricomoníase se expressa ao teste de Schiller pelo aspecto:
    (A) Sal e pimenta
    (B) Tigroide
    (C) Aceto-branco
    (D) Micropápula

11. O diagnóstico de tricomoníase vaginal é feito, mais frequentemente, pelo(a):
    (A) Cultura
    (B) Colposcopia
    (C) Bacterioscopia
    (D) Exame direto a fresco

12. O tratamento de escolha para tricomoníase é a quimioterapia:
    (A) No parceiro masculino
    (B) No parceiro feminino
    (C) Em ambos os parceiros
    (D) Local na mulher e abstenção sexual por 14 dias

13. São mais eficazes no tratamento da vaginose bacteriana:
    (A) Ampicilina e tetraciclina
    (B) Ampicilina e tianfenicol
    (C) Metronidazol e clindamicina
    (D) Tetraciclina e tianfenicol

14. Na pesquisa a fresco de *Trichomonas vaginalis* utiliza-se mais comumente:
    (A) KOH a 10%
    (B) HCL
    (C) Soro fisiológico
    (D) NaCl

15. Corrimento amarelado, bolhoso, odor fétido, dor no baixo ventre e cuja colposcopia mostra colpite difusa e focal provavelmente se deve a um agente:
    (A) Virótico
    (B) Bacteriano
    (C) Protozoário
    (D) Micoplasma

16. A substância que na presença de *Gardnerella vaginalis* exala odor de peixe é:
    (A) Nitrato de prata amoniacal
    (B) Ácido acético
    (C) Hidróxido de potássio a 10%
    (D) Soro fisiológico

17. Na questão acima, o odor liberado é decorrente de:
    (A) Ácido láctico
    (B) Ácido acético
    (C) Cadaverina e putrescina
    (D) Enzimas podres

18. A prova do odor com hidróxido de potássio a 10% é altamente positiva em presença de:
    (A) *Gardnerella vaginalis*
    (B) Vaginite inespecífica
    (C) Candidíase
    (D) *Chlamydia*

19. As *clue cells* ou células de Gardner aparecem no esfregaço vaginal de pacientes portadoras de:
    (A) Vírus
    (B) Bactérias
    (C) *Gardnerella vaginalis*
    (D) A e C estão corretas

20. A droga de escolha indicada para tratamento da vaginose é:
    (A) Cefalosporina
    (B) Metronidazol e seus derivados
    (C) Doxiciclina
    (D) Cetoconazol

21. Quais das seguintes características são típicas entre pacientes com vaginose bacteriana?
    (A) pH do fluxovaginal > 4,5
    (B) Odor vaginal de peixe podre
    (C) Redução ou ausência de leucócitos à microscopia
    (D) Todas as anteriores

22. A vaginose bacteriana caracteriza-se por infecção, exceto:
    (A) Polimicrobiana (*Gardnerella*, anaeróbios e outros)
    (B) Com resposta inflamatória discreta
    (C) Com corrimento abundante, homogêneo, branco-acinzentado e de odor fétido, que piora após o coito e durante a menstruação
    (D) Acréscimo de lactobacilos

DST/AIDS

CAPÍTULO 10

1. A presença de coilocitose em esfregaço cervical sugere infecção pelo(a):
   (A) *Chlamydia*
   (B) *Trichomonas*
   (C) *G. vaginalis*
   (D) HPV

2. A colpite vesicular e o condiloma acuminado são aspectos colposcópicos relacionados respectivamente a:
   (A) Vírus, vírus
   (B) Vírus, protozoário
   (C) Protozoário, vírus
   (D) Bactéria, vírus

3. A infecção pelo vírus herpes simples é caracterizada por lesões do tipo:
   (A) Vesiculoso-ulcerativo
   (B) Vesiculoso
   (C) Granulomatoso
   (D) Ulcerativo

4. O vírus herpético é um vírus:
   (A) DNA
   (B) RNA
   (C) PRION
   (D) Nenhuma das respostas acima

5. Qual é a droga de eleição no tratamento da infecção pelo HSV?
   (A) Aciclovir
   (B) Tetraciclina
   (C) Metronidazol
   (D) Imidazólicos

6. Quais os critérios que nos dão diagnóstico de infecção por vírus de HPV?
   (A) Hiperqueratose, coilocitose, mitose e papilomatose
   (B) Hiperqueratose, coilocitose, colpite micropapilar e paraqueratose
   (C) Acantose, exocitose, coilocitose, mitose
   (D) Coilocitose, exocitose, hiperqueratose, acantose, papilomatose, paraqueratose

7. Pode corresponder à infecção por herpes-vírus:
   (A) Presença de células epiteliais + células gigantes de Langhans
   (B) Multinucleação + corpos de inclusão acidófilos dentro do núcleo
   (C) Multinucleação + coilócitos
   (D) Todas as anteriores

8. O agente causal do condiloma acuminado é:
   (A) Adenovírus
   (B) Papilomavírus
   (C) Herpes-vírus
   (D) Cocksakie vírus

9. No tratamento de condiloma acuminado durante a gestação, devemos preferencialmente utilizar:
   (A) Solução de podofilina em solução oleosa
   (B) Podofilina gel
   (C) Ácido tricloroacético
   (D) Creme de 5-fluorouracil

10. A colpite vesicular e o condiloma acuminado são aspectos colposcópicos relacionados a:
    (A) HPV e *Gardnerella*
    (B) *Chlamydia* e herpes simples
    (C) *Trichomonas* e papilomavírus
    (D) Herpes simples e HPV

11. Qual o tipo de HPV que tem sido evidenciado nos últimos anos como o mais importante na etiologia da maioria dos pré-cânceres e cânceres do trato genital inferior:
    (A) HPV 16 e 18
    (B) HPV 6 e 11
    (C) HPV 42 e 43
    (D) HPV 39 e 52

12. A etiologia do herpes genital pode ser:
    (A) HSV 2 e HSV 1
    (B) HSV 2, HSV 1 e HSV 3
    (C) HSV 3 e HSV 4
    (D) HSV 4

13. As características citológicas do herpes genital são:
    (A) Células sinciciais, degeneração do núcleo "em balão" e células com inclusões nucleares
    (B) Coilocitose e citoqueratose
    (C) Todas as respostas estão corretas
    (D) Nenhuma das anteriores

14. São infecções virais de transmissão sexual:
    (A) HPV e HSV
    (B) *Molluscum contagiosum* e hepatite B
    (C) AIDS
    (D) Todas as anteriores

15. O herpes-vírus sexualmente transmissível é:
    (A) Herpes simples (*Herpesvirus hominis*)
    (B) Citomegalovírus
    (C) Varicela e Herpes-Zóster
    (D) Todas as anteriores

16. As bactérias responsáveis pelas doenças genitais sexualmente transmissíveis são:
    (A) *T. pallidum, N. gonorrhoeae, Gardnerella vaginalis, H. ducreyi, Calymatobacterium granulomatis*, Estreptococos beta hemolítico tipo b, Bacilos Gram-negativos (*E coli, Proteus* etc.) e *Chlamydia trachomatis*
    (B) Só cinco das anteriores
    (C) Só quatro das anteriores
    (D) Nenhuma das anteriores

17. As reações de Müller-Oppenhein e Frei podem ser usadas respectivamente na suspeita de:
    (A) Blenorragia e 4ª moléstia venérea
    (B) Lues e gonorreia
    (C) Gonorreia e cancro mole
    (D) Nenhuma das anteriores

18. Na presença de úlcera vulvar suspeita de protossifiloma, o método propedêutico mais adequado para confirmação diagnóstica será:
    (A) VDRL
    (B) FTA-ABS
    (C) Wassernan
    (D) Pesquisa do treponema em campo escuro

19. Das lesões sifilíticas está incorreto afirmar:
    (A) Cancro duro é lesão primária
    (B) Condiloma plano é secundária
    (C) Goma é terciária
    (D) O condiloma plano é rico em treponemas

20. O vírus da AIDS (HIV-1) pode provocar:
    (A) Cervicite
    (B) NIC
    (C) O menor tempo para transformação NIC – Ca
    (D) Todas as anteriores

21. Os condilomas acuminados, plano viral e plano bacteriano são causados, respectivamente, pelos seguintes agentes:
    (A) HPV, HPV, HPV
    (B) HPV, Treponema, HPV
    (C) Treponema, HPV, HPV
    (D) HPV, HPV, Treponema

22. Quais os medicamentos de escolha para o tratamento da gonorreia:
    (A) Ceftriaxone
    (B) Ciprofloxacina
    (C) Doxiciclina
    (D) Todas as anteriores

23. O diagnóstico de gonococo é realizado:
    (A) No esfregaço corado pelo Gram buscando visualizar diplococos Gram-negativos
    (B) Cultura no meio de Thayer-Martin
    (C) Nenhuma das anteriores
    (D) Todas as anteriores

24. Úlceras genitais podem estar presentes nas DSTs causadas por todos abaixo, exceto:
    (A) *Treponema pallidum*
    (B) *Haemophilus ducreyi*
    (C) Herpes-vírus
    (D) *Neisseria gonorrhoeae*

25. A DST causadora de fístula genital e linfadenomegalia é:
    (A) Linfogranuloma venéreo
    (B) Sífilis
    (C) Herpes
    (D) Candida

26. O agente etiológico da donovanose é:
    (A) *Haemophilus ducreyi*
    (B) *Calymmatobacterium granulomatis*
    (C) *Trichomonas vaginalis*
    (D) *Neisseria gonorrhoeae*

27. A uretrite gonocóccica e uretrite não-gonocóccica diferem:
    (A) Pela presença de diplococos Gram-negativos intracelulares
    (B) Descarga uretral purulenta
    (C) Recomendação para tratamento de parceiro
    (D) Recomendação para pesquisa de outras DSTs

28. O *Treponema pallidum* é o agente etiológico de:
    (A) Lesão vulvar ulcerada indolor de bordas salientes e endurecidas, base avermelhada não purulenta e presença de linfadenopatia inguinal discreta
    (B) Gânglio inguinal enfartado com supuração e fistulização por orifícios múltiplos
    (C) Lesões genitais múltiplas ulceradas e dolorosas, com contornos elevados e base com secreção purulenta
    (D) Vesículas coalescentes, dolorosas, algumas rotas com ulceração e crostas na região genital

29. Em relação às manifestações da sífilis secundária, aponte a alternativa incorreta:
    (A) Aparecem cerca de 1 a 2 meses após o surgimento da sífilis primária
    (B) As lesões cutâneo-mucosas, em geral, não apresentam o treponema em seu interior.
    (C) Geralmente são acompanhadas de micropoliadenopatia generalizada e ocasionalmente febrícula e artralgia
    (D) Pode surgir alopecia no couro cabeludo e porção distal das sobrancelhas.

30. Adolescente de 15 anos, com vida sexual ativa, procurou atendimento ginecológico por apresentar queixa de ardência vulvar, dores musculares e febricula há uma semana. Ao exame constatou-se a presença de múltiplas lesões ulceradas, dolorosas e com fundo purulento. Associado observou-se linfadenopatia inguinal em processo de supuração. Este quadro clínico é causado por qual agente etiológico:
    (A) *Treponema pallidun*
    (B) *Haemophylus ducrey*
    (C) *Chlamydia trachomatis*
    (D) *Calymatobacterium granulomatis*

31. O linfogranuloma venéreo é uma doença infecciosa sistêmica e crônica cujos principais efeitos resultam em dano linfático na drenagem da infecção. É também denominado linfogranuloma inguinal ou doença de Nicolas-Frave-Durand. Qual é seu agente etiológico?
    (A) *Haemophilus ducreyi*
    (B) *Treponema pallidum*
    (C) *Neisseria gonorrhoeae*
    (D) *Chlamydia trachomatis*

32. Dentre os diversos tipos de HPV, os que apresentam maior potencial oncogênico são:
    (A) 11 e 18
    (B) 16 e 20
    (C) 16 e 18
    (D) 18 e 20

33. São considerados fatores de risco para infecção pelo HPV:
    (A) Infecção pelo HIV; lúpus eritematoso sistêmico; história familiar de câncer de colo uterino
    (B) Tabagismo; hipertensão arterial; histórico familiar de câncer de colo uterino;
    (C) Hipertensão arterial; lúpus eritematoso sistêmico; herpes simples
    (D) Infecção pelo HIV; imunossupressão medicamentosa; tabagismo

34. A sorologia para sífilis deve ser obrigatoriamente solicitada:
    I) Durante o pré-natal
    II) Em pessoas com comportamento de risco para DST
    III) Na suspeita clínica ou laboratorial para DST
    IV) Em portador de DST
    Estão corretas:
    (A) Somente a I
    (B) Somente a II e III
    (C) Somente a I e III
    (D) Todas as acima

DOENÇA INFLAMATÓRIA PÉLVICA

1. São fatores de risco da DIP, exceto:
   (A) Modificações da flora vaginal induzidas por duchas higiênicas
   (B) Modificações da flora vaginal por antibióticos e drogas imunossupressoras
   (C) Infecções do trato genital inferior
   (D) Uso de métodos de barreira

2. O patógeno mais associado à DIP, na presença de DIU, é:
   (A) *M. hominis*
   (B) Gonococo
   (C) *Chlamydia*
   (D) *Actynomyces israelii*

3. A via de ascensão da *Chlamydia trachomatis*, na DIP, é:
   (A) A mesma do gonococo
   (B) Planimétrica
   (C) Migração retrógrada
   (D) Todas

4. Os agentes microbianos mais frequentemente causadores de DIP são:
   (A) Gonococos e *Chlamydia*
   (B) Micoplasma *hominis* e Ureaplasma
   (C) *E. coli* e Peptoestreptococos
   (D) Bacteroides

5. A síndrome caracterizada pela salpingite aguda e peri-hepatite é chamada de:
   (A) Meigs
   (B) Fitz-Hugh-Curtis
   (C) Halban
   (D) Turner

6. A salpingite gonocócica instala-se preferencialmente na fase:
   (A) Menstrual
   (B) Proliferativa
   (C) Periovulatória
   (D) Lútea tardia

7. A principal estrutura ginecológica acometida pela tuberculose é (são):
   (A) Os ovários
   (B) A cérvice
   (C) A vagina
   (D) As tubas uterinas

8. Em relação à Doença Inflamatória Pélvica, relata-se que:
   (A) É frequente em gestantes no 1º trimestre
   (B) É pouco frequente em usuárias de DIU
   (C) O agente etiológico mais frequente é o *Stafilococcus aureus*
   (D) Tem incidência diminuída em usuárias de anticoncepcional oral hormonal

9. Podem ser formas clínicas de DIP:
   (A) Endometrite e celulite pélvica
   (B) Salpingites, abscesso de ligamento largo e abscesso tubovariano
   (C) Peri-hepatite (síndrome de Fitz-Hugh-Curtis) e sepse
   (D) Todas as anteriores

10. A DIP pode ser originária de:
    (A) Local genital (habitualmente vagina e colo uterino)
    (B) Local extragenital (diverticulites etc.)
    (C) Nenhuma das anteriores
    (D) A e B

11. A DIP pode ser estadiada em:
    (A) Leve, moderada sem abscesso, moderada com abscesso e grave
    (B) Leve e moderada
    (C) Leve, moderada e grave
    (D) Leve, moderada, intensa e grave

12. São consideradas pacientes de risco para a DIP:
    (A) Jovens e uso de DIU
    (B) 2 ou + pacientes sexuais, início sexual precoce e história prévia de DST
    (C) Uso frequente de duchas vaginais, celulite pélvica pós-histerectomia e maior frequência de coitos
    (D) Todas as anteriores

13. Tanto para o tratamento ambulatorial como para o tratamento clínico hospitalar da DIP observa-se a seguinte recomendação:
    (A) Usar monoquimioterapia
    (B) Usar sempre tianfenicol
    (C) Usar sempre penicilina cristalina
    (D) Usar poliquimioterapia

14. O ponto-limite usado para diferenciar infecção genital alta de baixa é:
    (A) Orifício externo do colo uterino
    (B) Orifício interno do colo uterino
    (C) Istmo
    (D) Introito vulvar

15. A tuberculose genital comumente:
    (A) Afeta a tuba
    (B) É secundária
    (C) Leva à esterilidade
    (D) Possui as características acima

16. O diagnóstico de DIP é baseado em três critérios maiores e um critério menor. São considerados critérios maiores, exceto:
    (A) Dor no abdome inferior
    (B) Dor à palpação dos anexos
    (C) Dor à mobilização do colo uterino
    (D) Febre

17. O diagnóstico de DIP é baseado em três critérios maiores e um critério menor. São considerados critérios menores:
    (A) Temperatura axilar maior que 37,8°C e secreção vaginal ou cervical anormal, comprovação laboratorial de infecção cervical pelo gonococo, clamídia ou micoplasmas
    (B) Massa pélvica e mais de cinco leucócitos por campo de imersão em secreção de endocérvice
    (C) Hemograma infeccioso (leucocitose) e proteína C reativa ou velocidade de hemossedimentação elevada
    (D) Todas as anteriores

18. Marque a correlação errada:
    (A) Estágio I: salpingite aguda sem irritação peritonial
    (B) Estágio II: salpingite com irritação peritonial (pelviperitonite)
    (C) Estágio III: salpingite aguda com oclusão tubária ou abscesso tubovariano ou abscesso pélvico
    (D) Estágio IV: abscesso tubovariano

19. São indicações do tratamento cirúrgico, exceto:
    (A) Abscesso tubovariano
    (B) Presença de massa pélvica que aumenta ou persiste após tratamento clínico
    (C) Hemoperitônio
    (D) Abscesso no fundo de saco de Douglas

20. São critérios elaborados da doença inflamatória pélvica:
    (A) Evidência histopatológica de endometrite
    (B) Presença de abscesso tubovariano ou de fundo de saco de Douglas em estudo de imagem (ultrassonografia pélvica)
    (C) Laparoscopia com evidências de DIP
    (D) Todas as anteriores

21. Mulher de 23 anos procura o pronto-socorro com queixa de dor em todo o abdome inferior, que iniciou há uma semana e vem piorando progressivamente. Última menstruação, há 10 dias. Nega febre, náuseas ou vômitos e refere hábito intestinal e micções normais. Relata ainda que vinha apresentando corrimento vaginal há 2 meses e estava para marcar consulta ginecológica, quando o quadro atual se iniciou. Como método anticoncepcional, refere "tabelinha" e, eventualmente, preservativo. Ao exame físico, temperatura de 37,8 °C, abdome levemente distendido, com ruídos presentes. Dor à palpação de abdome inferior, pouco mais doloroso à descompressão brusca. Ao exame ginecológico, presença de secreção purulenta no colo uterino, que se encontra hiperemiado. Ao toque vaginal, útero de tamanho normal, dor à palpação pélvica, inclusive em regiões anexiais e à mobilização cervical. É correto afirmar:
    (A) É um quadro infeccioso genital alto, provavelmente decorrente de uma vaginite prévia, recomendando-se cultura de secreção vaginal e tratamento com antibiótico após antibiograma
    (B) Trata-se de abdome agudo infeccioso com sinais de irritação peritoneal, recomendando-se a realização de laparotomia exploradora
    (C) Deve-se realizar, inicialmente, hemograma e radiografia de abdome, e, havendo leucocitose ou leucopenia e sinais de íleo paralítico, indicar laparotomia de urgência
    (D) Trata-se de infecção genital superior polimicrobiana por contaminação ascendente, com provável participação inicial de clamídia ou gonococo. Deve ser iniciado tratamento com esquema antibiótico de amplo espectro

22. Paciente com 26 anos apresenta quadro de dor abdominal e febre há 24 horas. Ao exame físico apresenta dor à descompressão em fossa ilíaca direita e palpa-se massa em anexo direito. Ultrassom transvaginal sugere abcesso tubovariano à direita. Qual a conduta?
    (A) Antibioticoterapia
    (B) Analgésicos e observar
    (C) Iniciar antibioticoterapia e proceder à laparotomia ou laparoscopia
    (D) Culdotomia

23. Paciente com 26 anos, nuligesta, com quadro de doença inflamatória aguda, poderá ter como sequela principal:
    (A) Anovulação crônica
    (B) Obstrução tubária
    (C) Endometriose pélvica
    (D) Dismenorreia

Parte III Ginecologia Geral

DOR PÉLVICA CRÔNICA, DISFUNÇÃO SEXUAL E DISPAREUNIA

CAPÍTULO 12

1. Em relação ao quadro de dor pélvica crônica, considere os itens abaixo:
   I) Citologia cervical e endocervical
   II) Pesquisa de sangue oculto nas fezes
   III) Uretrocistoscopia
   Qual(is) é(são) considerado(s) como investigação mínima?
   (A) Somente I
   (B) Somente II
   (C) Somente III
   (D) Somente I e II

2. Em relação a algumas causas somáticas de dor pélvica crônica, considere as alternativas:
   I) Congestão Vascular Pélvica
   II) Síndrome Uretral
   III) Síndrome do Cólon Irritável
   É(são) correta(s):
   (A) Somente I
   (B) Somente II
   (C) Somente III
   (D) I, II e III

3. Considere as afirmações:
   I) Dor em geral bem delimitada, sendo que a característica da irradiação é determinada
   II) A dor responde a tratamento cirúrgico
   III) Vários sintomas associados e a dor não pioram com manipulações abdominais ou mudanças de postura
   A(s) alternativa(s) que representa(m) as características de dor pélvica crônica de causa orgânica é(são):
   (A) Somente I
   (B) Somente II
   (C) Somente III
   (D) Somente I e II

4. Em relação à abordagem terapêutica da dor pélvica crônica, considere as afirmações:
   I) O primeiro passo terapêutico é estabelecer uma boa e adequada relação médico-paciente
   II) Uma avaliação prévia do suporte familiar e social, assim como os recursos da paciente e suas possibilidades assistenciais, é passo importante antes do início da terapia
   III) Sempre há uma associação entre depressão e dor crônica, por isso há indicação de prescrever antidepressivos a essas pacientes
   É(são) correta(s):
   (A) Somente I
   (B) Somente II
   (C) Somente III
   (D) Somente I e II

5. Em relação à Dor Pélvica Crônica associada à Endometriose, considere as afirmações:
   I) A gravidade da sintomatologia na dor pélvica crônica, associada à endometriose, sempre está diretamente relacionada ao grau de comprometimento, isto é, ao estadiamento desta patologia
   II) Paciente com quadro de dor pélvica crônica de forte intensidade pode ser portadora de endometriose classificada como leve
   III) O quadro clínico da dor pélvica crônica, relacionada à endometriose, apresenta-se, na maioria das vezes, como dor cíclica exarcebada no período menstrual
   É(são) correta(s):
   (A) Somente I
   (B) Somente II
   (C) Somente I e III
   (D) Somente II e III

6. Em relação à investigação laparoscópica da dor pélvica crônica considere as afirmações:
   I) Para uma completa investigação de paciente com quadro de dor pélvica crônica é indispensável a realização da laparoscopia
   II) Entre os achados laparoscópicos mais frequentes, estão a endometriose e as aderências pélvicas
   III) O termo dor pélvica crônica idiopática deve ser usado somente após obtenção de exames complementares negativos e exame laparoscópico sem achado positivo
   É(são) correta(s):
   (A) Apenas I
   (B) Apenas II
   (C) Apenas I e II
   (D) I, II e III

7. Em relação ao tratamento cirúrgico da dor pélvica crônica considere as afirmativas:
   I) A neurectomia pré-sacra é alternativa para tratamento de dor pélvica sem causa genital aparente e como tratamento complementar da endometriose
   II) A dor pélvica incapacitante ou não controlável pelo tratamento clínico é uma das indicações cirúrgicas em pacientes portadoras de endometriose
   III) A histerectomia é comprovadamente eficaz para o tratamento da dor pélvica crônica, tanto em relação à melhora dos sintomas como na sua resolução
   É(são) correta(s):
   (A) Apenas I
   (B) Apenas II
   (C) Apenas I e II
   (D) Apenas II e III

8. Qualquer ginecologista poderá atuar no aconselhamento sexual, desde que possua algumas qualidades, como:
   (A) Capacidade de ouvir e ser receptivo
   (B) Capacidade de informar e estar bem com sua sexualidade
   (C) Não ser preconceituoso
   (D) Todas as anteriores

9. O modelo terapêutico sexual de Kaplan basicamente trabalha em:
   (A) Combate direto à ansiedade sexual
   (B) Uso de tarefas que caminham da menor ansiedade (foco sensório ou "massagens sensuais") à maior ansiedade (coito)
   (C) Melhora na comunicação do casal
   (D) Todas as anteriores

10. O modelo terapêutico sexual de Jack Annon facilita no aconselhamento sexual, que pode ser importante desde uma pequena orientação até a terapia propriamente dita, e é chamado de modelo:
    (A) PILSETI (permissão + informação limitada + sugestão específica + terapia intensiva)
    (B) PIVETTI
    (C) TIPEVI
    (D) Nenhuma das anteriores

11. De acordo com Annon, 80% dos problemas sexuais seriam resolvidos por:
    (A) Permissão (P)
    (B) Informação limitada (IL)
    (C) Sugestão específica (SE)
    (D) Todas as anteriores

12. São alguns mitos sobre sexualidade feminina e masculina:
    (A) As mulheres não sentem desejo sexual durante a gestação
    (B) A mulher tem menos necessidade sexual que o homem
    (C) A menopausa assinala o fim da vida sexual da mulher
    (D) Todas as anteriores

13. São alguns mitos sobre a sexualidade feminina e masculina:
    (A) O tamanho do pênis influi no prazer
    (B) A ereção indica necessidade de relações sexuais imediatas
    (C) Se um homem é esterilizado, o impulso sexual diminui
    (D) Todas as anteriores

14. Faz parte das disfunções sexuais na mulher:
    (A) Inibição do desejo sexual
    (B) Diminuição da lubrificação na fase de excitação
    (C) Anorgasmia
    (D) Todas as anteriores

15. Faz parte das disfunções sexuais no homem:
    (A) Inibição do desejo sexual
    (B) Disfunção de ereção
    (C) Ejaculação precoce ou retardada
    (D) Todas as anteriores

16. As relações sexuais, tanto na mulher como no homem, são divididas nas fases:
    (A) Desejo e excitação
    (B) Excitação e orgasmo
    (C) Desejo e orgasmo
    (D) Desejo, excitação e orgasmo

17. São causas de disfunção sexual:
    (A) Causas psicogênicas
    (B) Uso de drogas depressoras da sexualidade
    (C) Dispareunia por anexite crônica
    (D) Todas as anteriores

18. A iatrogenia pode ocorrer em casos de disfunções sexuais quando:
    (A) Em menosprezo às queixas e dúvidas expressas pela paciente
    (B) Usar a pretensa inferioridade feminina como forma de fugir ao problema e fornecer informações sem base científica
    (C) Propor tratamento sem bases científicas e sugerir procedimentos esdrúxulos
    (D) Todas as anteriores

19. As localizações mais frequentes da endometriose externa são:
    (A) Ovários e tubas
    (B) Ovários, ligamentos uterinos e tubas
    (C) Ovários, ligamentos uterinos, espaço retouterino e tubas
    (D) Ovários, ligamentos uterinos, tubas e peritônio

20. Quanto à retroversoflexão uterina, pode-se afirmar:
    (A) É sempre decorrente de fator constitucional
    (B) Pode decorrer de processo inflamatório pélvico
    (C) Pode decorrer de endometriose
    (D) As afirmativas C e B estão corretas

21. Na dor pélvica crônica, a mobilização dolorosa do útero aumentado e amolecido, sobretudo ao estiramento dos ligamentos uterossacros, é chamada manobra de:
    (A) Masters
    (B) Martius
    (C) Allen
    (D) Sampson

22. A síndrome de Allen-Masters é decorrente da ruptura da base do ligamento:
    (A) Redondo
    (B) Cardinal
    (C) Largo
    (D) Nenhum dos citados

23. Nos aspectos propedêuticos da dor pélvica crônica, o melhor exame é a:
    (A) Histeroscopia
    (B) Histerossalpingografia
    (C) Laparoscopia
    (D) Ultrassonografia pélvica

24. São dores pélvicas de causas não ginecológicas, exceto:
    (A) Uretrotrigonite crônica
    (B) Espondilolistese
    (C) Enterite de Crohn
    (D) Síndrome de Allen-Masters (total do ligamento largo)

25. Na anamnese, em casos de suspeita de adenomiose, predomina(m):
    (A) Alterações menstruais
    (B) Dismenorreia
    (C) A e B
    (D) Nenhuma das anteriores

26. Define-se dor pélvica crônica como a dor:
    (A) Há mais de 6 meses
    (B) Localizada no hipogastro
    (C) A e B
    (D) Nenhuma das anteriores

27. Casos de dor pélvica crônica podem ser tratados com:
    (A) Adesiólise
    (B) Histerectomia
    (C) Sacropromontofixação
    (D) Nenhuma das anteriores

28. Sobre dispareunia podemos afirmar que:
    (A) Superficial pode ser de causa hormonal
    (B) Profunda pode ser de causa anatômica
    (C) Superficial pode ser psicogênica
    (D) Todas as anteriores

ENDOMETRIOSE

1. Endometriose ovariana é mais bem explicada pela:
   (A) Menstruação retrógrada
   (B) Disseminação
   (C) Metaplasia celômica
   (D) Nenhuma das acima

2. Endometriose é mais frequente em:
   (A) Ciclos ovulatórios
   (B) Ciclos onovulatórios
   (C) Interrupção artificial do ciclo menstrual
   (D) B e C estão corretas

3. Anomalias imunológicas sistêmicas na endometriose podem ser:
   (A) Produção aumentada de imunoglobinas
   (B) Aumento de células auxiliares
   (C) Redução na atividade da célula supressora
   (D) Todas estão corretas

4. Anomalias imunológicas peritoniais na endometriose podem ser:
   (A) Citotoxidade aumentada dos macrófagos peritoniais
   (B) Proliferação de leufócitos B
   (C) Aumento das citosinas
   (D) Todas estão corretas

5. A endometriose é:
   (A) Rara nas negras
   (B) Frequente nas brancas
   (C) Mais frequentes nas japonesas
   (D) Não há predileção racial

6. Prevalência da endometriose:
   (A) População geral, 10%
   (B) Férteis até 15%
   (C) Inférteis em torno 50%
   (D) A, B e C estão corretas

7. A endometriose é mais frequente em:
   (A) Ciclos polimenorreicos
   (B) Ciclos menorreicos
   (C) Paridade reduzida
   (D) Todas estão corretas

8. A fisiopatologia de infertilidade pode ser por:
   (A) Fatores pélvicos mecânicos
   (B) Disfunção ovulatória
   (C) Anomalias de líquido peritonial
   (D) Todas estão corretas

9. Quanto à fertilidade, o tratamento cirúrgico:
   (A) Trata todos os casos
   (B) Convém evitar nos casos leves e mínimos
   (C) Convém tratar os casos avançados sintomáticos
   (D) B e C estão corretas

10. Nas endometrioses mínima e leve, o Danazol é:
    (A) Tão eficaz quanto à observação
    (B) A primeira opção
    (C) Mais eficaz na mínima do que na leve
    (D) B e C estão corretas

11. Quanto à melhora da fertilidade nos casos mínimos e leves, podemos afirmar:
    (A) Análogos de GnRN são melhores que Danazol
    (B) Gestrinona é pior que os análogos de GnRN
    (C) Tratamento clínico é tão eficaz quanto a observação
    (D) Análogos de GnRN são tão eficazes quanto as antiprogesteronas

12. Nas pacientes com infertilidade e doença mínima e leve:
    (A) Nenhum tratamento é tão eficaz quanto o tratamento cirúrgico ou clínico
    (B) Nenhum tratamento é pior do que qualquer tratamento cirúrgico
    (C) Convém tratamento clínico
    (D) Convém tratamento cirúrgico

13. Os objetivos do tratamento da endometriose são:
    (A) Alívio dos sintomas
    (B) Prevenção da progressão da doença
    (C) Aumentar a fertilidade nos casos leves
    (D) A e B estão corretas

14. São lesões atípicas, exceto:
    (A) Peritônio escuro
    (B) Aderências subovarianas
    (C) Defeitos circulares peritoniais
    (D) Vermelhas, semelhante à chama

15. As lesões na endometriose:
    (A) Variam com idade da paciente
    (B) Independem da idade da paciente
    (C) Pápulas claras são mais frequentes nas jovens, e as escuras nas mais velhas
    (D) Apenas B está correta

16. Nas lesões atípicas, a confirmação histológica de endometriose:
    (A) Varia com o tipo de lesão
    (B) É mais frequente para o peritônio com opacificação
    (C) Defeitos peritoniais circulares são mais raros que lesões vermelhas semelhantes à chama
    (D) Todas estão corretas

17. Dosagem do CA-125 em relação à endometriose mínima e leve:
    (A) Alta sensibilidade
    (B) Alta especificidade
    (C) Baixa sensibilidade
    (D) Serve para monitorar o tratamento

18. O local mais comum de endometriose extrapélvica é:
    (A) Cardiovascular
    (B) Aparelho respiratório
    (C) Cérebro
    (D) Trato gastrintestinal

19. Endometriose gastrintestinal:
    (A) Geralmente sintomática
    (B) Geralmente assintomática
    (C) Clinicamente não importante
    (D) B e C estão corretas

20. O local mais frequente de endometriose no trato gastrintestinal é:
    (A) Apêndice
    (B) Ceco
    (C) Intestino delgado
    (D) Reto e cólon sigmoide

21. No intestino delgado, a endometriose:
    (A) O íleo terminal é o local preferido
    (B) Envolve geralmente a mucosa
    (C) Limita-se geralmente a serosa
    (D) A e C estão corretas

22. Na endometriose gastrintestinal:
    (A) Perfuração é comum
    (B) Oclusão é comum
    (C) Perfuração é menos comum que a oclusão
    (D) Oclusão é mais comum que a perfuração, apesar de serem raras

23. Endometriose gastrintestinal:
    (A) Reto e sigmoide 10%
    (B) Intestino delgado 90%
    (C) Reto e sigmoide 90%
    (D) Estômago e esôfago

24. Na endometriose extrapélvica:
    (A) Fígado é menos comum que o baço
    (B) Baço é mais comum que o estômago
    (C) Intestino delgado é mais comum do que o intestino grosso
    (D) Baço é local incomum de endometriose

25. A transformação maligna da endometriose é:
    (A) Comum
    (B) Extrapélvica que é mais frequente que a pélvica
    (C) Mais frequente no ovário
    (D) Pélvica que é mais comum que extrapélvica

26. Endometriose gastrintestinal:
    (A) Diagnóstico pela colonoscopia é fácil
    (B) Envolve geralmente a mucosa
    (C) Envolve geralmente a mucosa e a serosa
    (D) Diagnóstico pela colonoscopia é difícil

27. Endometriose torácica:
    (A) Raro coexistir com a pélvica
    (B) Coexiste entre 50% e 80%
    (C) Geralmente é múltipla
    (D) B e C estão corretas

28. Sobre a endometriose, é correto afirmar:
    (A) Inexiste após a menopausa
    (B) Há correlação direta entre a intensidade da dor e o grau de endometriose
    (C) O pulmão é a localização extrapélvica mais comum
    (D) Quando atinge o ovário, é considerada superficial

29. Assinale a alternativa correta:
    (A) A laparoscopia é a técnica padrão para a inspeção visual da pelve e diagnóstico da endometriose
    (B) A dor pélvica ocorre em todas as pacientes com endometriose
    (C) No tratamento da endometriose, devemos usar estrogênios em altas doses
    (D) O parentesco de primeiro grau não é fator de risco para desenvolver endometriose

30. A endometriose é uma das doenças mais prevalentes na mulher em idade reprodutiva. Uma das formas de classificá-la é em endometriose superficial e profunda. Das alternativas, indique a que define este critério:
    (A) A superficial é do peritônio, a profunda é a ovariana ou do septo retovaginal
    (B) É profunda quando atravessa a membrana basal da estrutura atingida
    (C) O critério de superficial e profunda é a penetração menor ou maior que 5 mm do foco de endometriose
    (D) É profunda quando atinge a camada muscular da bexiga ou do intestino

DISFUNÇÃO MENSTRUAL

1. A degeneração sarcomatosa dos miomas ocorre:
   (A) Principalmente no centro dos miomas
   (B) Com frequência de 0,5%-1%
   (C) Principalmente nos miomas submucosos
   (D) Todas as alternativas acima

2. A degeneração miomatosa mais comum é a:
   (A) Gordurosa
   (B) Sarcomatosa
   (C) Hialina
   (D) Calcificação

3. Nos casos de suspeita de mioma uterino com hipermenorreia, a melhor conduta imediata é:
   (A) Histerectomia
   (B) Grandes doses de estrógeno
   (C) Grandes doses de progesterona
   (D) Grandes doses de testosterona

4. Duas mulheres com mioma uterino apresentam os seguintes sintomas: a mulher A apresenta metrorragia, e a mulher B apresenta dor pélvica. Dê o diagnóstico provável de localização dos miomas:
   (A) A submucoso e B intramural
   (B) A submucoso e B subseroso
   (C) A subseroso e B abdominal pedunculado
   (D) A intramural e B submucoso

5. A dismenorreia secundária (ou extrínseca) é a que se acompanha de patologia orgânica, ocorre em geral de 25-40 anos, e suas causas são:
   (A) Congestivas (endometriose, DIP, varizes, tumores etc.)
   (B) Espasmódicas (malformações uterinas, obstrução cervical etc.)
   (C) A e B
   (D) Não tem causas orgânicas

6. As causas mais comuns de dismenorreia secundária são:
   (A) Mioma, laqueadura tubária, DIP
   (B) Estenose do canal cervical, endometriose e mioma
   (C) Endometriose, DIP, adenomiose
   (D) Nenhuma acima

7. Menstruação dolorosa com eliminação de molde da cavidade uterina é chamada de dismenorreia:
   (A) Arias-Stela
   (B) Mola carnosa
   (C) Mola de Breus
   (D) Membranácea

8. Na varicocele dos ligamentos largos, está dilatado o plexo:
   (A) Hipogástrico
   (B) Pélvico
   (C) Pré-sacral
   (D) Pampiniforme

9. A dor do meio do ciclo (Mittelschmerz):
   (A) Ocorre ocasionalmente em 40% e constantemente em 10% das mulheres
   (B) É percebida mais frequentemente na fossa ilíaca direita
   (C) É periódica e coincidente com a postura ovular
   (D) Tem todas as características acima

10. No diagnóstico da dismenorreia secundária são importantes os seguintes exames, exceto:
    (A) Toque retal
    (B) Ultrassonografia pélvica
    (C) Histeroscopia e histerossalpingografia
    (D) Vulvoscopia

11. A dismenorreia que faz com que a mulher permaneça no leito é classificada como:
    (A) Leve
    (B) Moderada
    (C) Grave
    (D) Muito grave (acentuada)

12. O tratamento medicamentoso da dismenorreia inclui, exceto:
    (A) Analgésicos
    (B) Ocitocina
    (C) Inibidores da ovulação
    (D) Inibidores de prostaglandina

13. De um modo geral o encurtamento do ciclo no início do climatério está associado a:
    (A) Hiperestrogenismo
    (B) Redução da Inibina
    (C) A e B
    (D) Nenhuma das anteriores

14. De um modo geral os ciclos longos ou a amenorreia estão associados a:
    (A) Hipoestrogenismo absoluto
    (B) Hipoestrogenismo relativo
    (C) Hiperandrogenismo
    (D) Todas as anteriores

15. Na presença de androgenismo e ciclos longos, pode-se ter as expressões clínicas de:
    (A) Ausência de fase lútea
    (B) Hipogonadismo hipergonadotrófico
    (C) Ausência de inibina B
    (D) A e B

16. A metodologia diagnóstica para os defeitos da fase lútea (LPD) é a seguinte:
    (A) CTB (curva de temperatura basal) e ultrassonografia pélvica
    (B) Progesterona sérica (P4) e biópsia endometrial
    (C) FSH, LH e PP14 (proteínas no tecido endometrial)
    (D) Todas as anteriores

17. Quanto ao achado de endometriose nas mulheres com dor pélvica crônica *versus* infertilidade:
    (A) É mais frequente na dor pélvica
    (B) É mais frequente na infertilidade
    (C) Não tem diferença
    (D) É menos frequente na dor pélvica

18. Fisiopatologia da dor na endometriose:
    (A) Unicamente pelas prostaglandinas
    (B) Pode ser pelas aderências e/ou pelas prostaglandinas
    (C) Pode ser pelas aderências
    (D) B e C estão corretas

19. Os implantes endométricos são:
    (A) Superficiais, mais dolorosos que profundos
    (B) Profundos, menos dolorosos que superficiais
    (C) Profundos, geralmente mais dolorosos que superficiais
    (D) Independe

20. São causas orgânicas de sangramento uterino anormal:
    (A) DIU de cobre
    (B) Adenomiose
    (C) Pólipos endometriais
    (D) Todas

21. São causas frequentes de sinusorragia:
    (A) Hiperplasia endometrial
    (B) Ectopia cervical
    (C) Pólipos endometriais
    (D) Endometriose

MALFORMAÇÃO GENITAL

1. Podem ser consideradas malformações congênitas da cérvice uterina:
   (A) Erosão e estenose congênita
   (B) Só uma delas
   (C) Agenesia vaginal
   (D) Nenhuma das anteriores

2. Podem ser consideradas malformações congênitas do colo uterino:
   (A) Hipertrofia do colo uterino, distúrbios do desenvolvimento do colo e prolapso uterino
   (B) Só duas delas
   (C) Apenas uma delas
   (D) Nenhuma das anteriores

3. Podem ser consideradas malformações congênitas do colo uterino:
   (A) Alongamento cervical, agenesia do canal cervical e útero *acollis*
   (B) Só duas delas
   (C) Apenas uma delas
   (D) Nenhuma das anteriores

4. Podem ser consideradas malformações congênitas do colo uterino:
   (A) Adenose, hipertrofia de pregas endocervicais, colo acessório e atresia do canal cervical
   (B) Só três delas
   (C) Só duas delas
   (D) Nenhuma das anteriores

5. Podem ser consideradas malformações congênitas do colo uterino:
   (A) Colo rudimentar, estenose cervical, agenesia do canal cervical, colo duplo em útero didelfo, útero septado e imperfuração cervical
   (B) Só quatro delas
   (C) Só três delas
   (D) Nenhuma das anteriores

6. O hímen imperfurado, passada a puberdade, está associado a:
   (A) Dor abdominal e retenção urinária
   (B) Hematocolpo e hematometra
   (C) Hemoperitônio
   (D) Todas as anteriores

7. Qual das estruturas femininas é análoga, no desenvolvimento embrionário, ao pênis:
   (A) Pequenos lábios
   (B) Clitóris
   (C) Introito vaginal
   (D) Nenhuma das acima

8. Assinale a correta:
   (A) A síndrome de Turner pode ser condicionada à monossomia do par sexual 45X0
   (B) A polissomia do cromossomo X constitui o que se denominava de "superfêmea", pois as mulheres têm um ou mais cromossomos X extras, até o máximo de 5 (conhecidos até agora). São mulheres que passam despercebidas por ter menstruação normal e serem férteis. Essa anormalidade vai sendo mais rara à medida que aumenta o número de cromossomos extras
   (C) O aparelho genital e as gônadas das pacientes com polissomia X são normais, porém sua fertilidade é limitada: 1º) Pela frequência com que sofrem de sérios distúrbios mentais que as fazem inaptas para a vida sexual. 2º) Pela relativa frequência com que suas gestações terminam em aborto ou recém-nascido anômalo
   (D) Todas as afirmativas estão corretas

9. Sarcoma botrioide é neoplasia:
   (A) Do ovário, com elevada malignidade
   (B) Da vagina, com elevada malignidade
   (C) Da mama, podendo ser benigna ou maligna
   (D) Do ovário, com potencial de malignidade variável

10. Jovem com 18 anos de idade, hipodesenvolvimento dos caracteres sexuais secundários, infantilismo genital e baixa estatura é sugestivo de:
    (A) Disfunção hipotálamo-hipofisária
    (B) Disgenesia gonodal
    (C) Puberdade atrasada
    (D) As três alternativas estão erradas

11. Assinale, nas respostas abaixo relacionadas, a combinação correta na síndrome do testículo feminizante:
    (A) Gônada masculina, cromatina-positiva, genitália feminina
    (B) Gônada feminina, cromatina-negativa, genitália masculina
    (C) Gônada feminina, cromatina-positiva, genitália masculina
    (D) Gônada masculina, cromatina-negativa, genitália feminina

PROPEDÊUTICA CLÍNICA

1. A sistemática do exame ginecológico inclui, pela ordem:
   - (A) Mamas, abdome, genitais externos, genitais internos
   - (B) Mamas, genitais internos, genitais externos
   - (C) Genitais internos e genitais externos
   - (D) Abdome, genitais externos e genitais internos

2. Teste de Schiller positivo indica:
   - (A) Câncer do colo uterino
   - (B) Displasia do colo uterino
   - (C) Colo uterino atrófico
   - (D) Lugol negativo

3. Em paciente com metrorragia na pós-menopausa e com eco endometrial de 16 mm à ultrassonografia transvaginal, a conduta é:
   - (A) Colposcopia
   - (B) Laparoscopia
   - (C) Curetagem de prova
   - (D) Nenhuma das anteriores

4. O teste dos três gases serve para o diagnóstico de:
   - (A) Fístula urogenital
   - (B) Bexiga neurogênica
   - (C) Dissinergia do detrusor
   - (D) Incontinência urinária

5. Para a formulação do diagnóstico ginecológico, as etapas cronológicas que devem ser seguidas são:
   - (A) Exame ginecológico, anamnese e exame físico
   - (B) Exame físico, anamnese e exame ginecológico
   - (C) Anamnese, exame físico e exame ginecológico
   - (D) Anamnese, exame ginecológico e exame físico

6. O teste de Franklin-Dukes serve para avaliar o fator de esterilidade:
   - (A) Masculino
   - (B) Imunológico
   - (C) Vaginal
   - (D) Tubário

7. Na detecção de lesões epiteliais atípicas da vulva usa-se o teste de Collins, que consiste em:
   - (A) Ácido acético a 10% + azul de toluidina a 3%
   - (B) Ácido acético a 1% + azul de toluidina a 1%
   - (C) Ácido acético a 5% + azul de metileno
   - (D) Nenhum dos anteriores

8. O ângulo de inclinação uretral mede, nas condições normais:
   - (A) 5-10°
   - (B) 10-30°
   - (C) 40-50°
   - (D) 90-100°

9. Diagnosticada malformação uterina, impõe-se a investigação de aparelho:
   - (A) Respiratório
   - (B) Digestivo
   - (C) Urinário
   - (D) Locomotor

10. Na insuficiência do corpo lúteo, a dosagem de progesterona plasmática na fase lútea geralmente se apresenta abaixo de:
    - (A) 16 Ng/mL
    - (B) 15 Ng/mL
    - (C) 12 Ng/mL
    - (D) 10 Ng/mL

11. Teste de Schiller negativo significa:
    - (A) Presença de tecido rico em glicogênio
    - (B) Ausência de colesterol em membranas
    - (C) A + B
    - (D) Nenhuma das anteriores

12. O exame a fresco do conteúdo vaginal é:
    - (A) Feito com SF 0,9% ou KOH
    - (B) Pode ser esquentado para aumentar a sensibilidade
    - (C) A + B
    - (D) Nenhuma das anteriores

13. O pH normal da vagina é:
    - (A) 3,0-3,8
    - (B) 3,8-4,2
    - (C) 4,5-5,2
    - (D) 5,2-6,2

EXAMES COMPLEMENTARES EM GINECOLOGIA

I – CITOLOGIA E EXAME A FRESCO

1. Podem corresponder à vaginite por *haemophilus*:
   (A) Células densamente aglomeradas com aspecto granuloso e ausência de lactobacilos
   (B) Presença de bastonetes filiformes com ramificações ocasionais
   (C) Presença de citoplasma vacuolado + halo perinuclear
   (D) Todas as anteriores

2. Assinale qual a alternativa incorreta à citologia:
   (A) Na fase proliferativa inicial, predominam as células intermediárias e também podem ser vistas células parabasais, células endometriais e histiócitos
   (B) Na fase proliferativa tardia, predominam as células superficiais de citoplasma largo e eosinófilo com núcleos picnóticos
   (C) Na fase secretora tardia, predominam as células superficiais
   (D) Na gravidez, predominam células intermediárias "naviculares"

3. Qual o melhor corante para o muco da célula colunar:
   (A) *Alcian Blue*
   (B) *Orange* G6
   (C) Hematoxilina de Harris
   (D) Corante de Harris-Schor

4. Citólise é frequentemente associada a:
   (A) *Candida* SP
   (B) *Lactobacillus vaginalis* (B. Doderleïn)
   (C) *Leptothrix*
   (D) *Aspergillus* SP

5. Citologia com células basais anaplásicas e indiferenciadas define diagnóstico de:
   (A) Displasia moderada
   (B) Displasia acentuada
   (C) Carcinoma escamoso *in situ*
   (D) Carcinoma escamoso invasor

6. Atipias nucleares displásicas representam menor gravidade quando incidem em células:
   (A) Intermediárias
   (B) Profundas
   (C) Parabasais
   (D) Basais

7. Colheita citológica de mucosa existente entre a última glândula (UG) e a junção escamocolunar (JEC) mostra frequentemente células:
   (A) Cilíndricas
   (B) Metaplásicas
   (C) Neoplásicas
   (D) Endometriais

8. Grupamentos celulares de limites arredondados mostrando células anaplásicas com citoplasmas basófilicos volumosos e vacuolados exibindo cariomegalia, hipercromasia e nucléolos eosinofílicos sugerem diagnóstico de:
   (A) Metaplasia epidermoide
   (B) Carcinoma escamoso *in situ*
   (C) Carcinoma escamoso invasor queratinizante
   (D) Adenocarcinoma de colo

9. Assinale a alternativa incorreta:
   (A) As células superficiais da ectocérvice não possuem queratina, ao contrário do que ocorre nas da vulva, que descamam em forma de escamas córneas
   (B) O epitélio que reveste a endocérvice e o endométrio é pluriestratificado e constituído por células colunares
   (C) As células superficiais são as de maior tamanho das encontradas nos esfregaços citológicos
   (D) As células endometriais são normalmente observadas em esfregaços cervicovaginais, durante a menacma até o 5º dia do ciclo menstrual

10. Diante de um esfregaço citológico com predomínio de células cornificadas, podemos relacioná-lo a:
    (A) Infância e pós-menopausa
    (B) Prolapso genital ou leucoplasias
    (C) Inflamações e pós-parto
    (D) Todas as anteriores

11. Diante de um esfregaço citológico cervicovaginal com predomínio de células superficiais, podemos estar diante de:
    (A) Hiperestrogenismo ou fase pré-ovulatória
    (B) Atrofia epitelial e inflamações
    (C) Pós-menopausa ou pós-parto
    (D) Todas as anteriores

12. Aumento do número de células de reserva define:
    (A) Metaplasia
    (B) Displasia
    (C) Hiperplasia
    (D) Hipoplasia

13. Nucléolos proeminentes são encontrados em:
    (A) Displasia
    (B) Metaplasia escamosa
    (C) Reparo celular
    (D) Paraceratose

14. O encontro de células parabasais no esfregaço de Papanicolaou indica que:
    (A) O esfregaço em questão relaciona-se a uma paciente na pós-menopausa
    (B) O esfregaço refere-se a uma paciente de gestação pré-termo
    (C) O esfregaço com certeza pertence a uma criança recém-nascida
    (D) O esfregaço pode referir-se a uma paciente que esteja amamentando

15. O diagnóstico citopatológico de provável infecção ginecológica por *chlamydia* deve basear-se no achado em células metaplásicas de:
    (A) Multinucleação amoldada com cromatina em vidro fosco
    (B) Vacúolos citoplasmáticos com corpos de inclusão cocoides
    (C) Células coilocitóticas com hipercromasia nuclear
    (D) Todas as anteriores

16. Qual a substância que, em presença da *Gardenerella*, exala odor de peixe?
    (A) Cloreto de sódio
    (B) Hidróxido de potássio
    (C) Nitrato de prata
    (D) Ácido clorídrico

17. Qual a substância abaixo comumente utilizada para pesquisa a fresco das *Trichomonas*?
    (A) Hidróxido de sódio
    (B) Soro fisiológico
    (C) Hidróxido de potássio
    (D) Ácido acético

18. Em casos de mucorreia, observamos no exame a fresco:
    (A) Presença de lactobacilos
    (B) O Teste de Whiff é negativo
    (C) A + B
    (D) Nenhuma das anteriores

19. Em casos de tricominíase, observamos no exame a fresco:
    (A) Presença de lactobacilos
    (B) O teste de Whiff é positivo
    (C) A + B
    (D) Nenhuma das anteriores

20. Em casos de vaginose bacteriana, observamos no exame a fresco:
    (A) O pH vaginal é maior do que 4,5
    (B) Há mais de 5% de *clue cells*
    (C) A + B
    (D) Nenhuma das anteriores

II – COLPOSCOPIA

1. O teste de Schiller tem aplicação propedêutica nos seguintes casos:
   (A) Avaliação do grau de maturação dos processos de reepitelização da ectopia, exceto nas reepitelizações por metaplasia indireta
   (B) Cervicite com teste NEGATIVO na mucosa glandular endocervical
   (C) Reação IODO FORTE, compatível com a mucosa cervicovaginal na paciente pós-menopáusica
   (D) Apresenta reação IODO NEGATIVO em epitélio aceto-branco à colposcopia

2. A imagem colposcópica depende:
   (A) Das variações fisiológicas e patológicas das mucosas de revestimento e da estrutura e vascularização do tecido conjuntivo
   (B) Da relação do glicogênio citoplasmático das células com camada basal com o teor de estrogênio circulante
   (C) Das variações de estrutura do tecido conjuntivo pelo aumento de fibras colágenas
   (D) Da relação da proteína citoplasmática e nuclear com o aumento do glicogênio nas camadas de células parabasais

3. O aspecto colposcópico da vascularização atípica tem características especiais quanto à forma e disposição geral:
   (A) Terminações bruscas, distância intercapilar aumentada, vasos ramificados com diminuição progressiva de calibre
   (B) Vasos curtos, mudança brusca de direção, capilares em retículo regular
   (C) Disposição desordenada, aumento da distância intercapilar, formas em "saca-rolhas"
   (D) Vasos em *stop*, trajeto centrípeto, capilares em "forquilha"

4. O aspecto colposcópico da mucosa atrófica é compatível com a seguinte sequência:
   (A) Mucosa pálida, lisa e com relevos
   (B) Rede subepitelial fina, iodo débil pela ausência de glicogênio nas células da camada basal e petéquias
   (C) Fixa mal o iodo, petéquia traumática e o quadro de colpite petequial
   (D) Reação do iodo positivo forte, deciduose estromática e erosão atrófica

5. São considerados vasos normais aqueles que apresentam:
   (A) Alças vasculares abertas
   (B) Terminações bruscas
   (C) Disposição reticular irregular
   (D) Centrípetos

6. O cisto de Naboth é consequência de:
   (A) Reepitelização completa de uma cripta glandular
   (B) Processo metaplásico interrompido
   (C) Metaplasia atípica ocupando glândula
   (D) Hipertrofia vascular adaptativa

7. Na reepitelização em curso, áreas iodo-fracas refletem:
   (A) Forte influência estrogênica
   (B) Áreas de maturação ainda incompletas
   (C) Ausência de maturação
   (D) Opção displásica

8. Para fazer o diagnóstico diferencial entre o pontilhado atípico e o pontilhado de colpite, utilizamos:
   (A) Ácido acético
   (B) Filtro verde
   (C) Teste de Schiller
   (D) Solução fisiológica

9. Na leucoplasia contendo orifícios glandulares com anéis brancos, qual o quadro colposcópico?
   (A) Zona de transformação típica
   (B) Zona de transformação atípica
   (C) Lesão intraepitelial escamosa de baixo grau (LSIl)
   (D) Lesão intraepitelial escamosa de alto grau (HSIl)

10. Qual desses aspectos colposcópicos tem maior índice de atipia:
    (A) Orifícios glandulares espessados
    (B) Epitélio branco fino
    (C) Mosaico regular
    (D) Nenhuma das acima

11. No mosaico, o teste de Schiller é:
    (A) Iodo negativo
    (B) Iodo fraco
    (C) Iodo escuro
    (D) Iodo reativo

12. A solução de Schiller é preparada com:
    (A) 2 g de iodo + 100 mL de água destilada
    (B) 2 g de iodo + 4 g de iodeto de potássio + 100 mL de água destilada
    (C) 4 g de iodo + 8 g de iodeto de potássio + 200 mL de álcool
    (D) 4 g de iodo + 100 mL de água destilada

13. O que se entende por leucoplasia?
    (A) Área branca com queratina que se altera com o ácido acético, sendo visível a olho nu
    (B) Área branca com queratina que se altera com ácido acético, e é invisível à vista desarmada
    (C) Área branca com ou sem queratina
    (D) Área branca que se altera com lugol

14. Em ordem decrescente de gravidade, encontramos os seguintes achados colposcópicos:
    (A) Imagens associadas, leucoplasia, epitélio aceto-branco e mosaico
    (B) Mosaico, epitélio aceto-branco, imagens associadas e leucoplasia
    (C) Imagens associadas, atipia vascular, mosaico, epitélio aceto-branco e leucoplasia
    (D) Imagens associadas, atipia vascular, epitélio aceto-branco e mosaico

15. O ácido acético:
    (A) Provoca hiperemia do epitélio escamoso
    (B) Coagula as proteínas celulares
    (C) Evidencia os vasos
    (D) Descora o lugol

16. Quais são os achados considerados insatisfatórios:
    (A) Junção escamocolunar não visível, inflamação intensa ou atrofia intensa e cérvice não visível
    (B) Só duas das anteriores
    (C) Só uma das anteriores
    (D) Nenhuma das anteriores

17. O aspecto colposcópico do colo gravídico tem as seguintes características:
    (A) JEC não visualizada, hiperplasia glandular cística, deciduose
    (B) Ectrópico mecânico, reepitelização da ectopia acelerada, edema
    (C) Deciduose estromática, mucosa fina, relevo papilar
    (D) Hiperplasia glandular cística, ectopia circinada, endometriose

18. A deciduose é um quadro típico da:
    (A) Gravidez
    (B) Pós-menopausa
    (C) Infância
    (D) Nenhuma das anteriores

19. A colposcopia e a colpocitologia podem ser efetuadas com tranquilidade na gravidez:
    (A) Sim
    (B) Não
    (C) Em 90% dos casos não
    (D) Em 80% dos casos não

20. Podemos chamar de JEC o encontro dos epitélios:
    (A) Endometrial com glandular cervical
    (B) Escamoso com a terceira mucosa
    (C) Colunar com glandular originário
    (D) Glandular com escamoso

21. Paciente com ASC-US em citopatológico repetido após seis meses. Pela rotina do ministério da saúde:
    (A) Colposcopia normal, realizar conização
    (B) Colposcopia normal, reencaminhar à unidade para novo CP em seis ou 12 meses
    (C) Colposcopia alterada, realizar conização
    (D) Colposcopia alterada, reencaminhar à unidade para novo CP em seis ou 12 meses

22. Paciente com ASC-H em citopatológico. Pela rotina do ministério da saúde:
    (A) Se colposcopia for satisfatória, realizar biópsia dirigida
    (B) Se colposcopia for insatisfatória, sem alteração colposcópica, deve-se realizar curetagem do canal
    (C) Se colposcopia for satisfatória e não houver lesões, deve-se realizar curetagem do canal
    (D) B + C são corretas

III – HISTEROSCOPIA, LAPAROSCOPIA E HISTEROSSALPINGOGRAFIA

1. Os procedimentos que podemos realizar com o histeroscópio são:
   (A) Ablação endometrial e ressecção de septos uterinos
   (B) Polipectomia e miomectomia
   (C) Retirada de DIU e outros corpos estranhos
   (D) Todas as anteriores

2. A histeroscopia possibilita:
   (A) A visualização da cavidade uterina
   (B) Inspeção do endométrio
   (C) Biópsia dirigida da cavidade uterina
   (D) Todas as anteriores

3. Aproximadamente metade das histeroscopias são por:
   (A) Hemorragia uterina anormal
   (B) Amenorreia
   (C) Hipomenorreia
   (D) Retirada do DIU

4. São indicações para histeroscopia:
   (A) Avaliação de sangramento uterino anormal e persistente
   (B) Investigação da infertilidade feminina e de neoplasias
   (C) Suspeita de aderências (Síndrome de Asherman)
   (D) Todas as anteriores

5. Vários procedimentos poderão ser feitos por via laparoscópica:
   (A) Laqueadura tubária
   (B) Adesiólise
   (C) Biópsia de ovário
   (D) Todas as anteriores

6. Vários procedimentos poderão ser feitos por via laparoscópica:
   (A) Fulguração de focos de endometriose
   (B) Remoção de DIU em parede uterina ou cavidade peritonial
   (C) Remoção de corpos estranhos
   (D) Todas as anteriores

7. Vários procedimentos poderão ser feitos por via laparoscópica:
   (A) Ressecção de prenhez tubária com tuba íntegra
   (B) Salpingostomia
   (C) Salpingectomia
   (D) Todas as anteriores

8. Vários procedimentos poderão ser feitos por via laparoscópica:
   (A) Salpingoanastomose
   (B) Cromotubagem para investigação da perviedade tubária na infertilidade
   (C) Ooforopexia
   (D) Todas as anteriores

9. Vários procedimentos poderão ser feitos por via laparoscópica:
   (A) Ooforoplastia
   (B) Ressecção de focos de endometrioma
   (C) Utereterólise
   (D) Todas as anteriores

10. Vários procedimentos poderão ser feitos por via laparoscópica:
    (A) Ooforectomia parcial ou total
    (B) Ressecção de cistos ovarianos
    (C) Miomectomias
    (D) Todas as anteriores

11. Vários procedimentos poderão ser feitos por via laparoscópica:
    (A) Histerectomia com ou sem anexectomia
    (B) Histerectomia total vaginal assistida por laparoscopia (LAVH)
    (C) Histerectomia subtotal vaginal assistida por laparoscopia (LASVH)
    (D) Todas as anteriores

12. Vários procedimentos poderão ser feitos por via laparoscópica:
    (A) Colpossuspensão retropúbica
    (B) Uretrocistopexia
    (C) Fixação da fáscia pubovesical ao ligamento de Cooper
    (D) Todas as anteriores

13. São indicações eletivas de laparoscopia:
    (A) Infertilidade e dor pélvica
    (B) Endometriose e gravidez ectópica íntegra
    (C) Tumores benignos de ovário
    (D) Todas as anteriores

14. Podemos detectar alterações de interesse com a histerossalpingografia:
    (A) Malformações mullerianas
    (B) Miomas submucosos
    (C) Pólipos endometriais volumosos
    (D) Todas as anteriores

15. Podemos detectar com a histerossalpingografia:
    (A) Sinéquias uterinas
    (B) Aderências
    (C) Obstruções tubárias
    (D) Todas as anteriores

16. Para se diagnosticar obstrução tubária, utiliza-se:
    (A) Histerossalpingografia
    (B) Ultrassonografia
    (C) Teste de Sims-Huhner
    (D) Todas as anteriores

17. O período ótimo para a realização da histerossalpingografia é:
    (A) Do 1º ao 7º dia do ciclo
    (B) Do 7º ao 12º dia do ciclo
    (C) Do 12º ao 20º dia do ciclo
    (D) Do 20º ao 28º dia do ciclo

18. Dão imagens anormais do canal cervicouterino à histerossalpingografia:
    (A) Obstáculos à passagem do contraste e incompetência istmocervical
    (B) Endometriose, cavidade aumentada e sequelas de endocervicite
    (C) Imagem lacunar, fístula, espículas e septo longitudinal
    (D) Todas as anteriores

19. Dão imagens anormais do corpo uterino à histerossalpingografia:
    (A) Hipoplasia e malformações (simétricas e assimétricas)
    (B) Desvios uterinos, mioma e pólipo endometrial
    (C) Adenomiose, carcinoma de endométrio, sinéquias e tuberculose
    (D) Todas as anteriores

20. A adequada investigação do sangramento uterino anormal é fundamental para permitir o tratamento direcionado à sua causa, sempre que possível. Sobre sua propedêutica, é correto afirmar:
    (A) A pesquisa para coagulopatias é especialmente importante para mulheres que iniciaram a história de sangramento uterino anormal acima dos 30 anos
    (B) A biópsia endometrial por histeroscopia é recomendada em mulheres acima de 35 anos
    (C) A pesquisa de doenças sexualmente transmissíveis é desnecessária em casos de cervicite sugestiva no exame especular
    (D) A ressonância magnética é o exame padrão-ouro para investigação do sangramento uterino anormal

21. Uma paciente de 57 anos, G4P4NA0, menopausa aos 50 anos, assintomática, procura o ginecologista para mostrar os resultados de exames. A ultrassonografia transvaginal evidenciou eco endometrial de 6 mm. Qual a melhor conduta?
    (A) Indicar histeroscopia com biópsia
    (B) Indicar histerectomia total abdominal
    (C) Indicar histerectomia vaginal
    (D) Expectante. Orientar retorno em caso de sangramento

22. Joana, 27 anos, G0P0, relata dificuldade para engravidar há 2 anos. Não faz uso de método contraceptivo e tem em média 4 relações sexuais por semana. Menarca aos 12 anos, com ciclos menstruais regulares. Nega dismenorreia ou dispareunia. A propedêutica inicial deve incluir a:
    (A) Biópsia de endométrio por histeroscopia
    (B) Videolaparoscopia
    (C) Histerossalpingografia
    (D) Dosagem de CA 125

23. Paciente de 26 anos, nuligesta, queixa-se de dismenorreia moderada, com piora nos últimos 2 anos. Ao exame físico, é identificado aumento do volume em região anexial direita e ultrassonografia mostra imagem sugestiva de endometrioma de 3 cm em ovário direito. A melhor conduta é:
    (A) Neurectomia pré-sacral
    (B) Videolaparoscopia
    (C) Histeroscopia diagnóstica
    (D) Citrato de clomifeno

24. São morbidades possíveis relacionadas à histeroscopia ambulatorial com meio líquido, exceto:
    (A) Ombralgia
    (B) Reflexo vagal
    (C) Sangramento
    (D) Falso trajeto

25. São afecções uterinas passíveis de tratamento histeroscópico pela técnica "ver e tratar", exceto:
    (A) Pólipos endometriais e sinéquias
    (B) Pólipos endocervicais
    (C) Reposicionamento ou retirada do DIU
    (D) Miomas submucosos de 3 cm

IV - CISTOSCOPIA E ESTUDO URODINÂMICO

1. A fase mais importante do estudo urodinâmico para avaliar a incontinência urinária de esforço (IUE) é:
   (A) Urofluxometria inicial
   (B) Cistometria
   (C) Estudo miccional
   (D) Todas as fases são igualmente importantes na detecção da IUE

2. Antes de realizar o estudo urodinâmico, é importante realizar o seguinte exame:
   (A) US vias urinárias
   (B) Urinocultura
   (C) Hemograma
   (D) B e C

3. São indicações para estudo urodinâmico:
   (A) Sintomas mistos de incontinência urinária de esforço e de urgência
   (B) Ausência de melhora após tratamento empírico para sintomas de bexiga hiperativa
   (C) Suspeita de doença neurológica
   (D) Todas as acima

4. A única fase não invasiva do estudo urodinâmico é:
   (A) Urofluxometria inicial
   (B) Cistometria
   (C) Estudo miccional
   (D) Nenhuma das anteriores

5. Paciente com distopia genital importante que se queixa de retenção urinária e fluxo fraco mais comumente se apresenta, na urofluxometria inicial, com:
   (A) Curva de fluxo de padrão em forma de sino, normal
   (B) Curva de fluxo de padrão arrastado, com fluxo máximo normal
   (C) Fluxos máximo e médio aumentados
   (D) Fluxos máximo e médio diminuídos

6. A segunda fase do estudo urodinâmico, cistometria, pode avaliar:
   (A) Capacidade vesical máxima
   (B) Presença de contrações involuntárias do detrusor
   (C) Complacência vesical
   (D) Todas as acima

7. Durante o enchimento e armazenamento de urina na bexiga:
   (A) A pressão intravesical aumenta significativamente
   (B) A pressão intravesical diminui significativamente
   (C) A pressão intravesical não se altera significativamente
   (D) A pressão intrauretral diminui significativamente

8. A pressão do músculo detrusor da bexiga é avaliada:
   (A) De forma direta, com a medição por meio de cateter vesical
   (B) De forma direta, com a medição por meio de cateter retal
   (C) De forma indireta, subtraindo a pressão abdominal da pressão vesical
   (D) De forma indireta, com medição por meio de cateter vesical

9. Aumento da pressão do detrusor pode ser causado por:
   (A) Contrações involuntárias do detrusor
   (B) Baixa complacência vesical
   (C) Ambas A e B
   (D) Nenhuma das anteriores

10. Paciente que tem perda urinária após manobra de Valsalva, com pressão de perda de 60 cm H_2O:
    (A) Perdeu urina aos 60 mL infundidos
    (B) Apresentou contrações involuntárias do detrusor
    (C) Tem diagnóstico de incontinência urinária de esforço por deficiência esfincteriana intrínseca
    (D) Tem diagnóstico de incontinência urinária de esforço por hipermobilidade uretral

11. A micção normal ocorre por:
    (A) Relaxamento do esfíncter uretral + contração do músculo detrusor + abertura do meato uretral
    (B) Relaxamento do esfíncter uretral + relaxamento do músculo detrusor + abertura do meato uretral
    (C) Contração do esfíncter uretral + contração do músculo detrusor + abertura do meato uretral
    (D) Contração do esfíncter uretral + relaxamento do músculo detrusor + abertura do meato uretral

12. Obstrução infravesical em mulheres pode ser causada por:
    (A) Cirurgia vaginal prévia
    (B) Distopia genital
    (C) Útero retrovertido
    (D) Todas as anteriores

13. O estudo videourodinâmico (urodinâmica realizada conjuntamente com contraste radiográfico e fluoroscopia):
    (A) Deve ser realizado por todas as pacientes quando possível
    (B) Pode identificar divertículo de uretra
    (C) Pode identificar a causa de obstrução infravesical
    (D) B e C

14. O estudo urodinâmico deve ser impreterivelmente realizado em casos de:
    (A) Resíduo pós-miccional elevado
    (B) Infecção urinária de repetição
    (C) Perda urinária contínua
    (D) Suspeita de fístula vesicovaginal

15. Na urofluxometria inicial, a curva de fluxo normal pode ser caracterizada apenas por:
    (A) Curva de fluxo em forma de sino com alta amplitude
    (B) Curva de fluxo em forma de platô com baixa amplitude
    (C) Curva de fluxo assimétrica com fluxo final de padrão arrastado
    (D) Curva de fluxo com múltiplos picos

16. É obrigatória a cistoscopia logo após o ato operatório em caso de:
    (A) Cirurgia de colocação de *sling* transobturatório
    (B) Cirurgia de colocação de *sling* retropúbico
    (C) Cirurgia de Burch
    (D) Cirurgia de histerectomia vaginal

17. A lente mais utilizada para realização de cistocopia tem um ângulo de:
    (A) 30 graus
    (B) 70 graus
    (C) 90 graus
    (D) 120 graus

18. O risco de infecção após a cistoscopia é de:
    (A) < 1%
    (B) 5%
    (C) 15%
    (D) 50%

19. É possível, na cistoscopia:
    (A) Colocação de cateter duplo J
    (B) Identificação de fístula vesicovaginal
    (C) Identificação de corpo estranho causado por cirurgia de *sling*
    (D) Todas as anteriores

20. É comum e normal visualizar, na cistoscopia, exceto:
    (A) Bolha de ar
    (B) Óstios ureterais
    (C) Trabéculas do músculo detrusor
    (D) Glomerulações e petéquias

21. Úlceras de Hunner, identificadas na cistoscopia, são patognomônicas da seguinte patologia:
    (A) ITU de repetição
    (B) Cistite intersticial
    (C) Carcinoma de células transicionais de bexiga
    (D) Adenocarcinoma de bexiga

22. É possível, na cistoscopia:
    (A) Fazer diagnóstico de hiperatividade do detrusor
    (B) Realizar biópsia de bexiga
    (C) Excisão e tratamento de fístula vesicovaginal
    (D) Todas as anteriores

V - ULTRASSONOGRAFIA, DOPPLERFLUXOMETRIA E MAMOGRAFIA

1. Qual sinal ecográfico não sugere o teratoma cístico?
   (A) Sinal da "ponta de iceberg"
   (B) Massa cística com vegetações
   (C) Massa cística com septações heterogêneas e calcificação única;
   (D) "Tampão dermoide"

2. Paciente de 60 anos submetida a segmentectomia e radioterapia local com grande toxicidade cutânea. Após o tratamento complementar deverá ser acompanhada com exame físico regular e:
   (A) RM de mama semestral pelos 2 primeiros anos e a seguir anualmente
   (B) Mamografia bilateral
   (C) RM tórax e mamas pelo risco de lesão residual
   (D) Somente RM de tórax pelo risco de lesão residual

3. Paciente de 52 anos fez tratamento conservador de mama direita em 2015. Complementou seu tratamento no mesmo ano com quimioterapia e radioterapia. Encontra-se em uso de tamoxifeno. Não é recomendado para esta paciente:
   (A) Cintilografia óssea
   (B) Mamografia bilateral
   (C) Exame ginecológico
   (D) Exame clínico das mamas

4. Paciente de 59 anos compareceu no ambulatório de mastologia com mamografia que referia assimetria global. O exame físico das mamas não mostrou nenhum correlato palpável. Quanto a esse achado podemos afirmar:
   (A) Deve ser classificado como BI-RADS® 0 e ser indicada a avaliação com RM de mamas
   (B) deve ser classificado como BI-RADS® 0 e ser indicada a avaliação com USG de mamas
   (C) Deve ser classificado como BI-RADS® 2 e nenhuma avaliação adicional é indicada
   (D) Só pode ser classificado como BI-RADS® 2 se houver achados tipicamente benignos à USG

5. Em relação aos termos descritivos de distribuição das calcificações do sistema BI-RADS®, qual é afirmativa correta, quanto ao risco crescente de malignidade:
   (A) Difusas, regionais, agrupadas, lineares, segmentares
   (B) difusas, regionais, lineares, agrupadas, segmentares
   (C) Difusas, lineares, regionais, agrupadas, segmentares
   (D) Difusas, agrupadas, lineares, regionais, segmentares

6. Os melhores métodos de imagem para o diagnóstico da endometriose e estadiamento da endometriose pélvica são:
   (A) Ultrassonografia transretal e tomografia computadorizada da pelve
   (B) Ultrassonografia transvaginal e ultrassonografia transretal
   (C) Ultrassonografia transvaginal e tomografia computadorizada da pelve
   (D) Ultrassonografia transvaginal e ressonância magnética da pelve

7. A principal indicação da USG mamária é:
   (A) Rastreamento de câncer
   (B) Diferenciar lesões císticas de sólidas
   (C) Avaliar a densidade mamária
   (D) Avaliar microcalcificações

8. Qual a principal razão para a compressão da mama na mamografia?
   (A) Tirar o máximo de tecido mamário posterior para a imagem receptora
   (B) Acessar o músculo peitoral no posicionamento
   (C) Utilizar o máximo possível os quadrantes mais móveis da mama
   (D) Desfazer ao máximo as sobreposições do parênquima mamário

9. Que incidências habitualmente utilizamos na rotina da mamografia?
   (A) Craniocaudal e médio-lateral oblíqua
   (B) Craniocaudal e látero-medial oblíqua
   (C) Craniocaudal e perfil verdadeiro
   (D) Caudo-cranial e médio-lateral oblíqua

10. A incidência axilar é utilizada para demonstrar à mamografia:
    (A) Linfonodos axilares
    (B) Porção lateral da mama
    (C) Terço profundo dos quadrantes mediais da mama
    (D) Avaliação da gordura retromamária

11. Que porção da mama é mais bem demonstrada com a incidência clivagem?
    (A) Região retroareolar
    (B) Parênquima mamário em pacientes portadoras de implantes
    (C) Lesões profundas em quadrantes mediais
    (D) Pele (lesões de provável origem cutânea)

12. A incidência Eklund é utilizada para:
    (A) Mamas grandes
    (B) Mamas muito pequenas
    (C) Pacientes com escoliose
    (D) Pacientes com implantes mamários

13. São sinais altamente suspeitos (Categoria 5 BI-RADS®) na mamografia, exceto:
    (A) Microcalcificações pleomórficas, seguindo trajeto ductal
    (B) Nódulo espiculado, hiperdenso
    (C) Nódulo obscurecido pelo parênquima mamário, de densidade igual ao parênquima mamário circunjacente
    (D) Retração de papila, próxima a nódulo não circunscrito com calcificações finamente pleomórficas e linfonodo axilar sem alterações

14. Paciente com calcificações vasculares, sem outras alterações na mamografia, tem mamografia com laudo de:
    (A) BI-RADS® 0
    (B) BI-RADS® 2
    (C) BI-RADS® 3
    (D) BI-RADS® 4

15. Paciente do sexo masculino apresentando espessamento palpável, doloroso, em região retroareolar de mama direita. Qual o exame inicial a ser realizado?
    (A) Ressonância magnética
    (B) Tomografia computadorizada
    (C) Mamografia
    (D) Ultrassonografia

16. Paciente com 45 anos, mãe com câncer de mama aos 47 anos, tia materna com câncer de ovário aos 49 anos, pai com câncer de pulmão aos 51 anos, apresenta nódulo palpável em mama direita, móvel, não evidenciado anteriormente. Mamografia Categoria 0 BI-RADS®. USG mamária descreve no local nódulo cístico, ovalado, circunscrito, anecoico, sem ecos em seu interior, medindo 35 × 15 mm, compatível com cisto simples. Qual a categoria BI-RADS® na reclassificação da mamografia?
    (A) BI-RADS® 2 (indicado controle anual, porém pode-se realizar punção aspirativa para esvaziamento do cisto)
    (B) BI-RADS® 3 (controle semestral para acompanhamento da lesão)
    (C) BI-RADS® 4 (biópsia percutânea para estudo histopatológico)
    (D) BI-RADS® 0 (indicada ressonância magnética)

17. A frequência de malignidade para a assimetria em desenvolvimento identificada numa mamografia de rastreio é aproximadamente:
    (A) 3%
    (B) 13%
    (C) 45%
    (D) 53%

18. O manejo apropriado da assimetria em desenvolvimento confirmado no diagnóstico de imagem é:
    (A) Rotina anual mamográfica
    (B) Controle a curto prazo com mamografia
    (C) RM com contraste
    (D) Biópsia percutânea

19. Em uma lesão sem tratamento, estável há 1 ano, cujo BI-RADS® foi 4, qual BI-RADS® neste próximo exame?
    (A) BI-RADS® 0
    (B) BI-RADS® 2
    (C) BI-RADS® 3
    (D) BI-RADS® 4

20. Achados provavelmente benignos são:
    (A) Achados mamográficos encontrados apenas em mulheres assintomáticas
    (B) Um nódulo novo, oval e circunscrito, não calcificado e não palpáavel
    (C) Um achado nessa categoria deve ter a probabilidade ≤ 2% de malignidade
    (D) Assimetria atenuada com compressão localizada

21. Paciente de 49 anos foi submetida a tratamento cirúrgico conservador da mama direita em 2013. Complementou seu tratamento com quimioterapia e radioterapia. Realizou mamografia de rastreamento que evidenciou área de distorção da arquitetura no QSL de mama esquerda, que deve ser classificada como:
    (A) BI-RADS® 0
    (B) BI-RADS® 4
    (C) BI-RADS® 2
    (D) BI-RADS® 6

22. As microcalcificações devem ser classificadas de acordo com a sua morfologia e distribuição. Sobre isso é correto afirmar:
    (A) Calcificações amorfas são tão pequenas que uma classificação morfológica não pode ser determinada BI-RADS® 3
    (B) Calcificações finas, lineares e ramificadas agrupadas em QSM mama direita = BI-RADS® 4
    (C) Calcificações distribuídas aleatoriamente em toda a mama = BI-RADS® 2
    (D) Calcificações pleomórficas finas agrupadas em QSM mama esquerda = BI-RADS® 6

23. As seguintes afirmações são corretas em relação aos hamartomas, exceto:
    (A) Contêm epitélio ductal e lobular
    (B) Têm potencial para malignidade
    (C) São classificados, segundo o sistema BI-RADS®, em categoria 2
    (D) Apresentam radiodensidade mista

24. Quanto a distorção arquitetural do parênquima, pode-se afirmar que:
    I) Está associada à cirurgia prévia
    II) Pode ser o único sinal de câncer
    III) Pode representar câncer ou lesão esclerosante radial
    A partir destas afirmativas posso concluir que:
    (A) Apenas a I está correta
    (B) Apenas a II está correta
    (C) I, II e III estão corretas
    (D) Somente a II é incorreta

25. Qual das incidências abaixo seria a melhor para avaliar uma massa mamária com microcalcificações?
    (A) Craniocaudal exagerada
    (B) Compressão seletiva com magnificação
    (C) Médio-lateral ou lateromedial
    (D) Incidência do vale

26. Qual a melhor incidência a ser utilizada nos pacientes com abdome protuberante?
    (A) Craniocaudal
    (B) Obliqua médio-lateral
    (C) Lateral 90º
    (D) A, B e C estão corretas

27. Em pacientes com cifose quais são as melhores incidências mamográficas para estudo?
    (A) Craniocaudal e obliqua médio-lateral
    (B) Caudocranial e médio-lateral
    (C) *Cleavage* e compressão seletiva
    (D) Médio-lateral e craniocaudal exagerada

28. Em escoliose você escolheria que incidência?
    (A) Obliqua médio-lateral e craniocaudal
    (B) Médio-lateral e caudocranial
    (C) Caudocranial e lateromedial obliqua
    (D) Todas as acima

29. Quanto ao músculo external não podemos afirmar:
    (A) A incidência craniocaudal é a melhor ferramenta diagnóstica para observá-lo
    (B) A incidência obliqua médio-lateral é a melhor ferramenta diagnóstica para observá-lo
    (C) Pode ocorrer assimetria da mama ou do tórax
    (D) Podem existir alterações potenciais do ECG

30. Quanto a incidência craniocaudal não podemos afirmar:
    (A) Deve incluir todo o tecido mamário exceto a porção axilar
    (B) Músculo peitoral é visto em 20 a 30% dos casos
    (C) É uma boa incidência para avaliar o nível I da axila
    (D) Pode conter o músculo esternal em 8% da população

31. Os melhores métodos de imagem para o diagnóstico da endometriose e estadiamento da endometriose pélvica são:
    (A) Ultrassonografia transretal e tomografia computadorizada da pelve
    (B) Ultrassonografia transvaginal e ultrassonografia transretal
    (C) Ultrassonografia transvaginal e tomografia computadorizada da pelve
    (D) Ultrassonografia transvaginal e ressonância magnética da pelve

32. Os cistos tecaluteínicos são observados em quais situações?
    (A) Gestação molar
    (B) Gemelaridade
    (C) Uso de drogas estimuladoras dos ovários
    (D) Todas as opções descritas

33. A Dopplerfluxometria colorida permite:
    (A) Detecção de regiões que estão sob ação angiogênica
    (B) Caracterização de regiões que estão sob ação angiogênica
    (C) A e B
    (D) Nenhuma das anteriores

34. A Dopplerfluxometria colorida é feita para:
    (A) Diagnóstico diferencial de tumores ovarianos já previamente diagnosticados
    (B) Diagnóstico primário de tumores ovarianos
    (C) Diagnóstico primário de outros tumores ginecológicos não ovarianos
    (D) Nenhuma das afirmações acima são verdadeiras

35. A ultrassonografia transvaginal supera a técnica transabdominal para o estudo da pelve feminina, pois:
    (A) Não depende do enchimento vaginal
    (B) Não depende do hábito corporal
    (C) Não depende da atenuação do som da parede abdominal
    (D) Todas as anteriores

36. A ultrassonografia transvaginal tem as seguintes indicações:
    (A) Estudo da infertilidade (avaliar o crescimento folicular)
    (B) Estudo precoce do saco gestacional
    (C) Diagnóstico da prenhez ectópica
    (D) Todas as anteriores

37. A ultrassonografia transvaginal tem as seguintes indicações:
    (A) Fornece melhor detalhe do miométrio, dos anexos e do fundo de saco posterior
    (B) Aspiração de óvulos com menos complicações cirúrgicas, utilizando anestesia local
    (C) Aspiração de cistos e coleções líquidas
    (D) Todas as anteriores

38. Atualmente usa-se o estudo transvaginal com Doppler pulsado na:
    (A) Avaliação da perfusão anexial
    (B) Avaliação de lesões expansivas
    (C) Prenhez ectópica
    (D) Todas as anteriores

Parte IV Endocrinologia Ginecológica

DISFUNÇÃO MENSTRUAL E HEMORRAGIA UTERINA DISFUNCIONAL

CAPÍTULO 18

1. O tratamento medicamentoso do sangramento endometrial disfuncional não inclui:
   (A) Anti-inflamatórios não hormonais
   (B) Estrogênios
   (C) Prostaglandinas
   (D) Progestínicos

2. A hiperplasia do endométrio pode ser associada a:
   I) Hemorragia disfuncional
   II) Ausência de ovulação
   III) Estimulação estrogênica excessiva
   IV) Presença de progesterona
   Assinale a alternativa correta:
   (A) I e II
   (B) II e III
   (C) I, II e III
   (D) I e IV

3. O que é polimenorreia?
   (A) Menstruação a cada 45 dias
   (B) Menstruação a cada 15 dias
   (C) Menstruação a cada 2 meses
   (D) Menstruação abundante, que dura mais de 10 dias

4. Na menacma devemos fazer o diagnóstico diferencial da hemorragia uterina disfuncional com:
   (A) Cervicites, colpites e câncer cervical
   (B) Pólipos uterinos e alterações relacionadas ao estado gravídico
   (C) Mioma submucoso, DIP e tuberculose genital
   (D) Todas as anteriores

5. Na infância devemos fazer o diagnóstico diferencial da hemorragia uterina disfuncional com:
   (A) Vulvovaginites, traumatismos genitais e prolapso de uretra
   (B) Corpo estranho e sarcoma botrioide
   (C) Tumores ovarianos (da granulosa e tecoma)
   (D) Todas as anteriores

6. Na eumenorreia, oligomenorreia e polimenorreia temos respectivamente intervalos de:
   (A) 21 e 35 dias; 35 e 90 dias e menores que 21 dias
   (B) 23 e 55 dias; 15 e 200 dias e menores que 23 dias
   (C) 10 e 15 dias; 30 e 40 dias e menores que 15 dias
   (D) Nenhuma das anteriores é verdadeira

7. De modo geral, hipermenorreias e polimenorreias estão relacionadas a:
   (A) Hiperestrogenismo (absoluto ou relativo)
   (B) Hipoestrogenismo
   (C) Hiperandrogenismo
   (D) Nenhuma das anteriores

8. A hemorragia do meio do ciclo geralmente não passa de 1 dia, pode ser decorrente da queda de estrógenos após o pico ovulatório e é tratada com:
   (A) Anticoncepcionais orais
   (B) Progestágeno
   (C) Ergotrate
   (D) Não se medica

9. Define-se hemorragia uterina disfuncional toda perda sanguínea de origem endometrial:
   (A) Na ausência de gravidez
   (B) Na ausência de qualquer afecção orgânica do trato genital
   (C) A e B
   (D) Em toda hemorragia uterina

10. O tipo de endométrio mais encontrado na hemorragia uterina disfuncional é:
    (A) Hiperplasia endometrial
    (B) Atrófico
    (C) Hipotrófico
    (D) Não há tipo mais frequente

11. Fazem parte da propedêutica da hemorragia uterina disfuncional os seguintes exames:
    (A) Hemograma, βhCG, USG transvaginal
    (B) Provas de coagulação, citologia oncótica, histeroscopia
    (C) Curetagem, hormônios tireoidianos, prova de função hepática
    (D) Todos os citados acima

12. Entre as causas de hemorragia uterina disfuncional iatrogênica podemos citar, exceto:
    (A) DIU, corpo estranho, aspirina
    (B) Hipotireoidismo, carcinoma de endométrio e mioma uterino
    (C) Anticoncepcionais orais, antidepressivos tricíclicos, AINES
    (D) Warfarin, contraceptivos com progestogênios, creme vaginal de estrogênio

13. A hemorragia uterina disfuncional ovulatória pode ocorrer:
    (A) Por uma produção insuficiente de estrogênio (fase folicular curta)
    (B) Por uma produção inadequada (diminuição prematura) ou persistente de progesterona
    (C) Por diminuição de estrogênio no meio do ciclo
    (D) Todas as anteriores

14. A causa mais comum de hemorragia uterina disfuncional é:
    (A) Disfunção endometrial ou miometrial
    (B) Alteração da produção de prostaglandinas
    (C) Ciclo anovulatório
    (D) Alterações vasculares com aumento do número de veias dilatadas

15. São causas de ciclos anovulatórios, exceto:
    (A) Síndrome dos ovários policísticos
    (B) Doença hepática
    (C) Imaturidade do eixo hipotálamo-hipofisário
    (D) Obesidade

16. O tratamento da hemorragia uterina disfuncional depende:
    (A) Da intensidade do sangramento
    (B) Se o ciclo é anovulatório ou ovulatório
    (C) Da idade da paciente
    (D) Todas as anteriores

17. Sobre a hemorragia uterina disfuncional de leve intensidade, podemos afirmar que, exceto:
    (A) Deve-se sempre realizar histeroscopia diagnóstica
    (B) Caracteriza-se por hematócrito ≥ 35% e hemoglobina ≥ 11 g/dL
    (C) É suficiente tranquilizar a paciente e orientar a alimentação rica em ferro e proteínas
    (D) Podem ser utilizados anticoncepcionais orais e AINES

18. No tratamento do sangramento uterino disfuncional de moderada intensidade (hematócrito < 35% e > 25% e hemoglobina < 11 g/dL e > 9 g/dL) podemos utilizar todos abaixo, exceto:
    (A) Estrogênios conjugados
    (B) Aspirina
    (C) Anticoncepcionais orais combinados
    (D) Acetato de medroxiprogesterona

19. Nos casos de sangramento intenso (hematócrito < 25% e hemoglobina < 8 g/dL) com a paciente apresentando instabilidade hemodinâmica evidenciada por taquicardia, hipotensão ortostática e hipovolemia é necessário:
    (A) Hospitalização
    (B) Transfusão de sangue
    (C) Estrogênio em doses elevadas
    (D) Todas as anteriores

20. Em relação ao tratamento de manutenção, podemos afirmar, exceto:
    (A) É mandatório após o tratamento do sangramento agudo, uma vez que o índice de recorrência é elevado
    (B) Somente a reposição de ferro é suficiente
    (C) Pode-se utilizar hormonoterapia
    (D) Pode-se utilizar DIU com levonorgestrel

TENSÃO PRÉ-MENSTRUAL E DISMENORREIA PRIMÁRIA

CAPÍTULO 19

1. Define-se "Síndrome Pré-Menstrual" como:
   (A) Nervosismo e irritabilidade na 2ª fase do ciclo menstrual
   (B) Tensão nervosa que melhora com a menstruação
   (C) Choro fácil e melancolia nos dias que precedem à menstruação
   (D) Sintomas de qualquer natureza que se manifestam regularmente no período pré-menstrual

2. O pico de incidência da tensão pré-menstrual (TPM) ocorre:
   (A) No final da 3ª década e início da 4ª
   (B) No final da 2ª década
   (C) No início da 2ª década
   (D) Nenhuma das anteriores

3. A tensão pré-menstrual (TPM) é uma síndrome psiconeuroendócrina:
   (A) De etiologia mal definida
   (B) De diagnóstico mal definido
   (C) Na literatura estão descritos mais de 150 sintomas relacionados à TPM
   (D) A, B e C são verdadeiras

4. A endometriose externa ocasiona:
   (A) Dismenorreia progressiva
   (B) Amenorreia secundária
   (C) Ciclos hipermenorrágicos
   (D) Todas as anteriores

5. No tratamento da tensão pré-menstrual podem ser empregados:
   (A) Diuréticos
   (B) Vitamina B6 (piridoxina): 80-120 mg/dia a partir do 10º dia
   (C) Progesterona na 2ª fase, bromocriptina em casos de mastodínia
   (D) Todas as anteriores

6. No tratamento atual da tensão pré-menstrual usa-se:
   (A) Vitamina A para acne pré-menstrual
   (B) Naproxeno sódico para dor e desconforto pélvico
   (C) Bromocriptina, Danazol, Vitamina E e Tamoxifeno para sintomas mamários
   (D) Todas as anteriores

7. São considerados sintomas da TPM:
   (A) Cefaleia, alteração do humor, ansiedade
   (B) Labilidade emocional, fadiga, turgência mamária
   (C) Ganho de peso, irritabilidade, distensão abdominal
   (D) Todas as anteriores

8. Sobre o distúrbio disfórico da fase lútea tardia, podemos afirmar, exceto:
   (A) Faz diagnóstico diferencial com a síndrome de tensão pré-menstrual
   (B) Exige um período mínimo de 14 dias de sintomatologia
   (C) Ocorre logo após a menstruação
   (D) É também denominado depressão maior

9. A dismenorreia é:
   (A) Menstruação dolorosa caracterizada por síndrome com dor em cólica no abdome inferior associada ao fluxo menstrual
   (B) Pode estar associada ou não a manifestações sistêmicas
   (C) Pode ser primária ou secundária, de acordo com a presença ou não de patologias orgânicas associadas
   (D) Todas as anteriores

10. A dismenorreia funcional, essencial, idiopática ou primária é a que não se acompanha de patologia orgânica e incide mais frequentemente no grupo etário de:
    (A) 18-25 anos, nulíparas
    (B) 18-25 anos, multíparas
    (C) 13-18 anos, nulíparas
    (D) 13-18 anos, multíparas

11. A dismenorreia primária é causada por "X" produzidos no "Y" e atuantes no "Z". As letras X, Y e Z devem ser representadas, respectivamente, pelas palavras:
    (A) Catecolaminas, miométrio, endométrio
    (B) β endorfinas, endométrio, miométrio
    (C) Catecolestrogênios, endométrio, miométrio
    (D) Prostaglandinas, endométrio, miométrio

12. Uma das teorias com maior conotação terapêutica é a teoria:
    (A) Psicogênica
    (B) Endócrina
    (C) Cervical
    (D) Das prostaglandinas

13. O diagnóstico da dismenorreia primária é essencialmente clínico; contudo, podemos utilizar exames complementares, entre eles:
    (A) Ultrassonografia
    (B) Histeroscopia e laparoscopia
    (C) Dosagem de Ca 125
    (D) Todas as anteriores

14. A medicação de ação sobre o útero, em razão da ausência de receptores específicos neste, é:
    (A) Ácido acetilsalicílico
    (B) Diclofenaco
    (C) Ácido mefenâmico
    (D) Ibuprofeno

15. Podemos afirmar em relação ao tratamento da dismenorreia primária, exceto que:
    (A) Depende da intensidade do sangramento menstrual
    (B) Depende da intensidade dos sintomas
    (C) Pode ser feito durante e fora da crise
    (D) Deve estar associado ao esclarecimento da paciente sobre a ausência de doença pélvica grave

16. As substâncias da via cicloxigenase do metabolismo do ácido araquidônico causam no útero:
    (A) Vasodilatação das artérias cervicais
    (B) Hipercontratilidade uterina que causa isquemia e consequente dor
    (C) Excitação do corpúsculo de Keiffer no istmo uterino
    (D) Adenomiose

17. Sobre o tratamento cirúrgico da dismenorreia primária é incorreto afirmar:
    (A) É indicado nas dismenorreias graves como primeira escolha
    (B) É indicado muito raramente quando o tratamento clínico falha
    (C) Deve-se levar em consideração o fato de a paciente já possuir prole constituída
    (D) Os principais procedimentos cirúrgicos são: desnervação ovariana e neurectomia pré-sacra

18. Assinale a associação correta do tratamento cirúrgico da dismenorreia:
    (A) Neurectomia pré-sacra – Operação de Cotte
    (B) Ligadura e ressecção dos vasos e nervos dos plexos ováricos no infundíbulo pélvico – Operação de Castaño
    (C) Somente a letra A
    (D) A e B

19. Podemos utilizar como tratamento da dismenorreia primária, durante o período de crise:
    (A) Analgésico
    (B) Repouso, calor local
    (C) Antiespasmódicos
    (D) Todas as anteriores

20. Fora do período de crise, podem ser utilizados no tratamento da dismenorreia primária, exceto:
    (A) Esteroides sexuais
    (B) Medidas gerais, como exercícios físicos, dieta, repouso, vitaminas e terapia de apoio
    (C) Calor local
    (D) Agentes tocolíticos

21. As principais causas de dismenorreia secundária (congestiva) são:
    (A) Endometriose
    (B) DIP
    (C) Congestão pélvica
    (D) Todas as anteriores

AMENORREIA

1. Na síndrome de ovário-resistência pode-se encontrar:
   I) Amenorreia
   II) Gonadotrofinas baixas
   III) Presença de corpo lúteo
   IV) Presença de folículos primordiais
   Assinale a alternativa correta:
   (A) I e II
   (B) III e IV
   (C) I e IV
   (D) II e III

2. Podemos associar amenorreia pós-parto e ausência de lactação a:
   (A) Prolactinoma pituitário
   (B) Acromegalia
   (C) Síndrome de Sheehan
   (D) Hipertireoidismo

3. Não é considerada causa canalicular de amenorreia:
   (A) Síndrome de Asherman
   (B) Síndrome de Rokitansky-Küster-Hauser
   (C) Septo vaginal transverso completo
   (D) Síndrome de Kallman

4. A amenorreia pode resultar do uso de:
   (A) Sulpirida
   (B) Nifedipina
   (C) Cloranfenicol
   (D) Teofilina

5. A amenorreia caracteriza-se clinicamente por:
   I) Nenhuma menstruação até 14 anos, com ausência de caracteres sexuais secundários
   II) Nenhuma menstruação até 16 anos, com aparecimento de caracteres sexuais secundários
   III) Ausência de menstruação por 6 meses, em mulher com ciclos anteriores normais
   IV) Atraso menstrual mínimo de 1 ano
   Assinale a alternativa correta:
   (A) I e II
   (B) I, II e III
   (C) II, III e IV
   (D) II e IV

6. Em relação à paciente com amenorreia secundária e que sangra após administração de 100 mg de progesterona IM, pode-se dizer que tem:
   (A) Alteração ao nível do trato mülleriano
   (B) Falência ovariana
   (C) Falência hipofisária
   (D) Nível estrogênico razoável

7. A amenorreia acompanhada de hiperprolactinemia pode estar relacionada à:
   I) Hipotireoidismo
   II) Adenoma hipofisário
   III) Insuficiência renal crônica
   IV) Paratireoidite
   Assinale a alternativa correta:
   (A) I e II
   (B) I, II e III
   (C) II e III
   (D) II e IV

8. Paciente em amenorreia submetida a tratamento com estroprogestativos não apresenta sangramento. As causas podem ser:
   I) Ovarianas
   II) Hipotalâmicas
   III) Endometriais
   IV) Psicogênicas
   Assinale a alternativa correta:
   (A) I e II
   (B) II e III
   (C) I e III
   (D) I e IV

9. Paciente com amenorreia primária e bom desenvolvimento de caracteres sexuais secundários sugere:
   (A) Alteração ao nível hipotalâmico
   (B) Alteração ao nível ovariano
   (C) Alteração ao nível do trato mülleriano
   (D) Alteração ao nível hipofisário

10. O diagnóstico provável da síndrome de Asherman é feito por:
    (A) Amenorreia
    (B) Histerossalpingografia
    (C) Histeroscopia
    (D) Todas estão corretas

11. As causas de amenorreias primárias podem ser:
    (A) Hipotalâmicas e hipofisárias
    (B) Gonádicas e de intersexualidade
    (C) Canaliculares e adrenais
    (D) Todas as anteriores

12. As causas de amenorreias secundárias podem ser:
    (A) Hipotalâmicas e hipofisárias
    (B) Ováricas
    (C) Adrenais
    (D) Todas as anteriores

13. Quais são as causas gonadais de amenorreias?
    (A) Síndrome dos ovários policísticos
    (B) Falência ovariana
    (C) Gônadas ausentes ou inapropriadas
    (D) Todas as anteriores

14. Em amenorreia, os exames hormonais mais importantes são:
    (A) FSH
    (B) PRL
    (C) Testes funcionais para a tireoide
    (D) Todas as anteriores

15. Em paciente com amenorreia primária, o teste que mostra a presença normal de estrogênio é:
    (A) Teste de progesterona
    (B) Teste de andrógeno
    (C) Teste de estrógeno
    (D) Nenhum dos anteriores

16. No tratamento para síndrome de Asherman devemos realizar:
    (A) Laparoscopia
    (B) Curetagem uterina semiótica ou ressecção por via histeroscópica
    (C) Anticoncepcionais orais
    (D) Reposição de GnRH

17. Não é indicada a realização de cariótipo:
    (A) Paciente com baixa estatura, sem caracteres sexuais secundários
    (B) Pacientes com caracteres sexuais ambíguos
    (C) Síndrome de Asherman
    (D) Pacientes com disgenesia gonadal

18. A reposição estrogênica na amenorreia está indicada:
    (A) Síndrome de Rokitansky-Küster-Hauser
    (B) Síndrome de Savage
    (C) Síndrome de Asherman
    (D) Hímen imperfurado

19. O tratamento proposto para a amenorreia hipotalâmica é:
    (A) Reposição de GnRH
    (B) Reposição estrogênica
    (C) Dieta e exercícios
    (D) Curetagem uterina

20. Qual(is) da(s) assertiva(s) está(ão) associada(s) a hipogonadismo hipogonadotrópico?
    I) Hiperprolactinemia
    II) Anorexia nervosa
    III) Uma mulher que é corredora de longas distâncias e que corre 10-15 milhas, (16-24 km) todos os dias como treinamento
    IV) Síndrome de Turner
    V) Síndrome de Kallmann
    Assinale a alternativa correta:
    (A) I e II
    (B) I, II e III
    (C) III, IV e V
    (D) I, II, III e V

21. Uma moça de 19 anos de idade o procura relatando amenorreia há três meses. Informa telarca aos 13 anos de idade com início da menstruação aos 14 anos. Nos últimos quatros anos ela tem tido menstruações com intervalos de cerca de 30 dias e, com duração de três a quatro dias por mês. Apresenta alguma dismenorrea branda no primeiro ou nos dois primeiros dias da menstruação. No exame físico, a paciente é uma mulher com desenvolvimento sexual e das mamas no estágio 5 de Tanner. Qual(ais) das opções não poderia(m) explicar a amenorreia da paciente?
    (A) Gravidez
    (B) Hiperprolactinemia
    (C) Hipertireoidismo
    (D) Anticoncepcionais orais cuja administração foi interrompida há três ou quatro meses

SÍNDROMES HIPERANDROGÊNICAS, HIRSUTISMO E ACNE

CAPÍTULO 21

1. A ação do anticoncepcional oral combinado no tratamento do hirsutismo:
   (A) Bloqueia as gonadotrofinas
   (B) Eleva SHBG
   (C) Inibe a ligação do androgênio ao receptor
   (D) Todas as anteriores

2. A manifestação mais frequente do hiperandrogenismo é:
   (A) Hirsutismo
   (B) Hemorragia disfuncional
   (C) Hipermenorreia
   (D) Polimenorreia

3. Causa de hiperandrogenismo de progressão lenta, níveis circulantes de androgênios normais, ciclos menstruais regulares e ovulatórios:
   (A) Hiplerplasia Adrenal Congênita não clássica
   (B) Idiopática ou Periférica
   (C) Síndrome Cushing
   (D) Hipertecose

4. A provável causa de hiperandrogenismo de progressão rápida, níveis de androgênios circulantes elevados, ciclos menstruais oligo ou amenorreicos, US com características policísticas e 17– hidroxi-progesterona elevada:
   (A) SOP
   (B) Tumores ovarianos
   (C) Hiperplasia adrenal congênita não clássica
   (D) Tumores adrenais

5. De forma simples e objetiva, podemos afirmar que a origem do hiperandrogenismo é:
   (A) Ovariana: testosterona elevada
   (B) Adrenal: SDHED elevado
   (C) Idiopática ou periférica: testosterona e SDHED normais
   (D) Todas as anteriores

6. Manifestações clínicas que podem estar presentes no hiperandrogenismo:
   (A) Oligomenorreia, amenorreia
   (B) Anovulação, infertilidade
   (C) Virilização
   (D) Todas as anteriores

7. Que substância é utilizada no teste de estímulo para investigar hiperplasia adrenal congênita não clássica ou de manifestação tardia?
   (A) FSH
   (B) TSH
   (C) GnRH
   (D) ACTH

8. Deficiência enzimática mais comum na hiperplasia adrenal congênita não clássica ou tardia:
   (A) 17-OH-progesterona
   (B) 11-beta-hidroxilase
   (C) 3-beta-hidroxiesteróide desidrogenase
   (D) 21-hidroxilase

9. São causas de hirsutismo:
   (A) Hiperplasia adrenal
   (B) Tumores ovarianos e adrenais
   (C) Síndrome de Cushing
   (D) Todas as anteriores

10. Principal causa de androgenização:
    (A) Hiperplasia adrenal congênita
    (B) SOP
    (C) Hipertecose
    (D) Tumores ovarianos

11. A classificação semiquantitativa do hirsutismo baseia-se nos critérios propostos por:
    (A) Ferriman e Galway
    (B) Halsted
    (C) Dubin-Johnson
    (D) Ruge-Simm

12. A síndrome hiperandrogênica manifesta-se na forma de, exceto:
    (A) Oligomenorreia ou amenorreia
    (B) Em grau intenso, virilização
    (C) Hipermenorreia ou menorragia
    (D) Androgenização do complexo pilossebáceo

13. Quais comorbidades metabólicas estão frequentemente associadas com SOP:
    (A) Obesidade, dislipidemia
    (B) Hipertensão arterial
    (C) Resistência à insulina e hiperinsulinemia
    (D) Todas as anteriores

14. Caracteriza-se hirsutismo por:
    (A) Alteração do diâmetro e pigmentação dos pelos
    (B) Excesso de pelos restritos às regiões onde a mulher normalmente os tem
    (C) Síndrome de pelos indesejados
    (D) Crescimento excessivo de pelos terminais com distribuição de topografia tipicamente masculina

15. Na gravidez, as causas de hiperandrogenismo são, na maioria, de origem ovariana, sendo a condição benigna mais comum:
    (A) Luteoma
    (B) Atresia folicular
    (C) Teratoma
    (D) Tumor células de Sertoli

16. Hiperandrogenismo causado por tumores ovarianos produtores de androgênios caracterizam-se por:
    (A) Aparecimento extremamente rápido e progressivo
    (B) Engrossamento da voz e hipertrofia muscular
    (C) Clitoromegalia e níveis muito elevados de testosterona
    (D) Todas as anteriores

17. O perfil androgênico consiste das seguintes dosagens sanguíneas, exceto:
    (A) Sulfato de desidroepiandrosterona e desidroepiandrosterina
    (B) Androstenediona
    (C) Testosterona total e livre
    (D) Progesterona

18. Quando o teste de supressão com corticoide apresentar diminuição dos níveis de androgênio, a causa do hiperandrogenismo é:
    (A) Suprarrenal
    (B) Ovariana
    (C) Hipofisária
    (D) Hipotalâmica

19. Quando aplicado o teste de estímulo com ACTH na deficiência da 21-hidroxilase ocorre:
    (A) Nenhuma alteração dos valores de 17-hidroxiprogesterona
    (B) Diminuição dos valores de 17-hidroxiprogesterona abaixo de 5 ng/mL
    (C) Aumento dos valores de 17-hidroxiprogesterona acima de 12 ng/mL
    (D) Todas as anteriores podem ocorrer

20. O tratamento medicamentoso do hiperandrogenismo deve levar em conta, exceto:
    (A) Etiologia
    (B) Cariótipo
    (C) Queixa principal
    (D) Eventuais contraindicações de certas drogas

HIPERPROLACTINEMIA

1. Em relação à produção e secreção de prolactina podemos afirmar que:
   (A) A PRL é produzida e secretada pelas células lactotróficas das hipófises anterior
   (B) A PRL é produzida nos linfócitos
   (C) A PRL é produzida na decídua placentária e nas células endometrias
   (D) Todas as afirmativas são verdadeiras

2. Sobre as características da prolactina humana é correto afirmar:
   I) É secretada episodicamente durante o dia, sendo que os níveis mais altos ocorrem durante o sono e os mais baixos entre as 10 horas e o meio dia
   II) Os níveis de prolactina aumentam com a idade em ambos os sexos
   III) Os níveis de prolactina decrescem com a idade em ambos os sexos
   IV) A macroprolactina consiste em um complexo antígeno anticorpo de PRL monomérica e IGG
   (A) Todas as afirmativas são verdadeiras
   (B) I, III, IV são verdadeiras
   (C) II, IV são verdadeiras
   (D) I, II, IV são verdadeiras

3. Dentre os medicamentos que mais frequentemente provocam hiperprolactinemia podemos destacar:
   (A) Fenitoína e isoniazida
   (B) Cimetidina e ranitidina
   (C) Verapamil e metildopa
   (D) Risperidona e olazaprina

4. Dentre os efeitos colaterais causados pelo uso de agonitas dopaminérgicos no tratamento dos prolactinomas são mais frequentes:
   (A) Transtornos psiquiátricos
   (B) Náuseas, vômitos e cefaleia
   (C) Vertigens
   (D) Congestão nasal

5. Sobre a galactorreia não é correto afirmar:
   (A) Quanto mais grave o hipogonadismo menor a incidência de galactorreia
   (B) A galactorreia é incomum na pós-menopausa
   (C) 1/3 das mulheres com galactorreia não apresentam níveis normais de PRL
   (D) A associação de galactorreia e amenorreia é um forte indício de haver hiperprolactinemia

6. Quais são as causas fisiológicas mais comuns de hiperprolactinemia?
   (A) Relação sexual e estimulação mamária
   (B) Estresse físico e psicológico
   (C) Sono e repouso prolongado
   (D) Gestação e amamentação

7. Em relação aos prolactinomas na gestação podemos afirmar que:
   I) Se a gestação for desejada a cabergolina deve ser a medicação de escolha
   II) O tratamento com antagonistas dopaminérgicos restaura a ovulação na maioria das mulheres com infertilidade secundária a hiperprolactinemia
   III) Se a gestação for desejada a bromocriptina deve ser a medicação de escolha
   IV) Medidas de prolactina não são feitas durante a gestação mas devem ser realizadas meses após o parto ou suspensão da amamentação
   (A) I e II são verdadeiras
   (B) II, III e IV são verdadeiras
   (C) I e III são verdadeiras
   (D) Todas as afirmativas são verdadeiras

8. Em relação as alterações neuro-oftalmológicas observadas nos macroprolactinomas, podemos encontrar mais frequentemente:
   (A) Hemianopsia bitemporal
   (B) Exoftalmia
   (C) Convulsões
   (D) Hidrocefalia

9. Em relação a amamentação em pacientes que possuem adenomas hipofisários, podemos afirmar que:
   (A) A amamentação leva ao risco de aumento do microadenoma
   (B) A amamentação não eleva o risco de aumento tanto do microadenoma quanto do macroadenoma
   (C) A amamentação eleva o risco de aumento do macroadenoma
   (D) A amamentação leva ao aumento do risco de crescimento tanto do macroadenoma quanto do microadenoma

10. Quanto aos exames de imagem e seu uso no diagnóstico da hiperprolactinemia podemos afirmar:
    I) Exames de imagem devem ser realizados apenas após a exclusão de causas secundárias de hiperprolactinemia
    II) Todos os pacientes com macroprolactinemia devem ser submetidos a RNM
    III) A TC e RNM não são capazes de detectar imagens pequenas compatíveis com microadenomas hipofisários
    IV) Cerca de 10% dos pacientes submetidos a RNM apresenta imagem compatível com incidentalomas sendo que a lesão vista pode ser um achado casual em pacientes cuja hiperprolactinemia resulte dos uso de medicamentos ou drogas sistêmicas, bem como naqueles com macroprolactinemia
    É verdadeira a alternativa:
    (A) I e II
    (B) Todas as alterativas são verdadeiras
    (C) I e III são verdadeiras
    (D) II e IV são verdadeiras

11. Em relação a epidemiologia da hiperprolactinemia podemos afirmar:
    I) Seu pico de prevalência ocorre entre os 25 e 34 anos de idade
    II) A prevalência é maior no sexo masculino
    III) A prevalência é maior no sexo feminino
    IV) Seu pico de prevalência ocorre antes dos 25 anos de idade
    É verdadeira a alternativa:
    (A) I, II são verdadeiras
    (B) I, III são verdadeiras
    (C) III e IV são verdadeiras
    (D) II e IV são verdadeiras

12. O sinal mais frequente na de hiperprolactinemia nas mulheres na pós menopausa é:
    (A) Desaparecimentos dos fogachos
    (B) Galactorreia
    (C) Redução da densidade mineral óssea
    (D) Redução da libido

13. A principal causa da hiperprolactinemia patológica é:
    (A) Craniofaringeoma
    (B) Sarcoidose
    (C) Acromegalia
    (D) Prolactinomas

14. A prolactina tem sua secreção estimulada pelos seguintes fatores exceto:
    (A) Sucção mamária
    (B) Terapia de reposição hormonal
    (C) Endotelina-1
    (D) Ocitocina

15. São indicações para tratamento cirúrgico dos prolactinomas exceto:
    (A) Cefaleia intensa
    (B) Crescimento tumoral em vigência de altas doses de agonistas dopaminérgicos
    (C) Deficiência Visual por compressão de vias ópticas
    (D) Fístula liquórica

ANOVULAÇÃO CRÔNICA E SÍNDROME DOS OVÁRIOS POLICÍSTICOS

CAPÍTULO 23

1. As características da síndrome de ovário policístico são:
   (A) Obesidade e hirsutismo
   (B) Ciclos anovulatórios e amenorreia
   (C) Virilismo e infertilidade involuntária
   (D) Todas as anteriores

2. Não é considerado diagnóstico diferencial da síndrome dos ovários policísticos:
   (A) Persistência do corpo lúteo
   (B) Deficiências enzimáticas da esteroidogênese adrenal
   (C) Tumor secretor de andrógeno
   (D) Hipertecose ovariana

3. Em relação à síndrome dos ovários policísticos, é válido afirmar-se que:
   I) A infertilidade é decorrente da anovulação crônica
   II) Dos distúrbios menstruais, o mais comum é a amenorreia secundária
   III) O hirsutismo é comum, porém os quadros de virilização são raros
   IV) É frequente a polimenorragia
   Assinale a alternativa, correta:
   (A) I e II
   (B) II e III
   (C) III e IV
   (D) I, II e III

4. A síndrome dos ovários policísticos (SOP) continua atualmente considerada com etiologia:
   (A) Controvertida
   (B) Modernamente está se dando especial atenção a hiperinsulinemia
   (C) Está definida
   (D) A e B são verdadeiras

5. Paciente com amenorreia secundária, com teste de progesterona positivo e LH plasmático elevado, é provável que tenha:
   (A) Hiperfunção adrenal
   (B) Ovário policístico
   (C) Menopausa precoce
   (D) Síndrome dos ovários resistentes

6. Adolescentes apresentando obesidade, hirsutismo, espaniomenorreia, FSH-baixo, LH-alto devem ter:
   (A) Síndrome dos ovários resistentes
   (B) Síndrome dos ovários policísticos
   (C) Hiperplasia suprarrenal
   (D) Uso inadequado de anovulatórios

7. Os casos de infertilidade feminina correspondem a:
   (A) 10%-20%
   (B) 5%-10%
   (C) 20%-30%
   (D) 30%-40%

8. Tendo por base os mecanismos fisiopatológicos, alguns exames bioquímicos poderão auxiliar no diagnóstico, como:
   (A) Elevação da relação LH/FSH
   (B) Testosterona total
   (C) Sulfato de desidroepiandrosterona
   (D) Todas as anteriores

9. Em relação ao tratamento da síndrome do ovário micropolicístico, é incorreto afirmar:
   (A) A infertilidade deve ser tratada com a indução da ovulação
   (B) O uso de metformina consiste em um dos tratamentos
   (C) No controle da irregularidade menstrual, pode ser feito o citrato de clomifeno
   (D) A perda de peso é método natural para aumentar a fertilidade

10. A ultrassonografia da síndrome de ovários micropolicísticos pode apresentar as seguintes características, exceto:
    (A) Ovários aumentados de volume
    (B) Aumento do volume das tubas
    (C) Espessamento da cápsula ovariana
    (D) Múltiplos folículos dispostos perifericamente em forma de colar

11. São causas de anovulação crônica central as seguintes alterações na interação hipotalâmico-hipofisária:
    (A) Lesões anatômicas
    (B) Hiperprolactinemias
    (C) Hipofisite linfocítica
    (D) Todas as anteriores

12. São causas de anovulação crônica central as seguintes alterações na interação SNC-hipotálamo, exceto:
    (A) Psicogênica
    (B) Adenomas hipofisários
    (C) Nutricional
    (D) Exercícios físicos

13. Sobre a anovulação psicogênica, é incorreto afirmar:
    (A) Não há doença orgânica
    (B) Cursa com amenorreia hipoestrogenismo com níveis normais de FSH
    (C) Cursa com hipoestrogenismo hipergonadotrófico
    (D) É desencadeada após episódio de *stress* ou conflito emocional

14. A necrose hipofisária que ocorre após o parto é denominada:
    (A) Síndrome de Sheehan
    (B) Síndrome de Kallmann
    (C) Síndrome de Morris
    (D) Síndrome de McCune-Albright

15. Na anamnese de pacientes com suspeita de anovulação crônica, é importante abordar:
    (A) Caracterização da irregularidade menstrual
    (B) Sintomas neurológicos
    (C) Práticas de exercícios físicos extenuantes
    (D) Todas as anteriores

16. A anovulação decorrente de exercícios ocorre principalmente:
    (A) Nas corredoras de maratona
    (B) Nas praticantes de balé
    (C) Nas nadadoras
    (D) A e B estão corretas

17. Sobre a pseudociese, é incorreto informar:
    (A) É caracterizada pela presença de sintomas de gravidez normal
    (B) O cortisol encontra-se aumentado
    (C) Reencontra-se elevação dos níveis de LH e prolactina
    (D) O FSH e o GH encontram-se diminuídos

18. A anovulação associada à desnutrição crônica é caracterizada por:
    (A) Ciclos oligomenorreicos ou amenorreicos
    (B) Níveis de prolactina normais
    (C) FSH e LH normais ou abaixo da normalidade
    (D) Todas as anteriores

19. Assinale a correlação incorreta sobre o tratamento da anovulação crônica:
    (A) Síndrome de Sheehan – reposição hormonal relacionada ao setor hipofisário insuficiente
    (B) Tumores hipofisários não funcionantes – avaliação de abordagem cirúrgica e reposição hormonal, se necessário
    (C) Hiperprolactinemia – agonistas dopaminérgicos
    (D) Síndrome de Kallmann – abordagem cirúrgica

20. A síndrome de Kallmann é caracterizada por, exceto:
    (A) Apresentar níveis aumentados de gonadotrofinas
    (B) Hipogonadismo hipogonadotrófico
    (C) Cursar com amenorreia primária e infantilismo sexual
    (D) Presença de anosmia ou hiposmia

DESORDENS DO DESENVOLVIMENTO SEXUAL

1. Em paciente com 5 anos, genitália ambígua, cariótipo 46, XX, cromatina sexual positiva, sem virilização progressiva, seu diagnóstico é:
(A) Androgenização ambiental
(B) Tumor funcionante do ovário
(C) Hiperplasia congênita da suprarrenal
(D) Síndrome de feminização testicular

2. O defeito mais comum da hiperplasia congênita de suprarrenal é:
(A) Deficiência de 3-01 desidrogenase
(B) Deficiência de 11-hidroxilase
(C) Deficiência de 21-hidroxilase
(D) Deficiência de 17-hidroxilase

3. Na síndrome de feminização testicular, o indivíduo pode ter:
(A) Fenótipo masculino
(B) Genótipo feminino
(C) Cromatina sexual positiva
(D) Pseudo-hermafroditismo masculino

4. Recém-nascido com genitália ambígua, cromatina sexual positiva, 17-hidroxiprogesterona e pregnanotriol elevados na urina deve ter:
(A) Tumor de suprarrenal
(B) Hiperplasia suprarrenal congênita
(C) Hermafroditismo verdadeiro
(D) Disgenesia gonádica

5. Num recém-nascido com genitália ambígua, a urgência diagnóstica é compatível com os seguintes exames:
(A) Laparotomia e dosagem da testosterona plasmática
(B) Cromatina sexual e laparoscopia
(C) Cromatina sexual e dosagens dos 17-hidroxiprogesterona
(D) Biópsia gonadal e dosagem da di-hidrotestosterona

6. Criança de 7 anos, baixa estatura, cariótipo 45, XO poderá apresentar:
(A) Idade óssea acelerada
(B) Anomalias cardíacas
(C) Desenvolvimento normal dos caracteres sexuais secundários na puberdade
(D) Nenhuma das anteriores

7. No diagnóstico da causa da genitália ambígua, a primeira medida a se fazer deve consistir em:
(A) Cariótipo com pesquisa de SRY
(B) Dosagem da 17-OH progesterona
(C) Ultrassonografia
(D) Laparoscopia

8. Na genitália ambígua com cromatina sexual + as patologias implicadas podem ser:
(A) Formas de pseudo-hermafroditismo feminino
(B) Hermafroditismo verdadeiro
(C) A e B
(D) Pseudo-hermafroditismo masculino

9. Em casos de genitália ambígua com a cromatina sexual + e –, deveremos fazer em seguida:
(A) Se +: dosagem de 17-OH progesterona
(B) Se –: determinação de cariótipo
(C) Se –: laparoscopia
(D) A e B

10. São exames que podem ser feitos em genitália ambígua:
(A) Determinação da cromatina sexual e do cariótipo
(B) Dosagem da 17-OH progesterona e biópsia das gônadas
(C) Ultrassonografia e laparoscopia
(D) Todas as anteriores

11. No hermafroditismo verdadeiro, encontramos na mesma paciente:
(A) Só ovários
(B) Só testículos
(C) Testículo + ovário
(D) Gônada em fita + testículos

12. São patologias nas quais pode ocorrer desenvolvimento de genitália externa ambígua:
(A) Pseudo-hermafroditismo feminino
(B) Hermafroditismo verdadeiro
(C) Disgenesia gonádica mista
(D) Todas as anteriores

13. Os fatores que governam o sexo de uma pessoa são:
    (A) Fenótipo e fator psicológico
    (B) Sexo gonadal
    (C) Sexo cromossômico
    (D) Todas as anteriores

14. Uma estudante de 19 anos de idade o procura porque nunca teve um ciclo menstrual. Ela tem baixa estatura, desenvolvimento mínimo das mamas e pêlos púbicos e axilares escassos. A paciente também tem pescoço alado. Todas as opções são características deste distúrbio, exceto:
    (A) Cromossomos tipo 45, X0 é o genótipo mais comum
    (B) Orelhas de implantação baixa
    (C) Coarctação da aorta
    (D) Segundos metacarpos curtos

15. Uma mulher de 20 anos de idade o procura porque nunca teve um período menstrual. Ela nega qualquer problema de saúde. O exame físico é basicamente normal, com 60 kg de peso corporal e 1,70 cm de altura. O exame da mama é normal, com Tanner em estágio 5. O exame da genitália externa revela inexistência de pelos pubianos. O exame das axilas revela pelos axilares muito escassos e raros. Exame pélvico revela vagina curta sem colo uterino. Você pode encontrar todas as condições, exceto:
    (A) Nível de LH de 2 mUI/mL (normal: 2-10)
    (B) Nível total de testosterona de 900 mg/dL (normal para mulheres: < 100)
    (C) Ausência de útero pela ultrassonografia da pelve
    (D) Cariótipo de 46, XY

16. A síndrome de Klinefelter caracteriza-se por:
    (A) Cariótipo 47, XXY
    (B) Ginecomastia e fenótipo masculino
    (C) Testículos hipoplásicos e azoospermia
    (D) Todas as anteriores

17. Quantos por cento do hermafroditismo verdadeiro possuem cariótipo XX?
    (A) 10%
    (B) 60%
    (C) 80%
    (D) 98%

18. Meninas com características físicas da síndrome de Turner, mas que possuem cariótipo 46, XX, fazem parte da síndrome denominada:
    (A) Síndrome de Klinefelter
    (B) Superfêmea
    (C) Síndrome de Noonan
    (D) Síndrome de Roessle

19. No pseudo-hermafroditismo masculino deve-se realizar:
    (A) Remoção dos testículos antes da puberdade, na forma completa
    (B) Remoção dos testículos após a puberdade, na forma incompleta
    (C) Remoção dos testículos antes da puberdade, na forma incompleta
    (D) Na forma incompleta, a remoção dos testículos pode ser realizada antes ou após a puberdade

20. São causas de pseudo-hermafroditismo masculino:
    (A) Insensibilidade das células de Leydig a gonadotrofina
    (B) Deficiência da enzima 5 alfa-redutase
    (C) Insensibilidade dos receptores de testosterona
    (D) Todas as anteriores

21. São causas de pseudo-hermafroditismo feminino, exceto:
    (A) Insuficiência de aromatase placentária
    (B) Deficiência de síntese de testosterona
    (C) Neoplasias virilizantes do recém-nascido
    (D) Deficiência de 21-hidroxilase

Parte V Ginecologia Infantopuberal

VULVOVAGINITES

1. São fatores predisponentes à vulvovaginite na infância:
   (A) O pH vaginal alcalino
   (B) Higiene inadequada
   (C) Proximidade da vagina com o ânus e ausência de pêlos pubianos
   (D) Todas as respostas acima

2. Podemos afirmar que o epitélio vaginal na 1ª infância apresenta:
   (A) Franco predomínio de células parabasais
   (B) Franco predomínio de células intermediárias
   (C) Franco predomínio de células superficiais
   (D) Células superficiais e intermediárias com predomínio destas últimas

3. Na infância, a enterobíase pode causar:
   (A) Vulvovaginite
   (B) Dor abdominal e perda ponderal
   (C) Granuloma pélvico
   (D) Todas as respostas acima

4. Paciente de 10 anos queixa-se de secreção vaginal mucoide, branco-amarelada, sem odor ou prurido. A 1ª hipótese diagnóstica é:
   (A) Tricomoníase
   (B) Vaginose bacteriana
   (C) Secreção fisiológica
   (D) Verminose

5. É causa de vulvovaginite na infância:
   (A) Verminose, infecções de pele e respiratória
   (B) Infecção urinária e corpo estranho
   (C) Abuso sexual e higiene perineal precária
   (D) Todas as respostas acima

6. São doenças sistêmicas relacionadas a vulvovaginites na pré-púbere, exceto:
   (A) Diabetes melito
   (B) Síndrome Behçet
   (C) Psoríase
   (D) Mononucleose

7. São agentes etiológicos mais frequentes das vulvovaginites em crianças:
   (A) *Enterobius vermicularis* e *Candida albicans*
   (B) *Staphylococcus aureus* e *Haemophylus influenzae*
   (C) *Escherichia coli* e *Enterococcus* sp
   (D) Todas as respostas acima

8. Em relação à vulvovaginite por *Chlamydia*, pode-se afirmar que:
   (A) Deve-se pensar na possibilidade de abuso sexual
   (B) Não se associa a contaminação adquirida no canal do parto
   (C) O teste sorológico não traz auxílio diagnóstico
   (D) O tratamento em pré-púberes deve ser apenas sintomático

9. Sobre o diagnóstico das vulvovaginites, é correto afirmar:
   (A) Não se deve proceder à coleta de material para diagnóstico laboratorial
   (B) O melhor teste para o diagnóstico de enterobíase é o exame parasitológico de fezes
   (C) Inicia-se a investigação com coleta de material para realização de exame a fresco
   (D) A presença de *Gardnerella vaginalis* sempre indica antibioticoterapia

10. A tricomoníase vaginal nas pré-púberes caracteriza-se, exceto:
    (A) Pode ser transmitida ao RN no canal de parto
    (B) Só é transmitida por contato sexual
    (C) Causa corrimento vaginal abundante, esverdeado e bolhoso
    (D) Sempre indicamos tratamento específico

11. Em relação à candidíase:
    (A) Na criança geralmente se associa ao uso de fraldas
    (B) Em casos recorrentes, deve-se afastar diabetes melito
    (C) São germes saprófitos da flora vaginal
    (D) Todas as respostas acima

12. No tratamento de escolha das vulvovaginites, assinale a relação errada:
    (A) *Chlamydia trachomatis* – azitromicina
    (B) *Enterobius vermicularis* – tiabendazol
    (C) *Trichomonas vaginalis* – metronidazol
    (D) *Neisseria gonorrhoeae* – ceftriaxone

13. Sobre as vulvovaginites, podemos afirmar que:
    (A) É a causa mais comum de atendimento ambulatorial de ginecologia infantil
    (B) As vulvovaginites inespecíficas são as mais comuns e geralmente de etiologia bacteriana mista
    (C) Cuidados de higiene, roupas adequadas e banhos de assento são imperativos nas vulvovaginites inespecíficas
    (D) Todas as respostas acima

14. As principais causas de prurido são, em ordem de frequência:
    (A) Alergia medicamentosa, enterobíase, vulvovaginite inespecífica
    (B) Líquen esclerotrófico, candidíase e tricomoníase
    (C) Candidíase, alergia medicamentosa ou tecidos sintéticos e enterobíase
    (D) Enterobíase, candidíase e vulvovaginites inespecíficas

15. Quais dos patógenos a seguir estão predominantemente associados ao abuso sexual:
    (A) *Chlamydia, trichomonas,* HPV
    (B) Herpes, *gardnerella, Candida*
    (C) Gonococo, *gardnerella,* HPV
    (D) *Trichomonas, Candida* e *Chlamydia*

16. O fluxo vaginal na pré-púbere é considerado patológico quando estiver acompanhado de:
    (A) Ardência e prurido
    (B) Laceração da vulva e edema
    (C) Odor desagradável e eritema
    (D) Todas as anteriores

17. São considerados fatores de risco anatômicos para desenvolvimento de vulvovaginite na infância, exceto:
    (A) Proximidade vagina-ânus
    (B) Dermatite atópica
    (C) Formação labial ainda pouco desenvolvida
    (D) Ausência de pelos

18. O tratamento da vulvovaginite inclui:
    (A) Medidas gerais de aprimoramento da higiene
    (B) Banho de assento
    (C) Corticoterapia tópica
    (D) Todas as anteriores

19. A cultura da secreção vaginal nas vulvovaginites inespecíficas revela:
    (A) Diplococos Gram-negativos
    (B) Flora vaginal e bactérias Gram-negativas entéricas
    (C) Protozoário flagelado
    (D) Esporos e hifas

20. Sobre a vulvovaginite na infância podemos afirmar:
    (A) Pode estar associada à doença exantemática
    (B) Existe correlação entre crianças diabéticas e vulvovaginite por *Candida*
    (C) Uma causa é a presença de corpo estranho
    (D) Todas as anteriores

21. A coalescência de pequenos lábios é, preferencialmente, tratada com:
    (A) Progesterona tópica
    (B) Estrogênios orais
    (C) Estrogênios tópicos e orais
    (D) Estrogênio tópico

22. A coalescência de pequenos lábios pode provocar:
    (A) *Dermatites vulvares*
    (B) Ausência de sintomas
    (C) Vaginites
    (D) A, B e C estão corretas

SANGRAMENTOS TRANSVAGINAIS, TUMORES GENITAIS E ABUSO SEXUAL

1. Devemos investigar sangramento transvaginal em recém-nascidos se ele permanecer:
   (A) Após 15 dias de vida
   (B) Após 21 a 30 dias de vida
   (C) Após 40 dias de vida
   (D) É normal até 45 dias de vida

2. São causas de hemorragias em pré-púberes:
   (A) Líquen escleroso e prolapso uretral
   (B) Corpo estranho e traumatismo
   (C) Tumor vaginal e puberdade precoce
   (D) Todas as respostas acima

3. São causas de sangramento genital no período neonatal, exceto:
   (A) Supressão do estímulo estrogênico materno
   (B) Sangramento uterino disfuncional
   (C) Hemofilias
   (D) Doença de Von Willebrand

4. Podemos afirmar que o sangramento genital por vulvovaginites:
   (A) É consequente da descamação do epitélio por infecção aguda
   (B) É usualmente de pequena intensidade
   (C) Pode ser causado por higiene precária
   (D) Todas as respostas acima

5. Em relação ao sangramento genital por corpo estranho:
   (A) O sangramento decorre da vulvovaginite secundária
   (B) O corrimento do corpo estranho tem boa resposta ao tratamento sintomático
   (C) Nas vulvovaginites refratárias não é necessária a investigação de corpo estranho
   (D) É característico corrimento sem odor, de pequena intensidade e persistente

6. Sobre o traumatismo genital:
   (A) Os traumatismos genitais acidentais são mais comuns que os abusos sexuais na infância
   (B) A intensidade do sangramento não depende da extensão da lesão
   (C) A faixa etária mais acometida é dos 2 aos 7 anos
   (D) Todas as respostas acima

7. O prolapso uretral é caracterizado por, exceto:
   (A) Ocorre mais frequentemente no período pré-escolar
   (B) Está associado à presença de corpo estranho
   (C) É acompanhado de dor vulvar, disúria e retenção urinária
   (D) A cirurgia deve ser instituída assim que possível

8. Tumores de células da granulosa e da teca podem causar:
   (A) Hipoparatireoidismo
   (B) Hipertireoidismo
   (C) Precocidade heterossexual
   (D) Precocidade isossexual

9. O prolapso de uretra na criança tem como diagnóstico diferencial:
   (A) Sarcoma botrioide
   (B) Adenocarcinoma
   (C) Condiloma
   (D) A, B e C estão corretas

10. A ressecção de tumores himenais, nas recém-nascidas, está indicada:
    (A) Na presença de hidrocolpo
    (B) Quando houver sangramento
    (C) Na presença de prurido
    (D) Quando maior que 1 cm

11. O tumor de seio endodérmico:
    (A) Acomete crianças até 3 anos de idade
    (B) Tem diagnóstico diferencial com sarcoma botrioide
    (C) Localiza preferencialmente na parede posterior da vagina
    (D) Todas as anteriores

12. O melhor tratamento do sarcoma botrioide é:
    (A) Histerectomia, vaginectomia total, vulvectomia, extirpação da bexiga
    (B) Poliquimioterapia, radioterapia e cirurgias conservadoras
    (C) Radioterapia exclusiva
    (D) Quimioterapia e radioterapia

13. O carcinoma embrionário, o carcinoma mesonéfrico e o adenocarcinoma de células claras são frequentemente evidenciados em uma situação em que houve exposição materna de:
    (A) Dietilestilbestrol
    (B) Goserelina
    (C) Anticoncepcionais orais
    (D) Gastrinoma

14. Qual o tumor de ovário mais comum na infância:
    (A) Tumores epiteliais
    (B) Tumores de cordões sexuais
    (C) Tumores de células germinativas
    (D) Tumores de restos adrenais

15. Entre os tumores de células germinativas, qual é o mais comum na infância:
    (A) Teratoma maduro
    (B) Disgerminoma
    (C) Tumor de seio endodérmico
    (D) Gonadoblastoma

16. São marcadores tumorais do tumor ovariano na infância:
    (A) Ca 125
    (B) Alfafetoproteína
    (C) Gonadotrofina coriônica humana
    (D) Todas as anteriores

17. É correto afirmar sobre o androblastoma:
    (A) É obrigatória realização de tratamento adjuvante
    (B) Está comumente associado a manifestações clínicas androgênicas
    (C) É o tumor de ovário mais comum na infância
    (D) Está sempre associado a alterações hormonais

18. As lesões traumáticas genitais mais comuns na infância são:
    (A) Penetração acidental
    (B) Lacerações teciduais
    (C) Lesões em sela
    (D) Isquemia clitoriana

19. Diante de um traumatismo genital deve-se pesquisar:
    (A) Sangue oculto nas fezes
    (B) Hematúria
    (C) Infecção sistêmica
    (D) Tumor uterino

20. O tumor ovariano mais comumente associado à puberdade precoce é:
    (A) Tumor da granulosa
    (B) Cistoadenoma seroso
    (C) Gonodoblastoma
    (D) Teratoma

21. São exames obrigatórios na suspeita de abuso sexual na criança:
    (A) Citologia oncótica, hormonal e VDRL
    (B) Cultura de secreção uretral, vaginal, anal e HIV
    (C) Pesquisa de *Chlamydia*, Gonococos e cultura de orofaringe
    (D) B e C estão corretas

22. Face a suspeita de abuso sexual na criança, devemos:
    (A) Fazer notificação compulsória ao Conselho Tutelar da região e encaminhar o paciente à Delegacia para registro da queixa
    (B) Encaminhar o paciente à Delegacia e fazer notificação opcional ao Conselho Tutelar
    (C) Encaminhar o paciente ao IML
    (D) Tratar a criança e orientar o responsável a procurar o Conselho Tutelar da região

23. Os sinais físicos a serem pesquisados são:
    (A) Hiperemia, edema e hematomas
    (B) Escoriações, fissuras e sangramentos
    (C) Evidências de DST e gravidez
    (D) Todas as anteriores

24. Sobre o abuso sexual na infância, assinale a incorreta:
    (A) Sempre que possível deve-se coletar material que ajude a comprovar o abuso: sêmen, sangue e células epiteliais
    (B) Os distúrbios psicossexuais são os mais relatados como consequências tardias do abuso sexual
    (C) Falsas denúncias de abuso sexual também podem ocorrer, principalmente entre casais em situação de litígio
    (D) A síndrome de Munchausen está relacionada ao abuso sexual

Parte VI Reprodução Humana

PUBERDADE PRECOCE

1. A puberdade precoce é classicamente caracterizada por:
   (A) Desenvolvimento dos caracteres sexuais antes dos 6 anos
   (B) Menarca antes de 13 anos
   (C) Telarca antes de 10 anos
   (D) Desenvolvimento de caracteres sexuais secundários antes dos 8 anos, em meninas, e 9 anos, nos meninos

2. Os caracteres sexuais secundários devem ser classificados segundo os critérios de Marshall e Tanner. Segundo esses critérios, como ficaria a classificação de uma menina que ainda não teve telarca nem pubarca:
   (A) M0P0
   (B) M1P1
   (C) M2P2
   (D) M3P3

3. A puberdade precoce é dividida em dois tipos:
   (A) Puberdade precoce periférica e puberdade precoce central
   (B) Telarca e menarca
   (C) Gonadarca e pubarca
   (D) Puberdade precoce periférica e puberdade precoce independente de gonadotrofinas

4. A puberdade precoce pode ser isossexual (caracteres secundários concordantes com o sexo do paciente) ou heterossexual (feminização de meninos ou virilização de meninas). Em relação às puberdades precoces central e periférica, podemos afirmar:
   (A) As puberdades precoces central e periférica são heterossexuais
   (B) A puberdade precoce central é isossexual, e a puberdade precoce periférica pode ser isossexual ou heterossexual
   (C) A puberdade precoce periférica é isossexual, e a puberdade precoce central pode ser isossexual ou heterossexual
   (D) As puberdades precoces central e periférica são isossexuais

5. Dentre as formas de puberdade precoce central, qual a etiologia mais comum na menina?
   (A) Idiopática
   (B) Tumores cranianos
   (C) Adenoma hipofisário
   (D) Síndrome de McCune-Albright

6. São causas de puberdade precoce central e periférica, respectivamente:
   (A) Hiperplasia adrenal congênita e cisto ovariano
   (B) Radiação do Sistema Nervoso Central e hamartoma
   (C) Hamartoma e hiperplasia adrenal congênita
   (D) Cisto ovariano e tumor adrenal

7. A puberdade precoce central ou gonadotrofina dependente apresenta-se com quadro clinico laboratorial igual ao da puberdade normal. Qual o marco clínico inicial da puberdade em meninas?
   (A) Menarca
   (B) Telarca
   (C) Pubarca
   (D) Pelos axilares

8. São consideradas variantes do desenvolvimento puberal: telarca precoce isolada, pubarca precoce isolada e menarca precoce isolada. A telarca precoce isolada tem como diferença da puberdade precoce central:
   (A) Aumento da velocidade de crescimento
   (B) Avanço da maturação óssea
   (C) Evolução com pubarca e menarca
   (D) Ausência de outros critérios de maturação sexual

9. Qual o melhor exame para diferenciar puberdade precoce central da puberdade precoce periférica?
   (A) FSH após estímulo com GnRH
   (B) FSH basal
   (C) LH basal e/ou LH após estímulo com GnRH
   (D) Prolactina

10. Utilizando-se os métodos mais sensíveis, como o imunofluorométrico (IFMA), para dosagem de LH basal, qual o valor considerado puberal:
    (A) LH basal > 0,6 U/L
    (B) LH basal < 0,6 U/L
    (C) LH basal < 2,0 U/L
    (D) LH basal > 2,0 U/L

11. Como deve estar a dosagem de LH na puberdade precoce periférica:
    (A) Semelhante a puberdade precoce central
    (B) Semelhante a puberdade normal
    (C) Semelhante ao paciente impúbere
    (D) Semelhante a paciente na menopausa

12. No teste de estímulo com GnRH, diferenciamos a puberdade precoce central da periférica quando:
    (A) LH após estímulo vier suprimido
    (B) O teste de estímulo com GnRH não serve para diferenciar puberdade central da periférica
    (C) LH após estímulo indicar ativação do eixo gonadotrófico
    (D) FSH após estímulo vier suprimido

13. Dos exames abaixo, qual não é útil no diagnóstico de puberdade precoce central:
    (A) Idade óssea
    (B) Estradiol
    (C) LH
    (D) RNM de crânio

14. No caso de LH basal em valores impúberes, alternativamente ao teste de estímulo com GnRH (100 mcg), qual exame poderíamos fazer para diagnosticar puberdade precoce?
    (A) Prolactina
    (B) TSH
    (C) LH após análogo de GnRH depot
    (D) IGF1

15. É o considerado exame de rotina na investigação de puberdade precoce:
    (A) Hemograma completo
    (B) EAS
    (C) Idade óssea
    (D) RX de tórax

16. No paciente com puberdade precoce periférica, com idade óssea atrasada, devemos solicitar:
    (A) RNM de crânio
    (B) RX de tórax
    (C) IGF1
    (D) TSH, T4 livre

17. Qual dos exames abaixo teria menos importância na avaliação de puberdade precoce central:
    (A) Idade óssea
    (B) LH basal
    (C) FSH
    (D) LH pós-estímulo

18. São parâmetros de puberdade na USG pélvica:
    (A) Ovários não visualizados
    (B) Ovários em fita
    (C) Volume ovariano < 1,5 mL
    (D) Comprimento uterino > 3,4 cm

19. Na investigação etiológica de puberdade precoce central, é importante solicitarmos:
    (A) RNM de crânio
    (B) TC de tórax
    (C) Cariótipo
    (D) Hemograma completo

20. Na menina com puberdade precoce periférica virilizante (heterossexual), é importante solicitar:
    (A) Insulina
    (B) 17-OH Progesterona
    (C) RX de tórax
    (D) TRH

21. Qual o melhor tratamento para puberdade precoce central?
    (A) Acetato de ciproterona
    (B) Medroxiprogesterona
    (C) Agonistas de GnRH (aGnRH)
    (D) Cetoconazol

22. São indicações de tratamento com análago de GnRH:
    (A) Puberdade precoce progressiva de qualquer etiologia
    (B) Desenvolvimento puberal acelerado
    (C) Potencial de altura final inadequada
    (D) Todas as respostas acima

23. Qual o melhor momento para suspender o tratamento com aGnRH?
    (A) 12 a 12,5 anos de idade óssea na menina
    (B) 15 anos de idade óssea na menina
    (C) 9 anos de idade cronológica na menina
    (D) 15 anos de idade cronológica na menina

24. No tratamento com aGnRH, é considerado bloqueio puberal adequado quando observamos clinicamente:
    (A) Redução do estadiamento puberal das mamas
    (B) Aumento da velocidade de crescimento
    (C) Aumento do volume mamário
    (D) Menarca

25. São efeitos colaterais dos agonistas do GnRH:
    (A) Sangramento vaginal após a primeira dose
    (B) Sintomas vasomotores devido ao hipoestrogenismo
    (C) Reação alérgica local
    (D) Todos acima

FATORES FEMININOS DE ESTERILIDADE

1. Em relação à esterilidade por incompatibilidade muco-sêmen, pode-se afirmar que:
   (A) A inseminação cervical com sêmen total é a terapêutica de eleição
   (B) A inseminação fúndica com espermatozoides capacitados é a terapêutica de eleição
   (C) A única terapêutica disponível é a fertilização in vitro
   (D) A única terapêutica utilizada na resolução não supera 5% dos casos

2. Após a realização de histerossalpingografia, durante investigação do fator tubário como causa de infertilidade na mulher, observou-se imagem das trompas em forma de "contas de rosário", sugerindo como fator causal:
   (A) Endometriose
   (B) Doença inflamatória pélvica
   (C) Doença maligna
   (D) Tuberculose

3. Quanto à histerossalpingografia:
   (A) Deve ser substituída pela videolaparoscopia
   (B) Deve ser exame de rotina na pesquisa anatômica
   (C) Avalia precariamente as tubas uterinas
   (D) É exame realizado com contraste lipossolúvel

4. Em relação ao tempo de exposição ao coito, sem utilização de métodos contraceptivos, quando se deve iniciar a pesquisa de esterilidade do casal:
   (A) Com 24 meses
   (B) Com 18 meses
   (C) Com 36 meses
   (D) Com 12 meses

5. A incidência de esterilidade conjugal na população em geral é de:
   (A) 10%
   (B) 20%
   (C) 25%
   (D) 30%

6. A fecundação se dá, na maioria das vezes:
   (A) 48 horas após a ovulação
   (B) Até 72 horas após a ovulação
   (C) 24 horas após a ovulação
   (D) 36 horas após a ovulação

7. Habitualmente um casal é definido como infértil quando:
   (A) Não obteve gravidez após relacionamento sexual de 1 ano
   (B) Não obteve gravidez após relacionamento sexual de 3 anos
   (C) A + sem emprego de qualquer método de anticoncepção
   (D) B + sem emprego de qualquer método de anticoncepção

8. A fertilidade natural da mulher:
   (A) Inicia sua queda aos 30 anos e praticamente desaparece aos 45 anos
   (B) Inicia sua queda aos 35 anos e praticamente desaparece aos 40 anos
   (C) Inicia sua queda aos 25 anos e praticamente desaparece aos 40 anos
   (D) Inicia sua queda aos 25 anos e praticamente desaparece aos 35 anos

9. Na avaliação do fator tuboperitoneal a rotina mínima de investigação deve ser:
   (A) Histerossalpingografia
   (B) Laparotomia exploradora
   (C) Pesquisa de anticorpos para espermatozoides no soro da paciente
   (D) Todas as anteriores

10. Na avaliação do fator ovulatório, que é responsável por aproximadamente 30% dos problemas de infertilidade, faz parte da rotina de investigação:
    (A) Progesterona de segunda fase
    (B) Ultrassom seriado
    (C) Biópsia de endométrio
    (D) Todas as anteriores

11. São fatores de risco da infertilidade pelo fator tubário:
    (A) Mulheres jovens e sintomas do parceiro
    (B) Promiscuidade sexual
    (C) Cervicite mucopurulenta
    (D) Todas as anteriores

12. Na propedêutica do casal infértil, o teste de Sims-Huhner é de grande importância. É também chamado de:
    (A) Mucocervical
    (B) Gonadotrófico
    (C) Pós-coito
    (D) Filamentoso

13. Paciente de 28 anos tem infertilidade primária há 3 anos, com catamênios regulares. Há 6 anos foi submetida à apendicectomia supurada. Qual o exame que mais provavelmente esclarecerá a etiologia da infertilidade?
    (A) Teste pós-coito
    (B) Biópsia de endométrio
    (C) Ultrassom transvaginal
    (D) Histerossalpingografia

14. Na pesquisa de esterilidade conjugal, a suspeita de tuberculose genital pode ser confirmada com:
    (A) Cultura do raspado de endométrio, PPD, histerossalpingografia
    (B) PPD, raios X de sela túrcica, teste pós-coito
    (C) Dosagem hormonal, curva de temperatura basal, colpocitologia
    (D) Laparoscopia, ultrassonografia transvaginal, cristalização do muco cervical

15. Qual a melhor época do ciclo menstrual para se realizar biópsia de endométrio para saber se houve ovulação?
    (A) 1° ao 3° dia
    (B) 5° ao 9° dia
    (C) 12° ao 15° dia
    (D) 22° ao 25° dia

16. Quando é a melhor época para realização da histerossalpingografia?
    (A) 1° ao 3° dia do ciclo
    (B) 6° ao 11° dia do ciclo
    (C) 12° ao 15° dia do ciclo
    (D) 22° ao 25° dia do ciclo

17. Na pesquisa do fator cervical, o teste pós-coito deve ser realizado idealmente:
    (A) 1-2 dias antes da data prevista da ovulação, 6 horas após o coito
    (B) 1-2 dias após a data prevista da ovulação, 12 horas após o coito
    (C) Após a menstruação, 12 horas após o coito
    (D) Antes da data provável da menstruação, 6 horas após o coito

18. Em termos de definição, marque a alternativa correta:
    (A) Fecundabilidade é a probabilidade de se conseguir uma gravidez dentro de um único ciclo menstrual, que varia de 40-45% em casal normal
    (B) Fecundidade é a probabilidade de se conseguir um nascido vivo em um único ciclo menstrual
    (C) Infertilidade primária é o termo usado quando não se consegue determinar a causa da infertilidade
    (D) Infertilidade é a ausência de gestação após um período de 3 anos sem uso de método anticoncepcional

19. A pesquisa do fator ovulatório em mulheres na idade fértil com dificuldade em engravidar pode ser feita por meio de, exceto:
    (A) CFA
    (B) Dosagem de AMH e FSH
    (C) Dosagem de Inibida A e B
    (D) Dosagem de progesterona na segunda metade do ciclo menstrual

20. A avaliação de permeabilidade tubária pode ser feita por meio de, exceto:
    (A) Histerossalpingografia
    (B) Histerossonografia
    (C) Videolaparoscopia com Cromotubagem
    (D) Ultrassonografia transvaginal

FATORES MASCULINOS DE ESTERILIDADE

1. A varicocele pode ser fator de esterilidade conjugal por determinar:
   (A) Formação de anticorpos antiespermáticos
   (B) Atrofia testicular
   (C) Ejaculação precoce
   (D) Diminuição do número e da vitalidade, além de alteração da morfologia dos espermatozoides

2. O sêmen é considerado limiar do normal quando, segundo o critério estrito de Kruger:
   (A) Espermatozoides: ≥ 20 milhões/mL
   (B) ≥ 14% de formas normais
   (C) Motilidade: ≥ 50% dos espermatozoides móveis no ejaculado
   (D) Todas as anteriores

3. Desde que o espermograma seja anormal, deve-se investigar:
   (A) Antecedentes de lesão testicular e caxumba
   (B) Alterações persistentes da temperatura testicular (banhos de sauna, motorista etc.)
   (C) Varicocele, doença endócrina, exposição a radiações, uso de drogas (nitrofurantoína, maconha, sulfas), cigarro, exposição aos agrotóxicos etc.
   (D) Todas as anteriores

4. O fator masculino na esterilidade conjugal é de:
   (A) 50%
   (B) 20%
   (C) 30%
   (D) 10%

5. Entre as várias causas que podem levar o homem à esterilidade, as principais são:
   (A) Varicocele e azoospermia
   (B) Infecções e inflamações das glândulas anexas
   (C) O fator hormonal e fator imunológico
   (D) Todas as anteriores

6. A azoospermia pode ser dividida em:
   (A) Secretora (falência testicular) causada por processos intrínsecos (fatores genéticos, tóxicos e infecciosos)
   (B) Secretora (falência testicular) causada por processos secundários (alterações externas aos testículos: deficiência hormonal, varicocele etc.)
   (C) Excretoras (processos obstrutivos das vias de drenagem do fluido testicular)
   (D) Todas as anteriores

7. O aumento do tempo de viscosidade como do tempo de liquefação sugerem:
   (A) Processo infeccioso-inflamatório das glândulas anexas
   (B) Processos imunológicos
   (C) Nada sugere
   (D) Varicocele

8. O espermograma é o primeiro exame a ser solicitado para um casal em investigação de infertilidade. Sendo normal, podemos excluir o fator masculino como responsável; porém, detectando-se alterações, como devemos proceder?
   (A) Uma amostra é suficiente
   (B) Repetir o espermograma em 10 dias
   (C) Repetir pelo menos duas amostras com intervalo de 10-15 dias cada
   (D) Repetir espermograma em um mês

9. Após ejaculação em um frasco neutro de plástico com boca larga, na análise do espermograma, como devemos proceder?
   (A) Enviar ao laboratório em 1 hora, após abstinência sexual de 2-5 dias
   (B) Enviar ao laboratório em 1 hora, após abstinência sexual de 10 dias
   (C) Enviar ao laboratório nas primeiras 24 horas, após abstinência sexual de 2-5 dias
   (D) Enviar ao laboratório nas primeiras 24 horas, após abstinência sexual de 10 dias

10. Assinale a opção em que para a análise do sêmen para exame morfológico consta uma preparação que não é usada:
    (A) Giemsa
    (B) Bryan-Leishman
    (C) Papanicolau
    (D) Supravital (solução de eosina a 0,5% em SF 0,9% com nigrosina a 10% em água destilada)

11. Após a remoção dos espermatozóides por centrifugação, o exame de bioquímica consta da dosagem de que constituintes seminais?
    (A) Fosfatase alcalina e galactose
    (B) Ácido cítrico e frutose
    (C) Desidrogenase lática e sódio
    (D) Galactose e potássio

12. A biópsia testicular ainda tem alguma indicação diagnóstica na investigação da infertilidade masculina. Marque a opção que não contém uma real indicação:
    (A) Oligoazoospermia severa para estudo meiótico
    (B) Azoospermia
    (C) Leucospermia (acima de 1.000.000 leucócitos/mL)
    (D) Avaliação da eficácia do tratamento

13. Azoospermia excretora é causa frequente de infertilidade. As principais causas de obstrução da via seminal são sequelas de processos inflamatórios, malformações congênitas ou traumatismos. Marque a opção que não é causa de obstrução por processo inflamatório:
    (A) *Gardnerella*
    (B) Tuberculose genital
    (C) Gonorreia
    (D) Refluxo de urina infectada

14. Várias síndromes abaixo estão relacionadas com infertilidade masculina, exceto:
    (A) Kleinefelter
    (B) Ashermann
    (C) Steinert
    (D) Kallman

15. Infertilidade masculina pode ter como uma de suas causas a orquite, que gera deficiência testicular. São causas de orquite, exceto:
    (A) Bacilo da hanseníase *virchowiana*
    (B) Vírus da caxumba
    (C) *Neisseria gonorrhoeae*
    (D) *Haemophilus ducrey*

16. Na investigação do homem com infertilidade, podemos encontrar oligoastenozoospermia em pacientes com as seguintes doenças, exceto:
    (A) Doença tireoidiana
    (B) Doença pancreática
    (C) Doença de suprarrenal
    (D) Diabetes

17. São medicações usadas no tratamento empírico da infertilidade masculina, exceto:
    (A) Oxibutinina
    (B) Citrato do clomifeno
    (C) Tamoxifeno
    (D) Calicreína

18. O tratamento clínico da infertilidade masculina com uso da associação de HMG e de HCG tem indicação nos pacientes abaixo, exceto:
    (A) Pacientes hipofisectomizados
    (B) Eunucos hipogonadotróficos
    (C) Pacientes com oligo e/ou azoospermia com FSH e LH baixos
    (D) Pacientes com varicocele

19. O termo TERATOZOOSPERMIA na análise de um espermograma refere-se a:
    (A) Abaixo de 30% de formas normais na análise morfológica do sêmen
    (B) Achado acima de 4.000.000 leucócitos/mL
    (C) Achado abaixo de 4.000.000 leucócitos/mL
    (D) Sêmen com volume acima de 4 mL

20. O termo AZOOSPERMIA refere-se à:
    (A) Ausência de sêmen
    (B) Ausência de motilidade dos espermatozoides
    (C) Ausência de espermatozoides
    (D) Ausência de espermatozoides com morfologia normal

INDUÇÃO DA OVULAÇÃO

CAPÍTULO 30

1. A síndrome da hiperestimulação ovariana (SHO) é uma complicação de etiologia desconhecida e causada por:
   (A) Uso de agentes que provocam a indução da ovulação
   (B) Uso de qualquer agente sem fim específico
   (C) Uso somente de gonadotrofinas
   (D) Nenhuma das anteriores

2. A síndrome de hiperestimulação ovariana pode-se apresentar sob as formas:
   (A) Leve (ovários aumentados de volume até 5 cm) e moderada (aumento ovariano até 10 cm)
   (B) Severa (aumento ovariano de + de 10 cm)
   (C) Severa (qualquer aumento ovariano, mas com ascite, hemoconcentração, hidrotórax, oligúria, trombose e, eventualmente, morte)
   (D) Todas as anteriores

3. Para evitar-se a síndrome da hiperestimulação ovariana não se deve administrar o LH quando os níveis de estradiol estiverem:
   (A) Acima de 2.600 pg/mL
   (B) Acima de 5.000 pg/mL
   (C) Acima de 4.000 pg/mL
   (D) Acima de 4.500 pg/mL

4. O diagnóstico da ovulação pode ser determinado por:
   (A) Estudos da temperatura basal
   (B) Dosagem de progesterona no meio da fase lútea
   (C) Biópsia de endométrio
   (D) Todas as anteriores

5. O uso de citrato de clomifene pode ocasionar:
   (A) Convulsões
   (B) Cistos de ovários
   (C) Depressão da medula óssea
   (D) Insuficiência renal aguda

6. O muco cervical no período periovulatório apresenta:
   (A) Viscosidade aumentada
   (B) Ausência de cristalização
   (C) Filância máxima
   (D) Baixo teor de água

7. O tratamento de escolha para esterilidade secundária à síndrome de ovários policísticos é:
   (A) Exérese cirúrgica em cunha dos ovários
   (B) Indução de ovulação com coito programado
   (C) Fertilização *in vitro*
   (D) Uso de estrogênio e progesterona em altas doses para estimular os ovários

8. As taxas de ovulação após tratamento com citrato de clomifeno, taxas de concepção e incidência de gestação múltipla são representadas, respectivamente, na opção:
   (A) 40%, 20%, 05%
   (B) 60%, 20%, 05%
   (C) 60%, 40%, 10%
   (D) 80%, 40%, 10%

9. A indução ovulatória com gonadotrofinas está indicada quando:
   (A) Não há resposta ao tratamento com citrato de clomifeno
   (B) Disfunção ovulatória secundária ao hipogonadismo hipergonadotrófico
   (C) Idade maior que 35 anos
   (D) Síndrome de ovários policísticos

10. São usados para indução de ovulação, exceto:
    (A) GnRH pulsátil
    (B) Gonadotrofinas
    (C) Citrato de clomifeno
    (D) Tamoxifeno

11. Citrato de clomifeno é usualmente administrado, respectivamente, na dose, período e início:
    (A) 50-150 mg, por 5 dias, entre 3° e 5° dia do ciclo
    (B) 50-150 mg, por 10 dias, entre 11° e 15° dia do ciclo
    (C) 150-300 mg, por 5 dias, entre 11° e 15° dia do ciclo
    (D) 150-300 mg, por 10 dias, entre 3° e 5° dia do ciclo

12. Entre os efeitos colaterais e consequências do uso de citrato do clomifeno estão, exceto:
    (A) Hiperestimulação ovariana e sintomas vasomotores
    (B) Multigemelaridade e escotomas visuais
    (C) Hirsutismo e cefaleia
    (D) Desconforto abdominal e gestação ectópica

13. Podemos associar ao citrato de clomifeno na indução de ovulação, exceto:
    (A) Imunoglobulinas
    (B) Dexametasona
    (C) Estrogênio
    (D) Gonadotrofinas

14. Qual das afirmativas abaixo não contém um dos fenômenos que ocorre para que haja ovulação?
    (A) Progesterona desencadeia produção de prostaglandina pelo ovário
    (B) Ação de colagenase
    (C) Ação de fator ativador de plasminogênio
    (D) LH estimula produção de glicosaminoglicanos

15. A substância mais usada na indução de ovulação é a gonadotrofina humana (hMG) que é extraída do(a):
    (A) Sangue (soro) de mulher na menopausa
    (B) Urina de mulher na menopausa
    (C) Urina de mulher na *menacme*
    (D) Sangue (soro) de mulher na *menacme*

16. Com que substância é mais comum ocorrer a síndrome de hiperestimulação ovariana?
    (A) Citrato de clomifeno
    (B) Bromocriptina
    (C) Lisurida
    (D) Gonadotrofina

17. Qual a melhor conduta no manejo da síndrome de hiperestimulação ovariana grave?
    (A) Repouso, hidratação cuidadosa e expansor de volume
    (B) Citrato de clomifeno em baixa dose
    (C) Estrogênio para inibir eixo hipotálamo-hipofisário
    (D) Tamoxifeno

18. Na forma grave de síndrome de hiperestimulação ovariana, que incide em 0,4-4%, podemos encontrar, exceto:
    (A) Ascite/hidrotórax
    (B) Hipovolemia
    (C) Hemodiluição
    (D) Oligúria

19. Durante o uso do citrato de clomifeno observamos que níveis periféricos de FSH e de LH:
    (A) Aumentam
    (B) Diminuem
    (C) FSH aumenta e LH diminui
    (D) FSH diminui e LH aumenta

20. Em caso de falência após 6 meses de uso de citrato de clomifeno, podemos optar por, exceto:
    (A) Adição de dexametasona
    (B) Adição de tamoxifeno
    (C) Adição de bromocriptina
    (D) Supressão pré-tratamento com agonistas do GnRH

21. Durante o ciclo de indução da ovulação com Clomifeno para coito programado, espera-se verificar crescimento folicular, idealmente, em qual dia do ciclo menstrual da paciente?
    (A) 21º dia do ciclo
    (B) 3º dia do ciclo
    (C) 28º dia do ciclo
    (D) 10º dia do ciclo

22. O controle e confirmação da ovulação durante o ciclo de indução da ovulação com Comifeno para coito programado pode ser realizado por:
    (A) Teste rápido para detecção de pico de LH (Clear Blue ou Confirme)
    (B) Biópsia de endometrio no 21º dia do ciclo em tratamento
    (C) Dosagem da progesterona no 14º dia do ciclo
    (D) Ultrassonografia transvaginal para visualização do corpo lúteo entre o 16º-21º dia do ciclo

FERTILIZAÇÃO ASSISTIDA

1. É atualmente muito usada a técnica de fertilização assistida:
   (A) ICSI (injeção intracitoplasmática de espermatozoides)
   (B) Injeção intracitoplasmática de células germinativas testiculares pós-meióticas
   (C) FIV-TE (transferência intra-uterina de embriões)
   (D) Todas as anteriores

2. Atualmente, para estimulação ovariana, usa-se, exceto:
   (A) Análogos de GnRH seguidos de gonadotrofinas
   (B) Citrato de clomifeno e gonadotrofinas
   (C) Anticoncepcionais
   (D) Gonadotrofinas e Hcg

3. Atualmente para estimulação ovariana, usa-se, exceto:
   (A) Associação de acetato de leuprolide, hMG e hCG
   (B) Associação de citrato de clomifeno, hMG e Hcg
   (C) FSH recombinante, antagonista de gonodotrofina e hCG
   (D) Todas as anteriores

4. Dos protocolos de desenvolvimento folicular, qual a resposta mais correta?
   (A) Citrato de clomifeno, hMG e hCG: mais barato e menos eficiente
   (B) Acetato de leuprolide, hMG e hCG: mais caro e menos eficiente
   (C) Acetato de leuprolide, hMG e hCG: mais barato e mais eficiente
   (D) Citrato de clomifeno, hMG e hCG: mais caro e menos eficiente

5. São complicações que podem advir das inseminações artificiais:
   (A) Síndrome de hiperestímulo ovariano e gestações múltiplas
   (B) Abortamento e infecção
   (C) Gravidez ectópica
   (D) Todas as anteriores

6. São indicações de inseminação artificial heteróloga, segundo a American Society of Reproductive Medicine (ASRM):
   (A) Azoospermia irreversível
   (B) Oligospermia grave
   (C) Parceiro com distúrbio hereditário ou genético com alto risco de transmissão à prole (hemofilia, D. Huntington etc.)
   (D) Todas as anteriores

7. São indicações para inseminação intra-uterina (IIU), exceto:
   (A) Fator masculino leve e aderências anexiais mínimas
   (B) Fator cervical e insuficiência lútea
   (C) Síndrome de Ashermann e útero bicorno
   (D) Endometriose sem distorção anatômica grave e infertilidade sem causa aparente

8. Fatores que levam a queda da taxa de gestação quando é realizada fertilização *in vitro* incluem:
   (A) Nível de FSH no 3° dia do ciclo maior que 15 UI/L
   (B) Relação LH/FSH maior que 3 no meio do ciclo
   (C) Mulheres mais jovens
   (D) Homens mais velhos

9. Se o problema de esterilidade conjugal for masculino, qual das técnicas abaixo não deveremos usar na fertilização assistida?
   (A) GIFT – transferência intratubária de gametas
   (B) ZIFT – transferência intratubária de zigoto
   (C) TET – transferência intratubária de embrião
   (D) ICZI – injeção intracitoplasmática de espermatozoides

10. Podemos avaliar maturidade de ovócitos por meio de:
    (A) Morfologia do complexo *cumulus-corona* em sua volta
    (B) Presença ou não de vesícula germinativa
    (C) Presença ou não do primeiro corpúsculo polar
    (D) Todas estão corretas

11. Marque a opção onde observamos hiperestimulação ovariana:
    (A) Estradiol total maior que 1.000 pg/mL
    (B) Estradiol total maior que 10.000 pmol/L
    (C) Mais de 25 folículos no ovário
    (D) Ovários medindo mais de 20 mm

12. A capacitação do oócito é dirigida por ultrassonografia transvaginal e é feita quantas horas após injeção de hCG?
    (A) 06
    (B) 12
    (C) 24
    (D) 36

13. Marque a opção errada. Abaixo constam alguns dos métodos usados para preparo do sêmen para realização de fertilização *in vitro*:
    (A) *Swim-up*
    (B) Percoll
    (C) Lavagem e centrifugação
    (D) Também pode não ser feito preparo do sêmen que, aliás, é o que ocorre mais frequentemente

14. Devemos preferir inseminação intra-uterina a técnicas mais sofisticadas, como FIV e GIFT quando:
    (A) O sêmen é inadequado
    (B) Pacientes abaixo dos 40 anos
    (C) Permeabilidade tubária comprometida
    (D) Ausência de reserva ovariana

15. Das complicações listadas abaixo referentes à técnica de inseminação intrauterina, a menos frequente é:
    (A) Infecção, como, por exemplo, salpingite
    (B) Gestações múltiplas
    (C) Abortamento
    (D) Síndrome de hiperestimulação ovariana

16. Para realização de inseminação intra-uterina deveremos ter:
    (A) Estimulação ovariana com produção de mais de 4 folículos dominantes
    (B) Espessura endometrial menor que 6 mm
    (C) Preparo do sêmen no período periovulatório
    (D) Presença de sêmen fresco

17. Marque a opção que aproximadamente representa, respectivamente, as taxas de sucesso da fertilização *in vitro*, incidência de gestações múltiplas e de gestações ectópicas:
    (A) 10%, < 30%, 10%
    (B) 15%, > 30%, 1%
    (C) 20%, > 30%, 10%
    (D) 30%, < 30%, 1%

18. Na fertilização *in vitro*, não em casos onde o fator masculino está implicado, quantos espermatozoides móveis, aproximadamente, são colocados em cada disco contendo um oócito?
    (A) 1.000-2.000
    (B) 5.000-10.000
    (C) 50.000-100.000
    (D) 1.000.000-10.000.000

19. A fertilização assistida por meio de FIV/ICSI é indicada para casais inférteis como única opção de tratamento, exceto:
    (A) Obstrução tubária bilateral
    (B) Vasectomia
    (C) Anovulação crônica
    (D) Oligospermia grave

20. São fatores para avaliação da estimativa de reserva ovariana:
    (A) CFA, FSH, AMH e idade materna
    (B) CFA, progesterona e estradiol do 3º ao 5º dia do ciclo menstrual
    (C) AMH, inibina B, TSH e prolactina
    (D) FSH, estradiol e progesterona em qualquer fase do ciclo menstrual

21. Embriões humanos podem ser deixados em cultivo no laboratório para tratamento de reprodução assistida, a fim de transferência de embriões a fresco em até quantos dias, exceto?
    (A) 2 dias
    (B) 3 dias
    (C) 5 dias
    (D) 15 dias

PLANEJAMENTO FAMILIAR

CAPÍTULO 32

1. Indique quais dos métodos anticoncepcionais abaixo aumentam a incidência de doença inflamatória pélvica:
   (A) Dispositivo intrauterino
   (B) Anovulatórios orais hormonais
   (C) Laqueadura tubária
   (D) Métodos de barreira

2. Qual das afirmativas abaixo não é verdadeira em relação aos anticoncepcionais orais:
   (A) Alteram a curva glicêmica
   (B) Os que contêm 50 microgramas de estrogênio, ou menos, não produzem acidentes tromboembólicos
   (C) Podem favorecer colestase
   (D) São contraindicados em mulheres que apresentam, após o início do seu emprego, cefaleias de repetição

3. São contraindicações ao uso de anticoncepcionais orais de baixa dosagem, exceto:
   (A) Neoplasia hormônio-dependente
   (B) Tromboflebite ou doença tromboembólica
   (C) Doença da tireoide
   (D) Doença coronariana

4. O dispositivo intrauterino (DIU) pode provocar, exceto:
   (A) Inibição da ovulação
   (B) Redução do peristaltismo tubário
   (C) Hemorragias
   (D) Dismenorreia

5. Em relação às pílulas anticoncepcionais, podemos afirmar, exceto:
   (A) As de alta dosagem apresentam mais efeitos colaterais
   (B) As de baixa dosagem são menos eficazes
   (C) Podem reduzir a libido
   (D) Podem aumentar o peso corporal

6. A contracepção hormonal oral pode ser feita:
   (A) Até os 50 anos
   (B) Até os 40 anos
   (C) Até os 35 anos
   (D) Até os 38 anos

7. A principal ação dos anticoncepcionais orais é impedir a ovulação por meio de qual mecanismo?
   (A) Aumento da esteroidogênese no estroma ovariano
   (B) Inibição do pico de gonadotrofinas no meio do ciclo
   (C) Bloqueio da produção de LH na primeira fase do ciclo
   (D) Aumento das gonadotrofinas com consequente bloqueio da liberação de estrogênio e progesterona

8. São contraindicações absolutas para o uso do DIU:
   (A) Câncer da cérvice ou de outros órgãos pélvicos e anomalias uterinas congênitas ou tumores benignos do útero que impeçam a localização correta do DIU
   (B) DIP, gravidez (confirmada ou suspeita) e aborto séptico recente
   (C) Infecções severas do trato genital baixo (cervicites, vaginites) e sangramento vaginal sem diagnóstico
   (D) Todas as anteriores

9. As complicações da inserção do DIU podem ser:
   (A) Dor e reação vagal
   (B) Perfuração uterina e dor
   (C) Sangramento e dor
   (D) Todas as anteriores

10. O Índice de Pearl, que avalia a eficácia do método contraceptivo, corresponde ao:
    (A) Número de gestações ocorridas em 100 mulheres que usaram o método durante 1 ano
    (B) Número de gestações ocorridas em 1.000 mulheres que usaram o método durante 1 ano
    (C) Número de gestações ocorridas durante o primeiro ano de uso do método
    (D) Número de falhas decorrente do uso incorreto do método durante 1 ano

11. Sobre anticoncepção oral hormonal de emergência, é correto iniciar o mais precocemente possível, sendo o ideal:
    (A) Até as primeiras 12 horas após o coito, repetindo 24 horas depois
    (B) Até as primeiras 24 horas após o coito, repetindo 24 horas depois
    (C) Até as primeiras 72 horas após o coito, repetindo 12 horas depois
    (D) Até a primeira semana após o coito, repetindo 12 horas depois

12. Sobre anticoncepção hormonal de emergência, marque a alternativa errada:
    (A) Pode ser feita apenas com progestogênio
    (B) Pode ser feita com progestogênio e estrogênio
    (C) Pode ser feita apenas com estrogênio
    (D) Deve ser iniciada em até 72 horas depois do coito desprotegido

13. Assinale a opção errada sobre ACO hormonal combinado:
    (A) Pode tornar a mulher estéril se usado durante muito tempo
    (B) Previne câncer de ovário
    (C) Previne câncer de endométrio
    (D) Aumenta risco de contrair doença sexualmente transmissível

14. Em relação aos ACO apenas de progestogênio, é correto afirmar que:
    (A) Não previne contra câncer de ovário ou endométrio
    (B) Não previne contra doença inflamatória pélvica
    (C) Não previne contra doença benigna da mama
    (D) Não previne contra gravidez ectópica

15. Podem usar anticoncepcionais injetáveis trimestrais de progesterona (acetato de medroxiprogesterona) as seguintes pacientes, exceto:
    (A) Com anemia falciforme
    (B) Com epilepsia
    (C) Com doença cardíaca valvular
    (D) Que tem ou já teve câncer de mama

16. A administração de determinadas drogas pode interferir no mecanismo de ação dos anovulatórios orais. Dos antibióticos abaixo, aquele que causa interferência é a:
    (A) Eritromicina
    (B) Rifampicina
    (C) Doxiciclina
    (D) Amoxaciclina

17. Paciente de 22 anos, 4 meses pós-parto vaginal sem intercorrências, sem uso de anticoncepção e referindo relação sexual.
    Está em aleitamento materno em desmame.
    Menstruou há 1 mês.
    A orientação mais adequada é:
    (A) Mantê-la com pílula de progestogênio porque ela ainda amamenta
    (B) Não há necessidade de outro método anticoncepcional porque até 6 meses após o parto ela estará protegida
    (C) Sugerir introdução de método anticoncepcional porque há possibilidade de ovulação e gestação, aguardando próxima menstruação para início de ACO combinado e usar *condom* até então
    (D) Realizar teste de gravidez e, se negativo, iniciar logo método anticoncepcional hormonal

18. O DIU pode ser uma boa opção de anticoncepção no climatério, não devendo ser usado em casos de:
    (A) Sangramento irregular de etiologia desconhecida
    (B) Cesariana prévia
    (C) Multíparas
    (D) Endométrio proliferativo inicial

19. Marque a alternativa que apresenta todas as condições clínicas com contraindicações absolutas para o uso de anticoncepcionais orais combinados:
    (A) Neoplasia de endométrio, neoplasia de mama, doença inflamatória pélvica
    (B) Hipertensão arterial moderada a grave, doença cardiovascular, endometrite aguda
    (C) Hepatopatia ativa, neoplasia de mama, doença tromboembólica
    (D) Doença tromboembólica, diabetes, hipertensão arterial moderada a grave

20. No período pós-parto e de lactação, são opções de anticoncepção para as pacientes, exceto:
    (A) DIU de cobre ou levonegestrel inseridos em até 48 horas pós-parto ou após 42 dias de puerpério
    (B) Implante de etonogestrel no pós-parto imediato ou quando desejado
    (C) Pílula combinada após 42 dias de puerpério
    (D) Progestágenos isolados após 42 dias de puerpério

21. Pílula combinada de etinilestradiol com progestágenos são permitidos pela OMS para paciente com:
    (A) Migrânea sem áurea aos 22 anos de idade
    (B) Tabagista de mais de 40 cigarros/dia aos 38 anos de idade
    (C) Dispidemia, obesidade e DM2 aos 32 anos de idade
    (D) Epilepsia em uso de cabamazepina aos 20 anos

22. Para realização de planejamento familiar a fim de liberação para laqueadura tubária é necessário:
    (A) Mais de dois filhos vivos e mãe acima de 25 anos
    (B) Mais de dois filhos vivos ou mãe acima de 25 anos
    (C) Duas cesarianas prévias
    (D) Consentimento do parceiro

23. Sobre o implante de etonogestrel, pode-se afirmar, exceto:
    (A) Tem duração de 3 anos
    (B) Permitido uso para pacientes em uso de anticonvulsivantes
    (C) As novas unidades são radiopacas ao raios X
    (D) Permitido para paciente com diagnóstico de câncer de mama

24. Sobre os LARCs (métodos anticoncepcionais de longa duração), como DIUs e Implantes de progestágenos, podemos afirmar, exceto:
    (A) São indicados para adolescentes
    (B) São tão eficazes quanto a métodos definitivos, como a laqueadura e a vasectomia
    (C) Aumentam o risco de tromboembolismo
    (D) São permitidos para paciente com DM2 e HAS controladas

Parte VII Climatério

ENDOCRINOLOGIA DO ENVELHECIMENTO

1. O transtorno depressivo não é incomum com a chegada da menopausa. Além da alteração do eixo gonadotrópico, outro associado à causa é:
   (A) Eixo hipotálamo-hipófise-adrenal (HHA)
   (B) Eixo somatotrópico
   (C) Eixo tireotrópico
   (D) Nenhuma das respostas acima

2. Com relação às afirmativas que se seguem, assinale a falsa:
   (A) O diabetes tipo 2 pode ser fator de risco para a doença de Alzheimer (DA)
   (B) A mortalidade por doença cardiovascular é maior no sexo feminino
   (C) A disfunção endotelial é a fase inicial do processo de aterosclerose e, geralmente, inicia-se na primeira década de vida
   (D) Somente duas das afirmativas acima são verdadeiras

3. São fatores de risco para doença cardiovascular (DCV) no sexo feminino:
   (A) Depressão, lúpus, artrite reumatoide
   (B) Complicações prévias na gravidez como hipertensão arterial e diabetes gestacional
   (C) História familiar de 1º grau de DCV antes dos 50 anos, mulher na pós-menopausa e idade
   (D) Todas as opções são verdadeiras

4. Sobre a Síndrome Metabólica na pós-menopausa, assinale a alternativa falsa:
   (A) A redução dos níveis de estrogênio predispõe ao aumento da gordura visceral
   (B) A terapia de reposição hormonal pode melhorar o risco de doença cardiovascular, independentemente do tempo de menopausa
   (C) A síndrome metabólica é mais prevalente na população com menor escolaridade
   (D) A obesidade associa-se a maior risco de malignidades, em especial ao câncer de mama, endométrio, intestino, esôfago e rim

5. A Síndrome Metabólica tem como base fisiopatológica principal:
   (A) Alteração dos níveis de glicose
   (B) Resistência insulínica
   (C) Hipertensão arterial
   (D) Hipertrigliceridemia

6. Com relação à idade da menopausa e associação com demência e declínio cognitivo, podemos afirmar, exceto:
   (A) Estrogênio é fator protetor
   (B) Sintomas vasomotores persistentes e severos e menopausa cirúrgica estão associados à depressão no período de transição menopausal
   (C) Etnia negra está mais propensa à depressão
   (D) Períodos de flutuação hormonal podem predispor à depressão, tais como puberdade, gestação e transição menopausal

7. Sobre a Síndrome Genitourinária na pós-menopausa, é incorreto afirmar que:
   (A) Tende a melhorar com o passar dos anos
   (B) Constitui-se por atrofia vulvovaginal e disfunção do trato urinário
   (C) O excesso de peso pode piorar os sintomas
   (D) É causada pela privação estrogênica

8. A prevenção da osteoporose deve ser iniciada na:
   (A) Gestação
   (B) Infância
   (C) Adolescência
   (D) Terceira década de vida

9. Em qual década de vida, não existe mais incremento da massa óssea?
   (A) Segunda década
   (B) Terceira década
   (C) Quarta década
   (D) Nenhuma das respostas anteriores

10. O único sítio periférico validado para diagnosticar-se osteoporose à densitometria óssea, pela OMS é:
    (A) Coluna lombar
    (B) Fêmur total
    (C) Rádio 33%
    (D) Colo de fêmur

11. A densitometria óssea, medida em g/cm² mede:
    (A) Densidade mineral óssea volumétrica
    (B) Densidade mineral óssea da microarquitetura
    (C) Densidade mineral óssea por área
    (D) Densidade mineral óssea cortical

12. O fenótipo tipicamente feminino, associado a infantilismo, hipogonadismo primário, hipertensão arterial, pode ser encontrado em qual tipo de Hiperplasia Adrenal Congênita?
    (A) Deficiência de 17α-hidroxilase (CYP17A1)
    (B) Deficiência de 11β-hidroxilase (CYP11B1)
    (C) Deficiência de 21-hidroxilase (CYP21A2)
    (D) Deficiência de 3β-hidroxiesteroide desidrogenase tipo 2 (3β–HSD2)

13. O tratamento para as desordens enzimáticas que causam Hiperplasia Adrenal Congênita, nas suas diferentes apresentações, baseia-se na:
    (A) Reposição de estrogênios
    (B) Reposição de androgênios
    (C) Reposição de progesterona
    (D) Reposição de glicocorticoides

14. Na Síndrome de Insensibilidade Androgênica Completa, uma das formas de Desordem da Diferenciação Sexual (DDS), encontramos:
    (A) Genitália externa feminina, vagina curta e ausência de trato genital interno feminino
    (B) Genitália externa parcialmente masculinizada, presença de trato genital feminino e vagina curta
    (C) Cariótipo XY, genitália externa feminina e presença de trato genital interno feminino
    (D) Cariótipo XX, genitália externa feminina e presença de trato genital interno feminino

15. O marcador diagnóstico da D21OH é a 17-hidroxiprogesterona sérica, precursor imediato da 21-hidroxilase. A coleta para 17OHP deve ser feita na:
    (A) Fase folicular precoce
    (B) Fase lútea
    (C) Fase ovulatória
    (D) Fase folicular tardia

16. São fatores que podem explicar as reduções da fecundidade e fertilidade nas mulheres com a Forma Clássica da D21OH:
    (A) Alterações anatômicas do introito vaginal decorrentes da virilização genital e de sequelas da correção cirúrgica.
    (B) Manutenção da hipersecreção androgênica com consequente anovulação crônica.
    (C) Distúrbios da imagem corporal, levando a dificuldades de relacionamentos
    (D) Todas as respostas acima

17. Na mulher adulta, portadora de Hiperplasia Adrenal Congênita (HAC), há uma maior prevalência de:
    (A) Obesidade
    (B) Síndrome Metabólica
    (C) Hipertensão Arterial
    (D) Mortalidade cardiovascular

18. Podemos encontrar genitália ambígua na seguinte situação:
    (A) Disgenesia Gonadal Completa
    (B) Disgenesia Gonadal Incompleta
    (C) Deficiência de CYP17A1
    (D) Síndrome de Insensibilidade Androgênica Completa

FISIOPATOLOGIA: OSTEOPOROSE, DOENÇA CARDIOVASCULAR E ALTERAÇÕES UROGENITAIS

CAPÍTULO 34

1. Após a 5ª década da vida, as doenças cardiovasculares constituem o principal problema de saúde pública para as mulheres:
   (A) Em termos de morbilidade
   (B) Em termos de mortalidade
   (C) A e B
   (D) Nenhuma das anteriores é verdadeira

2. A redução dos níveis dos hormônios sexuais femininos após a menopausa tem sido considerada responsável:
   (A) Pela progressiva e rápida elevação na frequência de DAC (doença arterial coronariana)
   (B) Hipertensão arterial sistêmica
   (C) Por A e B
   (D) Nenhuma das anteriores

3. Em decorrência da diminuição de estrogênios circulantes na pós-menopausa, podem surgir alterações no metabolismo lipídico com implicações sobre:
   (A) A aterogênese (e evolução da doença aterosclerótica)
   (B) A hipertensão arterial sistêmica
   (C) O prolapso vulvar
   (D) Nenhuma das anteriores

4. São fatores de risco relacionados à aterogênese:
   (A) Hipercolesterolemia e uso de anticoncepcionais hormonais orais
   (B) Tabagismo, sedentarismo e estresse
   (C) Obesidade, diabetes e hipertensão
   (D) Todas as anteriores

5. Segundo a FIGO a senectude acontece a partir dos:
   (A) 65 anos
   (B) 70 anos
   (C) 60 anos
   (D) 55 anos

6. A lipoproteína tem seis isoformas, sendo mais aterogênicas as formas:
   (A) S1 e S2
   (B) F e B
   (C) S3 e S4
   (D) F e S3

7. O índice de Castelli refere-se a:
   (A) I: relação colesterol total/HDL
   (B) II: relação LDL/HDL
   (C) A e B são verdadeiras
   (D) A e B são falsas

8. São valores considerados limítrofes como referência para as lipoproteínas:
   (A) Colesterol total: 200-239
   (B) LDL/c e HDL/c, respectivamente, 130-159 e 45-65
   (C) Triglicérides: 150-200
   (D) Todas as anteriores

9. Qual das seguintes afirmações é correta:
   (A) 60% da população feminina é osteoporótica
   (B) O tratamento estrogênico reduz os riscos de fraturas
   (C) Os bifosfanatos estimulam a formação óssea
   (D) A calcitonina não tem efeito analgésico

10. A terapia de reposição hormonal visa, entre outras:
    (A) Diminuição do risco de osteoporose
    (B) Aumento dos níveis de LDL colesterol
    (C) Melhora dos sintomas de atrofia genital
    (D) A e C

11. Conceitua-se osteoporose como sendo uma doença caracterizada por:
    (A) Deterioração microarquitetural do tecido ósseo
    (B) Redução da massa óssea a níveis insuficientes para a função de sustentação
    (C) Ter como consequência elevado risco de fratura
    (D) Todas as anteriores

12. Classifica-se a osteoporose em:
    (A) Primária
    (B) Secundária
    (C) Terciária
    (D) Só A e B

13. As causas secundárias de osteoporose podem ser:
    (A) Afecções de origem endócrino-metabólicas (hereditárias ou não) e digestivas

121

(B) Reumatológicas, renais e neoplásicas
(C) Pelo uso de medicamentos que interferem com o balanço do cálcio (corticoides, anticonvulsivantes, antiácidos etc.)
(D) Todas as anteriores

14. A osteoporose primária (ou involucional) é definida como uma síndrome de perda acelerada de massa óssea durante o envelhecimento e é classificada em duas síndromes principais e distintas:
    (A) Tipo I ou pós-menopáusica
    (B) Tipo II ou senil
    (C) Tipo III ou idiopática
    (D) A e B

15. A osteoporose tipo I pós-menopáusica tem as seguintes características:
    (A) É mais comum na mulher
    (B) Tipo de osso comprometido é principalmente trabecular e a taxa de perda óssea é acelerada
    (C) Os locais de fratura principais são as vértebras e punho, a função da paratireoide e a absorção de cálcio estão diminuídas e geralmente estão relacionadas à menopausa
    (D) Todas as anteriores

16. A osteoporose tipo II senil tem as seguintes características:
    (A) Relação mulher/homem é de 2/1
    (B) Comprometimento trabecular e cortical
    (C) Os locais de fratura principais são as vértebras e bacia, a função da paratireoide e a absorção do cálcio estão aumentadas, sendo relacionadas à idade
    (D) Todas as anteriores

17. São consideradas mulheres de risco para osteoporose:
    (A) Raça branca ou oriental, história familiar, menopausa, baixa estatura e magra
    (B) Habituais em cafeína, alimentos ácidos, sal, álcool, inatividade física e tabagistas
    (C) Mulheres com insuficiência renal crônica, gastrectomizadas, com anastomoses intestinais, com síndrome de má absorção, endocrinopatias (hipertireoidismo, hiperparatireoidismo, diabetes) e utilizadoras de anticonvulsivantes, antiácidos (com alumínio) e hormônios da tireoide
    (D) Todas as anteriores

18. Para diagnóstico laboratorial da osteoporose, pode-se usar os seguintes exames:
    (A) Séricos: CA, P e Fosfatase alcalina total
    (B) Urinários: CA e Hidroxiprolina na urina de 24 horas
    (C) Urinários: CA/creatinina e Hidroxiprolina/creatinina na amostra isolada de urina após jejum de 12 horas
    (D) Todas as anteriores

19. Sobre o tratamento não hormonal da osteoporose:
    (A) Os bifosfonatos são pobremente absorvidos pelo intestino devendo ser ingeridos com leite para aumentar sua biodisponibilidade
    (B) Os bifosfonatos atuam inibindo a atividade osteoclástica embora sua principal ação seja o significativo aumento da atividade osteoblástica
    (C) O raloxifeno difere do tamoxifeno por não apresentar efeito de proliferação endometrial embora ambos tenham efeito favorável sobre a massa óssea
    (D) O raloxifeno aumenta a massa óssea das pacientes tratadas

20. Ovários e o útero no climatério:
    (A) Diminuem de volume
    (B) Aumentam de volume
    (C) Os ovários diminuem de volume e o útero aumenta
    (D) Os ovários aumentam de volume e o útero diminui

21. Em relação à sensibilidade uterina ao estrogênio:
    (A) O corpo é mais sensível que o colo
    (B) O colo é mais sensível que o corpo
    (C) Ambos são sensíveis
    (D) A sensibilidade de ambos é igual

22. No climatério, aumenta a incidência de:
    (A) Distopias
    (B) Incontinência urinária
    (C) A e B são verdadeiras
    (D) Nenhuma das duas têm a incidência aumentada

23. A vulva no climatério apresenta:
    (A) Embranquecimento dos pelos pubianos
    (B) Enrugamento dos grandes lábios
    (C) Diminuição dos grandes lábios
    (D) Todas as anteriores

24. No climatério, são mais frequentes:
    (A) Prurido vulvar e distrofias vulvares
    (B) Diminuição da espessura vaginal e diminuição da lubrificação vaginal
    (C) Dispareunia e anorgasmia
    (D) Todas as anteriores

25. No climatério, o epitélio vaginal atrófico e a posteriorização do óstio uretral determinam com mais frequência:
    (A) Infecções do trato urinário, síndrome uretral e uretrites
    (B) Disfunções sexuais
    (C) Infecções vaginais
    (D) Todas as anteriores

26. A resposta sexual na mulher climatérica é a seguinte:
    (A) Há menor aumento do tamanho dos seios durante a excitação sexual
    (B) Durante a excitação sexual há menos tensão sexual e menor expansão da vagina
    (C) Há secura vaginal, diminuição do fluxo sanguíneo, irritação fácil do clitóris e sintomas de cistites ou uretrites (após coito demorado)
    (D) Todas as anteriores

27. Há comprometimento do desejo sexual com o uso das seguintes drogas e medicamentos:
    (A) Álcool, narcóticos e bloqueadores α e β-adrenérgicos
    (B) Anti-hipertensivos de ação central, antiandrogênicos e receptores H2
    (C) Antidepressivos e ansiolíticos
    (D) Todas as anteriores

CLIMATÉRIO

1. O principal fator contribuinte para a perda óssea após a menopausa é a deficiência de:
   (A) Estrogênio
   (B) Progesterona
   (C) Prolactina
   (D) LH

2. A quantidade mínima recomendada de cálcio a ser ingerida diariamente por mulheres na pós-menopausa é:
   (A) 200 mg
   (B) 5.000 mg
   (C) 800 mg
   (D) 1.200 mg

3. Os níveis de vitamina D são mais bem avaliados pela dosagem de:
   (A) 1,25(OH)2D (1,25 di-hidroxivitamina D)
   (B) 25(OH)D (25 hidroxivitamina D)
   (C) Cálcio
   (D) PTH

4. Qual o nível mínimo de vitamina D [25(OH)D] recomendado para a boa saúde óssea?
   (A) 15 ng/mL
   (B) 2 ng/mL
   (C) 30 ng/mL
   (D) 60 ng/mL

5. Qual bisfosfonato tem maior afinidade de ligação ao esqueleto?
   (A) Ácido zoledrônico
   (B) Ibandronato
   (C) Risedronato
   (D) Alendronato

6. A medicação que tem ação dupla, aumentando a formação e diminuindo a reabsorção óssea, é:
   (A) Ibandronato
   (B) Teriparatida
   (C) Denosumabe
   (D) Ranelato de estrôncio

7. O SERM (modulador seletivo do receptor do estrogênio) ideal teria:
   (A) Atividade agonista nos sistemas cardiovascular e nervoso central e atividade neutra ou antagonista na mama, osso e endométrio
   (B) Atividade agonista nos sistemas esquelético, cardiovascular e nervoso central e atividade neutra ou antagonista na mama e endométrio
   (C) Atividade agonista no endométrio, sistemas esquelético e cardiovascular e atividade neutra ou antagonista na mama e sistema nervoso central
   (D) Atividade agonista na mama, sistemas cardiovascular e nervoso central e atividade neutra ou antagonista no osso e endométrio

8. Mulheres no climatério que têm útero e que fazem Terapia de Reposição Hormonal da Menopausa do tipo combinado (esquema sequencial) devem receber a associação de estrógeno com progestágeno por no mínimo:
   (A) 5 dias por mês
   (B) 20 dias por mês
   (C) 12 dias por mês
   (D) 7 dias por mês

9. Não é contraindicação para a Terapia Hormonal na Menopausa:
   (A) Hipertensão arterial sistêmica
   (B) Infarto do miocárdio
   (C) Embolia pulmonar
   (D) Acidente vascular cerebral

10. O grupo-alvo de mulheres para inicio da Terapia Hormonal na Menopausa é:
    (A) Acima de 70 anos de idade
    (B) Acima de 60 anos de idade
    (C) Com mais de 10 anos de menopausa
    (D) Entre 50 e 59 anos de idade

11. São opções de tratamento não hormonal para os sintomas vasomotores relacionados ao climatério:
    (A) Inibidores seletivos de recaptação de serotonina, betabloqueadores, gabapentina
    (B) Inibidores de recaptação de serotonina e noradrenalina, gabapentina, clonidina
    (C) Inibidores seletivos de recaptação de serotonina, pregabalina, bloqueadores de canais de cálcio
    (D) Inibidores de recaptação de serotonina e noradrenalina, hidralazina, betabloqueadores

12. São efeitos da ingesta oral de estrogênios sobre o metabolismo de lipídeos, exceto:
    (A) Redução de LDL colesterol
    (B) Aumento do HDL colesterol
    (C) Redução dos triglicerídeos
    (D) Redução da Lipoproteína (a)

13. Tem sido utilizado nos últimos anos como marcador de predição da idade de menopausa:
    (A) Hormônio anti-mülleriano
    (B) Insulina
    (C) Adiponectina
    (D) LH

14. O uso da via transdérmica para a administração de estrogênio evita o efeito de primeira passagem hepática, teoricamente reduzindo o risco de:
    (A) Câncer de endométrio
    (B) Câncer de mama
    (C) Hipercolesterolemia
    (D) Doença tromboembólica

15. São alternativas no tratamento de mulheres pós-menopausadas:
    (A) Hormônios bioidênticos
    (B) Tibolona
    (C) Isoflavonas
    (D) DHEA (Deidroepiandrosterona)

16. Diante das evidências atuais, o câncer que parece ter sua incidência diminuída com a Terapia Hormonal da Menopausa é o de:
    (A) Ovário
    (B) Endométrio
    (C) Cólon
    (D) Mama

17. São efeitos da tibolona:
    (A) Alívio dos sintomas vasomotores
    (B) Redução do LDL colesterol
    (C) Sangramento transvaginal cíclico mensal
    (D) Redução da libido

18. São opções de esquema de terapia Hormonal da Menopausa para mulheres com útero:
    (A) Estrogênio vaginal + progestágeno oral
    (B) Estrogênio transdérmico isolado
    (C) Estrogênio oral isolado
    (D) Estrogênio transdérmico + Progestágeno oral

19. São contraindicações absolutas à estrogenioterapia, exceto:
    (A) Sangramento transvaginal ainda não esclarecido
    (B) Nefropatia grave
    (C) Hepatopatia grave
    (D) Cardiopatia grave

20. São efeitos do raloxifeno:
    (A) Redução do risco de acidente vascular cerebral
    (B) Aumento da incidência de câncer de mama
    (C) Piora dos sintomas vasomotores
    (D) Redução da incidência de fraturas não vertebrais

21. São efeitos da reposição suprafisiológica de androgênios na mulher:
    (A) Melhora da libido
    (B) Aumento do HDL colesterol
    (C) Melhora da ação da insulina
    (D) Redução da gordura visceral

22. São efeitos da Terapia Hormonal da Menopausa:
    (A) Aumento do risco de *diabetes mellitus* tipo 2
    (B) Aumento do risco de demência
    (C) Aumento do peso corporal
    (D) Melhora dos sintomas urogenitais

23. O grupo de mulheres que alcança benefício cardiovascular com o uso de Terapia Hormonal da menopausa é:
    (A) Com mais de 10 anos de menopausa
    (B) Perimenopausa
    (C) Acima de 70 anos de idade
    (D) Acima de 60 anos de idade

24. Trata-se de estrogênio natural:
    (A) Etinilestradiol
    (B) Mestranol
    (C) Valerianato de estradiol
    (D) Dietilestilbestrol

25. O progestágeno que possui atividade antimineralocorticoide é:
    (A) Drosperinona
    (B) Dienogest
    (C) Acetato de noretindrona
    (D) Acetato de medroxiprogesterona

Parte VIII Uroginecologia e Cirurgia Vaginal

INFECÇÃO DO TRATO URINÁRIO (ITU)

1. A sensibilidade da mulher à ITU é considerada comumente como sendo decorrente de:
   (A) A uretra feminina é curta
   (B) Íntima proximidade da vagina
   (C) Íntima proximidade do ânus
   (D) Todas acima

2. Qual das definições abaixo estão corretas:
   (A) ITU pode comprometer tanto o trato urinário baixo como o superior
   (B) Quando a infecção se limita à bexiga é também chamada *cistite*
   (C) *Pielonefrite Aguda* é a infecção do parênquima renal e sistema pielocalicinal
   (D) Todas acima estão corretas

3. O agente etiológico responsável pela maioria das ITUs é:
   (A) *Proteus*
   (B) *Escherichia coli*
   (C) *Klebsiella*
   (D) *Staphylococcus saprophyticus*

4. Podem ser fatores desencadeantes de ITU:
   (A) Gravidez
   (B) Cirurgia
   (C) Retenção urinária e esvaziamento incompleto da bexiga
   (D) Todas as anteriores

5. Marque a opção correta:
   (A) Cistite complicada é a que ocorre na comunidade em qualquer mulher jovem, saudável e não grávida
   (B) Quanto à terapêutica, é a mesma na complicada e não complicada
   (C) O uso de cateteres e transplante renal não caracterizam cistite complicada
   (D) Todas acima estão corretas

6. Na mulher jovem fatores de risco para cistite incluem:
   (A) Atividade sexual recente/frequente
   (B) Uso do espermicida
   (C) Antecedentes de ITU
   (D) Todas acima estão corretas

7. Em mulheres com queixa de disúria, polaciúria, ausência de corrimento vaginal, sem fatores de risco associados e sem história de cistite recorrente:
   (A) Conduta é analgésicos e colheita de urina para exames
   (B) Nunca entrar com antibióticos antes dos resultados
   (C) Pode-se introduzir tratamento empírico
   (D) A e B estão corretas

8. No comum de urina:
   (A) Presença de nitritos e leucócitos têm 80% probabilidade de ITU
   (B) Sem bacteriúria não têm valor maior
   (C) Falso-positivo para bactérias é comum; o mesmo não ocorre com o falso-negativo
   (D) Fundamental para a ITU é a proteinúria

9. A história clínica típica de infecção urinária:
   (A) Nunca exclui a necessidade da investigação laboratorial
   (B) Dispensa cultura de urina tanto na cistite como na pielonefrite
   (C) Dispensa a cultura para cistite, mas não para pielonefrite
   (D) Dispensa a cultura para pielonefrite, mas não para a cistite

10. Apesar de a cistite representar uma frequente causa de *disúria*,
    (A) a uretrite causada por *Chlamydia trachomatis* ou *Neisseria gonorrhoeae* também pode apresentá-la
    (B) a vaginite causada por espécies de Cândida ou por *Trichomonas vaginalis* idem
    (C) A e B estão corretas
    (D) A e B estão erradas

11. A Urocultura após o tratamento em paciente assintomática:
    (A) Está sempre indicada para diagnóstico da cura definitiva
    (B) Está indicada apenas nas gestantes, onde a bacteriúria assintomática deve ser tratada
    (C) Nunca está indicada
    (D) Todas as afirmações estão incorretas

12. Quanto à *avaliação radiológica* no diagnóstico da ITU:
    (A) É indispensável
    (B) Não tem indicação
    (C) Somente indicada em casos complicados sem resposta à terapêutica
    (D) Todas as afirmações estão incorretas

13. Para o tratamento empírico das ITUs não complicadas:
    (A) Trimetoprim/sulfametoxazol já encontram resistência elevada das cepas mais frequentes
    (B) Fosfomycin-trometamol e nitrofurantoína na são as indicadas atualmente na cistite
    (C) Nas pielonefrites não complicadas, fluorquinolonas em doses adequadas são a escolha
    (D) Todas afirmações estão certas

14. São consideradas ITU recurrentes ou de repetição quando ocorrerem:
    (A) 2 ou mais episódios nos últimos 6 meses e 3 ou mais episódios nos últimos 12 meses
    (B) 2 ou mais episódios nos últimos 12 meses e 3 ou mais episódios nos últimos 6 meses
    (C) 4 episódios em 12 meses
    (D) Todas as opções estão incorretas

15. A diferença entre *recaída* de uma ITU tratada e *reinfecção* consiste:
    (A) Recaída é a recorrência dentro de 2 semanas do tratamento, pela mesma cepa bacteriana
    (B) Reinfecção é a recorrência mais de 2 semanas do tratamento, pela mesma cepa bacteriana ou não
    (C) A e B estão corretas
    (D) A e B estão erradas

16. A recorrência da ITU em mulheres depende da faixa etária:
    (A) A genética e anatomia pélvica independem da idade
    (B) História de ITU antes dos 15 anos é importante nas jovens
    (C) A depleção de lactobacilos e aumento de *E. coli* na vagina é agravante nas idosas
    (D) Todas afirmações estão corretas

17. Após ITU de repetição, uma cultura deve ser feita em semanas para aferição da eficácia terapêutica, à exceção das:
    (A) Pacientes jovens que responderão em 90% à terapia
    (B) Pacientes idosas pela alta possibilidade de contaminação
    (C) Pacientes idosas, nas quais a bacteriúria assintomática é comum
    (D) Pacientes jovens pela maior frequência de atividade sexual

18. Na profilaxia noturna contínua com antibióticos nas pacientes com ITU recorrente, é verdadeiro:
    (A) Trimetoprim/sulfametoxazol e fluoroquinolonas inibem a recuperação dos uropatógenos do resevatório fecal
    (B) Nitrofurantoína esteriliza a urina inibindo permanência bacteriana
    (C) A e B estão corretas
    (D) A e B estão incorretas

19. Embora eficaz, a profilaxia com nitrofurantoína tem efeitos colaterais. É verdadeiro:
    (A) Aquelas que usarem > 6 meses devem ser monitoradas para hepatotoxicidade e pneumonite
    (B) Estes cuidados somente são necessários com uso > 1 ano
    (C) A pneumonite, se ocorrer, é irreversível
    (D) Não ocorrem com dose < 200 mg/dia

20. A profilaxia pós-coito:
    (A) Consiste de uma dose antes e outra depois da relação sexual
    (B) Consiste em apenas uma dose após o ato
    (C) Tem menos efeitos colaterais que a profilaxia contínua
    (D) B e C estão corretas

NEUROFISIOLOGIA DA MICÇÃO

1. Para a continência urinária tem mais valor:
   (A) O terço posterior da uretra
   (B) O terço anterior da uretra
   (C) O terço médio da uretra
   (D) Toda a uretra

2. As fibras do músculo detrusor da bexiga ao atingirem o colo vesical:
   (A) Envolvem o orifício uretrovesical (anteriormente e posteriormente)
   (B) Envolvem anteriormente o orifício uretrovesical
   (C) Envolvem posteriormente o orifício uretrovesical
   (D) Não envolvem o orifício uretrovesical

3. Quando a bexiga enche, distende-se o músculo detrusor e:
   (A) Fecha-se o orifício uretrovesical
   (B) Abre-se o orifício uretrovesical
   (C) O orifício uretrovesical permanece inerte
   (D) Nenhuma das anteriores é verdadeira

4. O mecanismo de micção apresenta no adulto as fases voluntária e reflexa que se caracterizam, respectivamente, por:
   (A) Relaxamento do assoalho pélvico e contração do detrusor
   (B) Contração do assoalho pélvico e relaxamento do detrusor
   (C) Relaxamento de ambos
   (D) Contração de ambos

5. O mecanismo de micção apresenta, no adulto, a(s) fase(s):
   (A) Voluntária
   (B) Fase reflexa
   (C) Fase arreflexa
   (D) A e B

6. Participam do controle da micção, exceto:
   (A) Córtex cerebral
   (B) Núcleos da base
   (C) Centro lombar da micção
   (D) Centro sacral da micção

7. Assinale a correlação correta:
   (A) Substância reticular – esvaziamento vesical
   (B) Núcleos da base – enchimento vesical
   (C) Sistema límbico – inibe contração do detrusor
   (D) Medula sacral – coordenação entre a contração do detrusor e relaxamento do esfíncter uretral

8. Os circuitos neurológicos envolvidos na micção compreendem quatro alças. Assinale a correlação errada:
   (A) Alça I – responsável pelo controle voluntário da micção, formada entre o córtex e a substância reticular
   (B) Alça II – permite o enchimento vesical, circuito entre substância reticular e centro sacral da micção
   (C) Alça III – interliga o detrusor ao centro sacral e este ao sistema esfincteriano uretral, coordena a sincronia entre contração do detrusor e relaxamento do esfíncter uretral
   (D) Alça IV – responsável pelo controle voluntário do esfíncter uretral, comunica o córtex e o centro sacral da micção

9. São fatores que participam da continência urinária, exceto:
   (A) Topografia extra-abdominal do colo vesical
   (B) Mecanismo esfincteriano uretral
   (C) Coxim vascular periuretral
   (D) Diafragma pélvico e urogenital

10. Sobre a neurofisiologia da micção, assinale a afirmativa correta:
    (A) A ação da acetilcolina promove relaxamento do detrusor
    (B) Os receptores alfadrenérgicos predominam na uretra e relaxam as fibras do esfíncter
    (C) Os receptores betadrenérgicos predominam na bexiga e atuam no relaxamento do detrusor
    (D) A acetilcolina não participa no controle da micção

11. São neurotransmissores que têm efeito inibitório no trato urinário, exceto:
    (A) GABA
    (B) Serotonina
    (C) Dopamina
    (D) Acetilcolina

12. São neurotransmissores com efeito excitatório no trato urinário:
    (A) Noradrenalina
    (B) Acetilcolina
    (C) Peptídeo vasoativo intestinal
    (D) Todas as anteriores

13. Assinale a correlação errada:
    (A) Estímulo betadrenérgico – relaxamento do detrusor
    (B) Estímulo alfadrenérgico – relaxamento do esfíncter uretral
    (C) Estímulo colinérgico – contração do detrusor
    (D) Estímulo colinérgico – relaxamento da uretra

14. Assinale a afirmativa correta:
    (A) Os receptores beta-adrenérgicos predominam na uretra
    (B) O efeito excitatório do reflexo da micção pela dopamina explica o aparecimento de contrações não inibidas do detrusor na doença de Parkinson
    (C) Os circuitos neurológicos envolvidos na micção compreendem quatro alças
    (D) O sistema límbico não participa no controle da micção

15. Com relação à fisiologia da micção, assinale a afirmativa errada:
    (A) O trato urinário é inervado pelos dois componentes do sistema nervoso autônomo: simpático e parassimpático
    (B) As fibras elásticas e colágenas periuretrais não participam do controle da micção
    (C) O centro sacral da micção constitui o arco reflexo simples entre o detrusor e o sistema esfincteriano uretral
    (D) O coxim vascular periuretral tem participação significativa na composição da pressão uretral

16. Sobre o controle da micção, assinale a afirmativa correta:
    (A) O estresse emocional não influencia no controle da micção
    (B) A topografia extra-abdominal do colo vesical é fundamental para a continência urinária
    (C) O trofismo da túnica vascular e da mucosa uretral não é importante no mecanismo de continência urinária
    (D) As fibras colágenas e elásticas da uretra participam no controle da micção

17. Com relação ao controle da micção:
    (A) O estímulo alfadrenérgico na uretra atua na contração do esfíncter
    (B) As prostaglandinas não têm ação no trato urinário
    (C) Os anticolinérgicos atuam provocando a contração do músculo detrusor
    (D) Do sistema nervoso autônomo, atua na bexiga apenas o componente parassimpático

18. São fatores que participam do mecanismo de continência urinária:
    (A) Diafragma pélvico
    (B) Coxim vascular periuretral
    (C) Ângulo de inclinação uretrovesical posterior
    (D) Todas as anteriores

19. Sobre os mecanismos de continência urinária, é correto afirmar que:
    (A) A deficiência de estrogênio não influi em nenhum fator importante para continência urinária
    (B) A deficiência do mecanismo esfincteriano uretral não é causa de incontinência urinária
    (C) A topografia intra-abdominal do colo vesical é fundamental nos momentos onde há aumento da pressão abdominal
    (D) Os ligamentos pélvicos não participam do controle da micção

20. Sobre a neurofisiologia da micção, é correto afirmar que:
    (A) A acetilcolina promove contração do músculo detrusor, por isso utilizamos anticolinérgicos no tratamento da instabilidade do detrusor
    (B) Afecções que comprometam apenas um lado do córtex cerebral não prejudicam o funcionamento do detrusor e da uretra
    (C) O cerebelo não participa do controle da micção
    (D) Os circuitos neurológicos envolvidos na micção compreendem cinco alças

INCONTINÊNCIA URINÁRIA DE ESFORÇO (IUE)

CAPÍTULO 38

1. Qual das características do exame físico orientado não é por si só indicação obrigatória de avaliação urodinâmica prévia à indicação terapêutica:
   (A) Presença de importante resíduo pós-miccional
   (B) Hipermobilidade uretral visível aos esforços
   (C) Perda urinária aos esforços com bexiga vazia
   (D) Sequelas cicatriciais visíveis de cirurgias anteriores uretrais

2. Ainda em relação às opções terapêuticas para o tratamento da incontinência urinária aos esforços, podemos afirmar que todas as afirmativas abaixo estão corretas, **com uma única exceção** que deve ser assinalada:
   (A) A colporrafia anterior tipo Kelly-Kenedy, pelos resultados inconstantes a médio e longo prazo, foi abandonada para esta indicação
   (B) O mesmo é válido para as suspensões com agulha tipo Pereyra, que apresentam ainda maior morbidade
   (C) Predominando a hipermobilidade, um suporte para estabilizar a uretra média está indicado, na deficiência esfincteriana, técnica que implica em algum grau de obstrução
   (D) O tratamento medicamentoso não está indicado na hiperatividade detrusora

3. Quanto ao uso do chamado *Teste do Cotonete (Q-Tip Test)* no ambulatório de Uroginecologia, todas as afirmativas abaixo são verdadeiras com exceção do item:
   (A) Para ser válido, a extremidade do cotonete deve estar localizada na junção uretrovesical
   (B) Se com esforço o ângulo do movimento da haste em relação à linha horizontal for > 30°, o teste é considerado positivo
   (C) Grandes prolapsos anteriores ("cistoceles") prejudicam sua avaliação
   (D) Se fortemente positivo, pode isoladamente indicar a melhor opção terapêutica

4. Perdas urinárias na mulher, *relacionadas à fisiologia da micção*, são as seguintes, exceto:
   (A) Fístula vesicovaginal
   (B) Aos esforços
   (C) Urgência
   (D) Mista

5. A *uretrocistoscopia* não está indicada na avaliação rotineira da IUE, exceto quando a paciente referir:
   (A) Piúria e urina fétida
   (B) Hematúria e possibilidade de corpo estranho pós-operatório
   (C) Disúria e polaciúria
   (D) Nunca está indicada

6. Paciente no ambulatório de Uroginecologia com queixas progressivas de "bola na vagina". Perguntada sobre IUE, refere que apresentou passageiramente, mas que o quadro regrediu. Isto significa:
   (A) Provavelmente não era incontinência
   (B) Houve cura espontânea.
   (C) O progresso do prolapso angulou a uretra
   (D) Nenhuma das acima

7. Quanto ao *teste da tosse* na investigação da IUE, podemos afirmar que:
   (A) O ideal é realizá-lo em posição ortostática e decúbito dorsal
   (B) Se possível injetar 300 mL de SF morno previamente
   (C) Reduzir o prolapso a partir do estádio III, se existente
   (D) Todas acima

8. A *Cirurgia de Burch*, padrão ouro no tratamento IUE na 2ª metade do século XX, suspendia os tecidos para uretrais a que estrutura?
   (A) Ao sacro
   (B) Ao ligamento de Cooper (pectíneo)
   (C) Ao púbis
   (D) Ao ligamento Inguinal

9. Na avaliação inicial de paciente com IUE, o resíduo urinário coletado por sondagem foi 150 mL. Isto significa:
   (A) Nenhuma implicação para a cirurgia programada para incontinência
   (B) Risco de permanecer incontinente no pós-operatório imediato
   (C) Risco aumentado de retenção urinária no PO imediato
   (D) Maior risco de fístula pós-operatória

10. A *obesidade* é um fator de risco independente para a IUE (risco 4,2 ×>). Os estudos clínicos demonstram que:
    (A) Sem um programa de redução de peso e retorno a valores normais, o tratamento será ineficaz
    (B) Perda de no mínimo 20% do peso inicial é necessária
    (C) A perda de apenas 8% acarreta redução importante da IUE
    (D) Não existem evidências suficientes para as afirmações acima

11. A *fisioterapia do assoalho pélvico* é uma modalidade de tratamento da incontinência urinária. Qual das afirmativas é correta:
    (A) Pode ser complementar a qualquer outra das terapêuticas
    (B) Sempre deve ser feita antes do tratamento cirúrgico
    (C) Sempre melhora o resultado, quando associada à cirurgia
    (D) Raramente está indicada na IUE

12. Quanto à terapêutica medicamentosa da incontinência urinária:
    (A) Funciona em 80% dos casos da modalidade aos esforços
    (B) É isenta de efeitos colaterais
    (C) A modalidade *de urgência* é a sua principal indicação
    (D) Mialgias são seus principais efeitos colaterais

13. A farmacoterapia de 1ª linha para incontinência urinária pertence ao grupo:
    (A) Antimuscarínicos
    (B) Onabotulinumtoxina
    (C) Estrogênio oral
    (D) Nenhum dos acima

14. A descontinuidade dos antimuscarínicos tipo Oxibutinina deve-se principalmente pelos seus efeitos colaterais:
    (A) Lacrimejamento e sialorreia
    (B) Secura de boca e olhos
    (C) Mialgias
    (D) Diarreias

15. A *Neuromodulação Sacral* é uma modalidade terapêutica para as disfunções do trato urinário inferior. Sua indicação atual na incontinência urinária:
    (A) Primeira linha, pela sua eficácia e modernidade
    (B) Não existem evidências que justifiquem seu uso na incontinência urinária
    (C) Segunda linha, em caso de não resposta aos antimuscarínicos
    (D) Apenas quando falharam todas as outras modalidades de tratamento conservador, nas indicações precisas

16. Paciente com queixas típicas de IU aos esforços, confirmada ao exame ginecológico e com hipermobilidade uretral (Teste cotonete +). A solicitação de *Avaliação Urodinâmica*:
    (A) É imperiosa antes da indicação terapêutica
    (B) É dispensável neste caso específico
    (C) Pode melhorar resultados de tratamento
    (D) Nunca está indicada na avaliação pré-operatória da incontinência

17. *Os Slings de Uretra Média Sem Tensão*, que revolucionaram o tratamento da IUE a partir do final dos anos 1990:
    (A) Derivam dos conceitos da *Teoria Integral de Ulmsten e Petros*
    (B) Apresentam as mesmas indicações da Cirurgia de Burch
    (C) A e B estão corretas
    (D) Apenas A está correta

18. O TVT (retropúbico) e o TOT (transobturador) foram os primeiros *slings* de uretra média. Sobre eles pode-se afirmar:
    (A) O risco de lesão vascular e obstrução é maior no TOT
    (B) A dispareunia ocorre mais frequentemente no TVT
    (C) O TOT está indicado quando as pressões de perda uretrais forem menores
    (D) Nenhuma das acima

19. A *Deficiência Esfincteriana Intrínseca* apresenta melhor resposta:
    (A) Por serem casos mais simples, 90% respondem ao TOT
    (B) Aos *slings* com tensão (tipo pubovaginal) ou injeções de volume periuretral
    (C) Ainda pode ser usada a Cirurgia de Burch
    (D) Nenhuma das acima

20. Todas estas são opções terapêuticas para a retenção urinária pós-cirurgia para incontinência urinária, exceto:
    (A) Tranquilização da paciente; relaxantes e sondagens de alívio
    (B) Sob anestesia, afrouxamento do *sling* ou sua secção
    (C) Uretrólise
    (D) Uretrotomia

BEXIGA HIPERATIVA (BH)

CAPÍTULO 39

1. Na etiologia da bexiga hiperativa considere as seguintes afirmações:
   (A) A hiperatividade do detrusor involuntária é sua causa principal
   (B) Pode apresentar incontinência (BH úmida) ou não (BH seca)
   (C) 90% dos casos vão apresentar urgência e frequência
   (D) As afirmativas acima são verdadeiras

2. A hiperatividade detrusora:
   (A) Em 90% dos casos é idiopática
   (B) Pode ser causada ou exacerbada por problemas neurológicos e anormalidades anatômicas do trato urinário
   (C) A e B estão corretas
   (D) Apenas A está correta

3. As fases da função miccional são *armazenamento e esvaziamento*. Quanto à bexiga hiperativa, está incorreto afirmar:
   (A) Ocorre na fase de esvaziamento
   (B) A urodinâmica é fundamental no diagnóstico
   (C) No exame constata-se contrações não inibidas associada com urgência
   (D) A eletromiografia pode mostrar a coordenação detrusor-esfíncter

4. Quais das doenças abaixo devem ser tratadas por influenciar a bexiga hiperativa?
   (A) Infecção e incontinência urinária
   (B) DBPOC e Glaucoma
   (C) Obesidade e *diabete mellitus*
   (D) A e C estão corretas

5. Medidas comportamentais como limitar cafeína e líquidos, organizar função urinária e intestinal:
   (A) Não têm eficiência comprovada na BH
   (B) Devem ser adotadas como terapêutica de 1ª linha
   (C) Não devem ser associadas à fisioterapia
   (D) Todas afirmações carecem de evidências

6. As medicações antimuscarínicas têm sido usadas há tempo no tratamento da BH:
   (A) Por agirem principalmente nos receptores M2 e M3 na bexiga
   (B) Seu efeito, entretanto, não é seletivo
   (C) Os efeitos colaterais decorrem da falta de seletividade
   (D) Todas afirmações estão corretas

7. Quanto à ação dos receptores na bexiga, uma vez ativados:
   (A) Os M2 inibem o relaxamento do músculo detrusor
   (B) Os M3 promovem a contração do músculo detrusor
   (C) Estes mecanismos estimulam à micção
   (D) Todas as afirmações estão corretas

8. As drogas antimuscarínicas no mercado incluem o trospium, solifenacina, fesoterodina, tolterodina e oxibutinina. Todas afirmações abaixo são verdadeiras, exceto:
   (A) Efeitos adversos são mais comuns com a solifenacina e menos com a oxibutinina
   (B) Todo o grupo está contraindicado em pacientes com glaucoma, possibilidade de demência e bloqueio de ramo cardíaco
   (C) Aumentam o risco de retenção urinária
   (D) Provocam secura de boca e visão borrada

9. Recentemente o FDA liberou o Mirabregon para uso na BH. Entre as características desta droga se encontram:
   (A) É um agonista β3 adrenérgico
   (B) Age nos receptores β3 da parede vesical provocando relaxamento
   (C) Age nas fases de armazenamento e enchimento da micção
   (D) Todas acima são verdadeiras

10. O Mirabregon apresenta menos efeitos colaterais do que os antimuscarínicos. Qual órgão/função deve ser monitorada durante seu uso na prevenção de paraefeitos:
(A) Função renal
(B) Função hepática
(C) Pressão arterial
(D) Pressão intraocular

11. Em 2011, o FDA aprovou o uso da onabotulinumtoxinA (Botox A) para o tratamento da bexiga neurogênica e, em 2013, para a BH. Nesta última a forma de uso é:
(A) Através de sondagem vesical de demora, na luz vesical
(B) Injeções na musculatura detrusora
(C) Injeções na mucosa da bexiga
(D) Injeções periuretrais

12. A toxina age paralisando a bexiga e inibindo contrações por:
(A) Inibição da liberação pré-sináptica da acetilcolina dos neurônios motores
(B) Inibição da liberação pós-sináptica da acetilcolina dos neurônios motores
(C) Inibição da liberação pré-sináptica da noradrenalina dos neurônios motores
(D) Inibição da liberação pós-sináptica da noradrenalina dos neurônios motores

13. A infecção urinária como efeito colateral do Botox deve-se principalmente a:
(A) Diminuição da imunidade
(B) Má técnica de aplicação
(C) Contaminação frequente
(D) Volume urinário residual

14. Ainda em relação ao uso de Botox na BH:
(A) A necessidade de autocateterização pode atingir 95% das pacientes
(B) A necessidade de autocateterização pode atingir 5% das pacientes
(C) A repetição das aplicações é, em média, a cada 3 meses
(D) A e C estão corretas

15. A estimulação transcutânea do nervo tibial e a neuromodulação sacral têm as características comuns abaixo, exceto:
(A) Ambas são usadas na BH refratária aos outros métodos
(B) Agem por estímulos elétricos para os aferentes sensoriais das raízes sacras
(C) A e B estão corretas
(D) A e B estão incorretas

16. Sua ação prevenindo as contrações detrusoras ocorre por:
(A) Inibição dos neurônios motores parassimpáticos
(B) Estimulação dos neurônios motores simpáticos
(C) A e B estão corretas
(D) A e B estão erradas

17. O tratamento cirúrgico da bexiga hiperativa:
(A) Não deve mais ser indicado, tendo apenas valor histórico
(B) É simples, podendo ser usado no tratamento inicial
(C) Deve ser considerado apenas quando todas as outras opções falharem
(D) Nenhuma das acima

18. Entre as técnicas do tratamento cirúrgico da BH, as abaixo são opções, exceto:
(A) Cistectomia
(B) Ampliação vesical
(C) Anastomose Ileovesical
(D) Todas as técnicas acima são usadas

19. Entre os agentes antimuscarínicos, o Trospium e a Darifenacina são mais indicados em:
(A) Pacientes com história de gastrite.
(B) Pacientes com glaucoma
(C) Pacientes idosas, por causarem menos diminuição de memória e cognição.
(D) Pacientes cardiopatas

20. No diagnóstico diferencial entre incontinência urinária aos esforços e BH, qual o sintoma mais indicativo desta última:
(A) Perda urinária ao tossir
(B) Noctúria
(C) Incontinência por transbordamento
(D) Incontinência ao coito

FÍSTULAS GENITURINÁRIAS

1. O ureter pode ser lesado nos seguintes pontos de seu trajeto no decorrer de operações ginecológicas:
   (A) Ao nível do cruzamento com os grandes vasos pélvicos (ao se proceder à ligadura do ligamento infundíbulo-pélvico)
   (B) No segmento paracervical ou paravaginal (ao se ligar a artéria uterina)
   (C) Na porção justavesical (ao se mobilizar a bexiga)
   (D) Todas as anteriores

2. Em lesões ureterais altas e baixas (até 5 cm da bexiga), faz-se respectivamente:
   (A) Anastomose terminoterminal e reimplante vesical
   (B) Reimplante vesical e anastomose termino-terminal
   (C) Sempre anastomose terminoterminal
   (D) Sempre reimplante vesical

3. A causa mais frequente de fístula vesicovaginal é:
   (A) Obstétrica
   (B) Ginecológica
   (C) Cirúrgica
   (D) Actínica

4. O tratamento radioterápico para câncer de colo uterino pode levar com mais frequência a fístulas:
   (A) Vesicovaginais
   (B) Ureterovaginais
   (C) Retovaginais
   (D) Nunca provoca fístulas

5. As fístulas urogenitais podem ser:
   (A) Ureterovaginais
   (B) Vesicovaginais
   (C) Uretrovaginais
   (D) Todas estão corretas

6. As fístulas enterogenitais podem ser:
   (A) Enterovaginais
   (B) Retovaginais
   (C) Ureterovaginais
   (D) A e B

7. São fatores que aumentam o risco de lesões urinárias durante procedimentos tocoginecológicos, exceto:
   (A) Radioterapia prévia
   (B) Antecedente de cirurgias pélvicas
   (C) Colocação de cateter vesical
   (D) Obesidade

8. Sobre as fístulas urinárias, podemos afirmar que:
   (A) O ideal é o reconhecimento precoce
   (B) A maioria é iatrogênica
   (C) A histerectomia abdominal é a responsável pela maioria dos casos
   (D) Todas as anteriores

9. São importantes no diagnóstico de fístula vesicovaginal, exceto:
   (A) Teste do azul de metileno
   (B) Cistoscopia
   (C) Colposcopia
   (D) Ultrassonografia transvaginal

10. Sobre as fístulas vesicovaginais:
    (A) O tratamento é medicamentoso
    (B) O cateterismo vesical prolongado pode resolver lesões pequenas e de natureza benigna
    (C) Pode-se tentar o cateterismo vesical por até oito semanas em lesões extensas
    (D) Nos casos de fístulas maiores de 35 mm pode-se tentar a eletrocoagulação com eletrodo infantil

11. Sobre as fístulas ureterovaginais, é falso:
    (A) A grande maioria é causada por iatrogenia durante histerectomia total
    (B) As pacientes apresentam micção preservada
    (C) As pacientes podem apresentar febre e dor no flanco
    (D) Noventa por cento das fístulas ureterovaginais regridem com a passagem de cateter duplo J sob controle fluoroscópico

12. Assinale a afirmativa correta:
    (A) A grande parte das fístulas ureterovaginais localiza-se no terço superior do ureter
    (B) Os locais mais comuns de lesão durante as cirurgias pélvicas são próximo ao ligamento cardinal e abaixo do infundíbulo pélvico
    (C) A urografia excretora está contraindicada nos casos de suspeita de fístula ureterovaginal
    (D) Deve-se tentar a passagem de cateter duplo J somente nos casos de lesão completa do ureter

13. A principal causa de fístula uretrovaginal é:
    (A) Trauma obstétrico
    (B) Histerectomia total
    (C) Irradiação pélvica
    (D) Tumores

14. Em relação às fístulas uretrovaginais, podemos afirmar que:
    (A) A maior parte se dá na uretra proximal
    (B) O tratamento é sempre cirúrgico
    (C) Fístulas na uretra média ou distal causam pouco ou nenhum sintoma
    (D) O sucesso do tratamento é baixo, variando de 10-20%

15. Sobre as fístulas vesicovaginais secundárias à radioterapia, é correto afirmar que:
    (A) Pode-se utilizar a técnica de mobilização do músculo bulbocavernoso com retalho de gordura perilabial
    (B) Geralmente ocorrem durante o tratamento
    (C) A incidência é alta: 47-60%
    (D) A técnica de Martius não é mais utilizada no tratamento

16. A sintomatologia relacionada à fístula vesicovaginal pós-histerectomia:
    (A) Inicia-se cerca de 2 semanas após a cirurgia
    (B) Inicia-se de imediato
    (C) Pode-se iniciar de imediato ou 2 semanas após a cirurgia
    (D) Geralmente, inicia-se no mínimo após 6 meses da cirurgia

17. São causas de fístula vesicovaginal:
    (A) Radioterapia pélvica
    (B) Colporrafia
    (C) Traumatismos durante o parto
    (D) Todas as anteriores

18. São sintomas de pacientes com fístula vesicovaginal, exceto:
    (A) Hematúria
    (B) Constipação
    (C) Infecções recorrentes do trato urinário
    (D) Vulvite

19. São opções no tratamento das fístulas vesicovaginais, exceto:
    (A) Cateterismo vesical prolongado
    (B) Injeção de fibrina no trajeto fistuloso
    (C) Reparo transvaginal
    (D) Esfíncter urinário artificial

20. Sobre o tratamento das fístulas vesicovaginais, pode-se afirmar que:
    (A) A via transvaginal não é mais utilizada
    (B) Nos casos de lesões pequenas e de natureza benigna, o cateterismo vesical pode ser tentado por no máximo até 4 semanas
    (C) A eletrocoagulação pode ser feita em lesões extensas
    (D) Nas fístulas extensas, pode ser utilizado um parafuso metálico introduzido no trajeto fistuloso

PROLAPSO GENITAL

1. Na proposta terapêutica para o prolapso uterovaginal podemos afirmar que:
   (A) O útero sempre deve ser removido por ser o principal responsável
   (B) Lesão do corpo perineal predispõe à formação de retocele baixa
   (C) Sempre devemos corrigir separadamente os componentes apical e anterior
   (D) Uma abordagem intraperitoneal é usada na fixação ao ligamento sacroespinhoso

2. Quanto à composição muscular do assoalho pélvico feminino, qual afirmação abaixo é verdadeira:
   (A) O pubococcígeo, o isquiococcígeo e o ileococcígeo constituem o elevador do ânus, responsável por 90% do suporte
   (B) Junto com os ligamentos redondos, completam 100% do diafragma pélvico
   (C) A placa dos elevadores é formada pela fusão na linha média dos ileococcígeos
   (D) O ligamento Sacroespinhoso não apresenta relação anatômica com qualquer dos componentes do diafragma pélvico

3. As seguintes estruturas participam da sustentação do útero:
   (A) Complexo cardinal-uterossacro
   (B) Ligamento redondo
   (C) Ligamento largo
   (D) Todas acima

4. Qual o fator mais importante para disfunção sexual pós cirurgia dos prolapsos?
   (A) Prolapso estádio IV
   (B) Plicatura dos elevadores na correção da retocele
   (C) Idade avançada
   (D) Todos acima

5. A *incontinência urinária oculta* concomitante aos prolapsos:
   (A) Deve sempre ser pesquisada com o prolapso reduzido
   (B) Melhora à medida que o prolapso aumenta
   (C) A terapêutica em um ou dois tempos sempre deve ser discutida com a paciente
   (D) Todas acima

6. A controvérsia sobre o uso de telas na cirurgia dos prolapsos decorreu principalmente de:
   (A) Sua retração e rigidez imprevisíveis
   (B) Falta de treinamento para os profissionais que as colocam
   (C) Ambas são verdadeiras
   (D) Nenhuma das acima

7. As seguintes afirmações são corretas, exceto:
   (A) Não existe evidência suficiente para o uso indiscriminado de telas nos prolapsos
   (B) O uso das telas de prolene nos prolapsos decorreu do sucesso das mesmas na incontinência urinária
   (C) As telas surgiram pela alta taxa de recidiva dos prolapsos anteriores
   (D) Os riscos de erosão/exposição são maiores nas telas macroporosas

8. Na história da paciente com prolapso, qual a queixa menos relacionada:
   (A) Constipação intestinal
   (B) Dor vulvovaginal
   (C) Distúrbios da micção
   (D) Sensação de "bola na vagina"

9. O *Sistema POP-Q* (1996) surgiu para:
   (A) Uniformizar a quantificação dos prolapsos
   (B) Permitir a aferição e comparação de resultados
   (C) Consiste em 6 pontos e 3 medidas
   (D) Todos acima

10. Quando o Sistema POP-Q evidencia os seguintes pontos: Ba +2; Bp –1; C+1; D-1, significa:
    (A) Prolapso principal é apical e anterior
    (B) Paciente é histerectomizada
    (C) Prolapso posterior ultrapassa o hímen
    (D) Faltam dados para qualquer afirmação acima, pois não temos as medidas

11. A *fascia endopélvica* é uma das estruturas responsáveis pela estática pélvica. Qual das afirmações sobre a mesma é falsa:
    (A) É constituída por tecido conjuntivo, elastina e músculo liso.
    (B) É por ela que circulam vasos e nervos retroperitoneais
    (C) Forma uma camada separando a bexiga e o reto da vagina
    (D) Suas condensações são conhecidas como "ligamentos"

12. Os *níveis de DeLancey* de suporte dos órgãos pélvicos dividem-se em I, II e III. Qual afirmação abaixo é incorreta:
    (A) Nível I (Suspensão): ligamentos úterossacros e cardinais
    (B) Nível II (Fixação): músculo pubococcígeo
    (C) Nível III (Fusão): corpo e membrana perineal
    (D) Todas estão corretas

13. A *Cirurgia de Manchester* está indicada nos prolapsos apicais quando:
    (A) Paciente sem prole constituída
    (B) Paciente com diversas comorbidades
    (C) POP-Q estádio I ou II
    (D) Todas as acima

14. A Colpoclise de LeFort tem a sua maior indicação quando:
    (A) Paciente muito idosa
    (B) Paciente com vida sexual ativa
    (C) Risco anestésico baixo
    (D) Já histerectomizada

15. A *suspensão ao ligamento uterossacro* usada nos prolapsos apicais apresenta como maior risco:
    (A) 15% lesões de bexiga
    (B) 11% lesões ureterais
    (C) Lesões vasculares frequentes
    (D) 5% lesões de reto

16. A *fixação sacroespinhosa*, tradicionalmente empregada nos prolapsos apicais, apresenta como maior risco:
    (A) Lesão do nervo ciático
    (B) Lesão do nervo pudendo interno, artéria pudenda interna, glútea inferior e coccígea
    (C) Lesão do nervo pudendo interno, artéria pudenda interna e glútea superior
    (D) Lesão retal

17. Quanto ao ligamento sacroespinhoso (espinhal), as afirmações são verdadeiras, exceto:
    (A) Situa-se abaixo do músculo coccígeo
    (B) Delimita, junto com o ligamento sacrotuberoso, os foramens ciáticos
    (C) Insere-se no sacro e na tuberosidade isquiática
    (D) É usado mais à direita nas reconstruções pélvicas

18. A histerectomia no útero prolapsado é mais difícil do que na ausência de prolapso pois:
    (A) A cérvice costuma ser mais curta e alterar a anatomia
    (B) Estando exteriorizado é maior o risco de infecção
    (C) As distorções anatômicas facilitam as lesões iatrogênicas
    (D) No prolapso, a histerectomia é mais fácil

19. A reconstrução do corpo perineal na cirurgia dos prolapsos acarreta:
    (A) Aumento da parede vaginal posterior
    (B) Orientação dos genitais para a placa dos elevadores e não para o introito genital
    (C) A e B estão incorretas
    (D) A e B estão corretas

20. A *histeropexia* como alternativa à histerectomia no prolapso apical:
    (A) Apresenta um índice de recidiva um pouco maior
    (B) Somente pode ser realizada com a prole já completa
    (C) Provoca lesão maior das raízes nervosas do assoalho pélvico
    (D) Não exige investigação prévia de anexos e endométrio

SÍNDROME DA BEXIGA DOLOROSA (CISTITE INTERSTICIAL)

CAPÍTULO 42

1. A Síndrome da Bexiga Dolorosa (SBD), antigamente Cistite Intersticial é afecção crônica que impacta qualidade de vida das pacientes. Qual das características abaixo não faz parte do quadro:
   (A) Dor supra-púbica
   (B) Urgência e frequência urinárias
   (C) Infecção urinária
   (D) Noctúria

2. Os sintomas da SBD costumam estar associados:
   (A) À fase de enchimento vesical
   (B) À fase de esvaziamento vesical
   (C) Às duas fases da micção
   (D) São independentes da fase da micção

3. Pelo conhecimento atual sobre a síndrome, podemos afirmar que o diagnóstico:
   (A) É fundamentado em medidas objetivas
   (B) Depende da etiopatogenia de cada caso
   (C) É feito por exclusão
   (D) É baseado em consenso

4. A teoria causal mais aceita inclui:
   (A) Disfunção da camada de proteoglicanos glicosilados que protege o urotélio
   (B) Difusão de proteínas provenientes da urina (potássio)
   (C) Inflamação neurogênica, alterações vasculares, dor e fibrose
   (D) Todas acima

5. Das substâncias que protegem o urotélio, fazem parte:
   (A) Atropina e ácido salicílico
   (B) Sulfato de condroitina e ácido hialurônico
   (C) Urotelina e acetilcolina
   (D) Sulfato de cetamina

6. O óxido nítrico (ON) ganhou relevância recentemente na etiologia da SBD pelas suas ações abaixo:
   (A) Antagonista da contração muscular provocando relaxamento
   (B) Agonista da contração muscular inibindo o relaxamento
   (C) Ação anti-inflamatória
   (D) A e C estão corretas

7. Segundo a Sociedade Internacional de Continência (ICS), no diagnóstico diferencial da dor pélvica, a SBD deve ter duração mínima de:
   (A) Mais de 1 ano em episódios repetitivos
   (B) Mais de 6 semanas
   (C) No mínimo 6 meses
   (D) A duração não tem qualquer valor no diagnóstico diferencial

8. Os achados na história clínica de sintomas de infecção urinária, com repetidas culturas negativas + dor pélvica subaguda ou crônica:
   (A) Não auxiliam no diagnóstico da SBD
   (B) Isoladamente pouco auxiliam
   (C) Devem fazer pensar na SBD
   (D) Só devem ser valorizados se acompanhados de vômitos

9. Doenças que podem acompanhar e fazer pensar em SBD incluem:
   (A) Endometriose, cólon irritável e fibromialgia
   (B) Sinusite alérgica, asma e condições auto-imunes
   (C) A e B nunca se associam à SBD
   (D) A e B frequentemente se associam à SBD

10. O *teste de sensibilidade ao potássio* instilado intravesicalmente provocando dor já foi muito usado no diagnóstico da SBS; atualmente:
    (A) Está abandonado por resultar em falsos-positivos e negativos
    (B) Idem por ser desconfortável e irritativo para a paciente
    (C) Apenas B está correto
    (D) A e B estão corretos

11. Quanto ao teste ABC (Desafio anestésico vesical *em Inglês*) para diagnóstico da SBD, é verdadeiro:
    (A) No ambulatório, instila-se na bexiga uma mistura de heparina, lidocaína, bicarbonato de sódio e água estéril
    (B) O desencadeamento ou piora dos sintomas confirma o diagnóstico da SBD
    (C) A heparina instilada pode precipitar hematúria
    (D) Nenhuma das acima é verdadeira

12. Quanto à terapêutica da SBD:
    (A) A monoterapia é mais eficaz que a multimodal
    (B) Ambas são igualmente eficazes
    (C) A multimodal é a única indicada
    (D) Dependendo do quadro clínico, todas as opções são válidas

13. Quanto a determinados alimentos constituírem um "gatilho" para a SBD, pode-se afirmar que:
    (A) Sem significado clínico ou diagnóstico
    (B) Depende do pH gástrico
    (C) Presente em 90% das pacientes com SBD
    (D) Ocorre ocasionalmente

14. Na SBD, a fisioterapia e os bloqueios nervosos são úteis:
    (A) Quando houver uma predominância do quadro psicossomático
    (B) Quando houver dor e espasmo muscular
    (C) Desde que orientados para a parede abdominal e assoalho pélvico
    (D) B e C estão corretas

15. Na terapêutica oral, são usados:
    (A) Pentosan polissulfato, hidroxizina e amitriptilina
    (B) Ocasionalmente também fenazopiridina, hioscina e metenamina
    (C) A e B estão corretas
    (D) Apenas A está correta

16. As instilações intravesicais com heparina e lidocaína:
    (A) Fazem parte da terapia inicial multimodal
    (B) São usadas como monoterapia
    (C) São usadas após a tentativa com a terapia oral
    (D) São usadas apenas no insucesso da terapia oral e comportamental

17. Cistoscopia com hidrodistensão a baixa pressão e fulguração das úlceras de Huhne:
    (A) Fazem parte da terapia multimodal inicial
    (B) Não são mais usadas
    (C) São usadas apenas se as terapias de 1ª e 2ª linha forem ineficazes
    (D) Nenhuma está correta

18. Na SBD, as seguintes opções terapêuticas: estimulação de raízes sacrais, toxina botulínica e ciclosporina A:
    (A) Raramente são usadas
    (B) Nunca são usadas
    (C) Dependem dos sintomas
    (D) São de uso frequente

19. Existe uma possível relação causa-efeito do óxido nítrico com a SBD:
    (A) Como precursora do óxido nítrico, a L-Arginina tem sido usada com sucesso na terapêutica
    (B) Os resultados não foram melhores do que com placebo em estudos clínicos
    (C) Os resultados foram variáveis
    (D) Nenhuma está correta

20. Os primeiros ensaios clínicos com instilação vesical de ácido hialurônico baseia-se em:
    (A) Seu efeito anti-histamínico
    (B) Bloqueio dos receptores de cálcio
    (C) Capacidade cicatricial
    (D) Proteção ao urotélio por ter propriedade viscoelástica e higroscópica

Parte IX Neoplasia Genital

LESÕES PRECURSORAS – DIAGNÓSTICO PRECOCE E PREVENÇÃO

1. O processo pelo qual o epitélio colunar é gradualmente substituído pelo epitélio escamoso denomina-se:
   (A) Displasia
   (B) Metaplasia escamosa
   (C) Reversão
   (D) Eversão

2. Assinale a alternativa incorreta:
   (A) A infecção pelo HPV, especialmente o de alto risco, é a principal causa do câncer de colo uterino, sendo que sua presença pode ser detectada em 99% dos casos de doença invasora
   (B) A infecção pelo HIV associa-se a NIC e ao câncer de colo uterino devido à imunodepressão
   (C) O carcinoma epidermoide do colo uterino é o tipo histológico mais frequentemente encontrado
   (D) O adenocarcinoma do colo uterino possui melhor prognóstico que o carcinoma epidermoide

3. Qual a conduta diante de um resultado de exame citopatológico de ASC-US:
   (A) Conização
   (B) Em mulheres com 30 anos ou mais, repetir o exame citopatológico em 6 meses (tratar infecções ou melhorar o trofismo, se necessário), e, naquelas com menos de 30 anos, repetir em 12 meses
   (C) Biópsia orientada por colposcopia
   (D) Apenas realizar colposcopia

4. Paciente com laudo citológico, sugerindo multinucleação com amoldamento e cromatina vítrea, tem relação com o seguinte aspecto colposcópico:
   (A) Deciduose
   (B) Colpite vesicular, ulceração com hidrorreia (herpes-vírus)
   (C) Condiloma acuminado
   (D) Pólipo mucoso

5. Zona de transformação atípica, com áreas de mosaico plano iodo-negativo. Qual o provável diagnóstico histológico?
   (A) NIC
   (B) Ca escamoso
   (C) Adenocarcinoma
   (D) Epitélio originário

6. Citologia sugestiva de câncer invasor. Qual a imagem colposcópica que mais faria você pensar neste diagnóstico?
   (A) Mosaico com relevo
   (B) Pontilhado fino
   (C) Zona de transformação atípica
   (D) Vasos atípicos

7. Assinale a correspondência correta:
   (A) Infância-Eversão
   (B) Menacma-Eversão
   (C) Senilidade-Eversão
   (D) Gravidez-Reversão

8. Assinale a afirmação correta:
   (A) O epitélio escamoso original do colo é estratificado não queratinizado
   (B) O epitélio escamoso original do colo é estratificado queratinizado
   (C) O epitélio escamoso original do colo é uniestratificado chato
   (D) O epitélio escamoso original do colo apresenta estrato granuloso

9. Assinale a afirmação correta:
   (A) A mucosa glandular do colo reveste preferencialmente a ectocérvice
   (B) A mucosa escamosa do colo reveste preferencialmente a endocérvice
   (C) A mucosa escamosa reveste preferencialmente a endocérvice
   (D) A mucosa glandular não reveste a ectocérvice

10. Colo padrão é:
    (A) Quando a mucosa escamosa do colo se encontra com o glandular do colo ao nível do orifício interno
    (B) Quando a mucosa escamosa do colo se encontra com a mucosa glandular do colo ao nível do orifício externo
    (C) Quando a mucosa de transformação (3ª mucosa) se encontra com a mucosa glandular ao nível do orifício externo
    (D) Quando a mucosa escamosa se encontra com a mucosa glandular do colo na ectocérvice, longe do orifício externo

11. Assinale a afirmação que mais corresponde ao condiloma virótico do colo:
    (A) Disceratose, coilocitose e discariose
    (B) Binucleação, coilocitose e hiperceratose
    (C) Coilocitose, hiperceratose e acantose
    (D) Acantose, binucleação e hiperceratose

12. Mitoses atípicas são encontradas em cortes histológicos com HPV tipo:
    (A) 11
    (B) 6
    (C) 18
    (D) 14

13. O desarranjo observado em todas as camadas do epitélio estratificado do colo do útero sem romper a membrana basal define o(a):
    (A) Adenocarcinoma invasor
    (B) Carcinoma escamoso microinvasor
    (C) NIC III
    (D) Carcinoma indiferenciado

14. A citologia endocervical é mais precisa quando realizada:
    (A) Com *cytobrush*
    (B) Com cotonete
    (C) Com espátula
    (D) É indiferente com *cytobrush* ou cotonete

15. Em um laboratório, considera-se inadequada uma prova de Papanicolaou quando apresentar:
    (A) Ausência de células cilíndricas
    (B) Ausência de células superficiais
    (C) Ausência de células naviculares
    (D) Ausência de células basais

16. Para garantir a boa representação celular do epitélio do colo uterino, o exame citopatológico deve conter amostras citológicas:
    (A) Endo e ectocervical
    (B) Apenas ectocervical
    (C) Apenas endocervical
    (D) Nenhuma das respostas anteriores

17. As prováveis causas de falsos-negativos em citologia são as seguintes:
    (A) Erros nos dados cometidos pelo pessoal da secretaria e obtenção inadequada ou imprópria da amostra
    (B) Presença de substâncias interpostas (sangue, lubrificantes, talco, bactérias etc.)
    (C) Problemas técnicos e erros de leitura
    (D) Todas as anteriores

18. Com relação ao exame de rastreamento do câncer de colo uterino, o citopatológico, é correto afirmar que:
    (A) Todas as mulheres devem submeter-se ao exame CP periódico. Os dois primeiros exames serão anuais e se negativos, os próximos serão a cada 3 anos
    (B) Todas as mulheres devem submeter-se ao exame CP anualmente
    (C) Mulheres grávidas devem evitar o exame CP durante a gestação
    (D) O início da coleta deve ser aos 25 anos para as mulheres que já tiveram ou têm atividade sexual. Os dois primeiros exames serão anuais e, se negativos, os próximos serão a cada 3 anos

19. O diagnóstico do condiloma é basicamente clínico, podendo ser confirmado por biópsia, embora isto raramente seja necessário. Este procedimento está indicado quando, exceto:
    (A) Existir dúvida diagnóstica ou suspeita de neoplasia (lesões pigmentadas, endurecidas, fixas ou ulceradas)
    (B) Houver recorrência
    (C) As lesões aumentarem de tamanho durante ou após o tratamento
    (D) O paciente for imunodeficiente

20. No caso de lesões subclínicas pelo HPV é incorreto afirmar:
    (A) Sempre é necessário tratamento
    (B) O exame dos parceiros sexuais não é indicado
    (C) As lesões subclínicas são mais frequentes que as macroscópicas
    (D) O uso de preservativos pode reduzir a chance de transmissão do HPV para parceiros provavelmente não infectados (novos parceiros)

21. São condições para realização de LLETZ, exceto:
    (A) Presença de lesões de alto grau ou presença de biópsia com NIC II/III
    (B) Visualização da junção escamocolunar
    (C) Aparência clínica de carcinoma invasor
    (D) Lesão não se estender para paredes vaginais

22. Paciente com diagnóstico de NIC III por biópsia de colo uterino realiza conização que não mostrou lesão residual no exame anatomopatológico da peça operatória. Qual a conduta?
    (A) Reconização
    (B) Histerectomia
    (C) Traquelectomia
    (D) Seguimento

23. Com relação ao exame citopatológico em mulheres até os 64 anos sem história prévia de doença neoplásica pré-invasiva e que realizaram mais de dois exames consecutivos nos últimos cincos anos, e todos com resultados negativos. Qual sua conduta?
    (A) Os exames CP serão interrompidos
    (B) Os exames CP serão realizados a cada 3 anos
    (C) Os exames CP serão realizados anualmente
    (D) Os exames CP serão realizados a cada 2 anos

24. Paciente com 65 anos de idade que nunca realizou um exame citopatológico. Qual a conduta?
    (A) Deve realizar exames a cada 3 anos
    (B) Deve realizar exames anualmente
    (C) Deve realizar dois exames com intervalo de 3 anos e, se negativos, pode ser dispensada de exames adicionais
    (D) Deve realizar dois exames com intervalo de 1 ano e, se negativos, pode ser dispensada de exames adicionais

25. Paciente com 64 anos submetida a histerectomia total por miomatose uterina, qual a conduta recomendada quanto ao exame CP?
    (A) Pode ser excluída do rastreamento
    (B) Deve realizar exames anualmente
    (C) Deve realizar exames a cada 2 anos
    (D) Deve realizar exames a cada 3 anos

26. Mulheres de qualquer idade sem história de atividade sexual, qual a recomendação quanto ao exame CP?
    (A) Não devem ser submetidas ao rastreamento do câncer do colo uterino
    (B) Devem realizar exames anualmente
    (C) Devem realizar exames a cada 2 anos
    (D) Devem realizar exames a cada 3 anos

27. É consenso que, em mulheres infectadas pelo HIV e com vida sexual ativa, o exame CP de rastreamento deve ser realizado de forma mais frequente. Qual é a periodicidade recomendada?
    (A) Deve realizar exames semestrais por 3 anos
    (B) Deve realizar exames semestrais por 1 ano; se negativos, seguimento anual enquanto se mantiver o fator de imunossupressão
    (C) Deve realizar exames anualmente enquanto se mantiver o fator de imunossupressão
    (D) Deve realizar exames a cada 2 anos enquanto se mantiver o fator de imunossupressão

28. Qual a conduta frente ao resultado de metaplasia imatura no exame citopatológico?
    (A) Colposcopia
    (B) Colposcopia com biópsia
    (C) Realizar exames semestrais
    (D) Seguir a rotina de rastreamento citopatológico

29. O rastreamento citológico em mulheres menopausadas pode levar a resultados falsos-positivos causados por atrofia secundária ao hipoestrogenismo. Qual a conduta para evitar procedimentos diagnósticos e terapêuticos desnecessários?
    (A) Estrogenização prévia a coleta e rastreamento de acordo com as orientações para as demais mulheres
    (B) Rastreamento de acordo com as orientações para as demais idades
    (C) Excluí-las do rastreamento
    (D) Estrogenização prévia a coleta e colposcopia

30. ASCUS persistente na segunda coleta do exame citopatológico, qual a conduta?
    (A) Colposcopia; se achados menores e JEC visível, realizar biópsia
    (B) Colposcopia; se achados maiores, realizar biópsia
    (C) Repetir CP em 6 meses
    (D) Colposcopia e avaliação do canal endocervical

31. Qual a resposta correta com relação a ASC-H no exame citopatológico?
    (A) Colposcopia normal e JEC visível, realizar biópsia
    (B) Colposcopia normal e JEC não visível, repetir CP em 6 meses
    (C) Colposcopia normal e JEC não visível, avaliação do canal endocervical
    (D) Repetir CP em 6 meses

32. AGC-US no exame citopatológico, ultrassonografia transvaginal com endométrio normal, colposcopia sem achados anormais, qual a conduta?
    (A) Rastreio citopatológico trienal
    (B) Repetir CP e colposcopia em 6 meses
    (C) Avaliação do canal endocervical
    (D) Repetir CP, colposcopia e ultrassonografia transvaginal em 1 ano

33. Pacientes com diagnóstico de AGC-US devem ser encaminhadas para colposcopia e novo exame CP com atenção para o canal cervical. Naquelas acima de 35 anos ou abaixo dessa idade, com sangramento uterino anormal, é recomendável uma ultrassonografia transvaginal e, se anormal, a biópsia endometrial deverá ser a próxima conduta. Com relação a esta recomendação qual a resposta correta?
    (A) A investigação da cavidade endometrial será prioritária sempre que mencionada a possível origem endometrial das células atípicas
    (B) A investigação da ectocérvice será sempre prioritária nesses casos
    (C) A investigação do canal endocervical será sempre prioritária em relação à investigação endometrial
    (D) A colposcopia negativa deverá excluir a possibilidade de investigação endometrial

34. Mulheres até 24 anos com diagnóstico histológico de NIC I. Qual a conduta?
    (A) Conização
    (B) Seguimento com CP semestral
    (C) Seguimento com colposcopia semestral
    (D) Seguimento com CP trienal até completar 25 anos

35. Qual a conduta na gestante com LSIL no CP?
    (A) Colposcopia após 1 ano do parto
    (B) Colposcopia após 3 meses do parto
    (C) Colposcopia após 12 semanas de gestação
    (D) Colposcopia com biópsia

36. Em mulheres imunossuprimidas com diagnóstico de LSIL no CP, qual a conduta correta?
    (A) Colposcopia
    (B) Conização
    (C) Histerectomia
    (D) Repetir CP em 6 meses

37. Lesão intraepitelial de alto grau (HSIL) no CP de mulheres com 25 anos ou mais. Qual a resposta correta?
    (A) Achado colposcópico normal - repetir cp em 1 ano
    (B) Achado colposcópico anormal maior – repetir CP e colposcopia
    (C) Achado colposcópico anormal maior com JEC visível – repetir CP em 6 meses
    (D) Achado colposcópico normal – repetir CP ou revisão da lâmina, ou avaliação do canal endocervical

38. Nos casos em que o exame histopatológico da peça cirúrgica mostrar margens livres ou comprometidas por NIC I, após o procedimento, a mulher deverá ser submetida ao CP?
    (A) A cada 6 meses por 5 anos
    (B) Em 6 e 12 meses; após 1 ano, o seguimento deverá ser anual até 5 anos
    (C) A cada 3 meses por 2 anos
    (D) Anualmente por 5 anos

39. Nos casos em que o exame histopatológico da peça cirúrgica mostrar qualquer uma das margens comprometidas por NIC II/III, o seguimento deverá ser feito com CP e colposcopia?
    (A) A cada 6 meses por 5 anos
    (B) Em 6 e 12 meses; após 1 ano, o seguimento deverá ser com CP anual até 5 anos
    (C) Semestrais nos dois primeiros anos; após 2 anos, o seguimento deverá ser com CP anual até 5 anos
    (D) Anualmente por 5 anos

40. Lesão intraepitelial de alto grau (HSIL) no CP de mulheres até 24 anos. Qual a resposta certa?
    (A) Se o achado colposcópico for menor ou maior, realizar biópsia
    (B) A conduta inicial é a colposcopia; repetir o CP é inaceitável
    (C) Se o achado colposcópico for menor, repetir CP a cada 3 meses por 2 anos
    (D) Se o achado colposcópico for maior, repetir CP a cada 3 meses por 2 anos

41. Mulheres submetidas à histerectomia com história de tratamento prévio para NIC II/III com margens livres, qual o seguimento?
    (A) CP em 6 e 12 meses; se ambos negativos, CP a cada 3 anos independente da idade
    (B) CP a cada 6 meses por 2 anos; se todos negativos, CP a cada 3 anos independente da idade
    (C) CP a cada 3 meses por 2 anos; se todos negativos, CP a cada 3 anos independente da idade
    (D) CP a cada 6 meses por 5 anos

42. Todas as pacientes que apresentam CP com diagnóstico de lesão de alto grau não podendo excluir microinvasão ou carcinoma epidermoide invasor, ou tenham suspeita clínica de câncer, devem ser encaminhadas para colposcopia. Qual a resposta correta?
    (A) Se colposcopia normal, repetir CP e colposcopia em 3 meses
    (B) Se colposcopia com achados sugestivos de invasão, realizar biópsia
    (C) Se colposcopia com achados sugestivos de invasão, realizar histerectomia
    (D) Se colposcopia normal, repetir CP e colposcopia em 6 meses

43. Mulheres com CP sugestivo de adenocarcinoma *in situ* e invasor devem ser submetidas à colposcopia. Qual a conduta correta?
(A) Se colposcopia normal, repetir CP e colposcopia em 3 meses
(B) Se colposcopia com achados sugestivos de invasão, realizar histerectomia
(C) Se colposcopia com achados sugestivos de invasão, realizar biópsia
(D) Se colposcopia com achados sugestivos de invasão e biópsia negativa ou outro diagnóstico que não de doença invasiva, realizar histerectomia

44. Nas situações em que for necessária a avaliação do canal endocervical antes de indicar uma conização, é preferível:
(A) A utilização de uma espátula de Ayres para realizar o CP por menor probabilidade de material inadequado para o exame
(B) A utilização do escovado endocervical para realizar o CP por menor probabilidade de material inadequado para o exame
(C) A utilização de uma espátula de Ayres para realizar amostragem do canal endocervical
(D) A realização de um teste de Schiller para avaliar canal endocervical

45. Nas situações em que é necessária a coleta do CP concomitante à colposcopia, qual a resposta certa?
(A) A coleta do CP deverá ser após a realização da colposcopia
(B) A coleta do CP deverá ser após a aplicação do lugol
(C) A aplicação do ácido acético contraindica a coleta do CP
(D) A coleta do CP deve ser priorizada e é preferível que anteceda a colposcopia

46. Quais as manobras auxiliares para visualização da JEC durante o exame colposcópico?
(A) O uso dos ramos de uma pinça Pozzi ou maior abertura do espéculo
(B) O uso de uma cureta de Novak ou pinças de Mencken ou Kogan
(C) O uso dos ramos de uma pinça Pozzi ou de uma cureta de Novak
(D) O uso dos ramos de uma pinça de dissecção longa, Cheron, pinças de Mencken ou Kogan, ou maior abertura do espéculo

47. O que é uma Zona de Transformação tipo 3 (ZT tipo 3)?
(A) ZT completamente ectocervical, totalmente visível
(B) Componente endocervical não é totalmente visível
(C) ZT tem componente endocervical, mas é totalmente visível
(D) ZT completamente ectocervical, mas não é totalmente visível

48. Para tratar a doença que ocupa uma ZT do tipo 2, é necessário uma excisão do tipo 2, o que usualmente será obtido com excisão?
(A) Entre 1,5 e 2,0 cm de profundidade
(B) Entre 2,0 e 2,5 cm de profundidade
(C) Até 1 cm
(D) Até 3 cm

49. O que é uma Zona de Transformação tipo 2 (ZT tipo 2)?
(A) ZT completamente ectocervical, totalmente visível
(B) ZT tem componente endocervical, não é totalmente visível
(C) ZT tem componente endocervical, mas é totalmente visível
(D) ZT completamente ectocervical, mas não é totalmente visível

50. Qual a razão de retirar entre 2 e 2,5 cm de canal em uma excisão de ZT do tipo 3?
(A) A quase totalidade das LSIL situa-se até o segundo centímetro do canal
(B) A quase totalidade das NIC I situa-se até o segundo centímetro do canal
(C) A quase totalidade das NIC III situa-se até o segundo centímetro do canal
(D) A quase totalidade das metaplasias situa-se até o segundo centímetro do canal

NEOPLASIAS DA VULVA E DA VAGINA

1. São neoplasias malignas da vagina:
   (A) Carcinoma espinocelular e sarcoma botrioide (rabdomiossarcoma embrionário) da vagina
   (B) Tumor do seio endodérmico da vagina
   (C) Adenocarcinoma de células claras e melanoma maligno da vagina
   (D) Todas as anteriores

2. São neoplasias malignas da vulva:
   (A) Carcinoma espinocelular e seus subtipos basaloide e verrucoso
   (B) Doença de Paget e adenocarcinoma da glândula de Bartholin
   (C) Melanoma maligno e sarcoma de vulva
   (D) Todas as anteriores

3. Sobre o uso de azul de toluidina na metódica exploratória no câncer de vulva é incorreto afirmar:
   (A) As áreas de desaparecimento da coloração azul são suspeitas e devem ser biopsiadas
   (B) Este teste é denominado Teste de Collins
   (C) Esta substância é um corante vital que se fixa no DNA dos núcleos celulares
   (D) É realizado em conjunto com o ácido acético

4. A doença de Paget da vulva é considerada:
   (A) Carcinoma *in situ*
   (B) Carcinoma invasor
   (C) Distrofia hiperplásica
   (D) Dermatose vulvar

5. As células glandulares que caracterizam a adenose vaginal são:
   (A) Idênticas às endometriais
   (B) Idênticas às endocervicais
   (C) Idênticas às endocervicais e endometriais
   (D) Semelhantes às da decídua

6. O diagnóstico definitivo de VIN é feito por:
   (A) Estudo anatomopatológico de peça da vulvectomia simples
   (B) Biópsia de vulva
   (C) Citologia vulvar
   (D) Teste de Collins

7. A doença de Paget da vulva é:
   (A) Lesão neoplásica
   (B) Lesão inflamatória
   (C) Lesão metaplásica
   (D) Lesão degenerativa

8. Lesões como úlcera, pápula verrucosa ou placa hiperceratótica ou qualquer lesão sugestiva de carcinoma invasivo indica:
   (A) Observação mensal de sua evolução com colposcopia
   (B) Tratamento tópico ã base de 5-flouracil
   (C) Vulvectomia simples
   (D) Biópsia

9. Variedade histológica mais frequente de câncer de vulva:
   (A) Carcinoma espinocelular
   (B) Melanoma
   (C) Adenocarcinoma
   (D) Carcinoma basocelular

10. Qual a primeira estação linfática comprometida pelo câncer da vulva:
    (A) Gânglios inguinais profundos
    (B) Gânglios periuretrais
    (C) Gânglios inguinais superficiais
    (D) Gânglios inguinais superficiais e profundos

11. Qual o sintoma mais comum em câncer de vulva:
    (A) Prurido
    (B) Edema vulvar
    (C) Presença de ulcerações
    (D) Sensação de peso no baixo ventre

12. O prurido vulvar na mulher pós-menopáusica é importante sobretudo porque:
    (A) Pode ser sinal de infecção
    (B) Pode ser sintoma de câncer de vagina
    (C) Pode ser sintoma de câncer de vulva
    (D) Só indica que a mulher é diabética

13. Assinale a alternativa que pode ser considerada uma lesão precurssora do carcinoma escamoso invasivo de vulva:
    (A) Dermatoses vulvares
    (B) Líquen escleroso com áreas de hiperplasia atípica
    (C) Aftose vulvar
    (D) Discromias

14. Câncer de vulva: sintoma e diagnósticos. Assinale a correta:
    (A) O prurido é o primeiro sintoma que antecede, às vezes em anos, o aparecimento da lesão
    (B) Há casos assintomáticos
    (C) A forma clínica pode ser tumoral ou ulcerosa
    (D) Todas estão corretas

15. No VIN quais as lesões que podem ser encontradas:
    (A) Somente brancas com pequeno relevo
    (B) Somente vermelhas, achatadas e pruriginosas
    (C) Brancas ou vermelhas, achatadas ou em relevo, pruriginosas ou não
    (D) Brancas ou vermelhas, sempre com relevo

16. O tipo histológico mais frequente do câncer de vagina é:
    (A) Ca espinocelular
    (B) Adenocarcinoma
    (C) Sarcoma botrioide
    (D) Melanoma

17. A localização mais frequente do câncer vaginal é na parede:
    (A) Anterior, no 1/3 superior
    (B) Posterior, no 1/3 superior
    (C) Posterior, no 1/3 inferior
    (D) Lateral direita, no 1/3 médio

18. O tratamento das neoplasias intraepiteliais de vulva grau III (NIV III) consiste em:
    (A) Vulvectomia radical com linfadenectomia pélvica
    (B) Excisão da lesão com margem de segurança
    (C) Vulvectomia radical seguida de radioterapia
    (D) Excisão da lesão acompanhada de linfadenectomia profunda

19. Quanto ao padrão de disseminação do carcinoma invasor de vulva, qual a resposta correta:
    (A) Extensão direta para tecidos adjacentes, como vagina, uretra e ânus
    (B) Embolização do sistema linfático para linfonodos regionais
    (C) As alternativas (A) e (B) estão corretas
    (D) Nenhuma das alternativas está corretas

20. As filhas de usuárias do esteroide sexual dietilestilbestrol podem desenvolver o seguinte tumor com maior frequência que a população normal:
    (A) Adenocarcinoma de endométrio
    (B) Adenocarcinoma de vagina
    (C) Carcinoma espinocelular de vulva
    (D) Tumor de Krukenberg

21. Qual o tratamento do líquen escleroatrófico:
    (A) Uso de anti-inflamatório tópico
    (B) Uso de estrógeno tópico
    (C) Uso de estrógeno oral
    (D) Uso de corticoide tópico de alta potência

22. Por convenção, quando há uma neoplasia envolvendo colo e vagina, com a mesma origem histológica, é classificada como:
    (A) Ca cervical *in situ*
    (B) Ca vaginal *in situ*
    (C) Ca cervical
    (D) Ca vaginal

23. São indicação de vulvectomia radical os carcinomas de vulva estágio:
    (A) II
    (B) I
    (C) IV A
    (D) IV B

24. Quais os mecanismos de carcinogênese existentes das neoplasias vulvares:
    (A) Multiparidade
    (B) Infecção pelo HPV e processos de inflamação crônica
    (C) Infecção pelo HPV e multiparidade
    (D) Processos de inflamação crônica e uso prolongado de estrogênios

25. O subtipo Basaloide (diferenciado) do carcinoma de células escamosas da vulva apresenta as seguintes características:
    (A) Ocorre em mulheres em idade avançada associado a distrofias vulvares como líquen escleroso
    (B) Ocorre em mulheres em idade avançada associado ao HPV
    (C) Associado ao HPV e as distrofias vulvares
    (D) Associado ao HPV e ao HIV

26. Quais são os subtipos do carcinoma de células escamosas da vulva:
    (A) Basaloide e diferenciado
    (B) Verrucoso e tipo bowenoide
    (C) Basaloide e distrófico
    (D) Basaloide e verrucoso

27. O carcinoma de células escamosas da vulva, subtipo verrucoso está associado aos HPVs:
    (A) 16, 18, e 33
    (B) 6 e 16
    (C) 6, 11 e 33
    (D) 6 e 11

28. Quais as características do carcinoma verrucoso (condiloma gigante de Buschke-Lowenstein) variante do carcinoma escamoso?
    (A) Crescimento lento e frequentes metástases linfonodais
    (B) Aparência de "couve-flor" e crescimento rápido
    (C) Crescimento lento, raras metástases e localmente destrutivo
    (D) Crescimento rápido, frequentes metástases linfonodais e localmente destrutivo

29. As lesões bowenoides, ligadas ao HPV, apresentam-se como lesões:
    (A) De superfície irregular
    (B) De aspecto condilomatoso
    (C) Múltiplas
    (D) Todas as anteriores

30. O que poderá ser utilizado para auxiliar na identificação de uma lesão vulvar a ser biopsiada?
    (A) Solução de lugol
    (B) Ácido acético
    (C) Azul de metileno
    (D) Azul patente

31. Para o estadiamento clínico-cirúrgico das neoplasias de vulva deve-se realizar:
    (A) Ressecção cirúrgica completa do tumor primário com margem de 1 cm no mínimo
    (B) Linfadenectomia inguinofemoral
    (C) Biópsia de linfonodo sentinela
    (D) Todas as anteriores

32. Qual o fator prognóstico isolado mais importante das neoplasias de vulva?
    (A) A presença de metástases pulmonares
    (B) O envolvimento dos gânglios linfáticos
    (C) O volume tumoral
    (D) A distância das margens

33. A espessura tumoral superior a 1 mm tem mais risco de metástases:
    (A) Linfonodais
    (B) Pulmonares
    (C) Ósseas
    (D) Hepáticas

34. Qual o estadiamento de pacientes com metástases em linfonodos?
    (A) Estádios I e II
    (B) Estádio I
    (C) Estádios III e IV
    (D) Estádio II

35. Qual a importância da biópsia de lesões suspeitas da vulva?
    (A) Confirmar a presença de coilócitos
    (B) Confirmar a associação com HPV
    (C) Confirmar doença invasora e avaliar profundidade de invasão
    (D) Avaliar associação com líquen escleroatrófico

36. No estadiamento da FIGO 2009 para neoplasia da vulva, o estadiamento Ib é aquele:
    (A) Tumor > 2 cm ou tumor de qualquer tamanho com invasão do estroma > 1 mm, confinado à vulva ou períneo, com linfonodos negativos
    (B) Tumor > 2 cm ou tumor de qualquer tamanho com invasão do estroma > 1 mm, confinado à vulva ou períneo, com linfonodos positivos
    (C) Tumor de qualquer tamanho com extensão ao terço inferior da uretra, da vagina ou do ânus, com linfonodos negativos
    (D) Tumor de qualquer tamanho com extensão ao terço inferior da uretra, da vagina ou do ânus, com linfonodos positivos

37. Qual a margem cirúrgica livre necessária para remoção da doença invasora da vulva?
    (A) De 1 a 2 cm
    (B) 3 cm
    (C) De 2 a 3 cm
    (D) De 2 a 5 cm

38. A excisão local radical ou vulvectomia radical parcial é definida como a ressecção da lesão com cerca:
    (A) De 1 a 2 cm
    (B) De 3 cm
    (C) De 2 a 3 cm
    (D) De 2 a 5 cm

39. A dissecção do monte púbico, região perineal, sulcos genitocrurais, diafragma urogenital e dois terços distais da uretra é definida como:
    (A) Vulvectomia radical parcial
    (B) Excisão local radical
    (C) Exenteração pélvica
    (D) Vulvectomia radical

40. Pacientes com câncer de vulva e sem linfonodos inguinais palpáveis. Qual a resposta correta com relação ao estadiamento e a linfadenectomia?
    (A) Em estádio Ia, não são candidatas a linfadenectomia devido ao risco de < 1% de metástases
    (B) Em estádio Ib e II, a linfadenectomia femoral é recomendada pelo risco de 8% de metástases
    (C) Em estádio Ib ou II, são candidatas ao linfonodo-sentinela
    (D) Todas as anteriores

41. Em pacientes com câncer de vulva e com linfonodos inguinais palpáveis está indicado:
    (A) A biópsia por agulha fina ou por congelação
    (B) Observação e controle com ressonância magnética em 3 meses
    (C) Observação e controle com ultrassonografia em 6 meses
    (D) Observação e controle com tomografia em 3 meses

42. Em pacientes com câncer de vulva e biópsia de linfonodo inguinal palpável positiva, qual a conduta?
    (A) Observação e controle com ressonância magnética em 3 meses
    (B) Observação e controle com ultrassonografia em 6 meses
    (C) A retirada terapêutica preferencialmente por linfadenectomia
    (D) Observação e controle com tomografia em 3 meses

43. São complicações da linfadenectomia inguinal no câncer de vulva:
    (A) Infecção e deiscência de ferida operatória
    (B) Isquemia do retalho de pele
    (C) Linfedema
    (D) Todas as anteriores

44. Quando podemos indicar a linfadenectomia unilateral no carcinoma escamoso da vulva?
    (A) Lesão primária < 2 cm
    (B) Lesão lateral a mais de 2 cm de distância da linha média
    (C) Ausência de linfonodos palpáveis
    (D) Todas as anteriores

45. Quais as vantagens de realizar linfonodo-sentinela no câncer de vulva?
    (A) Diminuição da morbidade cirúrgica sem comprometer a detecção de metástases linfonodais
    (B) Diminuição de linfedema
    (C) Diminuição de infecção pós operatória
    (D) Todas as anteriores

46. Quando o linfonodo-sentinela não é detectado, qual a conduta?
    (A) A linfadenectomia inguinal
    (B) A linfadenectomia inguinal superficial
    (C) A linfadenectomia pélvica
    (D) A linfadenectomia retroperitoneal

47. Qual o corante utilizado na técnica da pesquisa do linfonodo-sentinela?
    (A) Azul de toluidina
    (B) Azul patente
    (C) Azul de metileno
    (D) Solução de lugol

48. Qual a conduta no estádio Ia do câncer de vulva?
    (A) Excisão local ampla com margem livre de pelo menos 1 cm sem linfadenectomia inguino femoral
    (B) Excisão local ampla com margem livre de pelo menos 1 cm com linfadenectomia inguino femoral
    (C) Radioterapia
    (D) Vulvectomia radical com linfadenectomia inguino femoral

49. A pesquisa de linfonodo sentinela pode ser realizada nos casos de câncer de vulva por meio da injeção do corante azul patente na derme adjacente ao tumor primário ou pela linfocintilografia após injeção de:
    (A) Tálio na região peritumoral
    (B) Gálio na região peritumoral
    (C) Cromo na região peritumoral
    (D) Tecnécio na região peritumoral

50. O tratamento tradicional no estádio Ib é a vulvectomia radical com linfadenectomia inguino-femoral bilateral, com excelente sobrevida e controle local de doença. As desvantagens são complicações, como: alterações da função sexual, infecção e linfedema. Em virtude das complicações supracitadas, a literatura indica o tratamento conservador que inclui:
    (A) Vulvectomia radical sem linfadenectomia
    (B) Hemivulvectomia com margem de 1 a 2 cm com linfadenectomia ipsilateral e linfadenectomia bilateral superficial para lesões de linha média
    (C) Hemivulvectomia com linfadenectomia bilateral
    (D) Vulvectomia radical com linfadenectomia inguinofemoral

51. Qual o tratamento tradicional para câncer de vulva estádio II?
    (A) Vulvectomia radical sem linfadenectomia
    (B) Vulvectomia radical
    (C) Hemivulvectomia sem linfadenectomia bilateral
    (D) Vulvectomia radical com linfadenectomia inguinofemoral

52. A hemorragia é a complicação perioperatória mais frequente do tratamento cirúrgico do câncer de vulva. As complicações precoces (após 48 h) da ferida operatória são:
    (A) Linfedema crônico, infecção e necrose
    (B) Linfedema crônico, trombose e distopias genitais
    (C) Infecção, necrose, trombose venosa e distopias genitais
    (D) Infecção, necrose e deiscência de ferida operatória

53. As complicações tardias do tratamento cirúrgico do câncer de vulva são:
    (A) Linfedema crônico e trombose
    (B) Distopias genitais e cicatrizes retráteis
    (C) Incontinência urinária
    (D) Todas as anteriores

54. Qual o objetivo de solicitar tomografia computadorizada abdominal e pélvica no seguimento pós-tratamento do câncer de vulva?
    (A) Avaliação dos linfonodos genitofemorais
    (B) Avaliação dos linfonodos paraórticos e pélvicos
    (C) Avaliação dos linfonodos genitofemorais paraórticos
    (D) Todas as anteriores

55. As lesões metastáticas vaginais são duas a três vezes mais frequentes que o carcinoma primário de vagina e são provenientes do(a):
    (A) Vulva e reto
    (B) Colo, endométrio e ovário
    (C) Coriocarcinoma, bexiga e uretra
    (D) Todas as anteriores

56. No carcinoma primário de vagina, o terço superior vaginal é a localização mais frequente. A invasão inicial é para:
    (A) Vulva e colo uterino
    (B) Colo uterino e paramétrios
    (C) Parede vaginal e, posteriormente, para paramétrios
    (D) Endométrio e, posteriormente, para linfonodos pélvicos

57. Os fatores de risco para o carcinoma primário de vagina são:
    (A) Exposição ao HPV e irradiação prévia
    (B) Menopausa tardia
    (C) Menopausa precoce
    (D) Todas as anteriores

58. A história de irradiação em mulheres previamente tratadas por câncer de colo uterino contribui para o desenvolvimento de:
    (A) Adenocarcinoma de células claras
    (B) Carcinoma de células escamosas da vagina
    (C) Sarcoma vaginal
    (D) Melanoma vaginal

59. Quais os sinais e sintomas do carcinoma vaginal:
    (A) Aumento do volume abdominal?
    (B) Prurido de longa data
    (C) Distensão abdominal
    (D) Corrimento vaginal e sangramento após relação sexual

60. Para o diagnóstico de lesão vaginal suspeita de malignidade, o exame especular deverá constar da inspeção direta de toda a vagina, além de realização da:
    (A) Colposcopia
    (B) Colpocitologia
    (C) Biópsia
    (D) Todas as anteriores

61. O estadiamento do carcinoma vaginal é clinico, para isso é necessário solicitar exames complementares com o propósito de avaliar a extensão de doença além da vagina. Qual o exame que melhor substitui a cistoscopia e a urografia excretora?
    (A) Ultrassonografia transvaginal
    (B) Ressonância nuclear magnética
    (C) Ultrassonografia abdominal
    (D) Todas as anteriores

62. No estadiamento clínico do carcinoma vaginal o estádio I é:
    (A) Tumor confinado à parede vaginal
    (B) Tumor que se estende à parede pélvica
    (C) Tumor que invade paramétrios
    (D) Tumor que invade o tecido perivaginal

63. No estadiamento clínico do carcinoma vaginal, o tumor que se estende à parede pélvica ou está localizado nos dois terços superiores da vagina com metástases para os linfonodos pélvicos ou está localizado no terço inferior da vagina com metástases unilateral para linfonodos inguinais é o estádio:
    (A) I
    (B) II
    (C) III
    (D) IV

64. Ao indicar o tratamento cirúrgico no câncer de vagina o que é importante definir?
    (A) A localização e o tamanho do tumor
    (B) Apenas a localização do tumor
    (C) Apenas o tamanho do tumor
    (D) Todas as anteriores

65. Qual a cirurgia indicada para o câncer de vagina estádio I, menor que 2 cm, localizado no terço superior?
    (A) Histerectomia abdominal total
    (B) Histerectomia radical, colpectomia parcial e linfadenectomia pélvica
    (C) Histerectomia abdominal total e linfadenectomia pélvica
    (D) Exenteração pélvica

66. Pacientes portadoras de NIVA (Neoplasia Intraepitelial Vaginal) são na maioria das vezes sintomáticas; entretanto, se apresentarem sinais e sintomas, quais serão estes:
    (A) Sangramento pós-coital e/ou corrimento vaginal e/ou citologia anormal em paciente histerectomizada
    (B) Prurido vulvar crônico
    (C) Ascite
    (D) Todas as anteriores

67. Quais são os locais de preferência das NIVAs?
    (A) Terço distal da vagina?
    (B) Fórnices vaginais e linha de sutura da cúpula quando histerectomizada
    (C) Carúnculas himenais
    (D) Periuretral

68. As NIVAs associadas ao HPV são frequentemente:
    (A) Únicas
    (B) Hipocrômicas
    (C) Poliópides
    (D) Multifocais e multicêntricas

69. Com relação ao exame colposcópico da NIVA, que achados são comumente encontrados?
    (A) Áreas de epitélio aceto-branco denso, seguidas das áreas iodo-negativas
    (B) Áreas de mosaico
    (C) Áreas de pontilhados finos
    (D) Todas as anteriores

70. O exame que confirma o diagnóstico de NIVA é:
    (A) A citologia
    (B) A inspeção
    (C) A histologia
    (D) A colposcopia

71. As lesões exofíticas na vagina estão fortemente associadas a:
    (A) Pólipos vaginais benignos
    (B) Carcinoma invasor de vagina
    (C) Cistos vaginais
    (D) Todas as anteriores

72. Mulheres histerectomizadas por neoplasia cervical maligna são de alto risco para o desenvolvimento de:
    (A) LIEBG
    (B) NIV
    (C) NIC I
    (D) NIVA

NEOPLASIAS DO COLO UTERINO

1. Referente à epidemiologia podemos afirmar que o Ca de colo uterino está relacionado a:
   (A) Alto nível socioeconômico-cultural, vários parceiros sexuais e elevado número de coitos
   (B) Baixo nível socioeconômico-cultural, raça branca, elevado número de coitos
   (C) Alto nível socioeconômico-cultural, vários parceiros sexuais, coitarca precoce
   (D) Baixo nível socioeconômico-cultural, multiparidade e coitarca precoce

2. Epidemiologicamente não está associado ao carcinoma da cérvice uterina:
   (A) Coitarca precoce
   (B) Promiscuidade sexual
   (C) Multiparidade
   (D) Uso de pílula anticoncepcional

3. São neoplasias malignas do colo uterino:
   (A) Carcinoma espinocelular, adenocarcinoma e sarcoma botrioide (ou rabdomiossarcoma embrionário do colo uterino)
   (B) Adenocarcinoma de células claras, sarcoma e melanoma maligno do colo uterino
   (C) Carcinoma de células pequenas (espinocelular não queratinizante e não espinocelular) do colo uterino
   (D) Todas as anteriores

4. Qual a principal *vis* de apresentação do carcinoma escamoso do colo do útero?
   (A) Linfática
   (B) Hematogênica
   (C) Por contiguidade
   (D) Todas as anteriores

5. Quais os principais grupos de linfonodos atingidos pelo câncer de colo do útero:
   (A) Parauterinos, paraórticos e paracrurais
   (B) Paracervicais, tubários e crurais
   (C) Paracervicais, aórticos e obturadores
   (D) Parauterinos, tubários e ovarianos

6. O câncer do colo do útero costuma produzir:
   (A) Glomerulonefrite aguda
   (B) Glomerulonefrite crônica
   (C) Uronefrose
   (D) Nefrosclerose benigna

7. Assinale o tumor não epitelial maligno do colo do útero:
   (A) Carcinoma
   (B) Melanoma
   (C) Adenoma maligno
   (D) Sarcoma

8. Carcinoma escamoso do colo uterino com extensão de dois milímetros da superfície e três milímetros de profundidade de invasão é de estádio:
   (A) Ib2
   (B) Ia1
   (C) Ia2
   (D) Ib1

9. A exofitia carcinomatosa apresenta o seguinte aspecto:
   (A) Mucosa "paquidérmica"
   (B) Imagem de "couve-flor"
   (C) Hiperplasia glandular cística
   (D) Deciduose focal

10. A diatermocoagulação pode determinar mais frequentemente:
    (A) Pelviperitonite
    (B) Ulceração
    (C) Infecção
    (D) Estenose do canal cervical

11. A cirurgia de Wertheim-Meigs é indicada nos casos de:
    (A) Ca de colo estágio Ib
    (B) Ca de colo estágios III e IV
    (C) Ca de vagina
    (D) Nenhuma das anteriores

12. Qual o significado do estágio I do Ca de colo?
    (A) A lesão não ultrapassa a membrana basal
    (B) A lesão já invadiu estruturas vizinhas
    (C) A lesão atingiu parcialmente os paramétrios
    (D) Nenhuma das anteriores

13. Com relação ao Ca epidermoide invasor do colo uterino, podemos afirmar que:
    (A) É sempre queratinizante
    (B) É sempre não queratinizante
    (C) Pode ser queratinizante e não queratinizante, de células grandes ou pequenas
    (D) Nenhuma das respostas anteriores

14. O carcinoma epidermoide microinvasivo é caracterizado por:
    (A) Invasão do estroma que é considerada até 5 mm de profundidade e até 7 mm de extensão
    (B) Lesões clínicas até 4 cm de diâmetro
    (C) Neoplasia intraepitelial do colo do útero
    (D) Ausência de comprometimento da membrana basal

15. A conduta na neoplasia intraepitelial cervical grau 1 (NIC I) é:
    (A) Repetir citologia em 6 e 12 meses; após 1 ano, o seguimento deverá ser com CP anual até 5 anos
    (B) Conização do colo uterino
    (C) Histerectomia total abdominal
    (D) Histerectomia radical

16. Não estão associados ao carcinoma de colo os seguintes subtipos de vírus HPV:
    (A) 3, 4, 5
    (B) 6, 11, 16
    (C) 11, 18, 31
    (D) 18, 33, 35

17. O tratamento do câncer *in situ* do colo uterino se faz por:
    (A) Conização
    (B) Histerectomia total e exérese de manguito vaginal
    (C) Histerectomia total
    (D) Operação de Wertheim

18. Paciente com câncer de colo uterino sangrante, rebelde a todo tipo de tratamento clínico e com choque hipovolêmico. Qual a conduta além de hemotransfusão:
    (A) Tampão vaginal com solução vasoconstritora
    (B) Radioterapia
    (C) Embolização arterial e/ou ligadura das artérias hipogástricas
    (D) Todas as anteriores

19. Indique qual a alternativa correta, em relação à faixa etária, em que ocorre respectivamente: câncer de mama, câncer de colo de útero, câncer de endométrio:
    (A) 20-30 anos, 50-60 anos, 50-60 anos
    (B) 60-65 anos, 30-40 anos, 30-40 anos
    (C) 40-50 anos, 35-49 anos, 50-60 anos
    (D) 50-60 anos, 40-50 anos, 35-49 anos

20. Uma paciente com 42 anos e história de 2 meses de metrorragia vem ao seu consultório. Nega dispareunia e refere sinusiorragia há mais ou menos 6 meses. Nos antecedentes ginecológicos, há história de ter-se casado com 12 anos e ser IX G e VII P com dois abortos. Refere também dois outros parceiros além do marido. Seu diagnóstico provável é:
    (A) Neo de vagina
    (B) Neo de colo de útero
    (C) Neo de endométrio
    (D) Neo de ovário

21. Qual o tratamento cirúrgico mais adequado para o carcinoma do colo uterino estágios IB e IIA?
    (A) Operação Wertheim-Meigs
    (B) Operação de Maltez
    (C) Operação de Castro
    (D) Conização

22. Qual doença tem um crescimento lento e silencioso iniciada com transformações intraepiteliais progressivas que podem evoluir para uma lesão cancerosa invasora em um prazo de 10 a 15 anos:
    (A) Câncer de endométrio
    (B) Câncer de ovário
    (C) Câncer de colo de útero
    (D) Coriocarcinoma

23. O câncer do colo uterino inicial costuma ser assintomático. Quando houver manifestações clínicas serão sintomas inespecíficos, como:
    (A) Sangramento anormal do tipo menorragia, hipermenorreia ou sangramento durante ou após o coito
    (B) Sangramento vaginal anos após a menopausa
    (C) Dor, dispepsia e alteração do hábito intestinal
    (D) Todas as anteriores

24. O câncer de colo uterino é o único câncer genital feminino que pode ser realmente prevenido por uma técnica de rastreamento efetiva e de baixo custo que permite detecção e tratamento na fase pré-maligna, ainda na forma de neoplasia intraepitelial cervical. Este exame é:
    (A) Ultrassonografia transvaginal
    (B) Colpocitologia
    (C) Colposcopia
    (D) Ultrassonografia pélvica

25. Um tumor endofítico do colo uterino pode ser:
    (A) Nodular
    (B) Ulcerado
    (C) *Barrel-shapped*
    (D) Todas as anteriores

26. Um tumor exofítico do colo uterino pode ser:
    (A) Polipoide ou vegetante
    (B) Nodular ou vegetante
    (C) Ulcerado ou polipoide
    (D) *Barrel-shapped*

27. Qual é a periodicidade recomendada pelo Ministério da Saúde na nova diretriz para o rastreamento do colo do útero?
    (A) O início da coleta deve ser aos 25 anos de idade para as mulheres que já tiveram atividade sexual
    (B) Os exames devem seguir até os 64 anos e podem ser interrompidos quando, após essa idade, as mulheres tiverem pelo menos dois exames negativos consecutivos nos últimos cinco anos
    (C) O intervalo entre os exames deve ser de três anos, após dois exames negativos, com intervalo anual.
    (D) Todas as anteriores

28. Nos estádios avançados do câncer do colo do útero, os sintomas tornam-se exuberantes, correlacionados com crescimento tumoral, invasão local e disseminação. Os sinais e sintomas desses estádios são:
    (A) Prurido genital de longa data
    (B) Sangramento vaginal anos após a menopausa
    (C) Hemorragia franca, dor, irritação local e obstrução dos sistemas excretores
    (D) Todas as anteriores

29. A hidronefrose ocorre quando o tumor do colo do útero compromete:
    (A) Os linfonodos pélvicos
    (B) O terço proximal da vagina
    (C) O paramétrio
    (D) O sistema digestivo

30. O tripé diagnóstico dos tumores do colo do útero é:
    (A) Citologia, colposcopia e histologia
    (B) Citologia, colposcopia e hibridização do HPV
    (C) Citologia, hibridização do HPV e histologia
    (D) Colposocopia, histologia e hibridização do HPV

31. Qual o objetivo do toque retal na avaliação oncológica do câncer de colo uterino?
    (A) Avaliação dos fórnices vaginais
    (B) Avaliação do comprometimento dos paramétrios
    (C) Avaliação do volume da lesão
    (D) Avaliação dos linfonodos

32. Qual a importância do exame de toque (vaginal e retal) na avaliação oncológica do câncer de colo uterino?
    (A) É um dos sustentáculos do estadiamento clínico do câncer de colo uterino e ponto inicial do planejamento terapêutico
    (B) Faz parte da tríade diagnóstica dos tumores do colo uterino
    (C) Identifica a área alterada do colo uterino e possibilita realizar a biópsia para estudo histológico
    (D) É um dos sustentáculos do estadiamento cirúrgico do câncer de colo uterino e detecção de recidiva

33. O câncer de colo uterino pode-se propagar diretamente por continuidade para a vagina e para o corpo uterino. A propagação por contiguidade será para:
    (A) Paramétrios
    (B) Paracolpos
    (C) Bexiga e reto
    (D) Todas as anteriores

34. O câncer de colo uterino pode-se propagar diretamente por continuidade e por contiguidade. A propagação indireta será:
    (A) Para paramétrios
    (B) Por via linfática ou hemática
    (C) Para bexiga e reto
    (D) Para paracolpos

35. A Federação Internacional de Ginecologia e Obstetrícia (FIGO), em 1994, definiu que carcinomas microinvasores são:
    (A) Estádios Ib1 e Ib2
    (B) Estádios Ia1 e Ib1
    (C) Estádios Ia2 e Ib1
    (D) Estádios Ia1 e Ia2

36. O diagnóstico de microinvasão do câncer de colo uterino é realizado somente com o estudo de toda a lesão em peça de:
    (A) Curetagem endocervical
    (B) Conização
    (C) Biópsia
    (D) Todas as anteriores

37. A ressonância nuclear magnética (RNM) tem grande utilidade na avaliação locorregional do câncer de colo uterino, tendo valor preditivo negativo quanto ao comprometimento das paredes da bexiga e do reto. Este exame de imagem poderá dispensar:
    (A) O exame ginecológico
    (B) A cistoscopia, a retossigmoidoscopia e a urografia excretora
    (C) O exame especular e o exame de toque
    (D) O exame de toque vaginal

38. A RNM avalia com segurança:
    (A) A infiltração local
    (B) O comprometimento das paredes da bexiga
    (C) O comprometimento das paredes do reto
    (D) Todas as anteriores

39. Com relação ao estadiamento clínico do câncer de colo uterino, podemos afirmar que:
    (A) É facilmente reprodutível, barato, não invasivo e disponível a todos que tratam câncer
    (B) Poderá ser substituído pelo estadiamento cirúrgico
    (C) Não se aplica para estádios iniciais
    (D) Não se aplica ao adenocarcinoma do colo uterino

40. A tomografia computadorizada (TC) é indicada para avaliar:
    (A) A infiltração local
    (B) O comprometimento das paredes da bexiga e do reto
    (C) Os linfonodos pélvicos, paraórticos e as metástases
    (D) O comprometimento dos paramétrios

41. Quanto ao estadiamento do câncer do colo uterino, podemos afirmar que:
    (A) Ia1 – Invasão até 3 mm em profundidade e extensão até 7 mm
    (B) Ia2 – Invasão entre 3 a 5 mm de profundidade e extensão até 7 mm
    (C) Ib1 – tumor até 4 cm
    (D) Todas as anteriores

42. A lesão clinicamente visível com mais de 4 cm em sua maior extensão, confinada ao colo do útero, é estádio:
    (A) Ib1
    (B) Ib2
    (C) IIa
    (D) IIb

43. Paciente de 45 anos de idade com biópsia de colo uterino que revela carcinoma escamoso com invasão de 1 mm de profundidade e 3 mm de extensão. Qual a conduta?
    (A) Conização
    (B) Histerectomia
    (C) Radioterapia
    (D) Quimioterapia

44. Paciente de 44 anos de idade apresentou sangramento vaginal abundante com alteração hemodinâmica. Ao exame ginecológico, constata-se uma lesão vegetante, que se estende para o terço proximal da vagina. O toque retal evidenciou paramétrio direito comprometido no seu terço proximal. O diagnóstico histológico confirmado pela biópsia foi carcinoma epidrmoide. Qual o estadiamento e a conduta?
    (A) IIa1 – Histerectomia tipo III com linfadenectomia pélvica
    (B) IIa2 – Quimiorradioterapia primária
    (C) IIb - Quimiorradioterapia primária
    (D) IIIa - Quimiorradioterapia primária

45. Qual o tratamento indicado para o câncer de colo uterino em estádio Ia1:
    (A) Conização
    (B) Histerectomia radical com linfadenectomia pélvica
    (C) Quimioterapia
    (D) Radioterapia

46. Qual o tratamento indicado para o câncer de colo uterino em estádio Ia2, sabendo-se que as evidências mostram que neste estádio o comprometimento parametrial é pequeno e que o comprometimento linfonodal varia entre 0,5% a 7,3%:
    (A) Conização
    (B) Radioterapia
    (C) Quimioterapia
    (D) Cirurgia tipo B ou classe II (Piver II) com linfadenectomia pélvica

47. Com relação à extensão de dissecção de uma cirurgia tipo B, segundo a classificação de Querleau e Morrow das histerectomias para o tratamento do câncer do colo uterino, qual a resposta correta:
    (A) O paramétrio é seccionado ao nível do túnel ureteral
    (B) Ressecção parcial dos ligamentos uterossacros e vesicouterinos
    (C) Colpectomia mínima de 1 cm
    (D) Todas as anteriores

48. Com relação às vantagens da histerectomia radical por videolaparoscopia, cirurgia minimamente invasiva para o tratamento de câncer de colo uterino, qual a resposta certa:
    (A) Melhor visualização e menor tempo de hospitalização
    (B) Menor perda sanguínea e rápida recuperação
    (C) Menos aderências e complicações
    (D) Todas as anteriores

49. Quais as complicações agudas e crônicas da histerectomia radical do tratamento cirúrgico do câncer de colo uterino, respectivamente:
    (A) Fístula vesicovaginal e lesão de ureter
    (B) Hemorragia e disfunção vesical
    (C) Linfedema de membros inferiores e lesão vesical
    (D) Linfocisto e embolia pulmonar

50. Com relação a lesão vesical acidental diagnosticada durante uma histerectomia radical, qual a resposta correta?
    (A) Na correção da abertura da bexiga é usado fio inabsorvível
    (B) Na sutura próximo ao meato ureteral um cateter duplo jota deve ser introduzido para se evitar a oclusão do ureter
    (C) Apenas colocar uma sonda vesical de demora e sem sutura, independente do tamanho da lesão
    (D) Todas as anteriores

51. Qual a complicação da cirurgia radical que se deve à lesão direta da inervação sensitiva e motora do músculo detrusor?
    (A) Fístula vesicovaginal
    (B) Disfunção sexual
    (C) Disfunção vesical
    (D) todas as anteriores

52. Com relação ao tratamento da fístula vesicovaginal diagnosticada no pós-operatório de histerectomia radical, qual a resposta correta?
    (A) Fístula diagnosticada tardiamente não será corrigida e sim drenada
    (B) Fístula diagnosticada após 7 dias da cirurgia deverá aguardar 7 meses para ser corrigida
    (C) Durante o período de espera para a correção de uma fístula diagnosticada após 7 dias da cirurgia, a paciente não deverá ficar sondada para diminuir o risco de infecção
    (D) Todas as anteriores

53. Qual a taxa de incidência de metástases oculta no ovário do adenocarcinoma de colo uterino?
    (A) Entre 0,6% e 1,3%
    (B) Entre 0,6% e 3%
    (C) Entre 0,6% e 5%
    (D) Entre 1,3% e 3%

54. Quais os fatores de risco de recorrência do câncer de colo uterino que indicam a complementação terapêutica com irradiação?
    (A) Diâmetro tumoral > 4 cm
    (B) Invasão linfovascular e parametrial
    (C) Comprometimento linfonodal
    (D) Todas as anteriores

55. Com relação à pesquisa de linfonodo-sentinela no câncer de colo uterino em quais cadeias linfonodais estes serão identificados na maioria das vezes:
    (A) Inguinais, femurais e obturadoras
    (B) Ilíacas, sacrais e obturadoras
    (C) Ilíacas, interilíacas e obturadoras
    (D) Inguinais, femurais e sacrais

56. Na cirurgia radical para o tratamento do câncer de colo uterino, qual nervo deverá ser preservado para evitar alterações no controle urinário, no controle da exoneração intestinal e na função sexual?
    (A) Femoral
    (B) Genitocrural
    (C) Obturador
    (D) Hipogástrico

57. Qual a indicação cirúrgica para pacientes em estádio Ia2 e Ib com tumor menor que 2 cm de diâmetro que deseja preservar a sua fertilidade?
    (A) Colpectomia parcial
    (B) Traquelectomia radical com linfadenectomia pélvica
    (C) Histerectomia subtotal com linfadenectomia pélvica
    (D) Histerectomia radical com linfadenectomia pélvica

58. A traquelectomia radical, indicada para preservar a fertilidade, é um procedimento que consiste na remoção de:
    (A) Quase todo o colo uterino, segmento proximal vaginal, paramétrios e completada com linfadenectomia pélvica
    (B) Todo o colo uterino, segmento proximal vaginal e completada com linfadenectomia pélvica
    (C) Todo o colo uterino, segmento proximal vaginal e paramétrios
    (D) Quase todo o colo uterino e colpectomia parcial

59. Com relação ao câncer de colo uterino na gestação, podemos afirmar que:
    (A) A tomografia computadorizada é excelente na avaliação e planejamento terapêutico
    (B) No diagnóstico feito no segundo e terceiro trimestres, a conduta será quimioterapia até a resolução da gestação após 34 semanas
    (C) A urografia excretora será um dos exames de rotina
    (D) Todas as anteriores

60. Quais são os critérios anatomopatológicos para indicar a radioterapia adjuvante no câncer de colo uterino?
    (A) Metástases em linfonodos
    (B) Invasão parametrial
    (C) Margens cirúrgicas positivas
    (D) Todas as anteriores

NEOPLASIAS DO ENDOMÉTRIO

1. Assinale a alternativa correta:
   (A) As pacientes com síndrome dos ovários policísticos apresentam virilização
   (B) As pacientes com síndrome de anovulação crônica têm maior risco para carcinoma do endométrio
   (C) O aumento dos níveis de androgênios sempre promove hirsutismo
   (D) A síndrome de ovário policístico não está associada a câncer de endométrio

2. A cirurgia de escolha para o carcinoma de endométrio, estágio I, é:
   (A) Histerectomia total
   (B) Pan-histerectomia
   (C) Operação de Wertheim
   (D) Histerectomia total, anexectomia bilateral e exérese do terço superior da vagina

3. O melhor teste para o diagnóstico de câncer endometrial é:
   (A) Exame físico e ginecológico
   (B) Histeroscopia com biópsia dirigida
   (C) Colpocitologia (Papanicolaou)
   (D) Nenhuma das anteriores

4. Na pós-menopausa, o sangramento genital exige:
   (A) Exame ginecológico e histeroscopia
   (B) Exame ginecológico sob narcose e biópsia endometrial por aspiração
   (C) Exame ginecológico e citologia cervicovaginal
   (D) Citologia endouterina e teste estrogênico

5. Na perda sanguínea repetida em paciente de 65 anos, com menopausa desde os 45 anos, deve sempre ser excluída a hipótese de:
   (A) Menstruação iatrogênica
   (B) Câncer de vulva
   (C) Vaginite senil
   (D) Câncer do endométrio

6. Nos casos de mioma uterino, a curetagem de prova está indicada:
   (A) Apenas nos miomas subserosos
   (B) Somente para sustar eventual metrorragia
   (C) Para exame histopatológico do endométrio
   (D) Não tem indicações

7. A hiperplasia adenomatosa atípica do endométrio é:
   (A) Lesão maligna
   (B) Potencialmente maligna
   (C) Fibromatosa
   (D) Lesão hemorrágica

8. A lesão precursora do carcinoma endometrial é:
   (A) Displasia
   (B) Hiperplasia atípica
   (C) Adenocarcinoma
   (D) Hiperplasia polipoide

9. O estádio I do câncer de endométrio – FIGO 2009 – é subdividido em:
   (A) IA – Restrito ao endométrio ou invadindo menos da metade da espessura miometrial
   (B) IB – Invasão da metade ou mais da espessura miometrial
   (C) Nenhuma das anteriores
   (D) A e B estão corretas

10. O estádio II do câncer endometrial pela FIGO é subdividido em:
    (A) IIA: quando invade só as glândulas endocervicais
    (B) IIB: quando invade o estroma cervical
    (C) IIC: quando atinge o paramétrio
    (D) A e B

11. O estádio III do câncer de endométrio pela FIGO 2009 subdivide-se em:
    (A) IIIA: quando atinge serosa e/ou anexo e/ou citologia peritoneal positiva
    (B) III B: com comprometimento vaginal
    (C) IIIC: com metástases em linfonodos regionais (N1)
    (D) A, B e C

12. O estádio IV do câncer endometrial segundo a FIGO 2009 divide-se em:
    (A) IV A – quando invade a mucosa da bexiga
    (B) IV A– quando invade a mucosa do reto
    (C) IV B – quando apresenta metástases à distância (inclusive linfonodos intra-abdominais além dos paraórticos e/ou inguinais)
    (D) Todas as anteriores

13. O carcinoma endometrial para se estadiar:
    (A) Sempre deve ser avaliado cirurgicamente (inclusive os linfonodos retroperitoneais)
    (B) É fundamental a aspiração de líquido peritoneal
    (C) Não é obrigatória a curetagem fracionada
    (D) Todas as anteriores

14. O grau histopatológico de malignidade do câncer endometrial é definido com o:
    (A) G1 (bem diferenciado)
    (B) G2 (moderadamente diferenciado)
    (C) G3 (pouco diferenciado)
    (D) Todas as anteriores

15. O tumor maligno mais encontrado no corpo do útero é:
    (A) Adenocarcinoma
    (B) Sarcoma
    (C) Carcinoma epidermoide
    (D) Tumor misto mülleriano maligno

16. Em relação aos fatores de risco para câncer de endométrio, assinale a resposta correta:
    (A) Multiparidade, obesidade, menopausa precoce, terapia de reposição com estrogênio
    (B) Multiparidade, obesidade, menopausa tardia, terapia de reposição com estrogênio
    (C) Nuliparidade, obesidade, menopausa tardia, terapia de reposição com estrogênio
    (D) Nuliparidade, obesidade, menopausa precoce, terapia de reposição com estrogênio

17. Observa-se uma possível associação entre:
    (A) Hipotireodismo e obesidade com aumento do câncer endometrial
    (B) Obesidade e *diabetes mellitus* com aumento do câncer de colo uterino
    (C) Obesidade e *diabetes mellitus* com o aumento do câncer de endométrio
    (D) Hipotireoidismo e *diabetes mellitus* com o aumento do câncer de endométrio

18. Assinale a faixa etária que mais incide o carcinoma de endométrio:
    (A) Abaixo de 30
    (B) 31 – 50 anos
    (C) 50 – 60 anos
    (D) 69 – 80 anos

19. Assinale os sinais mais comuns do carcinoma de endométrio:
    (A) Dispareunia
    (B) Dor abdominal
    (C) Sangramento pós-menopausa
    (D) Vaginose

20. Qual dos métodos a seguir apresenta menor acuracidade no diagnóstico das neoplasias endometriais?
    (A) Esfregaço cervicovaginal
    (B) Raspado endometrial
    (C) Histeroscopia
    (D) Biópsia endometrial

21. Paciente com adenocarcinoma de endométrio indiferenciado com metástases no intestino delgado e epíploon. Líquido peritoneal positivo. Estadiamento:
    (A) IV B – G3
    (B) IV B – G1
    (C) IVA – G3
    (D) IV A – G1

22. Paciente com carcinoma de endométrio, com invasão do estroma cervical, indiferenciado. Estadiamento:
    (A) II – G1
    (B) II – G3
    (C) II – G2
    (D) III A – G1

23. Paciente de 58 anos, obesa e diabética, foi submetida a curetagem uterina por apresentar sangramento vaginal pós-menopausa. O resultado anatomopatológico da curetagem foi de adenocarcinoma de endométrio, bem diferenciado. Nos exames de estadiamento comprovou-se que o tumor estava limitado ao endométrio. Baseado no presente caso clínico, responda as duas questões seguintes:
    Qual o estágio do tumor?
    (A) IA G1
    (B) IA G3
    (C) IB G1
    (D) IB G3

24. O tratamento de escolha para o caso avaliado será:
    (A) Ablação endoscópica do endométrio
    (B) Quimioterapia
    (C) Histerectomia abdominal total + anexectomia bilateral
    (D) Cirurgia de Wertheim-Meigs

25. A anexectomia bilateral é realizada durante o tratamento cirúrgico do carcinoma de endométrio por qual motivo?
    (A) Os anexos são locais comuns de metástases
    (B) Os anexos podem ser fonte de estrogênio
    (C) Para diminuir o risco de desenvolvimento de neoplasias ovarianas
    (D) Todas estão corretas

26. Assinalar os fatores prognósticos do carcinoma de endométrio:
    (A) Histerometria acima de 8 cm
    (B) Invasão linfovascular
    (C) Infiltração miometrial
    (D) B e C estão corretas

27. A obesidade aumenta o risco para carcinoma de endométrio por promover a:
    (A) Conversão periférica de androstenediona em estrona no tecido adiposo
    (B) Conversão periférica de androstenediona em estradiol no tecido adiposo
    (C) Conversão periférica de estradiol e estriol no tecido adiposo
    (D) Conversão central de androstenediona em estrona

28. Não é preconizado o rastreamento do câncer de endométrio, pois não existe um exame apropriado, econômico e aceitável que reduza a mortalidade. Entretanto, a maioria dos pacientes com câncer endometrial apresentarão sangramento uterino anormal na peri ou pós-menopausa. Qual o método diagnóstico indicado que permite o diagnóstico precoce, tratamento adequado e altas taxas de cura?
    (A) Histeroscopia com biópsia endometrial
    (B) Ultrassonografia
    (C) Histerossalpingografia
    (D) Colposcopia com biópsia

29. Paciente de 60 anos, com sangramento uterino anormal, submetida a histeroscopia com biópsia e diagnostico anatomopatológico de carcinoma endometrioide é levada a laparotomia. O achado cirúrgico é de tumor invadindo a mucosa retal e metástases em linfonodo inguinal. Com base nestes dados responda a seguinte questão: qual o estadiamento?
    (A) IIA
    (B) IIIC
    (C) IVA
    (D) IVB

30. São fatores prognósticos do carcinoma de endométrio, exceto:
    (A) Estadiamento
    (B) Invasão miometrial
    (C) Diferenciação histológica
    (D) Receptores de testosterona

31. Qual dos fatores de risco abaixo está relacionado ao câncer do endométrio e hiperplasia endometrial?
    (A) Infecção pelo HPV
    (B) Terapêutica hormonal com estrogênio sem progesterona
    (C) Multiparidade
    (D) Laqueadura tubária

32. Qual a doença que está relacionada e que predispõe a tumores ginecológicos como endométrio e ovário?
    (A) Linfoma
    (B) Trombofilias hereditárias
    (C) Condiloma gigante de Buschke-Lowers
    (D) Síndrome de LUNCH II ou câncer de cólon não polipoide hereditário

33. Quais são os fatores de proteção para o câncer de endométrio?
    (A) Multiparidade e perda de peso
    (B) Terapia hormonal combinada e tabagismo
    (C) Uso de anticoncepcionais orais combinados e de DIU liberador de progesterona
    (D) Todas as anteriores

34. Qual é o sintoma mais comum do câncer de endométrio?
    (A) Perda sanguínea na pós-menopausa
    (B) Dor pélvica
    (C) Prurido genital
    (D) Sangramento pós-coital

35. Qual o principal sintoma ou sinal que acompanha o câncer de endométrio?
    (A) Vaginite inespecífica
    (B) Dor abdominal
    (C) Sangramento uterino anormal
    (D) Distensão abdominal

36. O sangramento do câncer de endométrio na pós-menopausa é decorrente de:
    (A) Áreas de necrose tumoral
    (B) Menstruação excessiva
    (C) Endometrite
    (D) Vaginite

37. Qual o sintoma que indica investigação endometrial na pré-menopausa?
    (A) Vaginite
    (B) Dor abdominal
    (C) Sangramentos irregulares
    (D) Anorexia

38. Qual é o melhor exame utilizado para avaliar a espessura e a textura endometriais?
    (A) Ressonância magnética
    (B) Ultrassonografia transvaginal
    (C) Tomografia computadorizada abdominal
    (D) Ultrassonografia abdominal

39. Qual o ponto de corte da medida da espessura endometrial que indica investigação com biópsia de endométrio?
    (A) 10 mm
    (B) 7 mm
    (C) 15 mm
    (D) 4 mm

40. Em qual(ais) das condições abaixo podemos encontrar a hiperplasia endometrial?
    (A) O uso de tamoxifeno para o tratamento de câncer da mama
    (B) Síndrome de ovários policísticos com amenorreia
    (C) Tumores ovarianos produtores de estrogênio
    (D) Todas as anteriores

41. As hiperplasias são classificadas como atípicas quando:
    (A) Apresentarem atipias nucleares
    (B) Apresentarem alterações arquiteturais glandulares
    (C) Apresentarem complexidade glandular
    (D) Apresentarem aglomeração glandular

42. Quais as taxas de progressão para câncer de endométrio das hiperplasias atípica simples e atípica complexa respectivamente?
    (A) 1% e 3%
    (B) 1% e 8%
    (C) 8% e 29%
    (D) 3% e 29%

43. Segundo a OMS, qual a classificação das hiperplasias endometriais?
    (A) Hiperplasia simples e complexa
    (B) Hiperplasia atípica simples
    (C) Hiperplasia atípica complexa
    (D) Todas as anteriores

44. Com relação aos fatores de risco para câncer de endométrio, assinale a alternativa correta:
    (A) A maioria deles está associado à formação direta ou indireta de ambiente com hiperestrogenismo
    (B) Aromatização periférica da androstenediona em estrona, em excesso, no tecido adiposo
    (C) Potencial cancerígeno do estrogênio administrado de forma contínua ou sequencial sem a contraposição da progesterona
    (D) Todas as anteriores

45. Quais são os meios disponíveis para se obter amostra endometrial?
    (A) Por aspiração, curetagem uterina e histeroscopia
    (B) Por curetagem uterina e histeroscopia
    (C) Por aspiração e curetagem uterina
    (D) Por aspiração e histeroscopia

46. A biópsia do endométrio realizada no ambulatório é uma alternativa barata, sem desconforto para a paciente e eficaz. É útil nos casos de espessamento difuso do endométrio, sem suspeita de lesão focal. Quais as maneiras que poderá ser realizada?
    (A) Por aspiração e curetagem uterina
    (B) Por aspiração com sonda, cureta de Novak ou cânula de Pipelle
    (C) Por aspiração, curetagem uterina e histeroscopia
    (D) Por aspiração e histeroscopia

47. Com relação a biópsia de endométrio realizada em ambulatório, qual a alternativa correta?
    (A) Determina o padrão de crescimento tumoral intracavitário e sua extensão ao colo uterino
    (B) Apresenta índices de 2% a 6%, em razão do esvaziamento incompleto da cavidade uterina
    (C) A acurácia varia de 75% a 90%, sendo que a cânula de Pipelle tem taxa de detecção para neoplasia de 99%
    (D) É o padrão ouro para o diagnóstico das neoplasias endometriais

48. Com relação às hiperplasias endometriais e seu potencial pré-maligno, qual a(s) resposta(s) correta(s)?
    (A) O fator mais importante no risco de progressão é a atipia citológica
    (B) O processo de progressão para câncer invasor endometrial é lento e pode levar 5 anos ou mais
    (C) As proliferações glandulares endometriais com marcada atipia da camada celular são consideradas precursoras do câncer invasor
    (D) Todas as anteriores

49. Qual o objetivo do tratamento da hiperplasia endometrial sem atipias?
    (A) Controle do sangramento vaginal anormal
    (B) Prevenção da progressão para o câncer invasor
    (C) A e B estão corretas
    (D) Nenhuma das anteriores

50. Qual o medicamento de escolha para as hiperplasias endometriais sem atipias?
    (A) Estrogênio
    (B) Progestogênio
    (C) Tamoxifeno
    (D) Anticoncepcional oral combinado

51. Qual o tempo mínimo necessário de uso mensal e período de duração do progestogênio para o tratamento da hiperplasia endometrial sem atipias?
    (A) De 6 a 7 dias, por um período de duração de 30 dias
    (B) Apenas 7 dias, por um período de duração de 3 a 6 meses
    (C) De 12 a 14 dias, por um período de duração de 3 a 6 meses
    (D) De 12 a 14 dias, por um período de duração de 1 a 2 meses

52. Qual é o mecanismo de ação do progestogênio no tratamento das hiperplasias endometriais sem atipias?
    (A) Tem ação estrogênica no osso e antiestrogênica na mama e no útero
    (B) Pela ativação dos receptores de progesterona, que promovem decidualização e adelgaçamento do endométrio
    (C) Tem ação antiestrogênica no receptor, mas exerce uma ação estrogênica mínima em uso prolongado
    (D) Nenhuma das anteriores

53. Paciente pós-menopáusica em uso de TH e diagnóstico de hiperplasia endometrial sem atipias. Qual a conduta?
    (A) Descontinuar a TH, prescrever medroxiprogesterona 10 mg/dia/3 meses, biópsia do endométrio após 3 meses do tratamento
    (B) Manter a TH, repetir a biópsia do endométrio
    (C) Manter a TH, prescrever medroxiprogesterona 10 mg/dia/3 meses, biópsia do endométrio após 3 meses do tratamento
    (D) Nenhuma das anteriores

54. Qual o tratamento de escolha para mulheres com hiperplasia endometrial com atipias?
    (A) Anticoncepcional oral combinado
    (B) Estrogênio
    (C) Histerectomia radical
    (D) Histerectomia

55. Em relação as características fenotípicas do carcinoma de endométrio, é possível definir dois tipos. Quais são esses?
    (A) Tipo I, pacientes obesas, hiperlipidêmicas, hiperestrínicas, com história de ciclos anovulatórios, G1 ou G2, invasão superficial do miométrio (menos da metade) e bom prognóstico
    (B) Tipo II, pacientes com tumores G3, invasão profunda do miométrio (mais da metade), linfonodos positivos e mau prognóstico
    (C) Tipo III, pacientes com características do tipo I e tipo II
    (D) A e B estão corretas

56. O diagnóstico de neoplasia de endométrio deve ser considerado nas seguintes situações:
    (A) Pacientes com sangramento pós-menopáusico
    (B) Pacientes pós-menopáusicas com piometra ou hematometra
    (C) Pacientes pré-menopáusicas, com sangramento irregular ou abundante e história de anovulação
    (D) Todas as anteriores

57. Os adenocarcinomas endometriais são divididos em endometrioides e não endometrioides, tipo I e II respectivamente. Assinale a resposta correta relativa a classificação histológica dos tumores endometriais segundo o Colégio Americano de Patologia (CAP):
    (A) O adenocarcinoma endometrioide (Tipo I) é o tipo histológico mais comum, 57–80% dos casos
    (B) O carcinoma seroso e o de células claras são os tumores não endometrioides mais frequentes (Tipo II)
    (C) O carcinossarcoma (Tipo I) é o tipo histológico mais comum, 57–80% dos casos
    (D) A e B estão corretas

58. Com relação a classificação de grau histológico do câncer de endométrio, qual a resposta correta?
    (A) Os tumores de grau III têm prognóstico ruim e estão associados a um maior potencial de invasão do miométrio e metástases linfonodais
    (B) Os tumores de grau I têm prognóstico ruim e estão associados a um maior potencial de invasão do miométrio e metástases linfonodais
    (C) Os tumores de grau II têm prognóstico ruim e estão associados a um maior potencial de invasão do miométrio e metástases linfonodais
    (D) Os tumores de grau IV têm prognóstico ruim e estão associados a um maior potencial de invasão do miométrio e metástases linfonodais

59. Com relação a classificação de grau histológico do câncer de endométrio, qual a resposta correta?
    (A) Grau I tem padrão de crescimento de células indiferenciadas entre 6% e 50%
    (B) Grau II tem padrão de crescimento de células indiferenciadas entre 6% e 50%
    (C) Grau III tem padrão de crescimento de células indiferenciadas menor ou igual a 5%
    (D) Grau I tem padrão de crescimento de células indiferenciadas maior do que 50%

60. Com relação as vias de disseminação da neoplasia endometrial, qual a resposta correta?
    (A) O carcinoma de endométrio infiltra-se primariamento no miométrio com chance de propagação para linfáticos
    (B) A frequência de envolvimento linfonodal cresce com o aumento da indiferenciação tumoral e da infiltração miometrial
    (C) O risco de metástases linfáticas dos tumores restritos ao endométrio é de 0% a 4%
    (D) Todas as anteriores

61. Com relação as vias de disseminação da neoplasia endometrial, qual a resposta correta?
    (A) Em tumores com invasão endometrial profunda, a propagação linfática varia de 17% a 25%
    (B) A medida em que o tumor se estende ao colo uterino e a outros órgãos adjacentes ou distantes, há cerca de 50% de positividade de linfonodos pélvicos e paraórticos
    (C) Em tumores com invasão endometrial profunda, a propagação linfática é de 50%
    (D) A e B estão corretas

62. Com relação a linfadenectomia paraórtica no tratamento dos carcinomas endometriais pode-se afirmar que:
    (A) O risco de metástases para esses linfonodos aumenta com o grau histológico e com invasão miometrial profunda
    (B) O risco de metástases para esses linfonodos aumenta quando é precedida pela presença de doença em linfonodos pélvicos
    (C) O risco de metástases para esses linfonodos aumenta com a presença de metástases em anexos uterinos
    (D) Todas as anteriores

63. Como alternativa a linfadenectomia completa o NCCN (National Comprehensive Cancer Network) aprovou o uso de linfonodo-sentinela para o estadiamento cirúrgico do:
    (A) Câncer de endométrio inicial
    (B) Câncer de endométrio estádio III
    (C) Câncer de endométrio estádio IV
    (D) Câncer de endométrio em todos os estadiamentos

64. As pacientes com carcinoma de endométrio devem ser tratadas primariamente por:
    (A) Histerectomia
    (B) Salpingo-oforectomia bilateral
    (C) Cirurgia de estadiamento
    (D) Todas as anteriores

65. Em pacientes com risco baixo de recidiva, estádios Ia GI/II e Ib GI, qual deverá ser o tratamento complementar?
    (A) Quimioterapia
    (B) Radioterapia
    (C) Não há indicação de tratamento complementar
    (D) Quimioterapia e radioterapia

66. Os fatores prognósticos a serem considerados no carcinoma endometrial são:
    (A) Tipo e diferenciação histológica
    (B) Estadiamento e grau de invasão miometrial
    (C) Citologia peritoneal e presença de metástases
    (D) Todas as anteriores

67. Com relação aos sarcomas uterinos, qual a resposta correta?
    (A) A via linfática é a principal via de disseminação
    (B) A via hematogênica é a principal via de disseminação com metástases, principalmente para o pulmão
    (C) A via linfática e hematogênica são as principais vias de disseminação
    (D) A via hematogênica é a principal via de disseminação com metástases, principalmente para o fígado

68. Os sarcomas uterinos são tumores raros e compreendem 1% de todas as neoplasias malignas ginecológicas. Em relação ao tema assinale a alternativa incorreta:
    (A) Carcinossarcomas – também conhecidos como tumor mülleriano misto maligno, apresentam dois componentes celulares: mesodérmico e epitelial, ambos malignos. Considerados tumores de endométrio tipo I
    (B) Leiomiossarcomas – originam-se do músculo uterino, a recorrência é alta e, normalmente, metastatizam à distância
    (C) Sarcomas do estroma endometrial (SEEs) – lesões constituídas de agrupamento de células semelhantes ao estroma endometrial em fase proliferativa. Apresentam positividade aos receptores de estrogênio e de progesterona
    (D) Adenossarcomas – são tumores caracterizados por elemento epitelial benigno e mesenquimal maligno

69. Em 2009, a FIGO apresentou um sistema de estadiamento próprio para os sarcomas que permite a avaliação da extensão da doença além de seu sítio primário. Em relação a este tema, assinale a alternativa correta:
(A) Estádio I – tumor com extensão ã pelve
(B) Estádio II – tumor limitado ao útero
(C) Estádio III – tumor invade tecidos abdominais
(D) Estádio IV – tumor invade tecidos abdominais

70. Em relação ao estadiamento da FIGO – 2009 para sarcomas uterinos, qual a resposta correta?
(A) Estádio Ia – tumor superior a 5 cm de diâmetro
(B) Estádio Ib – tumor até 5 cm de diâmetro
(C) Estádio IIa – acometimento do tecido pélvico extrauterino
(D) Estádio IIIc – metástases aos linfonodos pélvicos e/ou retroperitoneais

71. Com relação aos exames solicitados na avaliação pré-operatória das neoplasias de endométrio, relacionadas ao preparo cirúrgico e à avaliação de extensão de doença, assinale a resposta incorreta:
(A) A TC abdominal total avalia a extensão da doença intra-abdominal e linfonodal
(B) A RNM da pelve avalia invasão miometrial
(C) O CA 19.9 pode estar elevado na doença extrauterina
(D) O CA 125 pode estar elevado na doença extra-uterina

72. Em relação ao tratamento dos sarcomas uterinos, assinale a alternativa incorreta:
(A) Leiomiossarcomas – histerectomia total com salpingo-oforectomia bilateral. A linfadenectomia parece não ser necessária devido ao baixo risco de propagação linfática
(B) Sarcomas do estroma endometrial – histerectomia total com salpingo-oforectomia bilateral. A linfadenectomia é controversa, mas pode ser realizada. O bloqueio hormonal e a radioterapia são estratégias terapêuticas para tumores de baixo grau e a quimioterapia uma opção para o SEE de alto grau
(C) Sarcoma indiferenciado – hormonoterapia
(D) Adenossarcoma – histerectomia total com salpingo-oforectomia bilateral

73. Com relação as vias de disseminação da neoplasia endometrial, quais são os sítios de drenagem linfática a partir do útero?
(A) Ramos linfáticos do ligamento redondo, que drenam para os inguinofemorais
(B) Ramos linfáticos ao longo da tuba uterina
(C) Linfáticos dos pedículos ovarianos que drenam para os linfonodos paraórticos e linfáticos do ligamento largo que drenam para os linfáticos pélvicos
(D) Todas as anteriores

NEOPLASIAS DOS OVÁRIOS E DAS TUBAS

1. Associe as colunas:
   1. Cistoadenocarcinoma seroso
   2. Teratoma imaturo
   3. Tecomas
   4. Androblastoma

   ( ) Tumores de células germinativas
   ( ) Tumores epiteliais
   ( ) Tumores de células de Sertoli-Leydig
   ( ) Tumores de células granuloso-estromáticas

   (A) 2 – 1 – 4 – 3
   (B) 3 – 2 – 1 – 4
   (C) 2 – 3 – 1 – 4
   (D) 4 – 1 – 2 – 3

2. O tumor de Krukenberg é uma neoplasia:
   (A) Maligna, metastática de ovário
   (B) Maligna, primária de ovário
   (C) Benigna de vulva
   (D) Maligna de mama

3. Assinalar a alternativa na qual todos os tumores ováricos derivam das células germinativas:
   (A) Disgerminoma, coriocarcinoma e *struma*
   (B) Arrenoblastoma, disgerminoma e tumor de Brenner
   (C) Luteoma, tecoma e coriocarcinoma
   (D) Disgerminoma, adenofibroma e *struma*

4. Em criança de 3 anos, com hemorragia genital, broto mamário, pilificação pubiana, FSH e LH baixos, estrógenos altos, a hipótese diagnóstica mais provável será:
   (A) Tumor hipofisário
   (B) Precocidade isossexual feminina completa criptogenética
   (C) Tumor de ovário
   (D) Ingestão de drogas

5. O câncer de ovário constitui:
   (A) A neoplasia mais letal em ginecologia
   (B) A neoplasia menos letal em ginecologia
   (C) Na maioria dos casos o diagnóstico é tardio
   (D) A e C são verdadeiros

6. Na propedêutica do câncer de ovário destacam-se:
   (A) Ultrassonografia
   (B) Dosagem do Ca125
   (C) Exame genital bimanual
   (D) Todas as anteriores

7. A associação de tumor de ovário e gravidez é pouco frequente, sendo que a conduta depende:
   (A) Das características ultrassonográficas e dos sintomas
   (B) Das complicações e do tamanho do tumor
   (C) Da idade gestacional
   (D) De todas as anteriores

8. O tumor de Krukenberg é responsável por:
   (A) 3%-5% dos tumores de ovário
   (B) 5%-7% dos tumores de ovário
   (C) 10% dos tumores de ovário
   (D) 15% dos tumores de ovário

9. A propedêutica subsidiária usada no tumor de Krukenberg envolve:
   (A) Endoscopia digestiva (alta e baixa)
   (B) Ultrassonografia
   (C) Tomografia computadorizada e ressonância magnética
   (D) Todas as anteriores

10. Segundo a classificação histopatológica da OMS, o câncer de ovário divide-se em:
    (A) Tumores epiteliais, tumores de estroma e tumores de células lipídicas
    (B) Tumores das células germinativas, gonadoblastoma e tumores secundários metastáticos
    (C) Tumores malignos de tecido mole não específicos do ovário e tumores inclassificáveis
    (D) Todas as anteriores

11. Fazem parte do grupo das neoplasias ovarianas derivadas do epitélio celômico:
    (A) Tumor seroso (40%-50% deste grupo) e tumor mucinoso
    (B) Tumor mesonefroide (de células claras) e tumor de Brenner
    (C) Carcinoma indiferenciado e tumor endometrioide
    (D) Todas as anteriores

12. Fazem parte do grupo das neoplasias ovarianas derivadas das células germinativas:
    (A) Disgerminoma, tumor do seio endodérmico e carcinoma embrionário
    (B) Poliembrioma, coriocarcinoma e teratoma
    (C) *Struma ovarii* e cisto dermoide
    (D) Todas as anteriores

13. Fazem parte do grupo das neoplasias ovarianas derivadas de estroma gonadal especializado:
    (A) Tumores das células teca-granulosas
    (B) Tumores das células de Sertoli-Leydig
    (C) Ginandroblastoma e tecoma
    (D) Todas as anteriores

14. Podem dar metástases para o ovário os cânceres de:
    (A) Trato gastrintestinal
    (B) Mama e endométrio
    (C) Renal
    (D) Todas as anteriores

15. O estadiamento do câncer de ovário é realizado:
    (A) Pelo exame clínico e ultrassonografia
    (B) Pela cirurgia e histopatológico
    (C) Pela cirurgia e tomografia
    (D) Pelo exame clínico e cirurgia

16. Segundo a FIGO o estágio I do carcinoma do ovário corresponde a:
    (A) Quando se restringe a um ovário ou dois ovários
    (B) Maior ruptura de cápsula ou tumor na superfície ovariana
    (C) Maior presença de células malignas na ascite ou lavado peritoneal
    (D) Todas as anteriores

17. Em todos os estágios de carcinoma do ovário deveremos tentar sempre fazer a:
    (A) Pan histerectomia
    (B) Omentectomia
    (C) Linfadenectomias ilíaca e paraórtica
    (D) Todas as anteriores

18. Em câncer de ovário é obrigatório sempre:
    (A) Aspirar líquido peritoneal (ascite ou lavado peritoneal)
    (B) Ver o estado dos linfonodos retroperitoneais
    (C) A e B
    (D) Nenhuma das anteriores é obrigatória

19. O adenocarcinoma da tuba é:
    (A) Um dos mais frequentes cânceres do trato genital feminino
    (B) Um dos mais raros cânceres do trato genital feminino
    (C) Usualmente < 1% de todos os cânceres ginecológicos
    (D) B e C

20. Na maioria das vezes o câncer de tuba é erroneamente confundido com:
    (A) Câncer de endométrio
    (B) Câncer de ovário
    (C) Câncer de colo
    (D) Miomatose

21. O carcinoma 0 ou *in situ* da tuba uterina:
    (A) É limitado à mucosa tubária
    (B) É limitado às tubas
    (C) Refere-se a 1 tuba
    (D) Refere-se a 2 tubas

22. O carcinoma da tuba estágio I:
    (A) É limitado à mucosa tubária
    (B) É limitado às tubas
    (C) Refere-se a 1 ou 2 tubas
    (D) Refere-se a 1 ou 2 tubas com expansão pélvica

23. O estágio II do carcinoma da tuba é referido:
    (A) Com expansão pélvica
    (B) Com implante fora da pelve
    (C) Com nódulos positivos retroperitoneais
    (D) Com nódulos positivos inguinais

24. O estágio III do carcinoma da tuba é referido:
    (A) Com expansão pélvica
    (B) Com implante peritoneal fora da pelve
    (C) Com nódulos positivos retroperitoneais ou inguinais
    (D) B e C

25. Em carcinoma da tuba, em qualquer estágio, deve-se sempre tentar a:
    (A) Histerectomia total
    (B) Omentectomia
    (C) Salpingo-oforectomia bilateral
    (D) Todas as anteriores

26. Assinale a alternativa correta com relação à história natural do câncer de ovário:
    (A) Apresentam sintomas tardios, resposta parcial e/ou total temporária ao tratamento e mau prognóstico. Cerca de 70% das pacientes têm doença avançada no momento do diagnóstico (estádios I e II)
    (B) Apresentam sintomas tardios, resposta parcial e/ou total temporária ao tratamento e mau prognóstico. Cerca de 70% das pacientes têm doença avançada no momento do diagnóstico (estádios III e IV)
    (C) Apresentam sintomas precoces, resposta total ao tratamento e bom prognóstico. Cerca de 70% das pacientes são diagnosticadas nos estádios iniciais (estádios I e II)
    (D) Apresentam sangramento vaginal anormal pós-menopáusico

27. O fator de risco mais importante relacionado ao câncer de ovário é a história familiar. A presença de um familiar de primeiro grau afetada pela neoplasia aumenta em três vezes a chance de câncer de ovário e quando há duas ou mais familiares, esse risco aumenta cerca de:
    (A) Quatro vezes
    (B) Cinco vezes
    (C) Seis vezes
    (D) Sete vezes

28. O câncer hereditário acomete mulheres entre 40 e 50 anos, cerca de 10 anos mais novas do que o esperado para o câncer esporádico. Ele é responsável por:
    (A) 1% a 5% dos casos de tumores ovarianos
    (B) 5% a 10% dos casos de tumores ovarianos
    (C) 10% a 15% dos casos de tumores ovarianos
    (D) Mais de 15% dos casos de tumores ovarianos

29. Com relação ao câncer hereditário de ovário, podemos afirmar que:
    (A) Os genes BRCA1 e BRCA2 estão frequentemente envolvidos na carcinogênese ovariana, respondendo pela maioria dos casos de câncer hereditário
    (B) O padrão de transmissão do câncer hereditário é do tipo recessivo
    (C) Somente as mulheres tem a chance de carrear a alteração gênica
    (D) A etnia judaica (Asquenazes) são consideradas baixo risco para o câncer de ovário

30. Os indivíduos carreadores das mutações do BRCA1 e BRCA2 têm maior chance de desenvolver câncer de:
    (A) Mama, pâncreas, intestino, colo uterino
    (B) Mama, vulva, intestino, próstata
    (C) Intestino, vulva, colo uterino, endométrio
    (D) Mama, pâncreas, intestino, próstata

31. Mutações genéticas como MLH1 e o MLH2, síndrome de LYNCH tipo II, estabelece associação entre tumores de cólon com:
    (A) Ovário, endométrio e pâncreas
    (B) Ovário, endométrio e vulva
    (C) Endométrio, vulva e pâncreas
    (D) Vulva, pâncreas e colo uterino

32. O objetivo principal de um teste genético é a identificação de mulheres com mutações deletéria dos genes BRCA1 e BRCA2, para:
    (A) Intervenções por meio de hormonioterapia
    (B) Intervenções por meio de cirurgia profilática, evitando assim o desenvolvimento do câncer de ovário
    (C) Intervenções por meio de quimioterapia profilática
    (D) Apenas orientação da paciente e conhecimento do seu risco de desenvolver câncer de ovário

33. Assinale a resposta correta com relação à cirurgia profilática do câncer de ovário:
    (A) A salpingo-oforectomia profilática, em portadoras da mutação BRCA1 e BRCA2, pode ser realizada tanto após a prole completa quanto aos 35 anos
    (B) A salpingo-oforectomia profilática é efetiva em cerca de 90% dos casos com relação à prevenção do câncer ovariano epitelial
    (C) Além de prevenir o câncer de ovário, a salpingo-oforectomia profilática reduz o risco de desenvolver câncer de mama em 50%
    (D) Todas as anteriores

34. A histerectomia é obrigatória quando se realiza salpingo-oforectomia profilática em mulheres com Síndrome HNPCC (câncer colorretal hereditário não polipose) devido aos riscos coexistentes de:
    (A) Câncer de colo uterino
    (B) Coriocarcinoma
    (C) Câncer de endométrio
    (D) Sarcoma uterino

35. Como sabemos, além de testagem genética, não existem estratégias de rastreamento que diminua a mortalidade pelo câncer de ovário. Entretanto, nas mulheres de alto risco, portadoras de mutações BRCA1 e BRCA2, além daquelas com história familiar de câncer de mama e ovário, o que podemos oferecer para estas pacientes que não desejam realizar a cirurgia profilática é:
    (A) Dosagem de CA 125, ultrassonografia transvaginal e exame pélvico
    (B) Dosagem de CA 125
    (C) Ressonância magnética
    (D) Dosagem de CA 19-9, tomografia abdominal e exame pélvico completo

36. São fatores de risco do câncer de ovário:
    (A) Síndrome de câncer de mama-ovário hereditária
    (B) Síndrome de câncer ovário-cólon = Síndrome de LYNCH II
    (C) História familiar de câncer de ovário
    (D) Todas as anteriores

37. Qual tumor é responsável por 30% a 40% dos cânceres metastáticos para os ovários e possui características microscópicas de células em anel de sinete, com produção de mucina intracelular e infiltração sarcomatosa difusa do estroma ovariano:
    (A) *Struma Ovarii*
    (B) Tumor de Krukenberg
    (C) Tumor de Brenner
    (D) Tumor de Sertoli-Leydig

38. São fatores de proteção contra o câncer de ovário:
    (A) Salpingo-oforectomia bilateral
    (B) Nuliparidade
    (C) Obesidade
    (D) Terapia de reposição hormonal no climatério

39. Associe as colunas:
    1. CA 125
    2. Testosterona
    3. CA 19.9
    4. HCG

    ( ) Tumores epiteliais mucinosos
    ( ) Tumores germinativos: coriocarcinoma
    ( ) Tumores epiteliais
    ( ) Tumores produtores de androgênios: Sertoli-Leydig

    (A) 1,2,3,4
    (B) 2,3,4,1
    (C) 3,4,1,2
    (D) 2,1,3,4

40. Associe as colunas:
    1. CEA
    2. LDH
    3. Estradiol
    4. AFP

    ( ) Tumores germinativos: Disgerminomas
    ( ) Tumores do seio endodérmico e carcinoma embrinário
    ( ) Tumores epiteliais mucinosos
    ( ) Tumores produtores de estrogênio: Teca-granulosa

    (A) 1,2,3,4
    (B) 2,4,1,3
    (C) 1,3,4,2
    (D) 3,1,4,2

41. Tumor maligno mais comum de células germinativas, de crescimento rápido, unilateral, podendo causar sintomas compressivos e abdome agudo por ruptura de cápsula e/ou torção do pedículo:
    (A) Tumor de células claras
    (B) Tumor seroso
    (C) Tecoma
    (D) Disgerminoma

42. São achados intraoperatórios sugestivos de malignidade:
    (A) Áreas de hemorragia, necrose e aderências
    (B) Excrescências na cápsula, rotura capsular, massas complexas (císticas e sólidas)
    (C) Bilateralidade, ascite e implantes peritoneais
    (D) Todas as anteriores

43. Com relação ao câncer de ovário, assinale a resposta correta:
    (A) O câncer de ovário é uma doença que se dissemina principalmente por implantação na superfície peritoneal
    (B) A dosagem sérica de estradiol é útil para avaliar a extensão de doença e a resposta ao tratamento complementar pós-cirúrgico
    (C) Todas as pacientes em estádios III e IV têm benefício com a radioterapia, podendo ser complementar ou adjuvante à citorredução
    (D) A citorredução subótima é definida quando existe qualquer tumor residual menor de 1 cm

44. Os tumores de células germinativas são frequentemente associados a atividades hormonais e enzimáticas. Quais os marcadores mais frequentes dessas neoplasias?
    (A) AFP, HCG e LDH
    (B) CA 125, CEA e CA 19-9
    (C) AFP, HCG e CEA
    (D) CA 125, HCG e CEA

45. É o carcinoma maligno de pior prognóstico entre os epiteliais. Este carcinoma do ovário é historicamente idêntico ao tecido presente em útero e vagina de mulheres expostas intraútero ao dietilestibestrol. É denominado de:
    (A) Carcinoma endometrioide maligno do ovário
    (B) Tecoma
    (C) Carcinoma maligno de células claras
    (D) Teratoma maduro

46. É uma variante do teratoma cístico maduro, em que se observa predomínio de mais de 50% de tecido tireoidiano. Caracteriza-se pela produção ectópica de hormônios tireoidianos. Este tumor funcionante do ovário se denomina:
    (A) Arrenoblastoma
    (B) *Struma Ovarii*
    (C) Disgerminoma
    (D) Tumor de Brenner

47. O tumor epitelial, constituído por epitélio transicional, idêntico pela sua histologia incomum, com ilhotas de células cuboides claras (ninhos de células de Walthard) em que raramente ocorre transformação maligna é denominado de:
    (A) Tumor de Brenner
    (B) *Struma ovarii*
    (C) Cisto dermoide
    (D) Pseudomixoma peritoneal

48. Originam-se do estroma cortical dos ovários, unilaterais, raramente malignos, com predomínio na pós-menopausa, produzem estrogênios. Este tumor do estroma gonádico é denominado de:
    (A) Tumor de Brenner
    (B) Luteoma
    (C) Teratoma
    (D) Tecoma

49. Quais tumores estão associados a Síndrome de Meigs (ascite e hidrotórax)?
    (A) Tecoma, Fibroma e Luteoma
    (B) Fibroma, Tumor de Brenner e Tumor de Krukenberg
    (C) Fibroma, *Struma Ovarii* e Tumor de Krukenberg
    (D) Tumor de Brenner, Tecoma e Teratoma

50. É comum neoplasias tubárias serem metastáticas do:
    (A) Ovário, endométrio e trato gastrointestinal
    (B) Ovário, colo do útero e trato gastrointestinal
    (C) Endométrio, colo de útero e vulva
    (D) Endométrio, colo do útero e vulva

51. Os sintomas mais comuns das neoplasias de tuba uterina são:
    (A) Dor pélvica, sangramento uterino anormal e secreção vaginal abundante
    (B) Sangramento uterino anormal e aumento de volume abdominal
    (C) Ascite e dispepsia
    (D) Alterações de habito intestinal, sangramento uterino anormal e ascite

52. São critérios histopatológicos necessários para considerar um tumor de origem tubária:
    (A) Crescimento intraluminal
    (B) Envolvimento papilar de mucosa tubária
    (C) Ovário e endométrio com ausência de tumor ou, se presente, menor do que o tumor tubário
    (D) Todas as anteriores

53. Com relação a carcinogênese ovariana, podemos afirmar que:
    (A) A teoria da ovulação incessante explica que a maioria dos carcinomas originava-se no epitélio de revestimento da superfície ovariana (epitélio celômico) ou dentro dos cistos de inclusão pós-ovulatórios formados a partir de ruptura folicular
    (B) A união dos achados histológicos aos fatores genéticos e biomoleculares originou um modelo de carcinogênese ovariana que divide os tumores em tipo I de baixo grau e tipo II de alto grau
    (C) A e B estão corretas
    (D) Nenhuma das anteriores

54. São cânceres ovarianos epiteliais, associados à endometriose pélvica. Esses tumores são similares aos que se desenvolvem esporadicamente no útero, na vagina e no colo uterino. A macroscopia mostra células de Hobmail com citoplasma claro. São denominados de:
    (A) Carcinoma peritoneal primário
    (B) Carcinoma de pequenas células
    (C) Adenocarcinoma de células claras
    (D) Tumores mucinosos

55. Quando os corpos de psamoma aparecem no exame de congelação, esses são patognomônicos de:
    (A) Carcinoma seroso do tipo ovariano
    (B) Carcinoma indiferenciado
    (C) Tumor de células transicionais
    (D) Carcinoma de trompas de falópio

56. Em 15% a 20% dos casos, há coexistência de um adenocarcinoma endometrioide de ovário com:
    (A) Tumor de Krukenberg
    (B) Adenocarcinoma do endométrio
    (C) Tumor mülleriano misto maligno
    (D) Adenocarcinoma de mama

57. As características macroscópicas de tumores multicísticos de cerca de 10-15cm, superfície edematosa e aderente e a característica microscópica da preseça de corpúsculo de Call-Exner com células dispostas em forma de roseta ao redor de um espaço cheio de fluido eosinofílico são encontradas no:
    (A) Tumor estromal esclerosante
    (B) Tumor de células de Sertoli
    (C) Tumor de células da granulosa tipo adulto
    (D) Tumor de células de Sertoli-Leydig

58. Os tumores do estroma do cordão sexual (TECs) têm potencial de produção hormonal e, como consequência, as pacientes apresentam sinais e sintomas de hiperestrogenismo e hiperandrogenismo. São exemplos desses tumores:
    (A) Tumores de células da granulosa
    (B) Tumores de células de Sertoli-Leydig
    (C) Tumores do cordão sexual com túbulos anulares
    (D) Todas as anteriores

59. Quais são os critérios histológicos que caracterizam um tumor *borderline* de ovário:
    (A) Atipias celulares, ausência de invasão estromal, peomorfismo celular e atividade mitótica
    (B) Atipias celulares, ausência de invasão estromal e ninhos de células epitelioides
    (C) Peomorfismo celular, atividade mitótica e corpúsculo de Call-Exner
    (D) Peomorfismo celular, atipias celulares e corpúsculo de Call-Exner

60. Em pacientes diagnosticadas com tumor *borderline* de ovário e que pretendem engravidar, qual a cirurgia indicada:
    (A) Traquelectomia radical
    (B) Histerectomia subtotal e estadiamento da cavidade abdominal
    (C) Salpingo-oforectomia unilateral ou cistectomia ovariana com preservação uterina e estadiamento da cavidade abdominal
    (D) Histerectomia radical

61. Com relação aos teratomas podemos afirmar que:
    (A) O teratoma maduro é o tumor germinativo mais comum, ocorrendo na idade reprodutiva, unilateral e assintomático
    (B) O teratoma imaturo é a segunda neoplasia germinativa mais comum, unilateral e rara após a menopausa
    (C) O tratamento indicado para o teratoma maduro é a cistectomia ou ooforectomia unilateral
    (D) Todas as anteriores

QUIMIOTERAPIA, RADIOTERAPIA E HORMONOTERAPIA

1. Que quimioterapia pode levar à síndrome da dor no peito:
   (A) Adriblastina
   (B) Ciclofosfamida
   (C) 5-fluorouracil
   (D) Bleomicina

2. Associe as colunas:
   1. Carboplatina, cisplatina, clorambucil
   2. Metotrexato, fluorouracil, mercaptopurina
   3. Vimblastina, vincristina, vindesina
   4. Daunomicina, doxorrubicina, epirrubicina

   ( ) antraciclinas
   ( ) alcaloides da vinca
   ( ) antimetabólicos
   ( ) alquilantes

   (A) 4 – 3 – 2 – 1
   (B) 1 – 2 – 3 – 4
   (C) 2 – 4 – 1 – 2
   (D) 3 – 1 – 4 – 3

3. O íleo adinâmico é efeito tóxico do seguinte quimioterápico:
   (A) 5-fluorouracil
   (B) Metotrexato
   (C) Vimblastina
   (D) Actinomicina-D

4. Não é efeito tóxico do tamoxifeno:
   (A) Elevação dos níveis plasmáticos de colesterol
   (B) Distúrbios menstruais
   (C) Plaquetopenia
   (D) Fogachos e osteoporose

5. Não são efeitos tóxicos da mitoxantrona:
   (A) Cardiotoxidade
   (B) Neuropatia periférica, parestesia
   (C) Mielossupressão
   (D) Alopecia

6. O taxol tem sido mais utilizado no tratamento do câncer de:
   (A) Tuba
   (B) Ovário
   (C) Endométrio
   (D) Vagina

7. A quimioterapia neoadjuvante é:
   (A) Administrada durante o ato cirúrgico
   (B) Administrada previamente ao tratamento definitivo seja ele cirúrgico ou radioterápico
   (C) Administrada em conjunto com o tratamento radioterápico
   (D) Administrada posteriormente ao tratamento seja ele cirúrgico ou radioterápico

8. A quimioterapia adjuvante é:
   (A) Administrada durante o ato cirúrgico
   (B) Administrada previamente ao tratamento definitivo, seja ele cirúrgico ou radioterápico
   (C) Administrada em conjunto com o tratamento radioterápico
   (D) Administrada posteriormente ao tratamento, seja ele cirúrgico ou radioterápico

9. Define-se, segundo as normas da MS, como resposta parcial a quimioterapia:
   (A) Quando ocorre desaparecimento completo de toda a doença detectável clinicoradiologicamente por no mínimo 4 semanas
   (B) Quando ocorre 50% de redução da soma dos produtos dos dois maiores diâmetros perpendiculares das lesões mensuráveis bidimensionalmente, por um período mínimo de 4 semanas
   (C) Quando uma redução de 50% ou um aumento de 25% no tamanho do tumor não pode ser estabelecido
   (D) Quando ocorre um aumento de 25% ou mais na lesão tumoral mensurável, ou o aparecimento de novas lesões

10. Agentes quimioterápicos são relativa ou absolutamente contraindicados nas seguintes situações, exceto:
    (A) Quando o paciente não reunir condições clínicas ou apresentar desempenho clínico pessoal inadequado para receber o tratamento proposto
    (B) Quando os efeitos colaterais potenciais do tratamento excederem os benefícios por ele proporcionados
    (C) Quando o paciente já foi submetido à quimioterapia prévia
    (D) Quando houver impossibilidade de administração em local e ambiente adequados e monitorização adequada de resposta e de toxicidade

11. São situações em que geralmente reduções de doses são requeridas:
    (A) Mielossupressão
    (B) Toxicidade do trato alimentar
    (C) Debilidade geral do paciente
    (D) Todas as anteriores

12. O mecanismo de ação do anastrozole é:
    (A) Inibir a conversão periférica e intramural de andrógeno em estrógeno
    (B) Bloquear a esteroidogênese adrenal, inibindo a conversão enzimática do colesterol em pregnolona
    (C) Atuar ao nível dos receptores citoplasmáticos e nucleares celulares de progesterona, e também ao nível central, bloqueando o eixo hipotálamo/hipófise
    (D) Afetar o metabolismo celular e produzir variadas e complexas alterações em vários órgãos e tecidos

13. O tamoxifeno é utilizado principalmente em:
    (A) Câncer de estômago
    (B) Câncer de colo do útero
    (C) Câncer de bexiga
    (D) Câncer de mama

14. Antes da radioterapia pélvica, realiza-se:
    (A) Estadiamento da neoplasia
    (B) Extensão da lesão
    (C) Escolha da irradiação
    (D) Todas as anteriores

15. São opções terapêuticas, com radiações ionizantes, que podem ser utilizadas em radioterapia pélvica:
    (A) Teleterapia
    (B) Braquiterapia
    (C) A e B
    (D) Nenhuma das anteriores

16. Os objetivos da radioterapia são:
    (A) Curativo
    (B) Paliativo
    (C) A e B
    (D) Nenhuma das anteriores

17. A radioterapia pélvica pré-operatória apresenta as seguintes finalidades:
    (A) Diminuir o volume do tumor, viabilizando sua remoção cirúrgica
    (B) Diminuir o número de metástases a distância
    (C) Diminuir o número de células viáveis, como implantes no leito operatório
    (D) Todas as anteriores

18. Os efeitos colaterais agudos à radiação pélvica podem ser:
    (A) Cistites
    (B) Proctites
    (C) Enterites
    (D) Todas as anteriores

19. As complicações tardias da radiação pélvica podem ser:
    (A) Fratura do colo do fêmur e osso púbico
    (B) Retites estenosantes
    (C) Fístulas
    (D) Todas as anteriores

20. São considerados tumores relativamente radiossensíveis, exceto:
    (A) Fibrossarcoma e melanoma
    (B) Linfoma e disgerminoma
    (C) Leiomiossarcoma e teratoma maligno
    (D) Carcinossarcoma e melanoma

Parte X Cirurgia Ginecológica

HISTERECTOMIAS

I - TOTAL E SUBTOTAL

1. Quando ocorre secção acidental do ureter durante a histerectomia abdominal, qual a conduta reparadora?
   (A) Implante ureteral na bexiga
   (B) Túnel vesical com anastomose ureteral
   (C) Anastomose ureteroureteral
   (D) Todas estão corretas

2. As principais indicações da histerectomia são:
   (A) Anatômicas
   (B) Funcionais
   (C) Infecciosas
   (D) Todas as anteriores

3. A mortalidade na histerectomia é frequentemente atribuída a:
   (A) Complicações cirúrgicas
   (B) Complicações anestésicas
   (C) Complicações infecciosas
   (D) Todas as anteriores

4. São complicações pós-operatórias das histerectomias:
   (A) Infecção do trato urinário e infecção da parede
   (B) Peritonite e abscesso pélvico
   (C) Tromboflebite séptica
   (D) Todas as anteriores

5. São complicações tardias das histerectomias:
   (A) Síndrome do ovário residual
   (B) Prolapso da cúpula vaginal
   (C) Fístulas vesicovaginais
   (D) Todas as anteriores

6. Na histerectomia subtotal, após que tempo cirúrgico se interrompe a cirurgia?
   (A) Ligadura do infundíbulo pélvico
   (B) Dissecção entre os uterossacros
   (C) Ligadura dos vasos uterinos
   (D) Ligadura dos paramétricos

7. A histerectomia subtotal está indicada no(a):
   (A) Carcinoma *in situ* de colo uterino
   (B) Ausência de controle pelo Papanicolaou
   (C) HPV cervical
   (D) Dificuldade técnica em casos de pelve congelada

8. Mulher com 40 anos, mioma uterino sangrante, com prole completa. Tratamento de escolha:
   (A) Curetagem semiótica
   (B) HTA + anexectomia
   (C) HTA com preservação de ovários
   (D) Hormonoterapia

9. A histerectomia intrafascial é caracterizada:
   (A) Pela incisão das bordas laterais do colo uterino após a ligadura das artérias uterinas, de forma a preservar a fáscia
   (B) Pela secção dos músculos retoabdominais
   (C) Pela incisão mediana
   (D) Pela ligadura da fáscia após a retirada da peça cirúrgica

10. Paciente de 40 anos, com prole constituída, com diagnóstico de adenocarcinoma *in situ* de colo uterino com margens livres em conização. Qual é a próxima conduta?
    (A) Quimioterapia exclusiva
    (B) Cirurgia de Wertheim
    (C) Radioterapia exclusiva
    (D) Histerectomia simples

11. Sobre a histerectomia subtotal, assinale a alternativa incorreta:
    (A) Apresenta menor tempo cirúrgico que a histerectomia total
    (B) Apresenta possibilidade de sangramento vaginal proveniente do endométrio ístmico retido
    (C) É vantajosa em relação à histerectomia total na preservação da função sexual
    (D) É necessário manter o acompanhamento citológico para prevenção de câncer de colo uterino

12. São cuidados adequados no pós-operatório de histerectomia total abdominal, exceto:
    (A) Abstinência sexual em torno de 4 a 6 semanas
    (B) Dieta zero nos 2 primeiros dias de pós-operatório
    (C) Avaliação do retorno do peristaltismo
    (D) Orientação à deambulação precoce

II - VAGINAL

1. Podem ser complicações operatórias da histerectomia vaginal:
   (A) Lesão de reto
   (B) Sangramento intenso
   (C) Lesões vesicais
   (D) Todas as anteriores

2. Podem ser complicações pós-operatórias da histerectomia vaginal:
   (A) Hematoma na cúpula vaginal e no períneo
   (B) Infecções do trato urinário
   (C) Infecções da cúpula vaginal
   (D) Todas as anteriores

3. São complicações de histerectomia vaginal:
   (A) Hematomas
   (B) Deiscências de sutura
   (C) Retenções urinárias
   (D) Todas as anteriores

4. A escolha da via vaginal é preferível à via abdominal, exceto em casos de:
   (A) Correção de prolapso genital
   (B) Multiparidade
   (C) Útero em "bola de canhão"
   (D) Obesidade

5. Para a realização de histerectomia vaginal a paciente deverá ser posicionada em:
   (A) Litotomia dorsal
   (B) Decúbito dorsal
   (C) Litotomia ventral
   (D) Decúbito ventral

6. São contraindicações para realização de histerectomia vaginal:
   (A) Câncer ovariano
   (B) Câncer invasivo de colo uterino
   (C) Grandes massas pélvicas
   (D) Todas as anteriores

7. Para realização da histerectomia vaginal:
   (A) É fundamental o prolapso uterino
   (B) Não interfere a presença de mioma
   (C) Os ligamentos de sustentação uterina frouxos facilitam a cirurgia
   (D) É dispensável a avaliação dos anexos

8. O risco de complicações é menos comum na:
   (A) Histerectomia abdominal
   (B) Histerectomia vaginal
   (C) Histerectomia abdominal com anexectomia bilateral
   (D) Wertheim-Meigs

9. A culdoplastia de McCall consiste em:
   (A) Realizar sutura simples ("chuleio") em cúpula vaginal
   (B) Rafiar a cúpula vaginal com pontos cruzados
   (C) Aproximar os ligamentos uterossacrais e incorporar o peritônio intermediário
   (D) Incorporar os ligamentos cardinais à rafia de cúpula vaginal

10. A culdoplastia de McCall tem como objetivo:
    (A) Minimizar o risco de aderências pélvicas
    (B) Obliterar o fundo de saco, tracionando os ligamentos uterossacrais através da linha média e ancorar a vagina
    (C) Diminuir o risco de sangramento de cúpula no pós-operatório
    (D) Reduzir o tempo cirúrgico

11. São importantes para a seleção da paciente candidata à histerectomia vaginal, exceto:
    (A) Toque vaginal bimanual para avaliação da mobilidade uterina
    (B) Ultrassonografia para avaliação da localização dos miomas
    (C) Histerossalpingografia para avaliação da perviedade tubária
    (D) Anamnese detalhada para exclusão de casos típicos de endometriose profunda

12. São fatores desfavoráveis para o sucesso de uma histerectomia vaginal:
    (A) Útero em "bola de canhão", atrofia vaginal, endometriose profunda
    (B) Bacia ginecoide, atrofia vaginal, mioma fúndico
    (C) Bacia androide, história de cesárea prévia, útero móvel
    (D) Útero móvel, obesidade, mioma subvesical

III - WERTHEIM-MEIGS

1. São complicações intraoperatórias do Wertheim-Meigs:
   (A) Lesões ureterais e vesicais
   (B) Lesões dos grandes vasos
   (C) Lesões intestinais
   (D) Todas as anteriores

2. São complicações pós-operatórias tardias da Wertheim-Meigs:
   (A) Alterações urológicas e renais: lesões, uremia etc.
   (B) Cisto linfático
   (C) Fibrose do tecido cutâneo da pelve menor
   (D) Todas as anteriores

3. A operação de Wertheim-Meigs tem como complicação tardia frequente a:
   (A) Hipotonia vesical
   (B) Colite isquêmica
   (C) Sacroileíte
   (D) Necrose glútea

4. Para sanarmos a hemorragia parametrial incoercível durante a operação de Wertheim-Meigs podemos utilizar qual recurso?
   (A) Ligadura das artérias hipogástricas
   (B) Ligadura do infundíbulo pélvico
   (C) Compressão transvaginal
   (D) Ligadura das artérias uterinas

5. O tratamento indicado para o câncer de colo uterino estádio Ib1 em paciente com prole constituída é:
   (A) Histerectomia tipo III (Wertheim-Meigs) com dissecção de linfonodos pélvicos
   (B) Quimioterapia exclusiva
   (C) Histerectomia simples
   (D) Radioterapia exclusiva

6. A complicação aguda mais frequente na cirurgia de Wertheim-Meigs é
   (A) Fístula ureterovaginal
   (B) Infecções
   (C) Embolia pulmonar
   (D) Obstrução do intestino delgado

7. O linfocisto pode acarretar, exceto:
   (A) Obstrução ureteral
   (B) Obstrução venosa parcial
   (C) Trombose
   (D) Todas as anteriores

8. As fístulas mais comuns ocasionadas pela operação de Wertheim-Meigs são:
   (A) Vesicovaginais
   (B) Ureterovaginais
   (C) Retovaginais
   (D) Enterovaginais

9. São indicações de cirurgia de Wertheim-Meigs, exceto:
   (A) Carcinoma estádio IV em paciente com prole constituída
   (B) Carcinoma estádio Ib1 em paciente com prole constituída
   (C) Carcinoma estádio Ia1 em paciente com prole constituída
   (D) Ca in situ em paciente com desejo de engravidar

10. Paciente de 45 anos, sem acompanhamento ginecológico há 5 anos, queixa-se de sangramento vaginal intermitente. Ao exame especular, foi visualizada lesão de 5 cm saindo pelo colo e alcançando terço superior da vagina, e ao toque retal notou-se espessamento do paramétrio sem fixação à pelve. A biópsia da lesão indicou carcinoma epidermoide. Qual o tratamento mais recomendado?
    (A) Cirurgia de Wertheim-Meigs
    (B) Radioterapia e quimioterapia
    (C) Histerectomia total abdominal
    (D) Histerectomia total abdominal e anexectomia bilateral

11. A histerectomia abdominal radical tipo III é indicada para os seguintes estádios, exceto:
    (A) Ib1 de câncer de colo uterino
    (B) IIa de câncer de colo uterino
    (C) II de câncer de endométrio
    (D) III de câncer de endométrio

CIRURGIAS DO PROLAPSO GENITAL, DA INCONTINÊNCIA URINÁRIA E DAS FÍSTULAS GENITOURINÁRIAS

CAPÍTULO 50

1. A operação de Manchester é usada para:
   (A) Prolapso uterino estádio I
   (B) Prolapso uterino estádio III
   (C) Cistoceles extensas
   (D) Nenhuma das anteriores

2. A operação de Kelly-Kennedy (colporrafia anterior) é classicamente usada em:
   (A) Incontinência urinária (cistocele)
   (B) Retocele
   (C) Prolapso uterino grau I
   (D) Prolapso uterino grau II

3. Na colpoperineoplastia anterior qual a localização dos pontos de Kelly?
   (A) Parauretrais na junção uretrovesical
   (B) Nos ligamentos pubovesicocervicais
   (C) Nos ligamentos de Cooper
   (D) Retropúbicos

4. O cateterismo vesical, para diminuir a incidência de retenção urinária pós-colpoperineoplastia justifica-se por:
   (A) Atonia vesical
   (B) Edema periuretral e modificação do ângulo uretrovesical posterior
   (C) Bexiga hipertônica
   (D) Prevenção de fístulas

5. O que é a operação de Fothergill-Manchester?
   (A) Histerectomia vaginal
   (B) Colpoperineoplastia posterior
   (C) Amputação do colo alongado por via vaginal, colpoperineoplastia e fixação dos ligamentos cardinais na face lateral ou anterior do colo restante
   (D) Cura cirúrgica de retocele alta com sutura em bolsa e aproximação dos ligamentos uterossacros

6. Durante a operação de Manchester a dilatação cervical tem como objetivo:
   (A) Diminuir a incidência de cistocele
   (B) Melhor fixação parametrial
   (C) Facilitar a amputação do colo e a realização dos pontos de Sturmdorf
   (D) Menor incidência de prolapso

7. Qual a melhor alternativa para o tratamento do alongamento hipertrófico de colo com prolapso discreto em pacientes que desejam preservar a função reprodutora?
   (A) Utilização de pessário
   (B) Fixação uterina por via abdominal
   (C) Operação de Burch
   (D) Operação de Fothergill

8. Qual o maior inconveniente da operação de Le Fort?
   (A) Colpocleise
   (B) Prolapso de reto
   (C) Uretrocele
   (D) Carúncula uretral

9. As cirurgias tipo *sling* consistem em:
   (A) Histerectomias vaginais
   (B) Técnicas de caráter obstrutivo, com objetivo de ocluir o lúmen uretral durante manobras de esforço
   (C) Aplicação de pontos da fáscia periuretral ao periósteo da face posterior da sínfise pubiana
   (D) Plicatura da fáscia periuretral

10. Para uma correção cirúrgica de uma fístula vaginal, deve-se fazer:
    (A) "Desdobramento amplo" dos planos que rodeiam a fístula
    (B) Sutura simples
    (C) Basta sondar continuamente
    (D) Tampão vaginal

11. A grande maioria das fístulas vesicovaginais pode ser corrigida por via:
    (A) Vaginal
    (B) Abdominal
    (C) 50% vaginal e 50% abdominal
    (D) Vaginal + abdominal

12. Como se diagnostica a suspeita de fístula urinária para a vagina?
    (A) Injeção de azul de metileno na bexiga
    (B) Cistoscopia
    (C) Urografia excretora
    (D) Todas as anteriores

13. Na análise das características das fístulas, devem-se considerar:
    (A) Tamanho e forma
    (B) Número de orifícios e trajeto fistuloso
    (C) Grau de fibrose e existência de prolapso da parede vesical através do orifício fistuloso
    (D) Todas as anteriores

14. As fístulas geniturinárias mais comuns são:
    (A) Vesicouterinas
    (B) Vesicovaginais
    (C) Vesicocervicais
    (D) Ureterovaginais

15. Sobre o prolapso de órgão pélvico, é correto afirmar:
    (A) Gravidez e tabagismo são fatores de risco
    (B) O pessário apresenta melhores resultados quanto maior for o grau do prolapso
    (C) A sacrocolpopexia pode ser realizada por via abdominal, laparoscópica ou robótica
    (D) O suporte exercido pelo corpo perineal é referente ao nível I de DeLancey

16. Sobre a colpossuspensão de Burch, é correto afirmar:
    (A) Visa corrigir a incontinência urinária por urgência
    (B) É também chamado de uretropexia retropúbica
    (C) Na via abdominal, não é possível utilizar a incisão de Pfannenstiel
    (D) Utiliza a força do ligamento de Cooper para estabilizar a parede vaginal posterior

17. A cirurgia de sling está indicada em:
    (A) Incontinência urinária de esforço por hipermobilidade uretral
    (B) Incontinência urinária por urgência
    (C) Enterocele
    (D) Incontinência urinária extrauretral

18. As cirurgias de sling são realizadas por via:
    (A) Vaginal
    (B) Abdominal
    (C) Combinada (vaginal e abdominal)
    (D) Laparoscópica

19. São riscos gerais para a cirurgia de sling de uretra média:
    (A) Retenção urinária
    (B) Lesões vasculares e do trato genital inferior
    (C) Surgimento de nova disfunção miccional
    (D) Todas as afirmativas estão corretas

20. Sobre as abordagens transobturatória e retropúbica das cirurgias de sling, é correto afirmar:
    (A) Na abordagem retropúbica, é mandatória a realização de cistoscopia
    (B) Na abordagem transobturatória, é mais comum o sangramento por lesão do espaço de Retzius
    (C) Na abordagem transobturatória, é mandatória a realização de cistoscopia
    (D) Na abordagem retropúbica, não há risco de sangramento do espaço de Retzius

21. Trata-se da referência anatômica para entrada da agulha de inserção das faixas suburetrais na cirurgia de sling:
    (A) Parede vaginal posterior
    (B) Tendão proximal do músculo adutor longo
    (C) Parede vaginal anterior
    (D) Tendão proximal do músculo psoas

22. São passos da cirurgia de Burch tradicional, exceto:
    (A) Entrada no espaço de Retzius
    (B) Exposição da parede vaginal posterior
    (C) Identificação da junção uretrovesical
    (D) Incisão abdominal

23. Trata-se da cirurgia mais adequada para a correção de prolapso de parede vaginal posterior:
    (A) Cirurgia de Fothergill-Manchester
    (B) Colporrafia posterior com plicatura da fáscia retovaginal
    (C) Cirurgia de Burch
    (D) Cirurgia de Kelly-Kennedy

24. Paciente de 85 anos, sem vida sexual ativa, queixa-se de bola na vagina há 5 anos. Ao exame, é observado o seguinte estadiamento POP-Q:
    Aa = +3; Ba = +5; C = +5; D = +3; Ap = -1, Bp = -1; HG = 2, CP = 2; CVT = 7
    Indique a opção que não será eficaz para o tratamento da paciente em questão:
    (A) Colpoplastia anterior e posterior
    (B) Histerectomia vaginal com colporrafia anterior e posterior
    (C) Colpocleise parcial
    (D) Cirurgia de Lefort

25. Trata-se da cirurgia mais adequada para o tratamento do prolapso uterino nos estádios III e IV da International Continence Society (ICS):
    (A) Colporrafia anterior e perineoplastia
    (B) Cirurgia de Manchester-Fothergill
    (C) Histerectomia vaginal associada a obliteração do fundo de saco e ancoragem da cúpula vaginal aos parámetros
    (D) Histerectomia total abdominal

CIRURGIAS DAS MASSAS ANEXIAIS E MIOMECTOMIAS

CAPÍTULO 51

1. No caso de torção e necrose anexial é indicado:
   (A) Distorção e observação
   (B) Anexectomia total
   (C) Ressecção em cunha
   (D) Anexectomia bilateral

2. A preservação do ovário é possível:
   (A) No caso de torção de ovário com necrose
   (B) No câncer de ovário
   (C) No teratoma benigno do ovário
   (D) Nenhuma das anteriores

3. As indicações das salpingectomias são:
   (A) Prenhez tubária com estabilidade hemodinâmica
   (B) Hidrossalpinge com quadro de dor pélvica
   (C) Hidrossalpinge bilateral em paciente que vai realizar fertilização *in vitro*
   (D) Todas as anteriores

4. São requisitos para a cirurgia tubária reconstrutiva:
   (A) Que não existam outros fatores de esterilidade
   (B) Que não haja processo inflamatório agudo
   (C) Ter experiência com esta cirurgia e contar com facilidades técnicas
   (D) Todas as anteriores

5. São técnicas de cirurgia tubária classicamente usadas para restabelecer a fertilidade:
   (A) Lise de aderências perianexiais (salpingloide e ovariólise)
   (B) Fimbrioplastia e salpingostomia
   (C) Anastomose tubária e neoimplantação tubouterina
   (D) Todas as anteriores

6. São indicações para salpingectomia:
   (A) Abscesso tubovariano
   (B) Hidrossalpinge de 7 cm dolorosa
   (C) Hidrossalpinge bilateral em paciente em avaliação para FIV
   (D) Todas estão corretas

7. Paciente com carcinoma de ovário bem diferenciado, estágio IA, jovem, desejo de procriar, poderá submeter-se a qual cirurgia conservadora?
   (A) Histerectomia
   (B) Anexectomia unilateral
   (C) Anexectomia bilateral
   (D) Histerectomia fúndica

8. Paciente de 50 anos com massa pélvica compatível com tumor de ovário. Há ascite, cuja citologia mostra tratar-se de neoplasia maligna. Qual a melhor conduta?
   (A) Quimioterapia
   (B) HTA com ooforectomia bilateral
   (C) HTA com ooforectomia bilateral, omentectomia e depois quimioterapia
   (D) Radioterapia

9. Nos casos de câncer de ovário faz parte do procedimento cirúrgico:
   (A) Histerectomia total abdominal com anexectomia bilateral
   (B) Colheita de biópsias do peritônio, das goteiras parietocólicas, diafragma ou qualquer aderência peritoneal
   (C) Lavado peritoneal e biópsias dos linfonodos pélvicos e paraórticos
   (D) Todas as anteriores

10. A indicação de retirada de um nódulo ou de vários nódulos fibromatosos está indicada:
    (A) Nas jovens
    (B) Nas mulheres que desejam procriar
    (C) A e B
    (D) Nunca se indica

11. Indica-se miomectomia:
    (A) Nas mulheres estéreis quando for causada por mioma
    (B) Em mioma de mulheres nulíparas
    (C) A e B
    (D) Nunca se indica

187

12. Podem ser complicações decorrentes de miomectomia:
    (A) Aderências
    (B) Aparecerem novos fibromas
    (C) Hemorragias
    (D) Todas as anteriores

13. Quando o garroteamento acima das artérias uterinas pode ser utilizado?
    (A) Hemorragia por câncer cervical
    (B) Miomectomia múltipla
    (C) Histerectomia subtotal
    (D) Salpingectomia

14. As miomectomias intraligamentares são particularmente difíceis por:
    (A) Estarem os miomas torcidos
    (B) Aderência dos miomas ao epíploon
    (C) Dissociação dos miomas do útero com desaparecimento do pedículo
    (D) Proximidade do ureter a vasos ilíacos

15. O pós-operatório imediato da miomectomia múltipla tem como principal complicação a:
    (A) Hemorragia
    (B) Infecção
    (C) Formação de aderências
    (D) Obstrução intestinal

16. No caso de miomas submucosos é indicado preferencialmente:
    (A) Miomectomia histeroscópica
    (B) Miomectomia videolaparoscópica
    (C) Miomectomia por laparotomia
    (D) Todas as anteriores

17. O tratamento que pode ser utilizado no pré-operatório para diminuir o sangramento é:
    (A) Tamoxifeno
    (B) GnRH
    (C) Progesterona
    (D) Anticoncepcionais orais combinados

18. A miomectomia por via laparoscópica tem as seguintes vantagens:
    (A) Reduzir a dor pós-operatória
    (B) Reduzir a permanência hospitalar
    (C) Agilizar a recuperação pós-operatória
    (D) Todas as anteriores

19. Na escolha da via para realização de miomectomia é necessário avaliar:
    (A) Número de miomas
    (B) Tamanho do mioma
    (C) Localização do mioma
    (D) Todas as anteriores

20. Tende a dificultar a miomectomia histeroscópica:
    (A) Localização fúndica
    (B) Mioma submucoso classe 0
    (C) Localização em parede lateral direita
    (D) Mioma submucoso de 1 cm

21. Tende a dificultar a miomectomia laparoscópica:
    (A) Mioma subseroso de 2 cm
    (B) Mioma subseroso pediculado
    (C) Localização em parede posterior
    (D) Localização fúndica

22. Sobre a miomectomia histeroscópica, assinale a alternativa incorreta:
    (A) Quando há sangramento importante sem a adequada coagulação com o *rollerball* em corrente de coagulação, pode-se recorrer à aplicação de sonda de Folley intrauterina para colaborar com a hemostasia
    (B) A laceração de colo uterino e a perfuração uterina são complicações frequentes
    (C) Na perfuração uterina com uso de corrente elétrica, deve-se interromper o procedimento e não é necessário investigar a cavidade uterina
    (D) Em casos de cirurgia prolongada, em que possa ter havido maior absorção de fluidos, é importante a monitorização da pressão arterial e da diurese e a dosagem de sódio plasmático

23. São complicações tardias possíveis na miomectomia histeroscópica, exceto:
    (A) Sinéquias intrauterinas
    (B) Amenorreia secundária
    (C) Incontinência urinária de esforço
    (D) Acretização placentária

24. As indicações para a realização de reanastomose tubária são, exceto:
    (A) Reversão da esterilidade por laqueadura tubária prévia
    (B) Oclusão tubária secundária a tratamento para gravidez ectópica
    (C) Salpingite ístmica nodosa
    (D) Hidrossalpinge

25. Mulher de 24 anos, virgem, com historia de ciclos regulares, realizou ultrassonografia mostrando massa em ovário direito, complexa, de 10 cm^3, sugestiva de cisto dermoide. Ovário contralateral sem alterações. Diante desse quadro, qual a conduta mais adequada?
    (A) Ooforectomia direita
    (B) Realizar punção do cisto por laparoscopia
    (C) Cistectomia ovariana direita por videolaparoscopia
    (D) Prescrever anticoncepcional oral por 3 meses

CONIZAÇÃO DO COLO UTERINO, AMPUTAÇÃO CERVICAL E VULVECTOMIA

CAPÍTULO 52

1. Em qual dessas condições é absolutamente necessária a biópsia?
   (A) Ectopia
   (B) Deciduose
   (C) Mosaico irregular
   (D) Metaplasia escamosa

2. O diagnóstico de certeza para o HSIL é feito pela:
   (A) Colpocitologia oncótica
   (B) Biópsia dirigida pela colposcopia e cultura de tecidos
   (C) Biópsia dirigida pela colposcopia e cortes histológicos
   (D) Cortes histológicos de produto de conização

3. Achados colposcópicos com alterações maiores são indicativos de:
   (A) Biópsia de quatro quadrantes
   (B) Neoplasia
   (C) Biópsia dirigida
   (D) Processo crônico do tipo inflamatório

4. Na conização, as taxas de recidiva são:
   (A) Inexistentes
   (B) Baixas
   (C) Altas
   (D) Muito altas

5. Nas pacientes menopausadas, a conização:
   (A) Deverá ter maior altura e menor base
   (B) Deverá ter menor altura
   (C) Deverá ser sempre igual a conização de pacientes jovens
   (D) Deverá preservar o orifício interno do colo

6. A cirurgia de alta frequência:
   (A) Não é realizada para tratamento da NIC
   (B) Está sendo substituída pela conização convencional
   (C) Consiste na utilização de um eletrobisturi de alta frequência com eletrodo metálico em diversos formatos
   (D) Ainda não é aprovada pelo Ministério da Saúde

7. Após a execução da excisão com alça diatérmica permanecerá um fluxo vaginal sanguinolento por:
   (A) 1 semana
   (B) 2-3 meses
   (C) 6-7 meses
   (D) 3-4 semanas

8. A vantagem da cirurgia de alta frequência sobre os procedimentos destrutivos para lesões no colo do útero é:
   (A) Fornecer material histopatológico
   (B) Menor recidiva
   (C) Menor número de complicações
   (D) Todas as anteriores

9. A conização é indicada para pacientes com NIC II e III nas seguintes condições:
   (A) Os limites da lesão não podem ser visualizados à colposcopia
   (B) A JEC não é observada à colposcopia
   (C) Há suspeita de microinvasão
   (D) Todas as anteriores

10. O principal fator responsável pela recorrência da lesão de colo do útero é:
    (A) Comprometimento das margens
    (B) Presença de NIC III
    (C) Não visualização da JEC
    (D) Todas as anteriores

11. As complicações de uma amputação do colo uterino são:
    (A) Deiscência de sutura
    (B) Hemorragia por má hemostasia
    (C) Estenose do colo uterino
    (D) Todas as anteriores

12. O tratamento indicado para carcinoma de vulva estádio Ib, de acordo com o National Cancer Institute (EUA), é:
    (A) Vulvectomia simples
    (B) Vulvectomia radical com linfadenectomia inguinofemoral bilateral
    (C) Exérese da lesão vulvar
    (D) Radioterapia da vulva

13. São complicações imediatas da vulvectomia:
    (A) Colonização bacteriana da região cirúrgica (infecções)
    (B) Distúrbios de cicatrização
    (C) Hemorragia
    (D) Todas as anteriores

14. A vulvectomia pode ser:
    (A) Simples
    (B) Radical
    (C) A e B
    (D) Nenhuma das anteriores

15. A vulvectomia radical com linfadenectomia inguinofemoral bilateral é o tratamento tradicional proposto para o estádio II de acordo com o National Cancer Institute (NCI) dos EUA. Segundo a FIGO, este estádio é caracterizado por:
    (A) Lesão > 2 cm em tamanho ou com invasão estromal > 1 mm, confinada à vulva ou períneo, com linfonodos negativos
    (B) Tumor de qualquer tamanho com ou sem extensão para estruturas perineais adjacentes, com linfonodos inguinofemorais acometidos
    (C) Metástase linfonodal maior ou igual a 5 mm
    (D) Tumor de qualquer tamanho, com extensão para estruturas perineais adjacentes (1/3 inferior da uretra, 1/3 inferior da vagina, ânus), sem metástase linfonodal

16. Qual a principal indicação para a transposição do músculo sartório (costureiro) nas vulvectomias radicais?
    (A) Permitir melhor acesso aos linfonodos inguinofemorais
    (B) Evitar a lesão dos vasos femorais, no pós-operatório, cobrindo e isolando-os
    (C) Abreviar o tempo cirúrgico
    (D) Diminuir a incidência de necrose do retalho cutâneo

17. As complicações pós-operatórias mais frequentes nas vulvectomias são:
    (A) Deiscência
    (B) Necrose
    (C) Infecção
    (D) Todas as anteriores

18. A vulvectomia simples compreende:
    (A) Ressecção dos grandes e pequenos lábios
    (B) Ressecção interna da região vestibular e região clitoridiana
    (C) Retirada do coxim gorduroso até o nível da aponeurose subjacente
    (D) Todas as anteriores

19. A vulvectomia radical compreende:
    (A) Ablação da vulva desde a região púbica, sulcos genitofemorais e posteriormente o períneo
    (B) Ablação do vestíbulo vaginal
    (C) Linfadenectomia inguinal superficial e profunda
    (D) Todas as anteriores

20. É incorreto sobre a vulvectomia cutânea:
    (A) Tem como objetivo a preservação de estruturas vulvares
    (B) Conserva-se o coxim gorduroso
    (C) Inclui a ressecção da região perineal até a margem anal
    (D) Não atinge o plano aponeurótico

21. Tradicionalmente, a vulvectomia dita suprarradical é semelhante à vulvectomia radical, acrescida por:
    (A) Linfadenectomia inguinofemoral bilateral
    (B) Linfadenectomia pélvica
    (C) Ressecção da região púbica
    (D) Ressecção da região perineal até a margem anal

22. Sobre o tratamento do carcinoma de vulva:
    (A) É fundamentalmente cirúrgico
    (B) Admite diversas opções, levando-se em consideração o tamanho, a localização, o grau de invasão do tumor e as condições clínicas da paciente
    (C) A radioterapia está indicada quando há envolvimento linfovascular
    (D) Todas as afirmativas estão corretas

23. A ressecção ampla da lesão vulvar corresponde a ressecção da lesão com margens cirúrgicas livres de no mínimo:
    (A) 2 mm
    (B) 3 mm
    (C) 4 mm
    (D) 5 mm

24. Tradicionalmente, a vulvectomia ampliada compreende:
    (A) Ressecção da região púbica
    (B) Ressecção dos sulcos genitofemorais
    (C) Ressecção de toda a região perineal até a margem anal
    (D) Todas as anteriores

25. É incorreto sobre a traquelectomia radical:
    (A) Trata-se de uma opção de tratamento cirúrgico para pacientes que desejam preservar o útero.
    (B) É opção de tratamento cirúrgico para pacientes em estádio Ib2
    (C) Pode ser realizada via vaginal ou abdominal
    (D) É opção de tratamento cirúrgico para pacientes em estádio Ia2

CIRURGIA ENDOSCÓPICA

I - HISTEROSCOPIA

1. Sobre os meios de distensão da cavidade uterina usados na realização de histeroscopia, assinale a alternativa errada:
   (A) Glicose 0,5% possui pouca visibilidade, pois se mistura com sangue e pode causar hiperglicemia e hiponatremia dilucional
   (B) Dextrana 70 ou 40 pode causar sobrecarga volêmica, edema pulmonar, redução do hematócrito, alergia, redução da adesividade plaquetária e falência renal aguda
   (C) Glicina 1,5% pode causar hiperamonemia, hemodiluição, encefalopatia e distúrbios gastrintestinais
   (D) SF 0,9% pode ser usado com corrente monopolar e não provoca hipervolemia

2. A síndrome do intravazamento é uma complicação que pode ser encontrada em pacientes submetidas à histeroscopia cirúrgica. Não é um sinal indireto dessa síndrome a opção:
   (A) Hiperexpansibilidade torácica
   (B) Escleredema
   (C) Sibilos e roncos na ausculta pulmonar
   (D) Jugulares túrgidas

3. São indicações comuns de histeroscopia, exceto:
   (A) Infertilidades primária ou secundária
   (B) Ressecções de mioma ou pólipo
   (C) Endométrio de 4 mm em paciente menopausada assintomática
   (D) Investigação de abortamento espontâneo

4. Qual a melhor época para a realização de uma histeroscopia?
   (A) Após cessar a menstruação, fase secretora tardia
   (B) Após cessar a menstruação, fase proliferativa inicial
   (C) Antes de menstruar, fase secretora inicial
   (D) No meio do ciclo menstrual

5. Como complicação de histeroscopia podemos encontrar falso trajeto, perfuração uterina e reflexo vagal. Esse último ocorre devido à inervação parassimpática do colo uterino e por manobras de dilatação ou estímulo do orifício interno do colo pela óptica. Assinale a alternativa falsa:
   (A) É caracterizada por bradicardia intensa e/ou hipotensão, com náuseas, vômitos, tonteira, sudorese e lipotimia
   (B) Atropina deve ser administrada via sublingual ou intramuscular como tratamento
   (C) Em usuários de medicamento betabloqueador esses sintomas são minimizados, então se deve redobrar a cautela
   (D) Profilaxia com atropina pode ser feita 15-20 minutos antes do exame em pacientes muito ansiosas ou que serão submetidas a procedimentos cervicais

6. É indicação para ablação endometrial por histeroscopia a opção:
   (A) Paciente com fator de risco para câncer de endométrio
   (B) Hiperplasia endometrial com atipia
   (C) Uso de progesterona sem melhora em paciente com prole constituída e hiperplasia sem atipia
   (D) Paciente jovem com hipertrofia endometrial difusa e cavidade uterina maior que 14 cm

7. São drogas usadas no preparo do endométrio para ablação, exceto:
   (A) Progestágenos
   (B) Estrógenos
   (C) Danazol
   (D) Análogos de GnRH

8. Sobre mioma submucoso é verdade que:
   (A) São classificados em nível 1, 2 e 3 de acordo com tamanho e vascularização
   (B) Diagnóstico diferencial deve ser feito com pólipos fibrosos sésseis (aspecto e consistência semelhantes)
   (C) Sempre deve ser feito preparo pré-operatório com análogo de GnRH
   (D) Miomas fúndicos são mais fáceis de ser abordados pois estão de frente para a óptica e ressectoscópio

9. Sobre a classificação e diagnóstico de pólipos endometriais, é correto:
   (A) Hiperplásico é o tipo mais frequente, principalmente na perimenopausa, originando-se na camada basal, sendo mais sensível ao estrogênio
   (B) Fibroso ou fibrocístico são mais comuns em mulheres mais jovens e não têm relação com pólipo funcional ou hiperplásico
   (C) Funcional ou mucoso é mais frequente na fase secretora e são chamados de pseudopólipos quando maior que 1 cm, pediculados e sem relação com a menstruação
   (D) A imagem na ultrassonografia é hipoecogênica e em menos de 1% dos casos são múltiplos

10. Sobre sinéquias uterinas, pode-se afirmar, exceto:
    (A) Aderências leves são finas e compostas de endométrio basal, as moderadas são fibromusculares e friáveis, e as graves não sangram e há tecido fibroso
    (B) Grau I são centrais, grau II são marginais e no grau III há ausência de cavidade na histerossalpingografia
    (C) Aderências mucosas são finas e soltas, com pequeno sangramento. As musculares são facilmente ressecáveis e não sangram. As fibrosas são recobertas por endométrio atrófico e sangram muito
    (D) O uso pós-operatório de DIU, análogo de GnRH ou estrogênio conjugado, associado ao acetato de medroxiprogesterona, é controverso

11. Paciente de 25 anos, nuligesta, assintomática, queixa-se de infertilidade há 1 ano. Histerossalpingografia, exames laboratoriais e espermograma do marido normais. Ultrassonografia transvaginal mostrando mioma submucoso em parede lateral direita de 2 cm. A conduta mais apropriada é:
    (A) Miomectomia histeroscópica
    (B) Miomectomia laparoscópica
    (C) Expectante por se tratar de paciente assintomática
    (D) Anticoncepcional oral combinado por 3 meses

12. São contraindicações para a miomectomia histeroscópica, exceto:
    (A) Gestação
    (B) Câncer endometrial
    (C) Incontinência urinária de esforço
    (D) Doença inflamatória pélvica

13. Assinale a alternativa que faz a correta correspondência dos Critérios da European Society of Histeroscopy para a classificação dos miomas submucosos:
    (A) Classe 0: localização totalmente submucosa
    (B) Classe I: mais de 50% de componente submucoso
    (C) Classe II: mais de 50% de componente submucoso
    (D) As alternativas A e B estão corretas

II - LAPAROSCOPIA

1. Assinale a afirmativa que apresenta repercussão hemodinâmica do pneumoperitônio:
   (A) Diminuição da pressão arterial média e da resistência vascular sistêmica
   (B) Redução do índice cardíaco e eixo cardíaco desviado
   (C) Aumento do retorno venoso e redução da pressão pleural
   (D) Redução da elastância torácica e aumento da complacência torácica

2. São condições para início da videolaparoscopia, exceto:
   (A) Cateter vesical
   (B) Cateter nasogástrico
   (C) Braços ao longo do corpo
   (D) Posição de Trendelemburg

3. São contraindicações para realização de videolaparoscopia, exceto:
   (A) Doença respiratória grave
   (B) Obstrução intestinal
   (C) Gestação ectópica
   (D) Hérnias abdominais

4. Sobre endometriose podemos afirmar que:
   (A) Seu aspecto, tamanho, localização e profundidade visualizados durante a cirurgia são proporcionais à sintomatologia da paciente
   (B) Sempre se faz necessário o uso de análogo de GnRH no pré e no pós-operatórios
   (C) A classificação proposta pela American Fertility Society faz estadiamento em I, II, III e IV, levando em consideração tamanho das lesões em peritônio e ovário, obliteração de fundo de saco posterior e aderências em ovários e trompas
   (D) CA 125 é usado para diagnóstico, estadiamento e prognóstico da doença, sendo a sensibilidade e especificidade próximas de 95%

5. Sobre tumores de ovário é errado afirmar que:
   (A) Nunca se deve adotar conduta expectante em mulheres na pós-menopausa com cisto simples de ovário (anecoico à ultrassonografia)
   (B) São suspeitos de malignidade quando há ascite maciça, tumores sólido-císticos, arquitetura interna complexa, parede espessada (maior que 3 cm) e bilateralidade
   (C) A aspiração do tumor não é recomendada, pois o estudo citológico está associado a uma taxa acima de 60% de falso-negativo
   (D) Se massa aparentemente benigna se revela maligna no histopatológico, o ideal é que a reintervenção cirúrgica ocorra nas primeiras 2 semanas, pois a disseminação peritoneal pélvica pode ser identificada após 3 semanas da primeira abordagem cirúrgica

6. Na realização de miomectomia por videolaparoscopia temos que ter como princípios básicos operatórios as opções abaixo, exceto:
   (A) Trabalhar dentro da pseudocápsula
   (B) Fazer miomectomia para somente depois realizar hemostasia, pois o mioma pode atrapalhar a visualização do campo operatório
   (C) Utilizar princípios de tração e contratração
   (D) Fechar a ferida uterina em planos

7. Sobre histerectomias realizadas por videolaparoscopia é correto afirmar que:
   (A) Em mãos hábeis, a taxa de complicação não excede à da histerectomia convencional
   (B) A taxa de complicação no pós-operatório é de aproximadamente 15%
   (C) O uso de manipulador uterino é dispensável, uma vez que as estruturas a serem abordadas são facilmente vistas e manipuladas
   (D) Por se tratar de cirurgia avançada, a paciente deve permanecer internada no pós-operatório por pelo menos 24 horas com cateter vesical e dieta zero, devido à manipulação da bexiga e das alças intestinais

8. Aderências pélvicas são causas comuns de infertilidade e dor pélvica crônica, sendo frequentemente encontradas em cirurgias videolaparoscópicas. Sobre as mesmas, está errada a afirmativa:
   (A) Principais causas de aderências são: doença inflamatória pélvica, endometriose e cirurgias anteriores
   (B) As aderências podem ser classificadas em: tipo I – quando são finas, facilmente separáveis e avasculares; Tipo II – quando são finas e vasculares; Tipo III – quando são traves densas, fibrosas e vasculares
   (C) Para evitar aderências no pós-operatório, podemos usar meios líquidos, fármacos e métodos de barreira
   (D) Destruição de planos profundos adjacentes ao mesotélio, hipóxia e ressecamento da serosa não estão envolvidos no aparecimento dos processos aderenciais

9. Dos processos listados a seguir, aqueles que não são usados para esterilização do instrumental usado em cirurgias videoendoscópicas são:
   (A) Glutaraldeído e formaldeído
   (B) Água oxigenada e clorexidina
   (C) Peróxido de hidrogênio e ácido paracético
   (D) Vapor saturado, calor seco e radiação

10. Paciente de 27 anos, com desejo de engravidar e antecedente de salpingectomia direita, apresenta gestação ectópica íntegra em trompa esquerda com saco gestacional de 1,5 cm em região ístmica. A melhor opção cirúrgica para a paciente deve ser:
    (A) Salpingectomia videolaparoscópica
    (B) Salpingostomia videolaparoscópica
    (C) Injeção intratubária de metotrexate
    (D) Drenagem histeroscópica

11. Sobre a torção anexial, é correto afirmar:
    (A) Não se deve desfazer a torção do anexo
    (B) A via laparoscópica deve ser evitada
    (C) A ligadura tubária e a gestação resultante de ciclos estimulados com medicações indutoras são fatores de risco
    (D) O tratamento recomendado é a anexectomia, uma vez que não é possível a recuperação da função ovariana

12. Como forma de se evitar lesões uterinas, a punção alternativa com agulha de Veres para apendicectomia laparoscópica em gestante de 2º trimestre deve ser realizada:
    (A) Na região suprapúbica
    (B) Na região paraumbilical
    (C) No ponto de Palmer
    (D) Na região infraumbilical

13. Qual é a angulação correta em relação à vertical para a inserção da agulha de Verress na cavidade abdominal?
    (A) 30°
    (B) 45°
    (C) 60°
    (D) 90°

PROCESSOS INFECCIOSOS

1. A tuberculose mamária é mais comum:
   (A) Nas mulheres de cor negra
   (B) Nos homens de cor negra
   (C) Nas mulheres de cor branca
   (D) Nos homens de cor branca

2. Quanto ao abscesso subareolar recorrente, marque a alternativa incorreta
   (A) É mais frequente no ciclo grávido-puerperal
   (B) É raro no sexo masculino
   (C) Pode evoluir para fístula
   (D) Está relacionado ao hábito de fumar

3. Com relação à doença de Mondor, assinale a resposta certa:
   (A) Seu tratamento é cirúrgico
   (B) Predomina nas mulheres com idade média de 40 anos
   (C) Doença benigna e autolimitada
   (D) B e C estão corretas

4. Assinale a alternativa errada com relação à mastite plasmocitária:
   (A) Ocorre em mulheres tabagistas na quarta década
   (B) É mais comum em nulíparas
   (C) Tem início em ductos coletores terminais retroareolares
   (D) Uma manifestação clínica relatada é a descarga mamilar

5. Qual das alternativas está relacionada à tuberculose mamária?
   (A) Uma manifestação é a formação de abscesso
   (B) Geralmente bilateral
   (C) As mulheres que amamentam são mais vulneráveis à infecção
   (D) A e C estão corretas

6. Qual o tipo histológico mais frequente de mastite tuberculosa?
   (A) Mastite tuberculosa nodular
   (B) Mastite tuberculosa disseminada
   (C) Mastite obliterante tuberculosa
   (D) Mastite tuberculosa miliar aguda

7. Em relação à doença de Mondor, todas estão corretas, exceto:
   (A) Os fatores desencadeantes podem ser mamários, extramamários e idiopáticos
   (B) Pode aparecer no câncer de mama como disseminação venosa da doença
   (C) Aparece mais frequentemente no quadrante inferomedial da mama
   (D) É de natureza venosa

8. Na mastite lobular granulomatosa é incorreto afirmar:
   (A) É mais comum nas mulheres da Ásia
   (B) Caracteriza-se por granulomas não caseosos e por microabscessos confinados ao lóbulo mamário
   (C) A maioria é fumante
   (D) A condição pode-se manifestar como massa firme com diagnóstico diferencial de câncer

9. Na mastite da ectasia ductal:
   I) Ocorre reação inflamatória dos tecidos que envolvem os ductos e fibrose
   II) Pode haver retração do parênquima e da papila
   III) Na mamografia, podem estar presentes calcificações retroareolares
   (A) Todas estão corretas
   (B) I e II estão corretas
   (C) II e III estão corretas
   (D) I e III estão corretas

10. Na etiopatogenia do abscesso periareolar recidivante é incorreto afirmar que:
    (A) Ocorre alteração do epitélio que reveste o ducto lactífero na sua porção infrapapilar
    (B) O processo de metaplasia é representado pela substituição do tecido epitelial pavimentoso pelo tecido epitelial colunar
    (C) Formam-se verdadeiros tampões de ceratina que levam à dilatação e obstrução ductal
    (D) Reação periductal do tipo corpo estranho

11. Na necrose gordurosa é incorreto afirmar que:
    (A) Pode ter origem traumática ou cirúrgica
    (B) Tem semelhança clínica e radiológica com o câncer de mama
    (C) Acontece em mulheres acima de 50 anos com mamas pequenas
    (D) Pode ocasionar retração da pele ou da papila

12. São sinônimos do granuloma lipofágico, exceto:
    (A) Cistoesteatonecrose
    (B) Lipose subcutânea
    (C) Necrose traumática de gordura
    (D) Comedomastite

13. A sífilis na mama ocorre:
    (A) Apenas na forma terciária
    (B) Nas formas secundária e terciária
    (C) Apenas na forma secundária
    (D) Em qualquer das três formas

14. O tratamento da mastite oleogranulomatoma não infectada é:
    (A) Exérese simples
    (B) Exérese ampla
    (C) Drenagem
    (D) Exérese ampla mais drenagem

15. A mastite granulomatosa (assinale a correta):
    (A) Simula carcinoma
    (B) Nódulos periféricos
    (C) Doença autoimune
    (D) Todas estão corretas

16. Qual das seguintes é considerada a "porta de entrada" mais frequente da tuberculose mamária?
    (A) Via linfática
    (B) Via sanguínea
    (C) Via canalicular
    (D) Extensão direta de processo tuberculoso intratorácico

17. O agente patogênico mais comum no abscesso subareolar crônico recidivante é:
    (A) Aeróbio
    (B) *Clostridium*
    (C) Bacteroides
    (D) Estafilococo

18. As fístulas mamárias podem ser tratadas por:
    (A) Lavagem do trajeto fistuloso com 10 mL de solução de lugol forte
    (B) Lavagem com albocresil
    (C) Antibióticos e anti-inflamatórios e posterior cirurgia
    (D) Curativos com substâncias antissépticas

19. São fatores causais de abscesso subareolar recidivante crônico:
    (A) Inversão do mamilo
    (B) Obstrução dos ductos lactíferos
    (C) Maceração dos ductos lactíferos
    (D) Todas as anteriores

20. Os processos inflamatórios crônicos do complexo aréolo-papilar podem ser:
    (A) Mastite periareolar recidivante
    (B) Mastite plasmocitária
    (C) A e B
    (D) Sempre displásicos

DOR MAMÁRIA

1. A inervação sensorial da glândula mamária provém, principalmente
   (A) Dos ramos cutâneos anteriores do 1º, 2º e 3º nervos intercostais
   (B) Do nervo de Bell
   (C) Dos ramos cutâneos anteriores e laterais do 2º, 3º, 4º, 5º e 6º nervos intercostais
   (D) Do nervo supraclavicular

2. A dor mamária
   I) Ocorre ao redor do órgão e irradia-se para a escápula pelos nervos intercostais
   II) Pode irradiar-se para a face medial do braço, pelo nervo intercostobraquial
   III) Pode irradiar-se para o pescoço e escápula, através do nervo supraclavicular
   (A) Todas estão corretas
   (B) I e III estão corretas
   (C) I e II estão corretas
   (D) Apenas I é correta

3. Quanto a mastalgia, marque a incorreta:
   (A) A frequência da mastalgia como sintoma varia de 45%-84%
   (B) A mastalgia pode ser de causa extramamária
   (C) A síndrome de Tietze é caraterizada por uma dor local em associação a um cordão subcutâneo hipersensível e palpável
   (D) A mastalgia, na maioria das vezes, não está associada ao câncer de mama

4. Em relação às pacientes com queixa de mastalgia, é correto, exceto
   (A) A mastalgia cíclica está associada a perturbações hormonais do ciclo menstrual
   (B) A mastalgia cíclica geralmente é unilateral ou localizada, acompanhada de turgência, podendo estar localizada em um segmento da mama
   (C) A mastalgia cíclica ocorre geralmente na terceira década das pacientes
   (D) Pode ser de causa extramamária

5. São pontos importantes na estratégia terapêutica da dor mamária
   (A) A estratégia deve ser individualizada de acordo com o perfil clínico e psicológico de cada paciente
   (B) A maioria das pacientes apresenta sintomatologia leve ou moderada e não requer tratamento
   (C) As pacientes devem ser esclarecidas de que a dor não é indicativa de câncer ou de tendência a desenvolver câncer
   (D) Todas as anteriores

6. São características da mastalgia acíclica, exceto:
   (A) A mastalgia acíclica acomete tanto mulheres na menacma quanto na pós-menopausa, e a nodularidade é pouco pronunciada
   (B) Na ectasia ductal, a dor é do tipo queimação que se exacerba com o frio, com localização precisa, geralmente na região subareolar e no QSI
   (C) Na necrase gordurosa, a dor é localizada no ponto do traumatismo e, em muitos casos, ocorre alguns meses ou anos após o evento primário
   (D) Na mastalgia acíclica, a mamografia é dispensável, pois, raramente, são encontradas anormalidades

7. Se a mastalgia é de origem extramamária, trata-se de preferência:
   (A) Com a prescrição de preparados vitamínicos, de baixo custo e isentos de efeitos colaterais
   (B) Com a prescrição de ansiolíticos
   (C) Com a prescrição de analgésicos, anti-inflamatórios ou miorrelaxantes
   (D) Com a prescrição de antigonadotrófico, pois é de origem do SNC

8. São drogas utilizadas no tratamento da mastalgia, exceto:
   (A) Tamoxifeno
   (B) Estradiol
   (C) Bromoergocriptina
   (D) Danazol

9. Correlacione
   I) Bromoergocriptina
   II) Ácido Linoleico
   III) Tamoxifeno
   IV) Vitaminas
   V) Danazol
   ( ) Ácido graxo poli-insaturado, precursor de prostaglandinas do grupo E
   ( ) Agente dopaminérgico que inibe a liberação da prolactina
   ( ) Usadas de maneira empírica no tratamento da mastalgia (A, B6 e E)
   ( ) Agente antiestrogênico, com acentuada melhora da mastalgia
   ( ) Agente antigonadotrófico que inibe a ovulação, levando a um estado de menopausa artificial
   (A) II, I, IV, III, V
   (B) I, II, IV, III, V
   (C) V, II, IV, II, III
   (D) II, I, IV, V, III

10. Quanto ao uso do tamoxifeno na mastalgia, é correto afirmar:
    I) Aproximadamente 50% das pacientes têm efeitos colaterais
    II) O alívio da dor pode ser alcançado com 10 mg/dia
    III) Não é eficaz
    IV) São efeitos colaterais: ondas de calor, ciclos menstruais irregulares
    (A) Apenas a alternativa II está correta
    (B) As alternativas II e IV estão corretas
    (C) Todas as alternativas estão corretas
    (D) Todas as alternativas estão incorretas

11. Quanto ao tema contraceptivo oral e mastalgia é correto afirmar que:
    (A) Algumas pacientes experimentam alívio ou desaparecimento da dor
    (B) Algumas pacientes têm exacerbação da dor
    (C) Os efeitos dependem da sensibilidade individual e da composição da pílula
    (D) Todas estão corretas

12. São efeitos adversos da bromoergocriptina ou da lisurida, exceto:
    (A) Náuseas
    (B) Acne e ganho de peso
    (C) Hipotensão postural
    (D) Cefaleia

13. Os esteroides sexuais atuam no sistema ductal dando:
    (A) Proliferação
    (B) Diferenciação
    (C) Crescimento e diferenciação
    (D) Diferenciação dos ductos mamários em ácinos

14. A progesterona atua nos ductos diferenciando-se em:
    (A) Ácinos
    (B) Neoplasias
    (C) Componentes conjuntivos
    (D) Neurônios

15. As hiperplasias ductais podem ser:
    (A) Típicas (26% dos casos)
    (B) Atípicas (em 4% dos casos)
    (C) A e B são verdadeiras
    (D) Hemáticas e inflamatórias

16. O tratamento atual da mastopatia fibrocística da mama é:
    (A) Testosterona
    (B) Anti-inflamatórios
    (C) Estrógenos
    (D) Nenhuma das anteriores

17. Na dor mamária cíclica intensa a terapêutica hormonal mais bem aceita é com:
    (A) Progesterona
    (B) Andrógenos
    (C) Tamoxifeno
    (D) Análogos de GnRH

18. Na mastalgia cíclica podemos usar como opção terapêutica:
    (A) Estradiol
    (B) Gonadotrofina coriônica
    (C) Medroxiprogesterona
    (D) Danazol

19. A mastalgia cíclica é:
    (A) Mais comum em mulheres na pós-menopausa
    (B) De maior intensidade nos quadrantes internos
    (C) Na maioria das vezes bilateral
    (D) De igual intensidade nas duas mamas

20. A mastalgia acíclica possui:
    (A) Intensa nodularidade
    (B) Como causas a ectasia ductal e adenose
    (C) Ausência de acometimento de pacientes na pós-menopausa
    (D) Associação com ciclo menstrual

DERRAME PAPILAR

CAPÍTULO 56

1. O fluxo, derrame ou descarga papilar é:
   (A) Saída de qualquer material líquido pela papila em qualquer época da vida
   (B) Saída de material líquido pela papila quando não relacionado à lactação
   (C) Idem anterior quando relacionado à função de lactação
   (D) Só quando relacionado a carcinoma mamário

2. O fluxo papilar:
   (A) Deve provir dos ductos e pode exprimir fenômenos fisiológicos, alterações do eixo neuroendócrino ou patologia intraductal
   (B) Pode ser espontâneo ou provocado/à expressão
   (C) Pode ser persistente (mais de 2 vezes por semana) ou temporário
   (D) Todas as anteriores

3. Os fluxos papilares clinicamente significantes são:
   (A) Os uniductais
   (B) Os espontâneos
   (C) Os persistentes
   (D) Os três anteriores

4. O fluxo papilar é considerado de risco elevado quando a cor é:
   (A) Branca-amarelada
   (B) Vermelha
   (C) Incolor
   (D) B e C estão corretas

5. O fluxo papilar é considerado suspeito quando o aspecto é:
   (A) Multicolorido (verde, marrom ou amarelo)
   (B) Hemorrágico ou sero-hemorrágico
   (C) Cristalino, seroso ou seroaquoso
   (D) B e C estão corretas

6. Os fluxos mamários que mais frequentemente aparecem nos cânceres mamários são pela ordem:
   (A) Cristalino, sanguinolento e serossanguinolento
   (B) Sanguinolento, cristalino e seroso
   (C) Seroso, sanguinolento e purulento
   (D) Nenhuma das anteriores

7. O papiloma intraductal é o mais frequente agente etiológico dos fluxos:
   (A) Serosos
   (B) Esverdiados
   (C) Sanguinolentos
   (D) A e C são verdadeiras

8. Em fluxos espontâneos, unilaterais, monorificiais e cristalinos, a conduta após exames de imagem não mostrarem lesões é:
   (A) Biópsia + anatomopatológico
   (B) Nada a se fazer
   (C) Cultura e antibiograma
   (D) Fazer A e C

9. A descarga papilar é:
   (A) A terceira queixa mamária mais comum
   (B) Mais comum após a menopausa
   (C) Sempre associada ao câncer
   (D) Queixa que sempre dispensa mamografia

10. A citologia de descarga papilar deve ser coletada quando:
    (A) O quadro é de AFBM
    (B) É espontânea
    (C) Está associada à mastalgia cíclica
    (D) É multiductal e multicolor

11. A descarga papilar:
    (A) É mais comum estar associada ao câncer
    (B) É mais comum na *menacme*
    (C) Dispensa mamografia
    (D) Faz com que seja exigida sempre a ductografia

12. É causa de descarga papilar:
    (A) Hiperparatireoidismo
    (B) Feocromocitoma
    (C) Necrose hipofisária
    (D) Psoríase

13. O derrame papilar sanguinolento pode ser causado por:
    (A) AFBM
    (B) Abscesso subareolar recidivante
    (C) Doença de Mondor
    (D) Papiloma intraductal

14. É medicamento causador de descarga papilar:
    (A) Hidrocortisona
    (B) AZT
    (C) Metildopa
    (D) Metformina

15. As descargas papilares bilaterais:
    (A) São geralmente malignas
    (B) São geralmente benignas
    (C) Sempre devem ser investigadas com histopatológico
    (D) Sempre devem ser avaliadas por citologia

16. É exame utilizado na avaliação de descarga papilar:
    (A) Mamografia
    (B) Ultrassonografia
    (C) Histopatologia
    (D) Todas as alternativas estão corretas

17. A descarga papilar decorre:
    (A) Da saída de secreção dos ductos terminais das mamas
    (B) De acúmulo de material nos ácinos
    (C) Sempre de lesões malignas
    (D) Sempre de lesões benignas

18. É causa de descarga papilar:
    (A) Uso de metoclopramida
    (B) Uso de dipirona
    (C) Uso de glibenclamida
    (D) Uso de bromocriptina

19. A ressecção do ducto terminal de mama com descarga papilar associada está indicada em:
    (A) Descarga papilar multiductal de múltiplas cores
    (B) Descarga papilar amarelada
    (C) Descarga papilar sanguinolenta
    (D) Descarga papilar esverdeada

20. Gestante de 30 semanas com exame físico e imagem sem alterações, mas com descarga papilar bilateral sanguinolenta. Conduta:
    (A) Exérese dos ductos principais
    (B) RNM das mamas
    (C) Citologia
    (D) Acompanhamento clínico

ALTERAÇÃO FUNCIONAL BENIGNA DA MAMA

1. Em paciente jovem, cuja ultrassonografia mostra cisto mamário de 5 cm, sintomática, a conduta inicial é:
   (A) Exérese do cisto
   (B) Punção aspirativa
   (C) Setorectomia
   (D) Quadrantectomia

2. Em relação aos cistos mamários, assinale a afirmativa correta:
   (A) Ultrassonografia é ótimo método diagnóstico
   (B) Não devem ser aspirados
   (C) Nunca têm componente maligno
   (D) À mamografia têm paredes irregulares

3. Mulher de 60 anos que há cinco foi submetida a exérese de dois nódulos de mama, cujo laudo anatomopatológico demonstrou cistos mamários. Atualmente apresenta outros dois nódulos dolorosos de 4 cm aproximadamente, móveis, superfície lisa, sendo demonstrados à ultrassonografia como cistos. A melhor conduta abaixo seria:
   (A) Exérese
   (B) Irradiar
   (C) Tamoxifeno
   (D) Punção

4. Alteração funcional benigna, antiga alteração fibrocística mamária, caracteriza-se por:
   (A) Tumor, dor e secreção papilar
   (B) Rubor, calor e dor
   (C) Rubor, tumor e calor
   (D) Febre, calor e rubor

5. Tratamento da doença fibrocística da mama é válido com, exceto:
   (A) Tamoxifeno
   (B) Orientação verbal
   (C) Dietilestilbestrol
   (D) Anti-inflamatório não esteroidal tópico

6. As alterações funcionais benignas representam lesões:
   (A) Sempre pré-cancerosas
   (B) Mais frequentes de mama
   (C) De etiologia bem determinada
   (D) Mais incidentes na menopausa

7. A conduta mais aceitável como primeira medida de rotina para alívio da mastalgia cíclica decorrente de alterações fibrocísticas da mama é:
   (A) Vitamina A ou E
   (B) Orientação verbal
   (C) Diureticoterapia
   (D) Anti-hormonioterapia

8. A alteração funcional benigna da mama:
   (A) É frequentemente bilateral
   (B) Pode ter cistos, fibroses, metaplasias e ectasia ductal
   (C) Não está associada ao risco maior de carcinoma
   (D) Todas estão corretas

9. A punção aspirativa de cistos mamários é indicativa de cirurgia se:
   (A) O líquido for amarelado
   (B) O líquido for esverdeado
   (C) O líquido for azulado
   (D) A citologia do aspirado for positiva para células neoplásicas

10. A conduta terapêutica da alteração funcional benigna é na maioria das vezes:
    (A) Clínica
    (B) Cirúrgica
    (C) Psicoterapia de grupo
    (D) Dietética

11. Ph do líquido cístico é:
    (A) Ácido
    (B) 7,1-7,4
    (C) Levemente alcalino
    (D) B e C estão corretas

12. O aspirado cístico pode conter:
    (A) Células
    (B) Proteínas
    (C) Células espumosas
    (D) Todas as anteriores

13. Paciente com 29 anos de idade, nulípara, com tumefação dolorosa no QSE da mama esquerda, observada há 40 dias, que se torna menos dolorosa após a menstruação, apresentando 3,5 cm de diâmetro, macia, bordas regulares. O provável diagnóstico é:
    (A) Fibroadenoma
    (B) Lipoma
    (C) Papiloma
    (D) Cisto mamário

14. A alteração funcional benigna da mama:
    (A) Geralmente é multifocal
    (B) Geralmente é bilateral
    (C) Geralmente acomete entre 30 e 40 anos de idade
    (D) Pode apresentar todas as características anteriores

15. Na aspiração de cisto mamário, o exame anatomopatológico subsequente à punção pode ser solicitado nas seguintes condições:
    (A) Atipia celular no esfregaço
    (B) Líquido sanguíneo ou serossanguíneo
    (C) Nódulo residual após punção
    (D) Todas as anteriores

16. A causa mais comum de massa mamária entre 30 e 50 anos é:
    (A) Fibroadenoma
    (B) Carcinoma
    (C) Cistos mamários
    (D) Tumor filodes

17. Os cistos de cúpula azul são revestidos originalmente por camada:
    (A) Dupla de epitélio cúbico
    (B) Camada cilíndrica baixa
    (C) Mioepitélio
    (D) Todas estão corretas

18. São fatores etiológicos das alterações funcionais benignas:
    (A) Fator emocional
    (B) Fator hormonal
    (C) Fator metabólico
    (D) A, B e C estão corretas

19. Cistos com presença de vegetação luminar. Qual melhor opção a seguir?
    (A) Mastectomia
    (B) Quadrantectomia
    (C) Vitamina E
    (D) Exérese

20. São consideradas doenças epiteliais de risco da mama:
    (A) Hiperplasia ductal atípica
    (B) Hiperplasia lobular ou atípica
    (C) Carcinoma ductal *in situ*
    (D) Todas as anteriores

NEOPLASIAS BENIGNAS

1. A característica básica que diferencia o fibroadenoma do *Cystosarcoma phyllodes* é:
(A) O volume tumoral
(B) A superfície lobulada do tumor *phyllodes*
(C) A presença ou não de cápsula
(D) A celularidade do estroma

2. O papiloma intraductal solitário é uma neoplasia:
(A) Benigna, originário do epitélio do ducto terminal próximo à papila e sustentado por um pedículo fibrovascular
(B) Acomete a mulher em torno da 4ª década, é de aspecto papilífero, de cor vinhosa e mede 2-3 mm de diâmetro
(C) Apresenta como principal sintoma um fluxo hemorrágico ou sero-hemorrágico, espontâneo, unilateral, que advém de um único ducto
(D) Todas as anteriores

3. O diagnóstico diferencial do papiloma intraducto se faz com:
(A) Carcinoma papilífero
(B) Mastopatia fibrocística
(C) Ectasia de ductos
(D) Todas as anteriores

4. A presença de microcalcificações agrupadas na região retroareolar sugere:
(A) Malignidade
(B) Benignidade
(C) Nada em especial
(D) Inflamação

5. No tratamento cirúrgico do papiloma intraducto:
(A) Pode-se realizar excisão dos ductos
(B) Pode-se realizar setorectomia retroareolar
(C) A e B estão corretas
(D) Realiza-se mastectomia

6. O fibroadenoma é o tumor mamário benigno:
(A) Mais frequente
(B) Menos frequente
(C) Que corresponde a vinte e cinco por cento dos nódulos benignos
(D) A e C são verdadeiras

7. O lipoma é uma neoplasia mamária:
(A) Benigna, geralmente aparece após os 40 anos e de consistência amolecida
(B) De tonalidade amarela, com material oleoso à punção e radiotransparente
(C) A e B são verdadeiras
(D) A e B são falsas

8. São lesões pseudotumorais da mama:
(A) Ectasia de galactóforos ou comedomastite ou *Mastitis obliterans*
(B) Cistoesteatonecrose
(C) Galactocele
(D) Todas as anteriores

9. A necrose gordurosa traumática da mama deve ser diferenciada de:
(A) Ectasia dos galactóforos ou ectasia dos ductos
(B) Carcinoma mamário
(C) Mastite puerperal
(D) A e B

10. A cistoesteatonecrose é também conhecida por:
(A) Granuloma lipofásico
(B) Necrose gordurosa traumática
(C) Doença de Bloodgood
(D) A e B

11. Admite-se que a necrose gordurosa da mama possa ser desencadeada por:
(A) Processo inflamatório
(B) Traumatismo
(C) Distúrbios circulatórios em mamas volumosas e pendentes
(D) A, B e C

12. Quais os tumores malignos mamários que costumam aparecer na criança e na adolescente?
(A) Carcinomas
(B) Sarcomas
(C) Coriocarcinoma
(D) A e B

13. Em ambulatório de ginecologia infantopuberal, qual a frequência dos tumores benignos mamários?
    (A) Aproximadamente 1% dos casos
    (B) Dez por cento dos casos
    (C) Cinco por cento dos casos
    (D) Vinte por cento dos casos

14. Em ambulatórios de ginecologia infantopuberal, 1/3 dos casos de patologia mamária se refere a:
    (A) Tumores benignos mamários
    (B) Tumores malignos mamários
    (C) Displasia mamária
    (D) Mastites

15. Paciente obesa de 75 anos sofre queda dentro de ônibus e bate com as mamas no chão do coletivo. Dez dias depois surge tumoração de 3 cm em QSE de mama direita. O diagnóstico abaixo mais provável é:
    (A) Carcinoma de mama notado após o choque
    (B) Ectasia ductal
    (C) Esteatonecrose
    (D) Lipossarcoma

16. Paciente de 45 anos apresenta-se com nódulo de mama bem delimitado, móvel, fibroelástico, detectado à palpação por médico assistente. A melhor conduta é:
    (A) Expectante
    (B) Exérese
    (C) Core biópsia
    (D) PAAF

17. Em lesões mamárias com aspecto de benignidade evidentes ao exame físico de pacientes com mais de 40 anos, vale dizer:
    (A) Basta acompanhamento clínico
    (B) A ultrassonografia é método de escolha na investigação por imagem
    (C) A mamografia é mandatória
    (D) A ressonância nuclear magnética é sempre empregada

18. Para avaliação de cistos mamários e nódulos sólidos à ultrassonografia, os transdutores devem ser:
    (A) Convexos e de 5 MHz
    (B) Planos com 7,5-13 MHz
    (C) Planos de 3 MHz
    (D) Convexos de 3 MHz

19. Os fibroadenomas são evidentes à ultrassonografia como:
    (A) Nódulos heterogêneos hiperecoicos
    (B) Nódulos homogêneos hipoecoicos
    (C) Nódulos anecoicos
    (D) Nódulos homogêneos hiperecoicos

20. O fibroadenoma gigante juvenil tem como diagnóstico diferencial:
    (A) Mastite
    (B) Tumor *phyllodes*
    (C) Tuberculose mamária
    (D) Lipoma

CÂNCER DE MAMA

1. No Ca inflamatório de mama tratado apenas com mastectomia, a sobrevida de 5 anos é menor que:
   - (A) 4%
   - (B) 10%
   - (C) 30%
   - (D) 50%

2. Em paciente assintomática com 55 anos e história familiar de Ca de mama, o melhor método de rastreamento é:
   - (A) Exame clínico + receptores hormonais
   - (B) Exame clínico + mamografia
   - (C) Mamografia + USG + receptores hormonais
   - (D) Mamografia + USG

3. Em pacientes com história familiar de Ca de mama, a chance de desenvolverem a mesma doença é de:
   - (A) 15%
   - (B) 30%
   - (C) 45%
   - (D) 70%

4. Paciente com 35 anos apresenta tumor em QSE da mama esquerda, com 3 cm de diâmetro, mamografia e USG categoria 4. A melhor conduta após o exame físico será:
   - (A) RNM
   - (B) Biópsia excisional
   - (C) Core biópsia
   - (D) Biópsia incisional

5. A USG mamária tem como finalidade:
   - (A) Diferenciar Ca *in situ* do Ca invasivo
   - (B) Diferenciar macrocalcificações e microcalcificações
   - (C) Diferenciar carcinoma de hiperplasia
   - (D) Diferenciar tumor cístico de sólido

6. A mulher com parentes portadoras de câncer de mama possui uma predisposição genética para o mesmo. Com qual das famílias a seguir, o risco para ela será maior?
   - (A) Irmã, 38 anos, ductal, bilateral – T1NoMo
   - (B) Tia materna, 65 anos, unilateral, ductal, T2N1Mo
   - (C) Irmão, 70 anos, unilateral, lobular – T3NoMo
   - (D) Tia paterna, 55 anos, bilateral, lobular – T1N1Mo

7. A faixa etária de maior incidência do câncer de mama é:
   - (A) Abaixo de 35 anos
   - (B) Entre 35 e 45 anos
   - (C) Entre 45 e 60 anos
   - (D) Entre 60 e 65 anos

8. O carcinoma de mama tem muita importância, que é fundamentada em:
   - (A) Alta incidência
   - (B) Elevado índice de mortalidade
   - (C) Dificuldade para se estabelecer o diagnóstico precoce
   - (D) Todas as anteriores

9. O câncer mamário é menos frequente:
   - (A) Em japonesas
   - (B) Em negras africanas
   - (C) Nas holandesas e inglesas
   - (D) A e B são verdadeiras

10. O câncer mamário tem risco aumentado nos casos de:
    - (A) Menarca precoce
    - (B) História familiar + primeiro grau
    - (C) Uso de metformina
    - (D) A e B são verdadeiras

11. Os códigos de risco epidemiológico para o câncer mamário arrolam:
    - (A) Antecedentes familiares
    - (B) Nível socioeconômico
    - (C) Mastopatias
    - (D) Todas as anteriores

12. São fatores de risco para o câncer de mama:
    - (A) Biópsia mostrando Ca lobular *in situ*
    - (B) Biópsia mostrando hiperplasia ductal atípica
    - (C) Um paciente de 1º grau com câncer de mama (principalmente se for bilateral)
    - (D) Todas as anteriores

13. O câncer de mama é mais frequente nas mulheres que nos homens em cerca de:
    - (A) 50 vezes
    - (B) 10 vezes
    - (C) 100 vezes
    - (D) 1.000 vezes

14. Pacientes com carcinomas com receptores ER+ PR+ respondem objetivamente à terapêutica hormonal:
    (A) Em 78% dos casos
    (B) Em 10% dos casos
    (C) Em 20% dos casos
    (D) Em 30% dos casos

15. Os locais mais acometidos por metástases de câncer de mama são, em ordem decrescente de frequência:
    (A) Esqueleto, fígado, pulmões, pleura, cérebro
    (B) Esqueleto, pleura, pulmões, fígado, cérebro
    (C) Pulmões, esqueleto, fígado, cérebro, pleura
    (D) Fígado, pulmões, esqueleto, pleura, cérebro

16. O câncer localmente avançado situa-se no estágio:
    (A) I
    (B) II
    (C) III
    (D) IV

17. Deve-se fazer o diagnóstico diferencial do carcinoma de Paget com:
    (A) Dermatite do mamilo
    (B) Papiloma intracanalicular do mamilo
    (C) Mamilos invertidos
    (D) A, B e C

18. O carcinoma de Paget indica que é originário de:
    (A) Um carcinoma intracanalicular
    (B) Um sarcoma
    (C) Um papiloma
    (D) Carcinossarcoma

19. A incidência do câncer "oculto" de mama é:
    (A) De 0,1% a 1%
    (B) De 5%
    (C) De 10%
    (D) De 2%

20. Os sinais e os sintomas mais frequentes de carcinoma inflamatório são:
    (A) Edema de pele e avermelhamento cutâneo
    (B) Metástases nos linfonodos axilares
    (C) Aumento da mama e tumor localizado
    (D) Todas as anteriores

CIRURGIA DE MAMA

1. Das abaixo citadas, qual estrutura deve ser sempre preservada no tratamento cirúrgico do câncer de mama?
   (A) Nervo do *serratus* anterior
   (B) Nervo do *latissimus dorsi*
   (C) Fáscia peitoral
   (D) Nervo intercostobraquial

2. As complicações tardias das mastectomias radicais podem ser:
   (A) Linfedema
   (B) Linfangite recorrente
   (C) Linfangiossarcoma
   (D) A, B e C

3. São contraindicações para o tratamento conservador:
   (A) Relação tumor mama desfavorável
   (B) Componente intraductal extenso com microcalcificações difusas
   (C) Lesões multicêntricas
   (D) Todas as anteriores

4. Qual a importância fundamental da retirada do músculo peitoral nos casos de Patey e nas cirurgias conservadoras?
   (A) Facilita a linfadenectomia axilar completa
   (B) Invasão tumoral
   (C) Diminui a taxa de linfedema
   (D) A e B

5. Em geral o óbito decorrente da mastectomia radical deve-se a:
   (A) ICC e insuficiência renal
   (B) Pneumopatia
   (C) Embolia pulmonar
   (D) Todas as anteriores

6. Mulher de 62 anos apresenta lesão de mama. Pelo aspecto da lesão, seu médico indicou mastectomia radical após exame em congelação:
   (A) A conduta está correta
   (B) Deve ser carcinoma de tipo cirroso, mas, antes da biópsia, deveria ter sido realizada mamografia ou termografia para mensuração do tumor
   (C) Faltam dados relativos ao tamanho do tumor, às axilas e à presença de metástases à distância. Estas últimas deverão ser afastadas inteiramente antes da cirurgia
   (D) A paciente deveria ser unicamente irradiada

7. São consideradas mamoplastias com cicatrizes reduzidas:
   (A) Redução da cicatriz em T invertido
   (B) Com retalho dermoadenoadiposo para manutenção do polo superior
   (C) Com retalho dermoglandular para preenchimento e sustentação
   (D) Todas as anteriores

8. São métodos de cirurgia plástica mamária:
   (A) Mamoplastia com cicatrizes reduzidas
   (B) Mamoplastia com cicatriz periareolar
   (C) Retalho de músculo reto abdominal para reconstrução mamária
   (D) Todas as anteriores

9. São técnicas de reconstrução mamária:
   (A) Reconstrução mamária com expansores ou próteses
   (B) Reconstrução mamária com retalho musculocutâneo do grande dorsal
   (C) Reconstrução mamária com retalho musculocutâneo do reto abdominal
   (D) Todas as anteriores

10. São técnicas de cirurgia plástica associadas às técnicas oncológicas da mama, exceto:
    (A) Periareolar
    (B) Pedículo Superior
    (C) Pedículo Inferior
    (D) Quadrantectomia

11. O tratamento cirúrgico das fístulas mamárias pode ser:
    (A) Ressecção seletiva do trajeto fistuloso
    (B) Ressecção total dos ductos mamários
    (C) Mastectomia simples
    (D) A e B

12. Os abscessos de mama podem ser drenados:
    (A) Pela região areolar
    (B) Pelo sulco inframamário
    (C) Em área de flutuação
    (D) Todas as vias anteriores

13. Em relação ao tratamento cirúrgico do câncer em homens:
    (A) O linfonodo sentinela é possível em axilas negativas clinicamente
    (B) Tratamento de escolha é a mastectomia simples
    (C) A cirurgia conservadora é o tratamento mais recomendado
    (D) A e B

14. Os tratamentos mais usuais para o *Cystosarcoma phyllodes* da mama são:
    (A) Radioterapia
    (B) Cirurgia e quimioterapia
    (C) Tumorectomia ou mastectomia simples
    (D) HALSTED, quimioterapia e radioterapia.

15. No carcinoma ductal *in situ* da mama, as lesões do tipo comedão são:
    (A) Pleomórficas
    (B) De alto grau nuclear
    (C) Possuem muitas mitoses
    (D) Todas as características anteriores

16. A graduação dos carcinomas mamários, que leva em consideração a arquitetura (formação de túbulos), o aspecto celular e a presença de mitoses, é uma modificação de:
    (A) Page
    (B) Berg
    (C) Elston
    (D) Haangensen

17. O tratamento conservador do câncer de mama com aplicação da técnica de linfonodo sentinela com azul patente é contraindicado em:
    (A) Doença multicêntrica
    (B) Cirurgia prévia na axila
    (C) Gravidez
    (D) Tumores de três centímetros

18. A respeito da sensibilidade da pesquisa do linfonodo-sentinela comparando as técnicas de medicina nuclear com a injeção de azul patente podemos dizer:
    (A) A técnica com radioisótopos é mais sensível
    (B) A injeção de azul patente apresenta maior sensibilidade
    (C) A sensibilidade é semelhante nas duas técnicas quando comparadas isoladamente
    (D) A associação das técnicas não altera a sensibilidade para mais ou para menos

19. É indicação para pesquisa de linfonodo-sentinela:
    (A) Axila clinicamente comprometida
    (B) Carcinoma mamário de quatro centímetros e axila negativa clinicamente
    (C) Carcinoma mamário metastático
    (D) Presença de linfonodo supraclavicular comprometido ipsilateralmente

20. O índice de falha na identificação do linfonodo-sentinela é maior em:
    (A) Pacientes jovens e magras
    (B) Pacientes negras e obesas
    (C) Pacientes brancas e magras
    (D) Pacientes idosas e obesas

QUIMIOTERAPIA E HORMONOTERAPIA

CAPÍTULO 61

1. A hormonoterapia visa:
   (A) Diminuir a atividade estrogênica
   (B) Aumentar a atividade estrogênica
   (C) Aumentar a atividade progestogênica
   (D) A e C

2. A hormonoterapia ablativa pode ser:
   (A) Cirúrgica (hipofisectomia, suprarrenalectomia e ooforectomia)
   (B) Medicamentosa
   (C) Com antagonistas dos estrógenos
   (D) A e B

3. A hormonoterapia aditiva pode ser:
   (A) Com agonistas do estrógeno: é o próprio estrógeno
   (B) Com antagonistas dos estrógenos: androgênios e progestogênios (altas doses)
   (C) Com antagonistas dos estrógenos: inibidores de aromatases e substâncias antiestrogênicas (Tamoxifeno)
   (D) A, B e C

4. O tamoxifeno não é utilizado:
   (A) Quando RE+ e RP+
   (B) Quando RE– e RP+
   (C) Quando RE-, RP– e Her2 Neu+
   (D) Quando a lesão é carcinoma ductal in situ

5. Qual o efeito indesejável do tamoxifeno:
   (A) Pode provocar lesões proliferativas do endométrio (hiperplasias e adeno Ca de endométrio)
   (B) Pode causar Ca de colo
   (C) Pode causar Ca gástrico
   (D) A, B e C

6. No Ca de mama a hormonoterapia é mais eficaz:
   (A) Em RE+
   (B) Em RP+
   (C) Em mulheres pós-menopausadas
   (D) A e/ou B, principalmente nas mulheres pós-menopausadas

7. Em Ca de mama, não funciona bem a hormonoterapia:
   (A) Em metástases viscerais (fígado etc.)
   (B) Em RE+
   (C) Em RP+
   (D) Em mulheres pós-menopausadas

8. Ca de mama na pré-menopausa com RE+ RP+:
   (A) Indica-se hormonoterapia
   (B) Não se indica hormonoterapia
   (C) Indica-se hormonoterapia + quimioterapia
   (D) Indica-se hormonoterapia + radioterapia

9. O tamoxifeno atualmente é usado principalmente:
   (A) Na mulher com RE+ na pré-menopausa
   (B) Nas mulheres com RE+ na pós-menopausa, sendo que a quimioterapia aqui não é efetiva
   (C) Na mulher com RE+ na pós-menopausa, sendo que a quimioterapia é também efetiva nesse grupo
   (D) Em mulheres com RP+

10. O tamoxifeno usado por muito tempo (mais de 5 anos):
    (A) Aumenta a possibilidade de câncer de endométrio
    (B) Diminui a possibilidade de câncer de endométrio
    (C) Aumenta a possibilidade de câncer de colo
    (D) Diminui a possibilidade de câncer de colo

11. O antiestrogênico mais usado no tratamento do câncer de mama é:
    (A) Tamoxifeno
    (B) Progesterona
    (C) Clomifeno
    (D) Gonadotrofina de mulher menopausada

12. Os inibidores de aromatase:
    (A) São formalmente indicados na neoadjuvância em pacientes RE+
    (B) Aumentam a sobrevida e intervalo livre de doença quando utilizados por 5 anos após os 5 anos de uso de tamoxifeno
    (C) Estão associados ao carcinoma de endométrio
    (D) São de baixo custo

13. É efeito colateral comum dos inibidores de aromatase:
    (A) Adenocarcinoma de endométrio
    (B) Descarga vaginal
    (C) Dor em pequenas articulações
    (D) Mastalgia

14. É inibidor de aromatase que apresenta anel aromático em sua fórmula:
    (A) Letrozol
    (B) Anastrozol
    (C) Exemestano
    (D) Nenhuma das anteriores

15. Em que consiste o duplo bloqueio da via HER-2 na neoadjuvancia?
    (A) Lapatinib + Taxano
    (B) Trastuzumabe + Pertuzumabe
    (C) TDM-1+ Lapatinibe
    (D) TDM-1+ Trastuzumabe

16. O agente quimioterápico mais teratogênico é:
    (A) Antraciclinas
    (B) Metrotexato
    (C) Ciclofosfamida
    (D) Nenhuma das anteriores

17. São indicações de quimioterapia adjuvante, exceto:
    (A) Linfonodos comprometidos
    (B) Pacientes com RS, no *Oncotype* Dx < 18
    (C) Receptores de estrogênio e progesterona negativos
    (D) Pacientes na pós-menopausa com tumores maiores que 2 cm

18. Em pacientes Her-2 positivos, podemos utilizar na adjuvância:
    (A) Antraciclinas
    (B) Metotrexato
    (C) Transtuzumab
    (D) Ciclofosfamida

19. Pacientes com Herb-2 positivo tem preferência por qual quimioterápico?
    (A) Taxanes
    (B) Antraciclinas
    (C) Vincristina
    (D) N.R.A.

20. Uma paciente na pós-menopausa com diagnóstico de câncer de mama submetida a mastectomia. O resultado histopatológico evidenciou tumor de 0,7 mm com receptores positivos para estrogênio e progesterona e Herb-2 negativo. A conduta inicial é:
    (A) Radioterapia
    (B) Quimioterapia
    (C) Hormonoterapia
    (D) Todas as anteriores

21. O tratamento inicial para pacientes com metástase hepática múltipla é:
    (A) Radioterapia
    (B) Hormonoterapia
    (C) Quimioterapia
    (D) Cirurgia

22. Qual o exame, que devido à toxicidade mais comum do trastuzumab, deve ser realizado com frequência?
    (A) CA 15-3
    (B) Enzimas hepáticas
    (C) Ecocardiograma
    (D) Eletrocardiograma

23. Vários antidepressivos podem diminuir a eficácia do tamoxifeno, isso porque a enzima CYP2D6, responsável pela conversão do tamoxifeno em endoxifeno, o metabólito ativo do tamoxifeno, pode ser inibida pelos serotoninergicos. Qual dos abaixo é considerado seguro para o uso concomitante ao tamoxifeno?
    (A) Paroxetine
    (B) Fluoxetine
    (C) Venlafaxine
    (D) Haloperidol

24. Sobre a crioterapia:
    (A) APENAS em 20% das pacientes ocorre alopecia
    (B) É realizada nas semanas em que não é feita a quimioterapia
    (C) É uma técnica de resfriamento do couro cabeludo para evitar a alopecia durante a quimioterapia
    (D) POUCOS pacientes aderem ao tratamento devido aos seus efeitos colaterais

25. São exames que devem ser realizados regularmente no acompanhamento das pacientes que foram tratadas de câncer de mama:
    (A) CA15-3 e mamografia
    (B) Exame físico da mama, RX de tórax e USG de abdome
    (C) Mamografia e exame físico das mamas
    (D) Todas as acima

Respostas

ANATOMIA

CAPÍTULO 1

I – ANATOMIA DO ÚTERO, DA TUBA, DOS OVÁRIOS E DA VAGINA

1. (C) Paramétrio
2. (C) Fundo
3. (A) 2, 1, 3, 4
4. (B) Douglas
5. (D) Intersticial
6. (B) Estende-se para o canal vaginal
7. (A) Constantes
8. (C) Na virgo menopausada: corpo = 1/3 e cérvice = 2/3
9. (D) A, B e C corretas
10. (D) Todas as anteriores
11. (D) Infundíbulo
12. (D) O orifício abdominal da tuba localiza-se no istmo
13. (A) Ambos os ovários são imagens de espelho um do outro (3,5 × 2,5 × 1,5 cm)
14. (C) Intersticial, istmo, ampola, infundíbulo
15. (C) Fímbria tubária
16. (D) O transporte do ovo
17. (D) Possui três fórnices e é um órgão ímpar
18. (D) Todas as anteriores
19. (B) Glândulas
20. (D) Todas as anteriores

II – ANATOMIA DA VULVA

1. (C) Da vulva
2. (C) Profundamente ao músculo bulbocavernoso
3. (D) São evaginações da uretra
4. (B) No vestíbulo posterior
5. (D) Folículos pilosos
6. (D) Todas as anteriores
7. (D) Cisto de Naboth
8. (D) A pilificação do tipo masculino ao longo da linha mediana não se prolonga até o umbigo
9. (B) Grandes lábios
10. (A) Escroto
11. (C) Possuírem folículos pilosos
12. (A) Prepúcio do clitóris; freio dos clitóris
13. (B) Pênis atrofiado
14. (C) O clitóris
15. (D) Seis aberturas
16. (A) Originarem-se do ducto de Müller
17. (D) Todas são corretas
18. (D) Todas as anteriores
19. (D) Elementos glandulares e musculares
20. (A) Circular
21. (C) Pode-se acompanhar de hemorragia
22. (D) Só B e C estão corretas
23. (D) Todas as anteriores estão corretas
24. (C) Vulva
25. (A) Hímen ou carúnculas himenais

III – MUSCULATURA, LIGAMENTOS E BEXIGA

1. (C) Puborretal e pubococcígeo
2. (D) A e B corretas
3. (D) Quatro músculos
4. (D) Puborretal
5. (D) A, B e C estão corretas
6. (D) Lesão da fáscia pubovesicouterina
7. (C) Piriforme
8. (C) Músculo levantador do ânus
9. (D) Transverso profundo do períneo
10. (D) Todas as anteriores
11. (D) Todas as anteriores
12. (C) Músculo pubovesical
13. (D) Úraco
14. (C) Anterosuperiormente
15. (C) A e B
16. (C) Puborretal ou pubococcígeo
17. (C) De 90-100 graus
18. (D) Situam-se anteriormente ao útero
19. (D) Ligamento infundíbulo pélvico
20. (C) Aos ligamentos cervicais transversos
21. (A) Mesossalpinge
22. (D) Possui todas as características citadas anteriormente
23. (C) Previnem o prolapso uterino
24. (B) Termina na base do grande lábio
25. (B) Da fáscia endopélvica
26. (D) Infundibulopélvico
27. (C) Próprio do ovário
28. (D) Todas as anteriores
29. (D) Não conduz nenhum vaso
30. (B) Largo

IV – VASCULARIZAÇÃO

1. (D) Ilíaca interna
2. (C) Ilíaca externa
3. (D) Ileolombar
4. (C) Uterino e retal médio
5. (D) Pudenda interna
6. (D) A, B e C
7. (D) A, B e C são corretas
8. (D) Ovariano e uterovaginal
9. (D) Todas as anteriores
10. (D) A, B e C são corretas
11. (B) Pudenda interna
12. (C) Ilíaca interna
13. (D) Ao penetrar no útero passa abaixo do ureter
14. (B) Retas
15. (B) Espiraladas
16. (D) Hemorroidária superior
17. (B) A veia hipogástrica
18. (D) Superficial e medial
19. (D) Anterior da artéria hipogástrica
20. (B) No ângulo direito do ligamento cardinal
21. (D) Ilíaca interna
22. (D) Posterior à artéria uterina e medial à artéria ilíaca
23. (C) Ovariana
24. (D) Femoral profunda
25. (C) Pudenda
26. (C) Ilíaca externa

27. (D) De todas as anteriores
28. (D) Pudenda interna e seus ramos
29. (D) Pudenda interna
30. (B) Redondo do útero
31. (D) Todas as anteriores
32. (B) Arteríolas espiraladas (tipo I de Daron)
33. (D) Todas são corretas
34. (D) Sacral mediana e glútea média
35. (C) Sacral mediana
36. (B) Abaixo da bexiga e lateral à cérvice
37. (A) Veia cava inferior e veia renal esquerda
38. (A) Aorta abdominal
39. (D) Uterina e ovariana
40. (C) Nos ligamentos infundibulopélvicos

V – INERVAÇÃO E DRENAGEM LINFÁTICA

1. (C) Fibras motoras para musculatura estriada
2. (A) Pudendo
3. (C) Pudendo
4. (A) S2, S3, S4
5. (C) Por S3 e S4
6. (B) Contém fibras parassimpáticas
7. (D) É formado por fibras do plexo hipogástrico inferior
8. (A) T10, T11, T12
9. (D) Sensitiva para o períneo e motora para os músculos transversos superficial e profundo do períneo
10. (D) Todas as anteiores
11. (C) T11 e 12
12. (A) Pudendo
13. (D) S2, S3 e S4
14. (B) Raízes de T12, S1
15. (D) O estímulo doloroso das contrações uterinas é transmitido ao SNC pelas raízes nervosas T9 e T10
16. (B) Linfáticos mesentéricos inferiores
17. (A) Linfáticos ilíacos internos
18. (D) Hipogástrio superior
19. (C) De Bell
20. (D) Todas as anteriores
21. (D) A, B e C
22. (D) Só A e B são corretas

HISTOLOGIA

CAPÍTULO 2

1. (B) I e III
2. (D) II
3. (A) 2 milhões
4. (B) I e III
5. (C) I, II e III
6. (A) I e II
7. (D) I
8. (D) II e III
9. (B) I e III
10. (B) I e III
11. (A) Ricamente vascularizado
12. (A) Quantidade de células basal/intermediária/superficial em cada 100 células
13. (B) As células de reserva da mucosa glandular do colo situam-se entre a membrana basal eletrônica e as células mucíparas e ciliadas
14. (A) Homogêneo da profundidade e heterogêneo na superfície
15. (D) Vascularizada, produtora de estrogênio e avascularizada
16. (B) Atresia folicular
17. (D) Todas as anteriores
18. (B) A parede da tuba é ricamente vascularizada e seus vasos apresentam-se dilatados na época da ovulação
19. (D) Todas as anteriores
20. (C) Sua face interna tem estrutura histológica semelhante à dos pequenos lábios

EMBRIOLOGIA

1. (B) Ligamento inguinal ou gubernáculo
2. (A) Ectodérmico
3. (D) Estruturas vestigiais do canal de Wolff
4. (C) 6ª semana fetal
5. (D) Raiz da coxa
6. (C) Ovariano, redondo do útero
7. (B) Clitóris
8. (D) Grandes lábios
9. (D) Sertoli
10. (D) A diferenciação do testículo inicia-se na 9ª semana
11. (D) De todas as estruturas anteriores
12. (C) Degeneração da parte cranial do ducto de Müller
13. (A) Das pregas urogenitais
14. (B) Do falo
15. (D) Saliências labioescrotais
16. (B) Tubérculo genital
17. (C) Mülleriana
18. (D) Ducto de Müller e seio urogenital
19. (D) A e C são corretas
20. (C) Mesonéfricas benignas
21. (D) Paramesonéfricos ou de Müller
22. (D) Paramesonéfricos ou Müllerianos
23. (B) Ducto de Müller e seio urogenital
24. (B) Clitóris, pequenos e grandes lábios
25. (D) Não é fundamental para o desenvolvimento do útero, tubas e porção superior da vagina
26. (B) Na parede do saco vitelino
27. (D) Ausência de tubas
28. (D) Útero didelfo
29. (B) 10ª e 20ª semanas
30. (D) A e B são corretas

DIFERENCIAÇÃO SEXUAL E DESORDENS DA DIFERENCIAÇÃO SEXUAL

CAPÍTULO 4

1. (B) WNT4, RSPO1, β-catenina, FOXL2
2. (A) Ductos müllerianos – trompas, útero e 1/3 superior da vagina
3. (D) Entre a 14ª e 16ª semanas de gestação
4. Todas as afirmativas são verdadeiras
5. (A) XY ou XX
6. (D) 17OH-Progesterona
7. (B) Forma clássica perdedora de sal
8. (C) CYP21A2
9. (D) Deficiência da enzima 21-hidroxilase
10. (A) Síndrome dos Ovários Micropolicísticos (SOP)
11. (C) CYP11B1
12. (A) Deficiência de 17α-hidroxilase (CYP17A1)
13. (D) Reposição de glicocorticoides
14. (A) Genitália externa feminina, vagina curta e ausência de trato genital interno feminino
15. (A) Fase folicular precoce
16. (D) Todas as respostas acima
17. (B) Síndrome Metabólica
18. (B) Disgenesia Gonadal Incompleta

FISIOLOGIAS GINECOLÓGICA E MAMÁRIA

I – FISIOLOGIA GINECOLÓGICA

1. (B) 24 horas
2. (D) Ocorre 14 dias antes da última menstruação
3. (C) Secretório
4. (C) Androstenediona e testosterona
5. (D) 300-400.000 folículos
6. (C) Estriol
7. (D) A, B, C são corretas
8. (C) A e B são corretas
9. (C) FSH e LH
10. (A) Estriol
11. (D) A, B, C são corretas
12. (C) O FSH faz aumentar os receptores para LH e os seus próprios
13. (C) Desidroepiandrostenediona
14. (A) Antagonistas de serotonina e L-dopa
15. (D) FSH diminui devido ao *feedback* positivo com estradiol
16. (C) Dos estrogênios ovarianos sobre o efetor mamário
17. (B) Telarca, pubarca, menarca
18. (A) 28 dias ± 3-5 dias
19. (C) Sistema porta-hipofisário
20. (D) Hipotálamo, neuro-hipófise
21. (D) Todas as anteriores
22. (B) Pico de progesterona
23. (D) Dopamina
24. (D) Estimula a síntese de GnRH e a consequente manutenção de níveis elevados de FSH e LH no puerpério
25. (C) 5-6
26. (D) Compacta e esponjosa
27. (D) Observação do corpo amarelo
28. (D) 18-24
29. (D) Os elevadores do ânus não fazem parte do mecanismo da contenção urinária
30. (D) Atividade muscular do detrusor

II – FISIOLOGIA MAMÁRIA

1. (D) Ocitocina
2. (D) Síndrome de insensibilidade aos androgênios
3. (D) Ocitocina
4. (B) Ductal
5. (D) Hipoplasia
6. (D) Ejeção láctea: prolactina
7. (D) Todas as alternativas acima são corretas
8. (D) Secretória

9. (A) Aumento do tecido ductal; aumento do tecido lobular
10. (D) Todas as anteriores
11. (C) Na fase de orgasmo
12. (D) Ejeção láctea
13. (D) Estrogênio
14. (D) ACTH
15. (C) Dopamina
16. (B) Prolactina e ocitocina
17. (C) O desenvolvimento mamário inicial pode ser assimétrico
18. (B) O desenvolvimento da glândula na puberdade começa a ocorrer com a menarca
19. (C) Mamas supranumerárias
20. (C) A e B estão corretas

ESTEROIDES SEXUAIS

1. (A) 3-β-OL Hidroxiesteroide desidrogenase (modernamente chamada de citocromo P 450 CCS)
2. (A) 17 α-hidroxiprogesterona
3. (C) A e B
4. (A) 17 α-hidroxiprogesterona
5. (A) O estradiol–17 (que é um metabólico da estrona)
6. (A) Os androgênios em estrogênios
7. (A) Das células da teca
8. (D) LH e estrogênio
9. (B) Estrógeno
10. (B) Na teca interna
11. (C) Progestogênios-androgênios-estrogênios
12. (C) Intracelulares e de membrana celular
13. (D) Retículo endoplasmático
14. (D) Crescimento do complexo lobuloalveolar mamário
15. (B) Aumento do conteúdo de água do muco cervical
16. (D) Todas as anteriores
17. (C) O FSH atua sobre a teca interna, enquanto o LH sobre a granulosa
18. (C) 50% nos ovários e 50% nas suprarrenais
19. (D) Na célula da granulosa
20. (D) Todas as anteriores

CICLO MENSTRUAL NORMAL E PATOLÓGICO

1. (D) Antes dos 8 anos de idade
2. (C) Eversão da mucosa uretral
3. (A) 2 anos
4. (C) Prolapso de uretra por eversão da mucosa uretral
5. (B) Serem causa de amenorreia primária
6. (D) Tanto no hipotireoidismo como no hipertireoidismo, os níveis de SHBG não se encontram alterados
7. (A) Corticosteroides e levotiroxina
8. (D) Síndrome dos ovários micropolicísticos
9. (B) Macroadenoma hipofisário
10. (C) Inibina B
11. (C) Hiperatividade do eixo corticotrófico e hipoatividade do eixo tireotrófico
12. (B) Metrose de receptividade
13. (B) Decorre da atividade cíclica ovariana
14. (B) 20 ug de etinilestradiol/3 mg de drospirenona no regime 24/4
15. (D) Levonorgestrel
16. (C) *Diabetes mellitus* tipo 1

GENÉTICA

CAPÍTULO 8

1. (A) Em 1% dos RN
2. (B) 3%
3. (C) Resultam de anomalias intrínsecas no material genético do feto
4. (A) Quando ambos os pais são heterozigotos (25%)
5. (B) Falta de inativação do X é a causa do fenótipo
6. (D) O risco de câncer é aumentado devido à ginecomastia
7. (D) Baixa estatura e genitália ambígua
8. (C) A mulher normal apresenta apenas uma cópia ativa desses genes por célula
9. (A) 46, X, i(Xp)
10. (C) A alteração cromossômica está presente em 1% a 2% dos conceptos e quase todos chegam até o termo
11. (C) 1/8
12. (B) Não, pois abortamento espontâneo tem poucas chances de recorrência
13. (B) O risco de perda fetal pela amniocentese equivale ao risco de anomalia cromossômica
14. (A) I e II
15. (B) Ela ocorreu pela primeira vez na família
16. (A) Porque o risco de recorrência nessa situação é de 1%
17. (B) Insensibilidade andrógena congênita
18. (B) Por 3 meses ou mais em mulher que já tenha menstruado
19. (A) Até a idade de 16 anos
20. (C) A e B
21. (C) Rokitansky-Kuster-Mayer
22. (D) Todas as afirmativas acima são corretas
23. (B) 46, XX
24. (D) Menopausa precoce
25. (A) Genitália ambígua
26. (D) Hiperplasia congênita da suprarrenal
27. (A) Tecido ovariano e testicular
28. (C) Folículos ovarianos e túbulos seminíferos, com ou sem espermatozoides
29. (D) O cromossomo com o SRY originará fenótipo masculino
30. (B) Quanto maior for o número de cromossomos X inativados, mais grave é o fenótipo

COMPRIMENTO VAGINAL

CAPÍTULO 9

I – VULVOVAGINITES E CERVICITES

1. (D) Ausência de peróxido de hidrogênio e de muco endocervical
2. (C) KOH a 10%
3. (D) São incapazes de produzir H_2O_2
4. (D) Todas as anteriores
5. (D) Todas as anteriores
6. (A) Endógena
7. (A) *Clue cells*
8. (B) Leucorreia
9. (C) Monilíase
10. (D) Todas as anteriores
11. (A) Tratamento oral prolongado e cíclico
12. (B) *Gardnerella*
13. (C) Candidíase, trichomoníase e vaginose
14. (C) Microimunofluorescência e PCR
15. (D) *Chlamydia trachomatis*
16. (B) *Chlamydia*
17. (B) Trauma vaginal antigo
18. (D) Dor e corrimento
19. (C) Todas as anteriores
20. (D) Todas as anteriores
21. (D) Todas as anteriores
22. (A) *Candida* e *Trichomonas vaginalis*
23. (B) Má higiene
24. (C) Drenagem
25. (D) Todas as anteriores
26. (D) Ácido bórico
27. (B) Candidíase crônica
28. (D) Todas são corretas
29. (C) Deve ser mais prolongado
30. (D) *Clue cells*: Micoplasma

II – VAGINOSES E TRICOMONAS

1. (C) Corrimento abundante, homogêneo, branco-acinzentado, de odor fétido e com bolhas
2. (B) pH do meio de 5,0-5,5
3. (C) *Gardnerella vaginalis*
4. (C) *Lactobacillus*
5. (C) Aumentada, aumentados, diminuídos
6. (A) Metronidazol
7. (B) Aeróbio
8. (A) Anaeróbios
9. (B) Bolhoso
10. (B) Tigroide
11. (D) Exame direto a fresco

12. (C) Em ambos os parceiros
13. (B) Ampicilina e tianfenicol
14. (C) Soro fisiológico
15. (C) Protozoário
16. (C) Hidróxido de potássio a 10%
17. (C) Cadaverina e putrescina
18. (A) *Gardnerella vaginalis*
19. (C) *Gardnerella vaginalis*
20. (B) Metronidazol e seus derivados
21. (D) Todas as anteriores
22. (B) Com resposta inflamatória discreta

DST/AIDS

CAPÍTULO 10

1. (D) HPV
2. (A) Vírus, vírus
3. (B) Vesiculoso
4. (B) RNA
5. (A) Aciclovir
6. (B) Hiperqueratose, coilocitose, colpite micropapilar e paraqueratose
7. (B) Multinucleação + corpos de inclusão acidófilos dentro do núcleo
8. (B) Papilomavírus
9. (C) Ácido tricloroacético
10. (D) Herpes simples e HPV
11. (A) HPV 16 e 18
12. (A) HSV 2 e HSV 1
13. (A) Células sinciciais, degeneração do núcleo "em balão" e células com inclusões nucleares
14. (D) Todas as anteriores
15. (A) Herpes simples (*Herpesvirus hominis*)
16. (B) Só cinco das anteriores
17. (C) Gonorreia e cancro mole
18. (D) Pesquisa do treponema em campo escuro
19. (D) O condiloma plano é rico em treponemas
20. (C) O menor tempo para transformação NIC – Ca
21. (D) HPV, HPV, Treponema
22. (C) Doxiciclina
23. (A) No esfregaço corado pelo Gram buscando visualizar diplococos Gram-negativos
24. (D) *Neisseria gonorrhoeae*
25. (A) Linfogranuloma venéreo
26. (B) *Calymmatobacterium granulomatis*
27. (C) Recomendação para tratamento de parceiro
28. (A) Lesão vulvar ulcerada indolor de bordas salientes e endurecidas, base avermelhada não purulenta e presença de linfadenopatia inguinal discreta
29. (D) Pode surgir alopecia no couro cabeludo e porção distal das sobrancelhas
30. (D) *Calymatobacterium granulomatis*
31. (D) *Chlamydia trachomatis*
32. (C) 16 e 18
33. (D) Infecção pelo HIV; imunossupressão medicamentosa; tabagismo
34. (D) Todas as acima

DOENÇA INFLAMATÓRIA PÉLVICA

CAPÍTULO 11

1. (D) Uso de métodos de barreira
2. (D) *Actynomyces israelii*
3. (A) A mesma do gonococo
4. (A) Gonococos e *Chlamydia*
5. (B) Fitz-Hugh-Curtis
6. (D) Lútea tardia
7. (D) As tubas uterinas
8. (B) É pouco frequente em usuárias de DIU
9. (D) Todas as anteriores
10. (A) Local genital (habitualmente vagina e colo uterino)
11. (C) Leve, moderada e grave
12. (B) 2 ou + pacientes sexuais, início sexual precoce e história prévia de DST
13. (D) Usar poliquimioterapia
14. (B) Orifício interno do colo uterino
15. (D) Possui as características acima
16. (A) Dor no abdome inferior
17. (C) Hemograma infeccioso (leucocitose) e proteína C reativa ou velocidade de hemossedimentação elevada
18. (C) Estágio III: salpingite aguda com oclusão tubária ou abscesso tubovariano ou abscesso pélvico
19. (C) Hemoperitônio
20. (D) Todas as anteriores
21. (D) Trata-se de infecção genital superior polimicrobiana por contaminação ascendente, com provável participação inicial de clamídia ou gonococo. Deve ser iniciado tratamento com esquema antibiótico de amplo espectro
22. (C) Iniciar antibioticoterapia e proceder à laparotomia ou laparoscopia
23. (B) Obstrução tubária

DOR PÉLVICA CRÔNICA, DISFUNÇÃO SEXUAL E DISPAREUNIA

CAPÍTULO 12

1. (A) Somente I
2. (D) I, II e III
3. (A) Somente I
4. (D) Somente I e II
5. (D) Somente II e III
6. (D) I, II e III
7. (C) Apenas I e II
8. (D) Todas as anteriores
9. (D) Todas as anteriores
10. (A) PILSETI (permissão + informação limitada + sugestão específica + terapia intensiva
11. (D) Todas as anteriores
12. (D) Todas as anteriores
13. (D) Todas as anteriores
14. (D) Todas as anteriores
15. (D) Todas as anteriores
16. (D) Desejo, excitação e orgasmo
17. (D) Todas as anteriores
18. (D) Todas as anteriores
19. (C) Ovários, ligamentos uterinos, espaço retouterino e tubas
20. (D) As afirmativas C e B estão corretas
21. (B) Martius
22. (C) Largo
23. (C) Laparoscopia
24. (D) Síndrome de Allen-Masters (total do ligamento largo)
25. (C) A e B
26. (A) Há mais de 6 meses
27. (A) Adesiólise
28. (D) Todas as anteriores

ENDOMETRIOSE

1. (C) Metaplasia celômica
2. (B) Ciclos onovulatórios
3. (D) Todas estão corretas
4. (D) Todas estão corretas
5. (A) Rara nas negras
6. (D) A, B e C estão corretas
7. (D) Todas estão corretas
8. (D) Todas estão corretas
9. (D) B e C estão corretas
10. (A) Tão eficaz quanto à observação
11. (C) Tratamento clínico é tão eficaz quanto a observação
12. (C) Convém tratamento clínico
13. (D) A e B estão corretas
14. (B) Aderências subovarianas
15. (B) Independem da idade da paciente
16. (A) Varia com o tipo de lesão
17. (C) Baixa sensibilidade
18. (D) Trato gastrintestinal
19. (B) Geralmente assintomática
20. (D) Reto e cólon sigmoide
21. (C) Limita-se geralmente a serosa
22. (C) Perfuração é menos comum que a oclusão
23. (C) Reto e sigmoide 90%
24. (D) Baço é local incomum de endometriose
25. (C) Mais frequente no ovário
26. (B) Envolve geralmente a mucosa
27. (A) Raro coexistir com a pélvica
28. (D) Quando atinge o ovário, é considerada superficial
29. (A) A laparoscopia é a técnica padrão para a inspeção visual da pelve e diagnóstico da endometriose
30. (C) O critério de superficial e profunda é a penetração menor ou maior que 5 mm do foco de endometriose

DISFUNÇÃO MENSTRUAL

1. (D) Todas as alternativas acima
2. (C) Hialina
3. (C) Grandes doses de progesterona
4. (B) A submucoso e B subseroso
5. (C) A e B
6. (B) Estenose do canal cervical, endometriose e mioma
7. (D) Membranácea
8. (D) Pampiniforme
9. (D) Tem todas as características acima
10. (D) Vulvoscopia
11. (D) Muita grave (acentuada)
12. (B) Ocitocina
13. (C) A e B
14. (D) Todas as anteriores
15. (A) Ausência de fase lútea
16. (D) Todas as anteriores
17. (A) É mais frequente na dor pélvica
18. (D) B e C estão corretas
19. (C) Profundos, são geralmente mais dolorosos que superficiais
20. (D) Todas
21. (B) Ectopia cervical

MALFORMAÇÃO GENITAL

1. (A) Erosão e estenose congênita

2. (A) Hipertrofia do colo uterino, distúrbios do desenvolvimento do colo e prolapso uterino

3. (A) Alongamento cervical, agenesia do canal cervical e útero *acollis*

4. (A) Adenose, hipertrofia de pregas endocervicais, colo acessório e atresia do canal cervical

5. (A) Colo rudimentar, estenose cervical, agenesia do canal cervical, colo duplo em útero didelfo, útero septado e imperfuração cervical

6. (D) Todas as anteriores

7. (A) Pequenos lábios

8. (D) Todas as afirmativas estão corretas

9. (B) Da vagina, com elevada malignidade

10. (B) Disgenesia gonadal

11. (D) Gônada masculina, cromatina-negativa, genitália feminina

PROPEDÊUTICA CLÍNICA

1. (A) Mamas, abdome, genitais externos, genitais internos
2. (D) Lugol negativo
3. (C) Curetagem de prova
4. (A) Fístula urogenital
5. (C) Anamnese, exame físico e exame ginecológico
6. (B) Imunológico
7. (B) Ácido acético a 1% + azul de toluidina a 1%
8. (B) 10-30°
9. (C) Urinário
10. (D) 10 Ng/mL
11. (D) Nenhuma das anteriores
12. (C) A + B
13. (B) 3,8-4,2

EXAMES COMPLEMENTARES EM GINECOLOGIA

I – CITOLOGIA E EXAME A FRESCO

1. (A) Células densamente aglomeradas com aspecto granuloso e ausência de lactobacilos

2. (C) Na fase secretora tardia, predominam as células superficiais

3. (A) *Alcian Blue*

4. (B) *Lactobacillus vaginalis* (B. Doderleïn)

5. (C) Carcinoma escamoso *in situ*

6. (B) Profundas

7. (B) Metaplásicas

8. (D) Adenocarcinoma de colo

9. (B) O epitélio que reveste a endocérvice e o endométrio é pluriestratificado e constituído por células colunares

10. (B) Prolapso genital ou leucoplasias

11. (A) Hiperestrogenismo ou fase pré-ovulatória

12. (C) Hiperplasia

13. (C) Reparo celular

14. (D) O esfregaço pode referir-se a uma paciente que esteja amamentando

15. (B) Vacúolos citoplasmáticos com corpos de inclusão cocoides

16. (B) Hidróxido de potássio

17. (B) Soro fisiológico

18. (C) A + B

19. (B) O teste de Whiff é positivo

20. (A) O pH vaginal é maior do que 4,5

II – COLPOSCOPIA

1. (D) Apresenta reação IODO NEGATIVO em epitélio aceto-branco à colposcopia

2. (A) Das variações fisiológicas e patológicas das mucosas de revestimento e da estrutura e vascularização do tecido conjuntivo

3. (C) Disposição desordenada, aumento da distância intercapilar, formas em "saca-rolhas"

4. (B) Rede subepitelial fina, iodo débil pela ausência de glicogênio nas células da camada basal e petéquias

5. (C) Disposição reticular irregular

6. (A) Reepitelização completa de uma cripta glandular

7. (B) Áreas de maturação ainda incompletas

8. (B) Filtro verde

9. (B) Zona de transformação atípica

10. (A) Orifícios glandulares espessados

11. (A) Iodo negativo

12. (B) 2 g de iodo + 4 g de iodeto de potássio + 100 mL de água destilada

13. (A) Área branca com queratina que se altera com o ácido acético, sendo visível a olho nu

14. (C) Imagens associadas, atipia vascular, mosaico, epitélio aceto-branco e leucoplasia

15. (B) Coagula as proteínas celulares
16. (A) Junção escamocolunar não visível, inflamação intensa ou atrofia intensa e cérvice não visível
17. (C) Deciduose estromática, mucosa fina, relevo papilar
18. (A) Gravidez
19. (A) Sim
20. (D) Glandular com escamoso
21. (B) Colposcopia normal reencaminhar à unidade para novo CP em seis ou 12 meses
22. (B) Se colposcopia for insatisfatória, sem aleração colposcópica, deve-se realizar curetagem do canal

III – HISTEROSCOPIA, LAPAROSCOPIA E HISTEROSSALPINGOGRAFIA

1. (D) Todas as anteriores
2. (D) Todas as anteriores
3. (A) Hemorragia uterina anormal
4. (D) Todas as anteriores
5. (D) Todas as anteriores
6. (D) Todas as anteriores
7. (D) Todas as anteriores
8. (D) Todas as anteriores
9. (D) Todas as anteriores
10. (D) Todas as anteriores
11. (D) Todas as anteriores
12. (D) Todas as anteriores
13. (D) Todas as anteriores
14. (D) Todas as anteriores
15. (D) Todas as anteriores
16. (A) Histerossalpingografia
17. (B) Do 7º ao 12º dia do ciclo
18. (D) Todas as anteriores
19. (D) Todas as anteriores
20. (B) A biópsia endometrial por histeroscopia é recomendada em mulheres acima de 35 anos
21. (A) Indicar histeroscopia com biópsia
22. (C) Histerossalpingografia
23. (B) Videolaparoscopia
24. (A) Ombralgia
25. (D) Miomas submucosos de 3 cm

IV – CISTOSCOPIA E ESTUDO URODINÂMICO

1. (B) Cistometria
2. (B) Urinocultura
3. (D) Todas as acima
4. (A) Urofluxometria inicial
5. (D) Fluxos máximo e médio diminuídos
6. (D) Todas as acima
7. (C) A pressão intravesical não se altera significativamente
8. (C) De forma indireta, subtraindo a pressão abdominal da pressão vesical
9. (C) Ambas A e B
10. (C) Tem diagnóstico de incontinência urinária de esforço por deficiência esfincteriana intrínseca
11. (A) Relaxamento do esfíncter uretral + contração do músculo detrusor + abertura do meato uretral
12. (D) Todas as anteriores
13. (D) B e C
14. (A) Resíduo pós-miccional elevado
15. (A) Curva de fluxo em forma de sino com alta amplitude
16. (B) Cirurgia de colocação de sling retropúbico
17. (B) 70 graus
18. (B) 5%
19. (D) Todas as anteriores
20. (D) Glomerulações e petéquias
21. (B) Cistite intersticial
22. (B) Realizar biópsia de bexiga

V – ULTRASSONOGRAFIA, DOPPLERFLUXOMETRIA E MAMOGRAFIA

1. (B) Massa cística com vegetações
2. (B) Mamografia bilateral
3. (A) Cintilografia óssea
4. (C) Deve ser classificado como BI-RADS® 2 e nenhuma avaliação adicional é indicada
5. (A) Difusas, regionais, agrupadas, lineares, segmentares
6. (D) Ultrassonografia transvaginal e ressonância magnética da pelve
7. (B) Diferenciar lesões císticas de sólidas
8. (D) Desfazer ao máximo as sobreposições do parênquima mamário
9. (A) Craniocaudal e médio-lateral oblíqua
10. (A) Linfonodos axilares
11. (C) Lesões profundas em quadrantes mediais
12. (D) Pacientes com implantes mamários
13. (C) Nódulo obscurecido pelo parênquima mamário, de densidade igual ao parênquima mamário circunjacente
14. (B) BI-RADS® 2
15. (C) Mamografia
16. (A) BI-RADS® 2 (indicado controle anual, porém pode-se realizar punção aspirativa para esvaziamento do cisto)
17. (B) 13%
18. (D) Biópsia percutânea
19. (D) BI-RADS® 4
20. (C) Um achado nessa categoria deve ter a probabilidade ≤ 2% de malignidade
21. (B) BI-RADS® 4
22. (B) Calcificações finas, lineares e ramificadas agrupadas em QSM mama direita = BI-RADS® 4
23. (B) Têm potencial para malignidade
24. (C) I, II e III estão corretas
25. (B) Compressão seletiva com magnificação
26. (D) A, B e C estão corretas
27. (B) Caudocranial e médio-lateral
28. (D) Todas as acima
29. (B) A incidência obliqua médio-lateral é a melhor ferramenta diagnóstica para observá-lo
30. (C) É uma boa incidência para avaliar o nível I da axila
31. (D) Ultrassonografia transvaginal e ressonância magnética da pelve
32. (D) Todas as opções descritas
33. (C) A e B
34. (A) Diagnóstico diferencial de tumores ovarianos já previamente diagnosticados
35. (D) Todas as anteriores
36. (D) Todas as anteriores
37. (D) Todas as anteriores
38. (D) Todas as anteriores

DISFUNÇÃO MENSTRUAL E HEMORRAGIA UTERINA DISFUNCIONAL

1. (C) Prostaglandinas
2. (C) I, II e III
3. (B) Menstruação a cada 15 dias
4. (D) Todas as anteriores
5. (D) Todas as anteriores
6. (A) 21 e 35 dias; 35 e 90 dias e menores que 21 dias
7. (A) Hiperestrogenismo (absoluto ou relativo)
8. (A) Anticoncepcionais orais
9. (C) A e B
10. (A) Hiperplasia endometrial
11. (D) Todos os citados acima
12. (B) Hipotireoidismo, arcinoma de endométrio e mioma uterino
13. (D) Todas as anteriores
14. (C) Ciclo anovulatório
15. (B) Doença hepática
16. (D) Todas as anteriores
17. (A) Deve-se sempre realizar histeroscopia diagnóstica
18. (B) Aspirina
19. (D) Todas as anteriores
20. (B) Somente a reposição de ferro é suficiente

TENSÃO PRÉ-MENSTRUAL E DISMENORREIA PRIMÁRIA

1. (D) Sintomas de qualquer natureza que se manifestam regularmente no período pré-menstrual
2. (A) No final da 3ª década e início da 4ª
3. (D) A, B e C são verdadeiras
4. (A) Dismenorreia progressiva
5. (D) Todas as anteriores
6. (D) Todas as anteriores
7. (D) Todas as anteriores
8. (C) Ocorre logo após a menstruação
9. (D) Todas as anteriores
10. (A) 18-25 anos, nulíparas
11. (D) Prostaglandinas, endométrio, miométrio
12. (D) Das Prostaglandinas
13. (D) Todas as anteriores
14. (A) Ácido acetilsalicílico
15. (A) Depende da intensidade do sangramento menstrual
16. (B) Hipercontratilidade uterina que causa isquemia e consequente dor
17. (A) É indicado nas dismenorreias graves como primeira escolha
18. (D) A e B
19. (D) Todas as anteriores
20. (C) Calor local
21. (D) Todas anteriores

AMENORREIA

1. (C) I e IV
2. (C) Síndrome de Sheehan
3. (D) Síndrome de Kallman
4. (A) Sulpirida
5. (B) I, II e III
6. (D) Nível estrogênico razoável
7. (B) I, II e III
8. (B) II e III
9. (C) Alteração ao nível do trato mülleriano
10. (D) Todas estão corretas
11. (D) Todas as anteriores
12. (D) Todas anteriores
13. (D) Todas as anteriores
14. (D) Todas as anteriores
15. (A) Teste de progesterona
16. (B) Curetagem uterina semiótica ou ressecção por via histeroscópica
17. (C) Síndrome de Asherman
18. (B) Síndrome de Savage
19. (A) Reposição de GnRH
20. (D) I, II, III e V
21. (D) Anticoncepcionais orais cuja administração foi interrompida há três ou quatro meses

SÍNDROMES HIPERANDROGÊNICAS, HIRSUTISMO E ACNE

1. (D) Todas as anteriores
2. (A) Hirsutismo
3. (B) Idiopática ou Periférica
4. (C) Hiperplasia adrenal congênita não clássica
5. (D) Todas as anteriores
6. (D) Todas as anteriores
7. (D) ACTH
8. (D) 21-hidroxilase
9. (D) Todas as anteriores
10. (B) SOP
11. (A) Ferriman e Galway
12. (C) Hipermenorreia ou menorragia
13. (D) Todas as anteriores
14. (D) Crescimento excessivo de pelos terminais com distribuição de topografia tipicamente masculina
15. (A) Luteoma
16. (D) Todas as anteriores
17. (D) Progesterona
18. (A) Suprarrenal
19. (C) Aumento dos valores de 17-hidroxiprogesterona acima de 12 ng/mL
20. (B) Cariótipo

HIPERPROLACTINEMIA

1. (D) Todas as afirmativas são verdadeiras
2. (B) I, III, IV são verdadeiras
3. (D) Risperidona e olazaprina
4. (B) Náuseas, vômitos e cefaleia
5. (C) 1/3 das mulheres com galactorreia não apresentam níveis normais de PRL
6. (D) Gestação e amamentação
7. (C) I e III são verdadeiras
8. (A) Hemianopsia bitemporal
9. (B) A amamentação não eleva o risco de aumento tanto do microadenoma quanto do macroadenoma
10. (D) II e IV são verdadeiras
11. (B) I, III são verdadeiras
12. (A) Desaparecimentos dos fogachos
13. (D) Prolactinomas
14. (C) Endotelina-1
15. (A) Cefaleia intensa

ANOVULAÇÃO CRÔNICA E SÍNDROME DOS OVÁRIOS POLICÍSTICOS

CAPÍTULO 23

1. (D) Todas as anteriores
2. (A) Persistência do corpo lúteo
3. (D) I, II e III
4. (D) A e B são verdadeiras
5. (B) Ovário policístico
6. (B) Síndrome dos ovários policísticos
7. (C) 20%-30%
8. (D) Todas as anteriores
9. (C) No controle da irregularidade menstrual, pode ser feito o citrato de clomifeno
10. (B) Aumento do volume das tubas
11. (D) Todas as anteriores
12. (B) Adenomas hipofisários
13. (C) Cursa com hipoestrogenismo hipergonadotrófico
14. (A) Síndrome de Sheehan
15. (D) Todas as anteriores
16. (D) A e B estão corretas
17. (B) O cortisol encontra-se aumentado
18. (D) Todas as anteriores
19. (D) Síndrome de Kallmann – abordagem cirúrgica
20. (A) Apresentar níveis aumentados de gonadotrofinas

DESORDENS DO DESENVOLVIMENTO SEXUAL

CAPÍTULO 24

1. (A) Androgenização ambiental
2. (C) Deficiência de 21-hidroxilase
3. (D) Pseudo-hermafroditismo masculino
4. (B) Hiperplasia suprarrenal congênita
5. (C) Cromatina sexual e dosagens dos 17-hidroxi-progesterona
6. (B) Anomalias cardíacas
7. (A) Cariótipo com pesquisa de SRY
8. (C) A e B
9. (D) A e B
10. (D) Todas as anteriores
11. (C) Testículo + ovário
12. (D) Todas as anteriores
13. (D) Todas as anteriores
14. (D) Segundos metacarpos curtos
15. (A) Nível de LH de 2 mUI/ml (normal: 2-10)
16. (D) Todas as anteriores
17. (B) 60%
18. (C) Síndrome de Noonan
19. (C) Remoção dos testículos antes da puberdade, na forma incompleta
20. (D) Todas as anteriores
21. (B) Deficiência de síntese de testosterona

VULVOVAGINITES

1. (D) Todas as respostas acima
2. (A) Franco predomínio de células parabasais
3. (D) Todas as respostas acima
4. (C) Secreção fisiológica
5. (D) Todas as respostas acima
6. (D) Mononucleose
7. (D) Todas as respostas acima
8. (A) Deve-se pensar na possibilidade de abuso sexual
9. (C) Inicia-se a investigação com coleta de material para realização de exame a fresco
10. (B) Só é transmitida por contato sexual
11. (D) Todas as respostas acima
12. (B) *Enterobius vermicularis* – tiabendazol
13. (D) Todas as respostas acima
14. (C) Candidíase, alergia medicamentosa ou tecidos sintéticos e enterobíase
15. (A) *Chlamydia, trichomonas,* HPV
16. (D) Todas as anteriores
17. (B) Dermatite atópica
18. (D) Todas as anteriores
19. (B) Flora vaginal e bactérias Gram-negativas entéricas
20. (D) Todas as anteriores
21. (D) Estrogênio tópico
22. (D) A, B e C estão corretas

SANGRAMENTOS TRANSVAGINAIS, TUMORES GENITAIS E ABUSO SEXUAL

1. (B) Após 21 a 30 dias de vida

2. (D) Todas as respostas acima

3. (B) Sangramento uterino disfuncional

4. (D) Todas as respostas acima

5. (A) O sangramento decorre da vulvovaginite secundária

6. (D) Todas as respostas acima

7. (B) Está associado à presença de corpo estranho

8. (D) Precocidade isossexual

9. (D) A, B e C estão corretas

10. (A) Na presença de hidrocolpo

11. (D) Todas as anteriores

12. (B) Poliquimioterapia, radioterapia e cirurgias conservadoras

13. (A) Dietilestilbestrol

14. (C) Tumores de células germinativas

15. (A) Teratoma maduro

16. (D) Todas as anteriores

17. (B) Está comumente associado a manifestações clínicas androgênicas

18. (C) Lesões em sela

19. (B) Hematúria

20. (A) Tumor da granulosa

21. (D) B e C estão corretas

22. (A) Fazer notificação compulsória ao Conselho Tutelar da região e encaminhar o paciente à Delegacia para registro da queixa

23. (D) Todas as anteriores

24. (D) A síndrome de Munchausen está relacionada ao abuso sexual

PUBERDADE PRECOCE

CAPÍTULO 27

1. (D) Desenvolvimento de caracteres sexuais secundários antes dos 8 anos, em meninas, e 9 anos, nos meninos

2. (B) M1P1

3. (A) Puberdade precoce periférica e puberdade precoce central

4. (B) A puberdade precoce central é isossexual, e a puberdade precoce periférica pode ser isossexual ou heterossexual

5. (A) Idiopática

6. (C) Hamartoma e hiperplasia adrenal congênita

7. (B) Telarca

8. (D) Ausência de outros critérios de maturação sexual

9. (C) LH basal e/ou LH após estímulo com GnRH

10. (A) LH basal > 0,6 U/L

11. (C) Semelhante ao paciente impúbere

12. (C) LH após estímulo indicar ativação do eixo gonadotrófico

13. (B) Estradiol

14. (C) LH após análogo de GnRH depot

15. (C) Idade óssea

16. (D) TSH, T4 livre

17. (C) FSH

18. (D) Comprimento uterino > 3,4 cm

19. (A) RNM de crânio

20. (B) 17-OH Progesterona

21. (C) Agonistas de GnRH (aGnRH)

22. (D) Todas as respostas acima

23. (A) 12 a 12,5 anos de idade óssea na menina

24. (A) Redução do estadiamento puberal das mamas

25. (D) Todos acima

FATORES FEMININOS DE ESTERILIDADE

1. (B) A inseminação fúndica com espermatozoides capacitados é a terapêutica de eleição
2. (D) Tuberculose
3. (B) Deve ser exame de rotina na pesquisa anatômica
4. (D) Com 12 meses
5. (A) 10%
6. (C) 24 horas após a ovulação
7. (C) A + sem emprego de qualquer método de anticoncepção
8. (A) Inicia sua queda aos 30 anos e praticamente desaparece aos 45 anos
9. (A) Histerossalpingografia
10. (D) Todas as anteriores
11. (D) Todas as anteriores
12. (C) Pós-coito
13. (D) Histerossalpingografia
14. (A) Cultura do raspado de endométrio, PPD, histerossalpingografia
15. (D) 22º ao 25º dia
16. (B) 6º ao 11º dia do ciclo
17. (A) 1-2 dias antes da data prevista da ovulação, 6 horas após o coito
18. (B) Fecundidade é a probabilidade de se conseguir um nascido vivo em um único ciclo menstrual
19. (C) Dosagem de Inibida A e B
20. (D) Ultrassonografia transvaginal

FATORES MASCULINOS DE ESTERILIDADE

1. (D) Diminuição do número e da vitalidade, além de alteração da morfologia dos espermatozoides

2. (D) Todas as anteriores

3. (D) Todas as anteriores

4. (A) 50%

5. (D) Todas as anteriores

6. (D) Todas as anteriores

7. (A) Processo infeccioso-inflamatório das glândulas anexas

8. (C) Repetir pelo menos duas amostras com intervalo de 10-15 dias cada

9. (A) Enviar ao laboratório em 1 hora, após abstinência sexual de 2-5 dias

10. (D) Supravital (solução de eosina a 0,5% em SF 0,9% com nigrosina a 10% em água destilada)

11. (B) Ácido cítrico e frutose

12. (C) Leucospermia (acima de 1.000.000 leucócitos/mL)

13. (A) *Gardnerella*

14. (B) Ashermann

15. (D) *Haemophilus ducrey*

16. (B) Doença pancreática

17. (A) Oxibutinina

18. (D) Pacientes com varicocele

19. (A) Abaixo de 30% de formas normais na análise morfológica do sêmen

20. (C) Ausência de espermatozoides

INDUÇÃO DA OVULAÇÃO

1. (A) Uso de agentes que provocam a indução da ovulação
2. (D) Todas as anteriores
3. (A) Acima de 2.600 pg/mL
4. (D) Todas as anteriores
5. (B) Cistos de ovários
6. (C) Filância máxima
7. (B) Indução de ovulação com coito programado
8. (D) 80%, 40%, 10%
9. (A) Não há resposta ao tratamento com citrato de clomifeno
10. (D) Tamoxifeno
11. (A) 50-150 mg, por 5 dias, entre 3º e 5º dia do ciclo
12. (C) Hirsutismo e cefaleia
13. (A) Imunoglobulinas
14. (A) Progesterona desencadeia produção de prostaglandina pelo ovário
15. (B) Urina de mulher na menopausa
16. (D) Gonadotrofina
17. (A) Repouso, hidratação cuidadosa e expansor de volume
18. (C) Hemodiluição
19. (A) Aumentam
20. (B) Adição de tamoxifeno
21. (D) 10º dia do ciclo
22. (D) Ultrassonografia transvaginal para visualização do corpo lúteo entre o 16º-21º dia do ciclo

FERTILIZAÇÃO ASSISTIDA

1. (D) Todas as anteriores
2. (C) Anticoncepcionais
3. (D) Todas as anteriores
4. (A) Citrato de clomifeno, hMG e hCG: mais barato e menos eficiente
5. (D) Todas as anteriores
6. (D) Todas as anteriores
7. (C) Síndrome de Ashermann e útero bicorno
8. (A) Nível de FSH no 3° dia do ciclo maior que 15 UI/L
9. (A) GIFT – transferência intratubária de gametas
10. (D) Todas estão corretas
11. (C) Mais de 25 folículos no ovário
12. (D) 36
13. (D) Também pode não ser feito preparo do sêmen que, aliás, é o que ocorre mais frequentemente
14. (B) Pacientes abaixo dos 40 anos
15. (A) Infecção, como, por exemplo, salpingite
16. (C) Preparo do sêmen no período periovulatório
17. (B) 15%, > 30%, 1%
18. (C) 50.000 a 100.000
19. (C) Anovulação crônica
20. (A) CFA, FSH, AMH e idade materna
21. (D) 15 dias

PLANEJAMENTO FAMILIAR

CAPÍTULO 32

1. (A) Dispositivo intrauterino

2. (B) Os que contêm 50 microgramas de estrogênio, ou menos, não produzem acidentes tromboembólicos

3. (C) Doença da tireoide

4. (A) Inibição da ovulação

5. (B) As de baixa dosagem são menos eficazes

6. (A) Até os 50 anos

7. (B) Inibição do pico de gonadotrofinas no meio do ciclo

8. (D) Todas as anteriores

9. (D) Todas as anteriores

10. (A) Número de gestações ocorridas em 100 mulheres que usaram o método durante 1 ano

11. (C) Até primeiras 72 horas após o coito, repetindo 12 horas depois

12. (C) Pode ser feita apenas com estrogênio

13. (A) Pode tornar a mulher estéril se usado durante muito tempo

14. (D) Não previne contra gravidez ectópica

15. (D) Que tem ou já teve câncer de mama

16. (B) Rifampicina

17. (C) Sugerir introdução de método anticoncepcional porque há possibilidade de ovulação e gestação, aguardando próxima menstruação para início de ACO combinado e usar *condom* até então

18. (A) Sangramento irregular de etiologia desconhecida

19. (C) Hepatopatia ativa, neoplasia de mama, doença tromboembólica

20. (C) Pílula Combinada após 42 dias de puerpério

21. (A) Migrânea sem áurea aos 22 anos de idade

22. (B) Mais de dois filhos vivos ou mãe acima de 25 anos

23. (D) Permitido para paciente com diagnóstico de câncer de mama

24. (C) Aumentam o risco de tromboembolismo

ENDOCRINOLOGIA DO ENVELHECIMENTO

CAPÍTULO 33

1. (A) Eixo hipotálamo-hipófise-adrenal (HHA)
2. (D) Somente duas das afirmativas acima são verdadeiras
3. (D) Todas as opções são verdadeiras
4. (B) A terapia de reposição hormonal pode melhorar o risco de doença cardiovascular, independentemente do tempo de menopausa
5. (B) Resistência insulínica
6. (C) Etnia negra está mais propensa à depressão
7. (A) Tende a melhorar com o passar dos anos
8. (A) Gestação
9. (B) Terceira década
10. (C) Rádio 33%
11. (C) Densidade mineral óssea por área
12. (A) Deficiência de 17α-hidroxilase (CYP17A1)
13. (D) Reposição de glicocorticoides
14. (A) Genitália externa feminina, vagina curta e ausência de trato genital interno feminino
15. (A) Fase folicular precoce
16. (D) Todas as respostas acima
17. (B) Síndrome Metabólica
18. (B) Disgenesia Gonadal Incompleta

FISIOPATOLOGIA: OSTEOPOROSE, DOENÇA CARDIOVASCULAR E ALTERAÇÕES UROGENITAIS

CAPÍTULO 34

1. (C) A e B
2. (A) Pela progressiva e rápida elevação na frequência de DAC (doença arterial coronariana)
3. (A) A aterogênese (e evolução da doença aterosclerótica)
4. (D) Todas as anteriores
5. (A) 65 anos
6. (A) S1 e S2
7. (C) A e B são verdadeiras
8. (D) Todas as anteriores
9. (B) O tratamento estrogênico reduz os riscos de fraturas
10. (D) A e C
11. (D) Todas as anteriores
12. (D) Só A e B
13. (D) Todas as anteriores
14. (D) A e B
15. (D) Todas as anteriores
16. (D) Todas as anteriores
17. (D) Todas as anteriores
18. (D) Todas as anteriores
19. (C) O raloxifeno difere do tamoxifeno por não apresentar efeito de proliferação endometrial embora ambos tenham efeito favorável sobre a massa óssea
20. (A) Diminuem de volume
21. (A) O corpo é mais sensível que o colo
22. (C) A e B são verdadeiras
23. (D) Todas as anteriores
24. (D) Todas as anteriores
25. (D) Todas as anteriores
26. (D) Todas as anteriores
27. (D) Todas as anteriores

CLIMATÉRIO

1. (A) Estrogênio
2. (D) 1.200 mg
3. (B) 25(OH)D (25 hidroxivitamina D)
4. (C) 30 ng/mL
5. (A) Ácido zoledrônico
6. (D) Ranelato de estrôncio
7. (B) Atividade agonista nos sistemas esquelético, cardiovascular e nervoso central e atividade neutra ou antagonista na mama e endométrio
8. (C) 12 dias por mês
9. (A) Hipertensão arterial sistêmica
10. (D) Entre 50 e 59 anos de idade
11. (B) Inibidores de recaptação de serotonina e noradrenalina, gabapentina, clonidina
12. (C) Redução dos triglicerídeos
13. (A) Hormônio anti-mülleriano
14. (D) Doença tromboembólica
15. (B) Tibolona
16. (C) Cólon
17. (A) Alívio dos sintomas vasomotores
18. (D) Estrogênio transdérmico + Progestágeno oral
19. (B) Nefropatia grave
20. (C) Piora dos sintomas vasomotores
21. (A) Melhora da libido
22. (D) Melhora dos sintomas urogenitais
23. (B) Perimenopausa
24. (C) Valerianato de estradiol
25. (A) Drosperinona

INFECÇÃO DO TRATO URINÁRIO (ITU)

1. (D) Todas acima

2. (D) Todas acima estão corretas

3. (B) *Escherichia coli*

4. (D) Todas as anteriores

5. (A) Cistite complicada é a que ocorre na comunidade em qualquer mulher jovem, saudável e não grávida

6. (D) Todas acima estão corretas

7. (C) Pode-se introduzir tratamento empírico

8. (A) Presença de nitritos e leucócitos têm 80% probabilidade de ITU

9. (C) Dispensa a cultura para cistite, mas não para pielonefrite

10. (C) A e B estão corretas

11. (B) Está indicada apenas nas gestantes, onde a bacteriúria assintomática deve ser tratada

12. (C) Somente indicada em casos complicados sem resposta à terapêutica

13. (D) Todas afirmações estão certas

14. (A) 2 ou mais episódios nos últimos 6 meses e 3 ou mais episódios nos últimos 12 meses

15. (C) A e B estão corretas

16. (D) Todas afirmações estão corretas

17. (C) Pacientes idosas, nas quais a bacteriúria assintomática é comum

18. (C) A e B estão corretas

19. (A) Aquelas que usarem > 6 meses devem ser monitoradas para hepatotoxicidade e pneumonite

20. (B) Consiste em apenas uma dose após o ato

NEUROFISIOLOGIA DA MICÇÃO

1. (A) O terço posterior da uretra
2. (A) Envolvem o orifício uretrovesical (anteriormente e posteriormente)
3. (A) Fecha-se o orifício uretrovesical
4. (A) Relaxamento do assoalho pélvico e contração do detrusor
5. (D) A e B
6. (C) Centro lombar da micção
7. (D) Medula sacral – coordenação entre a contração do detrusor e o relaxamento do esfíncter uretral
8. (B) Alça II – permite o enchimento vesical, circuito entre substância reticular e centro sacral da micção
9. (A) Topografia extra-abdominal do colo vesical
10. (C) Os receptores betadrenérgicos predominam na bexiga e atuam no relaxamento do detrusor
11. (D) Acetilcolina
12. (D) Todas as anteriores
13. (B) Estímulo alfadrenérgico – relaxamento do esfíncter uretral
14. (C) Os circuitos neurológicos envolvidos na micção compreendem quatro alças
15. (B) As fibras elásticas e colágenas periuretrais não participam do controle da micção
16. (D) As fibras colágenas e elásticas da uretra participam no controle da micção
17. (A) O estímulo alfadrenérgico na uretra atua na contração do esfíncter
18. (D) Todas as anteriores
19. (C) A topografia intra-abdominal do colo vesical é fundamental nos momentos onde há aumento da pressão abdominal
20. (A) A acetilcolina promove contração do músculo detrusor, por isso utilizamos anticolinérgicos no tratamento da instabilidade do detrusor

INCONTINÊNCIA URINÁRIA DE ESFORÇO (IUE)

CAPÍTULO 38

1. (B) Hipermobilidade uretral visível aos esforços

2. (D) O tratamento medicamentoso não está indicado na hiperatividade detrusora

3. (D) Se fortemente positivo, pode isoladamente indicar a melhor opção terapêutica

4. (A) Fístula vesicovaginal

5. (B) Hematúria e possibilidade de corpo estranho pós-operatório

6. (C) O progresso do prolapso angulou a uretra

7. (D) Todas acima

8. (B) Ao ligamento de Cooper (pectíneo)

9. (C) Risco aumentado de retenção urinária no PO imediato

10. (C) A perda de apenas 8% acarreta redução importante da IUE

11. (A) Pode ser complementar a qualquer outra das terapêuticas

12. (C) A modalidade *de urgência* é a sua principal indicação

13. (A) Antimuscarínicos

14. (B) Secura de boca e olhos

15. (D) Apenas quando falharam todas as outras modalidades de tratamento conservador, nas indicações precisas

16. (B) É dispensável neste caso específico

17. (C) A e B estão corretas

18. (D) Nenhuma das acima

19. (B) Aos *slings* com tensão (tipo pubovaginal) ou injeções de volume periuretral

20. (D) Uretrotomia

BEXIGA HIPERATIVA (BH)

1. (D) As afirmativas acima são verdadeiras
2. (C) A e B estão corretas
3. (A) Ocorre na fase de esvaziamento
4. (D) A e C estão corretas
5. (B) Devem ser adotadas como terapêutica de 1ª linha
6. (A) Por agirem principalmente nos receptores M2 e M3 na bexiga
7. (D) Todas as afirmações estão corretas
8. (A) Efeitos adversos são mais comuns com a solifenacina e menos com a oxibutinina
9. (D) Todas acima são verdadeiras
10. (C) Pressão arterial
11. (B) Injeções na musculatura detrusora
12. (A) Inibição da liberação pré-sináptica da acetilcolina dos neurônios motores
13. (D) Volume urinário residual
14. (B) A necessidade de autocateterização pode atingir 5% das pacientes
15. (C) A e B estão corretas
16. (A) Inibição dos neurônios motores parassimpáticos
17. (C) Deve ser considerado apenas quando todas as outras opções falharem
18. (A) Cistectomia
19. (C) Pacientes idosas por causarem menos diminuição de memória e cognição.
20. (B) Noctúria

FÍSTULAS GENITURINÁRIAS

1. (D) Todas as anteriores
2. (A) Anastomose terminoterminal e reimplante vesical
3. (A) Obstétrica
4. (A) Vesicovaginais
5. (D) Todas estão corretas
6. (D) A e B
7. (C) Colocação de cateter vesical
8. (D) Todas as anteriores
9. (C) Colposcopia
10. (B) O cateterismo vesical prolongado pode resolver lesões pequenas e de natureza benigna
11. (D) Noventa por cento das fístulas ureterovaginais regridem com a passagem de cateter duplo J sob controle fluoroscópico
12. (B) Os locais mais comuns de lesão durante as cirurgias pélvicas são próximo ao ligamento cardinal e abaixo do infundíbulo pélvico
13. (A) Trauma obstétrico
14. (C) Fístulas na uretra média ou distal causam pouco ou nenhum sintoma
15. (A) Pode-se utilizar a técnica de mobilização do músculo bulbocavernoso com retalho de gordura perilabial
16. (C) Pode-se iniciar de imediato ou 2 semanas após a cirurgia
17. (D) Todas as anteriores
18. (B) Constipação
19. (D) Esfíncter urinário artificial
20. (B) Nos casos de lesões pequenas e de natureza benigna, o cateterismo vesical pode ser tentado por no máximo até 4 semanas

PROLAPSO GENITAL

1. (C) Sempre devemos corrigir separadamente os componentes apical e anterior
2. (C) A placa dos elevadores é formada pela fusão na linha média dos ileococcígeos
3. (A) Complexo cardinal-uterossacro
4. (B) Plicatura dos elevadores na correção da retocele
5. (D) Todas acima
6. (C) Ambas são verdadeiras
7. (D) Os riscos de erosão/exposição são maiores nas telas macroporosas
8. (B) Dor vulvovaginal
9. (D) Todos acima
10. (A) Prolapso principal é apical e anterior
11. (C) Forma uma camada separando a bexiga e o reto da vagina
12. (B) Nível II (Fixação): músculo pubococcígeo
13. (D) Todas as acima
14. (A) Paciente muito idosa
15. (B) 11% lesões ureterais
16. (B) Lesão do nervo pudendo interno, artéria pudenda interna, glútea inferior e coccígea
17. (C) Insere-se no sacro e na tuberosidade isquiática
18. (C) As distorções anatômicas facilitam as lesões iatrogênicas
19. (D) A e B estão corretas
20. (A) Apresenta um índice de recidiva um pouco maior

SÍNDROME DA BEXIGA DOLOROSA (CISTITE INTERSTICIAL)

1. (C) Infecção urinária
2. (A) À fase de enchimento vesical
3. (C) É feito por exclusão
4. (D) Todas acima
5. (B) Sulfato de condroitina e ácido hialurônico
6. (D) A e C estão corretas
7. (B) Mais de 6 semanas
8. (C) Devem fazer pensar na SBD
9. (D) A e B frequentemente se associam à SBD
10. (D) A e B estão corretos
11. (A) No ambulatório, instila-se na bexiga uma mistura de heparina, lidocaína, bicarbonato de sódio e água estéril
12. (C) A multimodal é a única indicada
13. (C) Presente em 90% das pacientes com SBD
14. (D) B e C estão corretas
15. (C) A e B estão corretas
16. (A) Fazem parte da terapia inicial multimodal
17. (C) São usadas apenas se as terapias de 1ª e 2ª linha forem ineficazes
18. (A) Raramente são usadas
19. (B) Os resultados não foram melhores do que com placebo em estudos clínicos
20. (D) Proteção ao urotélio por ter propriedade viscoelástica e higroscópica

LESÕES PRECURSORAS – DIAGNÓSTICO PRECOCE E PREVENÇÃO

1. (B) Metaplasia escamosa
2. (D) O adenocarcinoma do colo uterino possui melhor prognóstico que o carcinoma epidermoide
3. (B) Em mulheres com 30 anos ou mais, repetir o exame citopatológico em 6 meses (tratar infecções ou melhorar o trofismo, se necessário), e, naquelas com menos de 30 anos, repetir em 12 meses
4. (B) Colpite vesicular, ulceração com hidrorreia (herpes-vírus)
5. (A) NIC
6. (D) Vasos atípicos
7. (B) Menacma-Eversão
8. (A) O epitélio escamoso original do colo é estratificado não queratinizado
9. (D) A mucosa glandular não reveste a ectocérvice
10. (B) Quando a mucosa escamosa do colo se encontra com a mucosa glandular do colo ao nível do orifício externo
11. (A) Disceratose, coilocitose e discariose
12. (C) 18
13. (C) NIC III
14. (A) Com *cytobrush*
15. (A) Ausência de células cilíndricas
16. (A) Endo e ectocervical
17. (D) Todas as anteriores
18. (D) O início da coleta deve ser aos 25 anos para as mulheres que já tiveram ou têm atividade sexual. Os dois primeiros exames serão anuais e, se negativos, os próximos serão a cada 3 anos
19. (B) Houver recorrência
20. (A) Sempre é necessário tratamento
21. (C) Aparência clínica de carcinoma invasor
22. (D) Seguimento
23. (A) Os exames CP serão interrompidos
24. (C) Deve realizar dois exames com intervalo de 3 anos e, se negativos, pode ser dispensada de exames adicionais
25. (A) Pode ser excluída do rastreamento
26. (A) Não devem ser submetidas ao rastreamento do câncer do colo uterino
27. (B) Deve realizar exames semestrais por 1 ano; se negativos, seguimento anual enquanto se mantiver o fator de imunossupressão
28. (D) Seguir a rotina de rastreamento citopatológico
29. (A) Estrogenização prévia a coleta e rastreamento de acordo com as orientações para as demais mulheres
30. (B) Colposcopia; se achados maiores, realizar biópsia
31. (C) Colposcopia normal e JEC não visível, avaliação do canal endocervical
32. (C) Avaliação do canal endocervical
33. (A) A investigação da cavidade endometrial será prioritária sempre que mencionada a possível origem endometrial das células atípicas
34. (D) Seguimento com CP trienal até completar 25 anos
35. (B) Colposcopia após 3 meses do parto
36. (A) Colposcopia
37. (D) Achado colposcópico normal – repetir CP ou revisão da lâmina, ou avaliação do canal endocervical

38. (B) Em 6 e 12 meses; após 1 ano, o seguimento deverá ser anual até 5 anos

39. (C) Semestrais nos dois primeiros anos; após 2 anos, o seguimento deverá ser com CP anual até 5 anos

40. (B) A conduta inicial é a colposcopia; repetir o CP é inaceitável

41. (A) CP em 6 e 12 meses; se ambos negativos, CP a cada 3 anos independente da idade

42. (B) Se colposcopia com achados sugestivos de invasão, realizar biópsia

43. (C) Se colposcopia com achados sugestivos de invasão, realizar biópsia

44. (B) A utilização do escovado endocervical para realizar o CP por menor probabilidade de material inadequado para o exame

45. (D) A coleta do CP deve ser priorizada e é preferível que anteceda a colposcopia

46. (D) O uso dos ramos de uma pinça de dissecção longa, Cheron, pinças de Mencken ou Kogan, ou maior abertura do espéculo

47. (B) Componente endocervical não é totalmente visível

48. (A) Entre 1,5 e 2,0 cm de profundidade

49. (C) ZT tem componente endocervical, mas é totalmente visível

50. (C) A quase totalidade das NIC III situa-se até o segundo centímetro do canal

NEOPLASIAS DA VULVA E DA VAGINA

CAPÍTULO 44

1. (D) Todas as anteriores
2. (D) Todas as anteriores
3. (A) As áreas de desaparecimento da coloração azul são suspeitas e devem ser biopsiadas
4. (A) Carcinoma in situ
5. (B) Idênticas às endocervicais
6. (B) Biópsia de vulva
7. (A) Lesão neoplásica
8. (D) Biópsia
9. (A) Carcinoma espinocelular
10. (C) Gânglios inguinais superficiais
11. (A) Prurido
12. (C) Pode ser sintoma de câncer de vulva
13. (B) Líquen escleroso com áreas de hiperplasia atípita
14. (D) Todas estão corretas
15. (C) Brancas ou vermelhas, achatadas ou em relevo, pruriginosas ou não
16. (A) Ca espinocelular
17. (B) Posterior, no 1/3 superior
18. (B) Excisão da lesão com margem de segurança
19. (C) As alternativas (A) e (B) estão corretas
20. (B) Adenocarcinoma de vagina
21. (D) Uso de corticoide tópico de alta potência
22. (C) Ca cervical
23. (A) II
24. (B) Infecção pelo HPV e processos de inflamação crônica
25. (A) Ocorre em mulheres em idade avançada associado a distrofias vulvares como líquen escleroso
26. (D) Basaloide e Verrucoso
27. (A) 16, 18, e 33
28. (C) Crescimento lento, raras metástases e localmente destrutivo
29. (D) Todas as anteriores
30. (B) Ácido acético
31. (D) Todas as anteriores
32. (B) O envolvimento dos gânglios linfáticos
33. (A) Linfonodais
34. (C) Estádios III e IV
35. (C) Confirmar doença invasora e avaliar profundidade de invasão
36. (A) Tumor > 2 cm ou tumor de qualquer tamanho com invasão do estroma > 1 mm, confinado à vulva ou períneo, com linfonodos negativos
37. (A) De 1 a 2 cm
38. (C) De 2 a 3 cm
39. (D) Vulvectomia radical
40. (D) Todas as anteriores
41. (A) A biópsia por agulha fina ou por congelação
42. (C) A retirada terapêutica preferencialmente por linfadenectomia
43. (D) Todas as anteriores
44. (C) Ausência de linfonodos palpáveis

45. (D) Todas as anteriores

46. (A) A linfadenectomia inguinal

47. (B) Azul patente

48. (A) Excisão local ampla com margem livre de pelo menos 1 cm sem linfadenectomia inguino femoral

49. (D) Tecnécio na região peritumoral

50. (B) Hemivulvectomia com margem de 1 a 2 cm com linfadenectomia ipsilateral e linfadenectomia bilateral superficial para lesões de linha média

51. (D) Vulvectomia radical com linfadenectomia inguinofemoral

52. (D) Infecção, necrose e deiscência de ferida operatória

53. (D) Todas as anteriores

54. (B) Avaliação dos linfonodos paraórticos e pélvicos

55. (D) Todas as anteriores

56. (C) Parede vaginal e, posteriormente, para paramétrios

57. (A) Exposição ao HPV e irradiação prévia

58. (C) Sarcoma vaginal

59. (D) Corrimento vaginal e sangramento após relação sexual

60. (D) Todas as anteriores

61. (B) Ressonância nuclear magnética

62. (A) Tumor confinado à parede vaginal

63. (C) III

64. (A) A localização e o tamanho do tumor

65. (B) Histerectomia radical, colpectomia parcial e linfadenectomia pélvica

66. (A) Sangramento pós-coital e/ou corrimento vaginal e/ou citologia anormal em paciente histerectomizada

67. (B) Fórnices vaginais e linha de sutura da cúpula quando histerectomizada

68. (D) Multifocais e multicêntricas

69. (A) Áreas de epitélio aceto-branco denso, seguidas das áreas iodo-negativas

70. (C) A histologia

71. (B) Carcinoma invasor de vagina

72. (D) NIVA

NEOPLASIAS DO COLO UTERINO

1. (D) Baixo nível socioeconomicocultural, multiparidade e coitarca precoce
2. (D) Uso de pílula anticoncepcional
3. (D) Todas as anteriores
4. (C) Por contiguidade
5. (C) Paracervicais, aórticos e obturadores
6. (C) Uronefrose
7. (D) Sarcoma
8. (C) Ia2
9. (B) Imagem de "couve-flor"
10. (D) Estenose do canal cervical
11. (A) Ca de colo estágio Ib
12. (D) Nenhuma das anteriores
13. (C) Pode ser queratinizante e não queratinizante, de células grandes ou pequenas
14. (A) Invasão do estroma que é considerada até 5 mm de profundidade e até 7 mm de extensão
15. (A) Repetir citologia em 6 e 12 meses; após 1 ano, o seguimento deverá ser com CP anual até 5 anos
16. (A) 3, 4, 5
17. (A) Conização
18. (D) Todas as anteriores
19. (C) 40-50 anos, 35-49 anos, 50-60 anos
20. (B) Neo de colo de útero
21. (A) Operação Wertheim-Meigs
22. (C) Câncer de colo de útero
23. (A) Sangramento anormal do tipo menorragia, hipermenorreia ou sangramento durante ou após o coito
24. (B) Colpocitologia
25. (D) Todas as anteriores
26. (A) Polipoide ou vegetante
27. (D) Todas as anteriores
28. (C) Hemorragia franca, dor, irritação local e obstrução dos sistemas excretores
29. (C) O paramétrio
30. (A) Citologia, colposcopia e histologia
31. (B) Avaliação do comprometimento dos paramétrios
32. (A) É um dos sustentáculos do estadiamento clínico do câncer de colo uterino e ponto inicial do planejamento terapêutico
33. (D) Todas as anteriores
34. (B) Por via linfática ou hemática
35. (D) Estádios Ia1 e Ia2
36. (B) Conização
37. (B) A cistoscopia, a retossigmoidoscopia e a urografia excretora
38. (D) Todas as anteriores
39. (A) É facilmente reprodutível, barato, não invasivo e disponível a todos que tratam câncer
40. (C) Os linfonodos pélvicos, paraórticos e as metástases
41. (D) Todas as anteriores
42. (B) Ib2

43. (A) Conização

44. (C) IIb - Quimiorradioterapia primária

45. (A) Conização

46. (D) Cirurgia tipo B ou classe II (Piver II) com linfadenectomia pélvica

47. (D) Todas as anteriores

48. (D) Todas as anteriores

49. (B) Hemorragia e disfunção vesical

50. (B) Na sutura próximo ao meato ureteral um cateter duplo jota deve ser introduzido para se evitar a oclusão do ureter

51. (C) Disfunção vesical

52. (C) Durante o período de espera para a correção de uma fístula diagnosticada após 7 dias da cirurgia, a paciente não deverá ficar sondada para diminuir o risco de infecção

53. (A) Entre 0,6% e 1,3%

54. (D) Todas as anteriores

55. (C) Ilíacas, interilíacas e obturadoras

56. (D) Hipogástrico

57. (B) Traquelectomia radical com linfadenectomia pélvica

58. (A) Quase todo o colo uterino, segmento proximal vaginal, paramétrios e completada com linfadenectomia pélvica

59. (B) No diagnóstico feito no segundo e terceiro trimestres, a conduta será quimioterapia até a resolução da gestação após 34 semanas

60. (D) Todas as anteriores

NEOPLASIAS DO ENDOMÉTRIO

CAPÍTULO 46

1. (B) As pacientes com síndrome de anovulação crônica têm maior risco para carcinoma do endométrio
2. (B) Pan-histerectomia
3. (B) Histeroscopia com biópsia dirigida
4. (A) Exame ginecológico e histeroscopia
5. (D) Câncer do endométrio
6. (D) Não tem indicações
7. (B) Potencialmente maligna
8. (B) Hiperplasia atípica
9. (D) A e B estão corretas
10. (D) A e B
11. (D) A, B e C
12. (D) Todas as anteriores
13. (D) Todas as anteriores
14. (D) Todas as anteriores
15. (A) Adenocarcinoma
16. (C) Nuliparidade, obesidade, menopausa tardia, terapia de reposição com estrogênio
17. (C) Obesidade e *diabetes mellitus* com o aumento do câncer de endométrio
18. (C) 50 – 60 anos
19. (C) Sangramento pós-menopausa
20. (A) Esfregaço cervicovaginal
21. (A) IV b – G3
22. (B) II – G3
23. (A) Ia G1
24. (C) Histerectomia abdominal total + anexectomia bilateral
25. (D) Todas estão corretas
26. (D) B e C estão corretas
27. (A) Conversão periférica de androstenediona em estrona no tecido adiposo
28. (A) Histeroscopia com biópsia endometrial
29. (D) IVB
30. (D) Receptores de testosterona
31. (B) Terapêutica hormonal com estrogênio sem progesterona
32. (D) Síndrome de LUNCH II ou câncer de cólon não polipoide hereditário
33. (D) Todas as anteriores
34. (A) Perda sanguínea na pós-menopausa
35. (C) Sangramento uterino anormal
36. (A) Áreas de necrose tumoral
37. (C) Sangramentos irregulares
38. (B) Ultrassonografia transvaginal
39. (D) 4 mm
40. (D) Todas as anteriores
41. (A) Apresentarem atipias nucleares
42. (C) 8% e 29%
43. (D) Todas as anteriores
44. (D) Todas as anteriores
45. (A) Por aspiração, curetagem uterina e histeroscopia

46. (B) Por aspiração com sonda, cureta de Novak ou cânula de Pipelle

47. (C) A acurácia varia de 75% a 90%, sendo que a cânula de Pipelle tem taxa de detecção para neoplasia de 99%

48. (D) Todas as anteriores

49. (C) A e B estão corretas

50. (B) Progestogênio

51. (C) De 12 a 14 dias, por um período de duração de 3 a 6 meses

52. (B) Pela ativação dos receptores de progesterona, que promovem decidualização e adelgaçamento do endométrio

53. (A) Descontinuar a TH, prescrever medroxiprogesterona 10 mg/dia/3 meses, biópsia do endométrio após 3 meses do tratamento

54. (D) Histerectomia

55. (D) A e B estão corretas

56. (D) Todas as anteriores

57. (D) A e B estão corretas

58. (A) Os tumores de grau III têm prognóstico ruim e estão associados a um maior potencial de invasão do miométrio e metástases linfonodais

59. (B) Grau II tem padrão de crescimento de células indiferenciadas entre 6% e 50%

60. (D) Todas as anteriores

61. (D) A e B estão corretas

62. (D) Todas as anteriores

63. (A) Câncer de endométrio inicial

64. (D) Todas as anteriores

65. (C) Não há indicação de tratamento complementar

66. (D) Todas as anteriores

67. (B) A via hematogênica é a principal via de disseminação com metástases, principalmente para o pulmão

68. (A) Carcinossarcomas – também conhecidos como tumor mülleriano misto maligno, apresentam dois componentes celulares: mesodérmico e epitelial, ambos malignos. Considerados tumores de endométrio tipo I

69. (C) Estádio III – tumor invade tecidos abdominais

70. (D) Estádio IIIc – metástases aos linfonodos pélvicos e/ou retroperitoneais

71. (C) O CA 19.9 pode estar elevado na doença extrauterina

72. (C) Sarcoma indiferenciado – hormonoterapia

73. (D) Todas as anteriores

NEOPLASIAS DOS OVÁRIOS E DAS TUBAS

1. (A) 2 – 1 – 4 – 3
2. (A) Maligna, metastática de ovário
3. (A) Disgerminoma, coriocarcinoma e *struma*
4. (C) Tumor de ovário
5. (D) A e C são verdadeiros
6. (D) Todas as anteriores
7. (D) De todas as anteriores
8. (A) 3%-5% dos tumores de ovário
9. (D) Todas as anteriores
10. (D) Todas as anteriores
11. (D) Todas as anteriores
12. (D) Todas as anteriores
13. (D) Todas as anteriores
14. (D) Todas as anteriores
15. (B) Pela cirurgia e histopatológico
16. (D) Todas as anteriores
17. (D) Todas as anteriores
18. (C) A e B
19. (D) B e C
20. (B) Câncer de ovário
21. (A) É limitado à mucosa tubária
22. (B) Limitado às tubas
23. (A) Com expansão pélvica
24. (D) B e C
25. (D) Todas as anteriores
26. (B) Apresentam sintomas tardios, resposta parcial e/ou total temporária ao tratamento e mau prognóstico. Cerca de 70% das pacientes têm doença avançada no momento do diagnóstico (estádios III e IV)
27. (A) Quatro vezes
28. (B) 5% a 10% dos casos de tumores ovarianos
29. (A) Os genes BRCA1 e BRCA2 estão frequentemente envolvidos na carcinogênese ovariana, respondendo pela maioria dos casos de câncer hereditário
30. (D) Mama, pâncreas, intestino, próstata
31. (A) Ovário, endométrio e pâncreas
32. (B) Intervenções por meio de cirurgia profilática, evitando assim o desenvolvimento do câncer de ovário
33. (D) Todas as anteriores
34. (C) Câncer de endométrio
35. (A) Dosagem de CA 125, ultrassonografia transvaginal e exame pélvico
36. (D) Todas as anteriores
37. (B) Tumor de Krukenberg
38. (A) Salpingo-oforectomia bilateral
39. (C) 3,4,1,2
40. (B) 2,4,1,3
41. (D) Disgerminoma
42. (D) Todas as anteriores
43. (A) O câncer de ovário é uma doença que se dissemina principalmente por implantação na superfície peritoneal
44. (A) AFP, HCG e LDH

45. (C) Carcinoma maligno de células claras
46. (B) *Struma Ovarii*
47. (A) Tumor de Brenner
48. (D) Tecoma
49. (B) Fibroma, Tumor de Brenner e Tumor de Krukenberg
50. (A) Ovário, endométrio e trato gastrointestinal
51. (A) Dor pélvica, sangramento uterino anormal e secreção vaginal abundante
52. (D) Todas as anteriores
53. (C) A e B estão corretas
54. (C) Adenocarcinoma de células claras
55. (A) Carcinoma seroso do tipo ovariano
56. (B) Adenocarcinoma do endométrio
57. (C) Tumor de células da granulosa tipo adulto
58. (D) Todas as anteriores
59. (A) Atipias celulares, ausência de invasão estromal, peomorfismo celular e atividade mitótica
60. (C) Salpingo-oforectomia unilateral ou cistectomia ovariana com preservação uterina e estadiamento da cavidade abdominal
61. (D) Todas as anteriores

QUIMIOTERAPIA, RADIOTERAPIA E HORMONOTERAPIA

CAPÍTULO 48

1. (C) 5-fluorouracil
2. (A) 4 – 3 – 2 – 1
3. (C) Vimblastina
4. (A) Elevação dos níveis plasmáticos de colesterol
5. (B) Neuropatia periférica, parestesia
6. (B) Ovário
7. (B) Administrada previamente ao tratamento definitivo, seja ele cirúrgico ou radioterápico
8. (D) Administrada posteriormente ao tratamento, seja ele cirúrgico ou radioterápico
9. (B) Quando ocorre 50% de redução da soma dos produtos dos dois maiores diâmetros perpendiculares das lesões mensuráveis bidimensionalmente, por um período mínimo de 4 semanas
10. (C) Quando o paciente já foi submetido à quimioterapia prévia
11. (D) Todas as anteriores
12. (A) Inibir a conversão periférica e intramural de andrógeno em estrógeno
13. (D) Câncer de mama
14. (D) Todas as anteriores
15. (C) A e B
16. (C) A e B
17. (D) Todas as anteriores
18. (D) Todas as anteriores
19. (D) Todas as anteriores
20. (B) Linfoma e disgerminoma

HISTERECTOMIAS

I – TOTAL E SUBTOTAL

1. (D) Todas estão corretas
2. (D) Todas as anteriores
3. (D) Todas as anteriores
4. (D) Todas as anteriores
5. (D) Todas as anteriores
6. (C) Ligadura dos vasos uterinos
7. (D) Dificuldade técnica em casos de pelve congelada
8. (C) HTA com preservação de ovários
9. (A) Pela incisão das bordas laterais do colo uterino após a ligadura das artérias uterinas, de forma a preservar a fáscia
10. (D) Histerectomia simples
11. (C) É vantajosa em relação à histerectomia total na preservação da função sexual
12. (B) Dieta zero nos 2 primeiros dias de pós-operatório

II – VAGINAL

1. (D) Todas as anteriores
2. (D) Todas as anteriores
3. (D) Todas as anteriores
4. (C) Útero em "bola de canhão"
5. (A) Litotomia dorsal
6. (D) Todas as anteriores
7. (C) Os ligamentos de sustentação uterina frouxos facilitam a cirurgia
8. (D) Wertheim-Meigs
9. (C) Aproximar os ligamentos uterossacrais e incorporar o peritônio intermediário
10. (B) Obliterar o fundo de saco, tracionando os ligamentos uterossacrais através da linha média e ancorar a vagina
11. (C) Histerossalpingografia para avaliação da perviedade tubária
12. (A) Útero em "bola de canhão", atrofia vaginal, endometriose profunda

III – WERTHEIM-MEIGS

1. (D) Todas as anteriores
2. (D) Todas as anteriores
3. (A) Hipotonia vesical
4. (A) Ligadura das artérias hipogástricas
5. (A) Histerectomia tipo III (Wertheim-Meigs) com dissecção de linfonodos pélvicos
6. (B) Infecções
7. (D) Todas as anteriores
8. (B) Ureterovaginais
9. (B) Carcinoma estádio Ib1 em paciente com prole constituída
10. (B) Radioterapia e quimioterapia
11. (D) III de câncer de endométrio

CIRURGIAS DO PROLAPSO GENITAL, DA INCONTINÊNCIA URINÁRIA E DAS FÍSTULAS GENITOURINÁRIAS

1. (A) Prolapso uterino estádio I
2. (A) Incontinência urinária (cistocele)
3. (A) Parauretrais na junção uretrovesical
4. (B) Edema periuretral e modificação do ângulo uretrovesical posterior
5. (C) Amputação do colo alongado por via vaginal, colpoperineoplastia e fixação dos ligamentos cardinais na face lateral ou anterior do colo restante
6. (C) Facilitar a amputação do colo e a realização dos pontos de Sturmdorf
7. (D) Operação de Fothergill
8. (A) Colpocleise
9. (B) Técnicas de caráter obstrutivo, com objetivo de ocluir o lúmen uretral durante manobras de esforço
10. (A) "Desdobramento amplo" dos planos que rodeiam a fístula
11. (A) Vaginal
12. (D) Todas as anteriores
13. (D) Todas as anteriores
14. (B) Vesicovaginais
15. (C) A sacrocolpopexia pode ser realizada por via abdominal, laparoscópica ou robótica
16. (B) É também chamado de uretropexia retropúbica
17. (A) Incontinência urinária de esforço por hipermobilidade uretral
18. (C) Combinada (vaginal e abdominal)
19. (D) Todas as afirmativas estão corretas
20. (A) Na abordagem retropúbica, é mandatória a realização de cistoscopia
21. (B) Tendão proximal do músculo adutor longo
22. (B) Exposição da parede vaginal posterior
23. (B) Colporrafia posterior com plicatura da fáscia retovaginal
24. (A) Colpoplastia anterior e posterior
25. (C) Histerectomia vaginal associada a obliteração do fundo de saco e ancoragem da cúpula vaginal aos paramétrios

CIRURGIAS DAS MASSAS ANEXIAIS E MIOMECTOMIAS

CAPÍTULO 51

1. (B) Anexectomia total
2. (D) Nenhuma das anteriores
3. (D) Todas as anteriores
4. (D) Todas as anteriores
5. (D) Todas as anteriores
6. (D) Todas estão corretas
7. (B) Anexectomia unilateral
8. (C) HTA com ooforectomia bilateral, omentectomia e depois quimioterapia
9. (D) Todas as anteriores
10. (C) A e B
11. (C) A e B
12. (D) Todas as anteriores
13. (B) Miomectomia múltipla
14. (D) Proximidade do ureter a vasos ilíacos
15. (A) Hemorragia
16. (A) Miomectomia histeroscópica
17. (B) GnRH
18. (D) Todas as anteriores
19. (D) Todas as anteriores
20. (A) Localização fúndica
21. (C) Localização em parede posterior
22. (D) Em casos de cirurgia prolongada, em que possa ter havido maior absorção de fluidos, é importante a monitorização da pressão arterial e da diurese e a dosagem de sódio plasmático
23. (D) Acretização placentária
24. (D) Hidrossalpinge
25. (C) Cistectomia ovariana direita por videolaparoscopia

CONIZAÇÃO DO COLO UTERINO, AMPUTAÇÃO CERVICAL E VULVECTOMIA

CAPÍTULO 52

1. (C) Mosaico irregular
2. (C) Biópsia dirigida pela colposcopia e cortes histológicos
3. (C) Biópsia dirigida
4. (B) Baixas
5. (A) Deverá ter maior altura e menor base
6. (C) Consiste na utilização de um eletrobisturi de alta frequência com eletrodo metálico em diversos formatos
7. (D) 3-4 semanas
8. (A) Fornecer material histopatológico
9. (D) Todas as anteriores
10. (A) Comprometimento das margens
11. (D) Todas as anteriores
12. (B) Vulvectomia radical com linfadenectomia inguinofemoral bilateral
13. (D) Todas as anteriores
14. (C) A e B
15. (D) Tumor de qualquer tamanho, com extensão para estruturas perineais adjacentes (1/3 inferior da uretra, 1/3 inferior da vagina, ânus), sem metástase linfonodal
16. (B) Evitar a lesão dos vasos femorais, no pós-operatório, cobrindo e isolando-os
17. (D) Todas as anteriores
18. (D) Todas as anteriores
19. (D) Todas as anteriores
20. (C) Inclui a ressecção da região perineal até a margem anal
21. (B) Linfadenectomia pélvica
22. (D) Todas as afirmativas estão corretas
23. (D) 5 mm
24. (D) Todas as anteriores
25. (B) É opção de tratamento cirúrgico para pacientes em estádio Ib2

CIRURGIA ENDOSCÓPICA

I – HISTEROSCOPIA

1. (D) SF 0,9% pode ser usado com corrente monopolar e não provoca hipervolemia
2. (A) Hiperexpansibilidade torácica
3. (C) Endométrio de 4 mm em paciente menopausada assintomática
4. (B) Após cessar a menstruação, fase proliferativa inicial
5. (C) Em usuários de medicamento betabloqueador esses sintomas são minimizados, então se deve redobrar a cautela
6. (C) Uso de progesterona sem melhora em paciente com prole constituída e hiperplasia sem atipia
7. (B) Estrógenos
8. (B) Diagnóstico diferencial deve ser feito com pólipos fibrosos sésseis (aspecto e consistência semelhantes)
9. (A) Hiperplásico é o tipo mais frequente, principalmente na perimenopausa, originando-se na camada basal, sendo mais sensível ao estrogênio
10. (C) Aderências mucosas são finas e soltas, com pequeno sangramento. As musculares são facilmente ressecáveis e não sangram. As fibrosas são recobertas por endométrio atrófico e sangram muito
11. (A) Miomectomia histeroscópica
12. (C) Incontinência urinária de esforço
13. (A) Classe 0: localização totalmente submucosa

II – LAPAROSCOPIA

1. (B) Redução do índice cardíaco e eixo cardíaco desviado
2. (D) Posição de Trendelemburg
3. (C) Gestação ectópica
4. (C) A classificação proposta pela American Fertility Society faz estadiamento em I, II, III e IV, levando em consideração tamanho das lesões em peritônio e ovário, obliteração de fundo de saco posterior e aderências em ovários e trompas
5. (A) Nunca se deve adotar conduta expectante em mulheres na pós-menopausa com cisto simples de ovário (anecoico à ultrassonografia)
6. (B) Fazer miomectomia para somente depois realizar hemostasia, pois o mioma pode atrapalhar a visualização do campo operatório
7. (A) Em mãos hábeis, a taxa de complicação não excede à da histerectomia convencional
8. (D) Destruição de planos profundos adjacentes ao mesotélio, hipóxia e ressecamento da serosa não estão envolvidos no aparecimento dos processos aderenciais
9. (B) Água oxigenada e clorexidina
10. (B) Salpingostomia videolaparoscópica
11. (C) A ligadura tubária e a gestação resultante de ciclos estimulados com medicações indutoras são fatores de risco
12. (C) No ponto de Palmer
13. (B) 45°

PROCESSOS INFECCIOSOS

CAPÍTULO 54

1. (A) Nas mulheres de cor negra
2. (A) É mais frequente no ciclo grávido-puerperal
3. (D) B e C estão corretas
4. (B) É mais comum em nulíparas
5. (D) A e C estão corretas
6. (A) Mastite tuberculosa nodular
7. (C) Aparece mais frequentemente no quadrante inferomedial da mama
8. (C) A maioria é fumante
9. (A) Todas estão corretas
10. (B) O processo de metaplasia é representado pela substituição do tecido epitelial pavimentoso pelo tecido epitelial colunar
11. (C) Acontece em mulheres acima de 50 anos com mamas pequenas
12. (D) Comedomastite
13. (D) Em qualquer das três formas
14. (A) Exérese simples
15. (D) Todas estão corretas
16. (A) Via linfática
17. (C) Bacteroides
18. (C) Antibióticos e anti-inflamatórios e posterior cirurgia
19. (D) Todas as anteriores
20. (C) A e B

DOR MAMÁRIA

1. (C) Dos ramos cutâneos anteriores e laterais do 2º, 3º, 4º, 5º e 6º nervos intercostais

2. (A) Todas estão corretas

3. (C) A síndrome de Tietze é caraterizada por uma dor local em associação a um cordão subcutâneo hipersensível e palpável

4. (B) A mastalgia cíclica geralmente é unilateral ou localizada, acompanhada de turgência, podendo estar localizada em um segmento da mama

5. (D) Todas as anteriores

6. (D) Na mastalgia acíclica, a mamografia é dispensável, pois, raramente, são encontradas anormalidades

7. (C) Com a prescrição de analgésicos, anti-inflamatórios ou miorrelaxantes

8. (B) Estradiol

9. (A) II, I, IV, III, V

10. (B) As alternativas II e IV estão corretas

11. (D) Todas estão corretas

12. (B) Acne e ganho de peso

13. (C) Crescimento e diferenciação

14. (A) Ácinos

15. (C) A e B são verdadeiras

16. (D) Nenhuma das anteriores

17. (C) Tamoxifeno

18. (D) Danazol

19. (C) Na maioria das vezes bilateral

20. (B) Como causas a ectasia ductal e adenose

DERRAME PAPILAR

1. (B) Saída de material líquido pela papila quando não relacionado à lactação
2. (D) Todas as anteriores
3. (D) Os três anteriores
4. (D) B e C estão corretas
5. (D) B e C estão corretas
6. (A) Cristalino, sanguinolento e serossanguinolento
7. (D) A e C são verdadeiras
8. (A) Biópsia + anatomopatológico
9. (A) A terceira queixa mamária mais comum
10. (B) É espontânea
11. (B) É mais comum no *menacme*
12. (C) Necrose hipofisária
13. (D) Papiloma intraductal
14. (C) Metildopa
15. (B) São geralmente benignas
16. (D) Todas as alternativas estão corretas
17. (A) Da saída de secreção dos ductos terminais das mamas
18. (A) Uso de metoclopramida
19. (C) Descarga papilar sanguinolenta
20. (D) Acompanhamento clínico

ALTERAÇÃO FUNCIONAL BENIGNA DA MAMA

1. (B) Punção aspirativa
2. (A) Ultrassonografia é ótimo método diagnóstico
3. (D) Punção
4. (A) Tumor, dor e secreção papilar
5. (C) Dietilestilbestrol
6. (B) Mais frequentes de mama
7. (B) Orientação verbal
8. (D) Todas estão corretas
9. (D) A citologia do aspirado for positiva para células neoplásicas
10. (A) Clínica
11. (D) B e C estão corretas
12. (D) Todas as anteriores
13. (D) Cisto mamário
14. (D) Pode apresentar todas as características anteriores
15. (D) Todas as anteriores
16. (C) Cistos mamários
17. (D) Todas estão corretas
18. (D) A, B e C estão corretas
19. (D) Exérese
20. (D) Todas as anteriores

NEOPLASIAS BENIGNAS

1. (D) A celularidade do estroma
2. (D) Todas as anteriores
3. (D) Todas as anteriores
4. (A) Malignidade
5. (C) A e B estão corretas
6. (D) A e C são verdadeiras
7. (C) A e B são verdadeiras
8. (D) Todas as anteriores
9. (D) A e B
10. (D) A e B
11. (D) A, B e C
12. (D) A e B
13. (A) Aproximadamente 1% dos casos
14. (A) Tumores benignos mamários
15. (C) Esteatonecrose
16. (C) Core biópsia
17. (C) A mamografia é mandatória
18. (B) Planos com 7,5-13 MHz
19. (B) Nódulos homogêneos hipoecoicos
20. (B) Tumor *phyllodes*

CÂNCER DE MAMA

CAPÍTULO 59

1. (A) 4%
2. (B) Exame clínico + mamografia
3. (A) 15%
4. (C) Core biópsia
5. (D) Diferenciar tumor cístico de sólido
6. (A) Irmã, 38 anos, ductal, bilateral – T1NoMo
7. (C) Entre 45 e 60 anos
8. (D) Todas as anteriores
9. (D) A e B são verdadeiras
10. (D) A e B são verdadeiras
11. (D) Todas as anteriores
12. (D) Todas as anteriores
13. (C) 100 vezes
14. (A) Em 78% dos casos
15. (B) Esqueleto, pleura, pulmões, fígado, cérebro
16. (C) III
17. (D) A, B e C
18. (A) Um carcinoma intracanalicular
19. (A) De 0,1% a 1%
20. (D) Todas as anteriores

CIRURGIA DE MAMA

1. (A) Nervo do *serratus* anterior
2. (D) A, B e C
3. (D) Todas as anteriores
4. (A) Facilita a linfadenectomia axilar completa
5. (D) Todas as anteriores
6. (C) Faltam dados relativos ao tamanho do tumor, às axilas e à presença de metástases à distância. Estas últimas deverão ser afastadas inteiramente antes da cirurgia
7. (D) Todas as anteriores
8. (D) Todas as anteriores
9. (D) Todas as anteriores
10. (D) Quadrantectomia
11. (D) A e B
12. (D) Todas as vias anteriores
13. (D) A e B
14. (C) Tumorectomia ou mastectomia simples
15. (D) Todas as características anteriores
16. (C) Elston
17. (C) Gravidez
18. (C) A sensibilidade é semelhante nas duas técnicas quando comparadas isoladamente
19. (B) Carcinoma mamário de quatro centímetros e axila negativa clinicamente
20. (D) Pacientes idosas e obesas

QUIMIOTERAPIA E HORMONOTERAPIA

1. (A) Diminuir a atividade estrogênica
2. (D) A e B
3. (D) A, B e C
4. (C) Quando RE-, RP- e Her2 Neu+
5. (A) Pode provocar lesões proliferativas do endométrio (hiperplasias e adeno Ca de endométrio)
6. (D) A e/ou B, principalmente nas mulheres pós-menopausadas
7. (A) Em metástases viscerais (fígado etc.)
8. (A) Indica-se hormonoterapia
9. (C) Na mulher com RE+ na pós-menopausa, sendo que a quimioterapia é também efetiva nesse grupo
10. (A) Aumenta a possibilidade de câncer de endométrio
11. (A) Tamoxifeno
12. (B) Aumentam a sobrevida e intervalo livre de doença quando utilizados por 5 anos após os 5 anos de uso de tamoxifeno
13. (C) Dor em pequenas articulações
14. (C) Exemestano
15. (B) Trastuzumabe + Pertuzumabe
16. (B) Metrotexato
17. (B) Pacientes com RS, no *Oncotype* Dx < 18
18. (C) Transtuzumab
19. (A) Taxanes
20. (C) Hormonoterapia
21. (C) Quimioterapia
22. (C) Ecocardiograma
23. (C) Venlafaxine
24. (C) É uma técnica de resfriamento do couro cabeludo para evitar a alopecia durante a quimioterapia
25. (C) Mamografia e exame físico das mamas

Volume II
OBSTETRÍCIA

Parte I Obstetrícia Básica

PLACENTAÇÃO

CAPÍTULO 62

1. A época em que a mulher tem maior número de folículos ovarianos é:
   (A) Na menopausa
   (B) Ao nascimento
   (C) Na menarca
   (D) Na menacme

2. A penetração de mais de um espermatozoide no oócito é prevenida por:
   (A) Produção de anti-hialuronidase
   (B) Quimiotaxia negativa
   (C) Reação zonal
   (D) Reação da corona

3. O fenômeno de compactação inicia-se:
   (A) Nas fímbrias da tuba
   (B) Na tuba
   (C) No útero
   (D) No ovário

4. O fenômeno de compactação inicia-se:
   (A) No óvulo
   (B) No oócito-II
   (C) No zigoto
   (D) Na mórula

5. Durante a maturação do oócito, o repouso prolongado meiótico ocorre na fase:
   (A) Anáfase-I
   (B) Metáfase-I
   (C) Prófase-I
   (D) Telófase-I

6. Geralmente a fertilização ocorre:
   (A) No terço proximal da tuba
   (B) Ectópica
   (C) No istmo tubário
   (D) Na ampola tubária

7. Com relação à contratilidade tubária, assinale a opção correta:
   I) A atividade contrátil tubária não se manifesta como ondas peristálticas
   II) São movimentos alternados de contração e relaxamento da parede da tuba em direção ao útero
   III) A tuba apresenta em seu epitélio células com numerosos cílios na sua superfície livre. Todavia esse movimento ciliar não favorece o deslocamento do óvulo em direção ao útero
   (A) I e II são falsas
   (B) Somente II é correta
   (C) II e III são corretas
   (D) I e II são corretas

8. São corretas as afirmações relacionadas à implantação ovular humana:
   I) É do tipo intersticial
   II) Ocorre usualmente nas partes baixas da cavidade uterina
   III) As condições endométrio-deciduais favorecedoras da nidação situam-se entre o 20º e 22º dias em ciclos de 28 dias
   IV) Chama-se janela de implantação ao momento propício para ocorrer a nidação
   (A) I, II e III
   (B) I, III e IV
   (C) II e IV
   (D) I, III e V

9. Relacione a coluna de cima com a de baixo:
   I) É baixa nos primeiros meses da gestação
   II) Torna-se mais fina no fim do 3º trimestre
   III) Aumenta com a evolução da gestação
   ( ) Membrana placentária
   ( ) Permeabilidade placentária
   ( ) Superfície placentária
   A sequência correta de cima para baixo é:
   (A) I, III, II
   (B) III, II, I
   (C) II, I, III
   (D) I, II, III

10. Assinale verdadeiro (V) ou falso (F):
    I) O blastocisto possui uma camada celular externa que é o trofoblasto que formará a parte embrionária da placenta
    II) Um grupo de blastômeros localizados centralmente – a massa celular interna – dará origem ao embrião
    III) A interação trofoblasto-epitélio uterino se dá por volta do 10º dia após a fertilização

IV) O trofoblasto diferencia-se em duas camadas: uma interna de citotrofoblasto e uma massa externa de sinciciotrofoblasto
(A) Somente I é verdadeira
(B) Somente III é falsa
(C) III e IV são falsas
(D) Somente IV é verdadeira

11. Correlacione a coluna de cima com a de baixo:
    I) Decídua basal
    II) Decídua parietal
    III) Decídua marginal
    IV) Decídua capsular
    ( ) Situa-se entre a decídua basal e a capsular
    ( ) Corresponde à área na qual ocorre a nidação
    ( ) Aquela que recobre o ovo
    ( ) Recobre o restante da cavidade uterina
    A sequência correta corresponde à letra:
    (A) I, IV, III, II
    (B) II, III, I, IV
    (C) III, I, II, IV
    (D) III, I, IV, II

12. Marque V ou F:
    I) A fecundação geralmente se dá 12 horas após a ovulação
    II) Os espermatozoides humanos provavelmente não sobrevivem por mais de 48 horas no trato genital feminino
    III) O óvulo não fecundado morre dentro de 12-24 horas
    A alternativa correta é:
    (A) Somente I e III são verdadeiras
    (B) I, II e III são verdadeiras
    (C) I e III são falsas
    (D) Somente I é verdadeira

13. A fertilização é uma sequência complexa de eventos coordenados:
    I) Passagem do espermatozoide através da corona radiata
    II) Fusão das membranas plasmáticas do ovócito e espermatozoide
    III) Término da segunda divisão meiótica e formação do pronúcleo feminino
    IV) Penetração da zona pelúcida
    Qual é a sequência correta dos acontecimentos?
    (A) I, II, III, IV
    (B) IV, I, II, III
    (C) I, IV, II, III
    (D) III, I, IV, II

14. Assinale a afirmativa incorreta:
    (A) A divisão do zigoto em blastômeros inicia-se cerca de 60 horas após a fertilização
    (B) A mórula forma-se cerca de 3 dias após a fertilização e alcança o útero por volta do quarto dia
    (C) Enquanto está flutuando no útero, o embrião inicial obtém nutrição das glândulas uterinas
    (D) O blastocisto superficialmente implantado no endométrio obtém sua nutrição dos tecidos maternos erodidos

15. Sobre os sítios de implantação do blastocisto podemos afirmar:
    (A) Normalmente a implantação ocorre no endométrio, na porção superior do corpo do útero, mais frequentemente na parede anterior que na posterior
    (B) Os blastocistos podem se implantar fora do útero, resultando em gestações ectópicas que ocorrem em sua maioria no ovário
    (C) As implantações cervicais são incomuns, e a placenta adere-se firmemente aos tecidos musculares e fibrosos do colo resultando frequentemente em abortamento tardio
    (D) A implantação do blastocisto no segmento inferior do útero, próximo ao orifício interno, resulta em placenta prévia

16. Em relação à mórula:
    (A) Alcança a cavidade uterina entre o 3º e o 5º dia após a fecundação
    (B) Alcança a cavidade uterina entre o 7º e o 9º dia após a fecundação
    (C) Nida-se entre o 6º e o 8º dia após a fecundação
    (D) A zona pelúcida gradualmente se degenera e desaparece permitindo sua nidação

17. Sobre a nidação, é sabido que, exceto:
    (A) A formação de uma cavidade caracteriza a blástula ou blastocisto
    (B) A nidificação inicia-se entre o 6º e o 8º dia
    (C) O blastocisto prende-se ao endométrio pelo polo embrionário
    (D) A mórula nida-se entre o 6º e 8º dias

18. As diferenciações que ocorrem durante a nidação são:
    (A) O citotrofoblasto consiste em uma camada de células mononucleadas mitoticamente inativas
    (B) As novas células do citotrofoblasto migram para a massa crescente do sinciciotrofoblasto, onde se fundem e perdem suas membranas celulares
    (C) O sinciciotrofoblasto é constituído por uma massa plasmoidal multinucleada sem nenhum poder invasor
    (D) O citotrofoblasto é lacunoso e de grande poder invasor penetrando nos capilares, dando início à nutrição hemotrófica

19. As características do cório são:
    (A) A união do trofoblasto ao mesoblasto primitivo extraembrionário constitui o cório
    (B) O cório emite prolongamentos a partir do 13º dia, aumentando a superfície de trocas
    (C) O cório em contato com a decídua basal constitui o cório frondoso, e o cório em contato com a decídua capsular forma o cório liso
    (D) Todas as anteriores

20. Qual a correlação correta?
    (A) Vilosidade primária – contém um eixo central de tecido conjuntivo
    (B) Vilosidade secundária – contém uma rede capilar e um eixo conjuntivo
    (C) Vilosidade terciária – constituída de uma rede capilar
    (D) Vilosidade primitiva – constituída apenas de citotrofoblasto e sinciciotrofoblasto

EMBRIOGÊNESE

1. Em relação à embriogênese:
   I) A formação do embrião trilaminar ocorre por volta da terceira semana após a fertilização
   II) No período embrionário, da 4ª à 8ª semana, os três folhetos germinativos primários se diferenciam nos vários tecidos e órgãos
   III) No final da 7ª semana, quase todos os principais sistemas do organismo estão formados
   Quais das afirmações anteriores são corretas?
   (A) Somente I
   (B) I e II
   (C) I e III
   (D) I, II e III

2. A respeito da embriogênese, considere:
   I) Entre a 4ª e 7ª semanas da gestação, constitui-se a fase crítica do desenvolvimento, onde surgem diversas malformações congênitas, quando o embrião é exposto a agentes teratogênicos
   II) O período fetal (embrião com aparência humana) inicia-se em torno da 12ª semana
   III) Os vários órgãos e tecidos não se desenvolvem com ritmo idêntico
   Assinale a alternativa incorreta:
   (A) Somente I
   (B) Somente II
   (C) Somente III
   (D) I e II

3. Correlacione as colunas da origem com os derivados das três camadas germinativas primárias:
   I) Endoderma   ( ) Cabelos
   II) Mesoderma   ( ) Unhas
   III) Ectoderma   ( ) Fígado
                      ( ) Brônquios
   (A) 3, 3, 1, 1, 2 ( ) Músculos
   (B) 3, 3, 1, 2, 1
   (C) 1, 1, 2, 3, 2
   (D) 2, 2, 3, 3, 1

4. Sobre a gastrulação:
   (A) A orientação axial é estabelecida no embrião
   (B) Durante a gastrulação, o disco embrionário bilaminar é convertido em um disco embrionário trilaminar
   (C) É o início da morfogênese e desenvolvimento da forma do corpo
   (D) Todas as anteriores

5. Cada camada germinativa dá origem a tecidos e órgãos específicos. Assinale a alternativa correta:
   (A) Ectoderma – epiderme, vias respiratórias, trato gastrointestinal
   (B) Endoderma – fígado, pâncreas, sistema nervoso central
   (C) Mesoderma – músculo, órgãos reprodutores e de excreção, fígado
   (D) Mesoderma – células sanguíneas, esqueleto

6. Assinale a alternativa incorreta:
   (A) Por meio do processo da gastrulação as células do epiblasto dão origem a todas as três camadas germinativas do embrião
   (B) O destino da linha primitiva é degenerar e desaparecer e, quando persiste, pode dar origem ao teratoma sacrococcígeo
   (C) O primeiro sinal da gastrulação é o aparecimento do notocórdio
   (D) O teratoma sacrococcígeo deriva de células pluripotentes, contendo elementos das três camadas germinativas

7. Sobre a alantoide, podemos afirmar, exceto:
   (A) Surge por volta do 16º dia como um pequeno divertículo da parede caudal do saco vitelino
   (B) Está envolvida com a formação inicial do sangue e no desenvolvimento da bexiga, e deriva do saco amniótico
   (C) Com o crescimento da bexiga, a alantoide torna-se o úraco, representado, nos adultos, pelo ligamento umbilical mediano
   (D) Os vasos sanguíneos da alantoide tornam-se as artérias e veias umbilicais

8. Na neurulação, não ocorre:
   (A) Processo envolvido na formação da placa neural e pregas neurais e fechamento dessas pregas para formar o tubo neural
   (B) Esse processo termina na 8ª semana quando ocorre o fechamento do neuroporo caudal
   (C) As pregas neurais são particularmente proeminentes na extremidade cefálica e constituem os primeiros sinais do desenvolvimento do encéfalo
   (D) O tubo neural origina-se do ectoderma

9. Desenvolvimento do sistema vascular:
   (A) Na vasculogênese, as células endoteliais fundem-se e formam redes de canais endoteliais
   (B) A angiogênese consiste na fusão de um vaso com os outros
   (C) A hematogênese, formação do sangue, só começa na 5ª semana
   (D) Todas as afirmativas estão corretas

10. Sistema cardiovascular primitivo:
    (A) O coração forma-se a partir de dois canais longitudinais revestidos por endotélio
    (B) O coração tubular une-se a vasos sanguíneos do embrião, do pedículo, do cório e do saco vitelino para formar o sistema cardiovascular primitivo
    (C) No fim da 3ª semana, o sangue circula e o coração começa a bater no 21º ou 22º dias (cerca de 5 semanas após a DUM)
    (D) Todas as afirmativas estão corretas

11. Qual dos vasos fetais carrega sangue com alto conteúdo de oxigênio?
    (A) Aorta
    (B) Artéria pulmonar
    (C) Veia pulmonar
    (D) Veia umbilical

12. Qual dos vasos normalmente não se encontra no cordão umbilical ao termo da gestação?
    (A) Artéria umbilical direita
    (B) Artéria umbilical esquerda
    (C) Veia umbilical direita
    (D) Veia umbilical esquerda

13. A circulação fetal primitiva é estabelecida:
    (A) 7 dias pós-ovulação
    (B) 14 dias pós-fertilização
    (C) 21 dias pós-fertilização
    (D) 28 dias pós-fertilização

14. Em relação à embriogênese:
    I) O primeiro arco faríngeo dará origem à mandíbula e contribuirá para a formação do maxilar
    II) O segundo arco faríngeo, de crescimento rápido, cresce sobre o terceiro e quarto arcos
    III) O segundo arco faríngeo forma uma depressão ectodérmica de ambos os lados – o seio cervical
    IV) As saliências auriculares desenvolvem-se entre o terceiro e quarto arcos faríngeos
    Quais das afirmações anteriores são corretas?
    (A) Somente I
    (B) II e III
    (C) I e IV
    (D) I, II e III

15. Qual das mudanças a seguir não ocorre na quarta semana embrionária?
    (A) Os brotos dos membros inferiores são visíveis no fim da quarta semana
    (B) Os membros superiores começam a apresentar uma diferenciação regional
    (C) O coração forma uma grande saliência ventral e bombeia sangue
    (D) O dobramento do embrião lhe dá uma curvatura em C

16. Os primórdios dos dedos, denominados raios digitais, começam a se desenvolver na placa da mão, indicando o começo da formação dos dedos, que ocorre na:
    (A) 4ª semana
    (B) 5ª semana
    (C) 6ª semana
    (D) 7ª semana

17. Em relação ao desenvolvimento embrionário:
    I) O desenvolvimento dos membros superiores ocorre um pouco depois do desenvolvimento dos membros inferiores
    II) Tem sido relatado que embriões, na sexta semana mostram movimentos espontâneos, como contrações musculares dos membros e do tronco
    III) Tem sido relatado que embriões, durante a sexta semana, apresentam resposta reflexa ao toque
    Quais das afirmativas estão corretas?
    (A) Somente I é verdadeira
    (B) II e III são verdadeiras
    (C) Todas as afirmativas são verdadeiras
    (D) Todas as afirmativas são falsas

18. Qual afirmativa está errada:
    (A) Durante a sétima semana os membros sofrem modificações consideráveis
    (B) A comunicação entre o intestino primitivo o e saco vitelino está agora reduzida a um ducto relativamente estreito
    (C) No fim da sétima semana, a ossificação dos membros superiores já se iniciou
    (D) Na sétima semana, a herniação umbilical não é mais um evento normal ou fisiológico

19. A eminência em forma de cauda desaparece na:
    (A) 5ª semana
    (B) 6ª semana
    (C) 7ª semana
    (D) 8ª semana

20. Na oitava semana embrionária observamos:
    (A) A cabeça ainda é desproporcionalmente grande, constituindo quase metade do embrião
    (B) Impreterivelmente, os intestinos nessa idade já regrediram totalmente e não estão mais no cordão umbilical
    (C) Os pavilhões auriculares iniciam seu desenvolvimento
    (D) A eminência caudal aparece no fim da oitava semana

FISIOLOGIA FETOPLACENTÁRIA

1. Os mecanismos de transferência placentária são:
   I) Difusão simples
   II) Difusão facilitada
   III) Transporte ativo
   IV) Pinocitose
   Marque a alternativa correta:
   (A) I, II e III
   (B) I e II
   (C) II, III e IV
   (D) I, II, III e IV

2. São características da barreira placentária:
   I) A nutrição da placenta se dá à custa do sangue materno
   II) O débito placentário materno na gravidez de termo corresponde a 10%-15% do débito cardíaco materno
   III) A espessura do epitélio dos vilos da placenta aumenta com a proximidade do termo
   IV) A pressão dos vasos arteriais é menor do lado materno da placenta do que do lado fetal
   Marque a alternativa correta:
   (A) I e II
   (B) II e III
   (C) I e IV
   (D) III e IV

3. Os débitos sanguíneos uteroplacentário e fetoplacentário, na prenhez de termo, em mL/min, são respectivamente:
   (A) 500; 100-200
   (B) 500; 200-400
   (C) 250; 100-200
   (D) 750; 200-300

4. Correlacione os mecanismos de trocas placentárias:
   1) Difusão simples   ( ) Oxigênio
   2) Difusão facilitada   ( ) Imunoglobulina
   3) Ultrafiltração   ( ) Glicose
   4) Pinocitose   ( ) Água e solutos
                           ( ) Gás carbônico
                           ( ) Lipoproteínas

   (A) 1, 4, 2, 3, 1, 4
   (B) 1, 2, 1, 3, 1, 4
   (C) 2, 4, 1, 3, 2, 4
   (D) 4, 2, 2, 3, 4, 2

5. A pressão nos vasos arteriais e das veias que alcançam os lagos placentários e a pressão no espaço interviloso são respectivamente:
   (A) 7-8 mmHg; 8 mmHg; 5-8 mmHg
   (B) 60-80 mmHg; 30 mmHg; 50 mmHg
   (C) 70-80 mmHg; 8 mmHg; 5-8 mmHg
   (D) 70-80 mmHg; 40 mmHg; 10 mmHg

6. Podemos afirmar que na pressão nos vasos fetais:
   (A) Artéria umbilical é em torno de 50 mmHg
   (B) Veia umbilical é em torno de 25 mmHg
   (C) Capilares das vilosidades tem valor aceitável em torno de 30 mmHg
   (D) Todas as afirmativas estão corretas

7. Considere as afirmativas a seguir sobre o ciclo respiratório materno-fetal:
   I) O sangue das artérias uteroplacentárias tem saturação de oxigênio em média de 98% e pO2 de 100 mmHg
   II) O oxigênio difunde-se através da barreira placentária tanto combinado com a hemoglobina como difundido no plasma
   III) O sangue na veia umbilical é o mais oxigenado do organismo fetal, e sua pO_2 é mais baixa em relação à pO_2 da artéria uterina
   IV) A capacidade de difusão do O_2 placentário não é influenciada pela espessura da barreira placentária
   Quais são as corretas?
   (A) Todas
   (B) Nenhuma
   (C) II, III e IV
   (D) I, II e III

8. Em relação ao transporte de O_2 aos tecidos fetais, pode-se afirmar que:
   I) Apesar da baixa pO_2 no sangue, o feto pode transportar grandes quantidades de O_2 da placenta para os tecidos
   II) A baixa pO_2 no sangue fetal é um dos componentes essenciais para a manutenção do ducto arterioso aberto e a rede vascular pulmonar contraída
   III) Em condições normais o feto não utiliza a via anaeróbica para obtenção de energia
   IV) Com a evolução da gravidez em direção ao termo a pO_2 e a saturação de O_2 no sangue da veia umbilical aumentam
   Marque a alternativa correta:
   (A) I, II, III e IV
   (B) I, II e III
   (C) I e II
   (D) III e IV

9. São características do sangue do espaço interviloso, a termo, exceto:
   (A) PO2 de 50 mmHg é o sangue que oxigenará o feto
   (B) Saturação do sangue de 75%
   (C) Mistura de sangue arterial e venoso maternos
   (D) Mistura de sangue materno e fetal

10. A superfície placentária de trocas, a termo, oscila entre:
    (A) 1-3 m²
    (B) 5-7 m²
    (C) 10-15 m²
    (D) 17-20 m²

11. A taxa de utilização de O_2 pelo concepto em mL/kg de peso é cerca de:
    (A) 1-2
    (B) 2-3
    (C) 4-5
    (D) 7-10

12. Considere as afirmativas a seguir:
    I) No espaço interviloso o sangue arterial se mistura com o venoso, cuja saturação é, em média, de 70%, com pO_2 de 35 mmHg
    II) A capacidade de difusão do O_2 placentário é função da superfície e da espessura da barreira placentária e da taxa de reação do O_2 com a hemoglobina
    III) O consumo uterino de O_2 representa a soma do oxigênio gasto com o feto mais o utilizado pelo miométrio e, sobretudo, pela placenta
    IV) O ácido láctico, antes de se constituir um produto final do metabolismo fetal, atua como substrato
    Assinale a correta:
    (A) Somente I e II são verdadeiras
    (B) III e IV são falsas
    (C) Todas são verdadeiras
    (D) I, II e III são verdadeiras, IV é falsa

13. O fenômeno de centralização é o aumento do fluxo sanguíneo para o coração e o cerébro quando há queda da pO_2 no sangue fetal.
    A respeito deste fenômeno são feitas as afirmações a seguir:
    I) A fração do débito cardíaco dirigida ao SNC e ao coração aumenta hiperbolicamente com a queda de O_2 no sangue arterial
    II) Ocorre diminuição do fluxo sanguíneo para outros sítios do organismo fetal
    III) O fluxo placentário e o débito cardíaco aumentam linearmente com o fluxo para o coração e SNC
    IV) O limite do mecanismo de defesa circulatório contra hipóxia aguda é atingido concomitante ao máximo de perfusão do SNC e coração
    Quais estão corretas?
    (A) I, II, III
    (B) I, III, IV
    (C) I, II, IV
    (D) II, III e IV

14. Considere as afirmações em relação ao transporte de gases via placentária:
    I) O pH fetal é um pouco menor que o materno
    II) A difusão do CO_2 é várias vezes maior do que a do O_2
    III) O CO_2 é conduzido no sangue nas formas de bicarbonato, fisicamente dissolvido e ligado à hemoglobina
    IV) O O_2 liberado pela placenta depende somente da concentração deste no sangue materno
    Assinale a alternativa correta:
    (A) I, II e III
    (B) II, III e IV
    (C) Somente I
    (D) Somente IV

15. Em relação à fisiologia fetal, a afirmação falsa é:
    (A) A glicemia fetal está constantemente relacionada à materna
    (B) A placenta humana concentra iodo e seus derivados na zona fetal, e, durante o segundo e terceiro trimestres, a própria tireoide do concepto o faz mais nitidamente que a glândula materna
    (C) O metabolismo do fósforo fetal está em relação íntima com o do cálcio
    (D) Os níveis de metabólitos da vitamina D são maiores no feto do que na mãe

16. A filtração glomerular fetal inicia-se:
    (A) Na 4ª semana da gravidez
    (B) No fim do primeiro trimestre
    (C) Na 30ª semana da gestação
    (D) Na 34ª semana da gestação

17. Os movimentos respiratórios do feto iniciam-se:
    (A) No 1º mês da gestação
    (B) No 2º mês da gestação
    (C) No 3º mês da gestação
    (D) No 4º mês da gestação

18. A hemoglobina A, a principal hemoglobina do adulto, está presente no feto após que semana da gestação:
    (A) 4ª semana
    (B) 6ª semana
    (C) 11ª semana
    (D) 16ª semana

19. As cadeias das hemoglobinas F e A são constituídas respectivamente:
    (A) $\varepsilon 2\varepsilon 2, \alpha 2\alpha 2$
    (B) $\alpha 2\varepsilon 2, \alpha 2\beta 2$
    (C) $\alpha 2\beta 2, \alpha 2\gamma 2$
    (D) $\alpha 2\gamma 2, \alpha 2\beta 2$

20. Na endocrinologia do concepto:
    (A) A insulina está presente no pâncreas fetal humano na oitava ou nona semanas de gestação e sua concentração aumenta com o avançar da prenhez
    (B) O ACTH é o primeiro hormônio rastreado na hipófise fetal já na sétima semana de gestação
    (C) O hormônio da paratireoide é elaborado no feto de 12-13 semanas
    (D) Todas as afirmativas estão corretas

21. Com relação aos hormônios durante a gravidez é falsa a alternativa:
    (A) A progesterona é sintetizada na placenta
    (B) A concentração plasmática da progesterona reduz do primeiro ao terceiro trimestre
    (C) O embrião produz gonadotrofina coriônica humana
    (D) A testosterona e a androstenediona são aromatizadas para formar a estrona e o estradiol

22. É incorreto afirmar que:
    (A) No termo, a superfície de trocas placentária oscila entre 10 e 15 m²
    (B) O número de vilosidades placentárias no final da gestação alcança 10 a 15 vilosidades
    (C) A espessura placentária reduz progressivamente com a evolução da gravidez
    (D) Nas lesões de continuidade da barreira placentária, a passagem preferencialmente se dá no sentido do feto para a mãe

23. Quais substâncias abaixo não atravessam a barreira placentária?
    (A) Esteroides não conjugados ás proteínas plasmáticas
    (B) Polipeptídeos
    (C) Gamaglobulinas
    (D) Vírus da rubéola e do sarampo

24. As seguintes substâncias podem atravessar a barreira placentária, exceto:
    (A) Álcool e cocaína
    (B) Anti-histamínicos bloqueadores dos receptores H1 e bloqueadores H2
    (C) Betabloqueadores e digitais
    (D) Hormônio tireoideano e insulina

25. Com relação a circulação de sangue fetal e materna na placenta:
    I) O sangue oxigenado chega ao feto através da veia umbilical e retorna (pouco oxigenado) pelas artérias umbilicais.
    II) O sangue materno chega ao útero através das artérias uterinas e ovarianas.
    III) No termo, a circulação uteroplacentária fornece cerca de 300 mL/min de sangue materno.
    Marque a alternativa correta:
    (A) I e II
    (B) II e III
    (C) II
    (D) Todas corretas

PLACENTA ENDÓCRINA E SISTEMA AMNIÓTICO

1. Sinciciotrofoblasto produz qual dos seguintes?
   (A) hCG
   (B) hCT
   (C) hCS
   (D) Todas as anteriores

2. Qual dos seguintes parece estar envolvido no controle do corpo lúteo no primeiro trimestre?
   (A) AFP
   (B) HPL
   (C) hCG
   (D) PP14

3. Subunidades alfas idênticas são encontradas na HCG:
   (A) LH
   (B) FSH
   (C) GnRH
   (D) LH, FSH e TSH

4. Na gestação precoce, a concentração de HCG dobra a cada:
   (A) 12 horas
   (B) 1,5 dia
   (C) 3 dias
   (D) 4 dias

5. O pico plasmático de HCG na gravidez ocorre na:
   (A) 4ª semana
   (B) 9ª semana
   (C) 18ª semana
   (D) 20ª semana

6. São funções fisiológicas do hCG, exceto:
   (A) Manutenção do corpo lúteo durante o início da gravidez
   (B) Estimulação da esteroidogênese da adrenal fetal
   (C) Estimulação da secreção de testosterona pelo testículo fetal
   (D) Contribui para hipotireoidismo materno

7. O corpo amarelo é a maior fonte de progesterona até qual semana da gravidez?
   (A) 4ª semana da gravidez
   (B) 7ª semana
   (C) 10ª semana
   (D) 12ª semana

8. O hormônio lactogênio placentário tem semelhanças e reações cruzadas com vários hormônios, exceto:
   (A) ACTH
   (B) Prolactina
   (C) Hormônio lactogênio placentário
   (D) Hormônio do crescimento

9. O método de transporte placentário da glicose é por:
   (A) Difusão
   (B) Difusão simples
   (C) Difusão facilitada
   (D) Endocitose

10. Transporte placentário por endocitose mediado por receptor ocorre com:
    (A) Glicose
    (B) Imunoglobulinas-G
    (C) Vitaminas
    (D) B e C

11. Transporte placentário ativo envolve:
    (A) Glicose
    (B) Aminoácidos
    (C) Água
    (D) Potássio

12. O volume de líquido amniótico próximo ao termo tende a diminuir em uma proporção de aproximadamente:
    (A) 50 mL/semana
    (B) 80 mL/semana
    (C) 100 mL/semana
    (D) 150 mL/semana

13. O volume máximo de líquido amniótico geralmente é de 1.000 mL e se dá por volta de:
    (A) 33-34 semanas
    (B) 34-35 semanas
    (C) 35-36 semanas
    (D) 36-37 semanas

14. São malformações fetais associadas a polidrâmnio, exceto:
    (A) Atresia de esôfago
    (B) Anencefalia
    (C) Válvula de uretra posterior
    (D) Hidropisia não imune

15. São complicações de polidrâmnio, exceto:
    (A) Trabalho de parto prematuro
    (B) Hemorragia pós-parto
    (C) Hipoplasia pulmonar
    (D) Hipertonia uterina

16. Qual das drogas a seguir mostrou-se eficaz no tratamento de polidrâmnio?
    (A) Inibina
    (B) Indometacina
    (C) Hidroclorotiazida
    (D) Hidralazina

17. São causas de oligoidrâmnio, exceto:
    (A) CIUR
    (B) Malformações do trato gastrointestinal
    (C) Pós-maturidade
    (D) Malformações renais

18. Entre as seguintes, estão relacionadas a oligoidrâmnio, exceto:
    (A) Displasias esqueléticas
    (B) Hérnia diafragmática
    (C) Higroma cístico
    (D) Agenesia renal bilateral

19. Está contraindicado o uso na gestação por estar associado a oligoidrâmnio:
    (A) Gentamicina
    (B) Enalapril
    (C) Tetraciclina
    (D) Propanolol

20. Em uma gestação de 27 semanas, feto masculino com oligoidrâmnio grave, deve-se suspeitar de:
    (A) Espinha bífida
    (B) Síndrome de Down
    (C) Hidrocefalia
    (D) Síndrome de Potter

21. Polidrâmnio relacionado à anencefalia deve-se à:
    (A) Polaciúria fetal
    (B) Idiopático
    (C) Diminuição das trocas materno-fetais
    (D) Aumento da produção pelo âmnio

22. A embolia por líquido amniótico é quadro clínico grave, com elevada mortalidade. Um fator de risco que propicia a entrada de líquido amniótico na circulação materna é o uso de:
    (A) Uterolíticos
    (B) Inibidores de canais de cálcio
    (C) Ocitócitos
    (D) Anticoagulantes, ativadores do fator X

23. Diante de polidrâmnio, o teste de maturidade fetal indicado é:
    (A) Teste de Clements
    (B) Teste de Kleihauer
    (C) Aspecto físico/grumos
    (D) Relação lecitina/esfingomielina

24. Oligoidrâmnio estatisticamente se associa a:
    (A) Presença de mecônio ao nascimento
    (B) Aumento do número de índices de APGAR< 7 no 1º minuto
    (C) CTG anteparto alterada
    (D) Todas as anteriores

25. O polidrâmnio está relacionado a:
    (A) Aumento da morbimortalidade
    (B) Elevação dos riscos maternos
    (C) A e B estão corretas
    (D) Nenhuma das anteriores

26. Os principais agentes etiológicos relacionados a polidrâmnio são:
    (A) DHPN e idiopática
    (B) DHPN e diabetes melito
    (C) Malformação fetal e idiopática
    (D) Nenhuma das anteriores

27. Oligoidrâmnio é uma complicação que está frequentemente associada à:
    (A) Hipoplasia pulmonar fetal
    (B) Anomalias do tubo neural
    (C) Aumento da alfafetoproteína materna
    (D) Anencefalia

Parte II Obstetrícia Normal (Gestação)

MODIFICAÇÕES GRAVÍDICAS E DIAGNÓSTICO OBSTÉTRICO

CAPÍTULO 66

1. Em relação à postura da mulher grávida podemos afirmar:
   I) O centro de gravidade desloca-se anteriormente em função do peso adicional
   II) As gestantes ampliam a base do polígono de sustentação, os pés se afastam, as espáduas projetam-se para trás
   III) Para manter o equilíbrio a mulher empina o ventre e surge a lordose da coluna lombar
   Marque a correta:
   (A) Somente a III
   (B) II e III
   (C) I, II e III
   (D) I e II

2. A grávida, ao andar com seus passos oscilantes e mais curtos, adota uma deambulação peculiar, denominada:
   (A) Marcha bamboleante
   (B) Marcha equina
   (C) Marcha anserina
   (D) Marcha coreoatetótica

3. Sobre o metabolismo glicídico na gravidez, sabemos que:
   I) Os ácidos graxos livres não atravessam a placenta
   II) Os hormônios contrainsulares (hPL, estrogênios, progesterona, cortisol) diminuem a utilização periférica de glicose materna a fim de manter o fornecimento ininterrupto para o concepto
   III) Os teores da glicemia de jejum estão reduzidos no decurso da gestação, inclusive na sua primeira metade
   (A) Estão corretas I, II e III
   (B) Somente a II está correta
   (C) A I e a II estão corretas
   (D) Somente a I está incorreta

4. Coloração azul da parede anterior da vagina abaixo do meato uretral e atrás dos restos himenais:
   (A) Osiander
   (B) Jacquemier Chadwick
   (C) Piskacek
   (D) Nobile Budim

5. A motilidade tubária na gestação está diminuída devido ao aumento de:
   (A) Progesterona
   (B) Estriol
   (C) Estrogênio
   (D) hCG

6. O início do aumento do volume mamário, bem como o surgimento dos tubérculos de montgomery, começa a ser percebido a partir do:
   (A) 1º mês
   (B) 2º mês
   (C) 3º mês
   (D) 4º mês

7. O sinal de Hunter caracteriza-se por:
   (A) Hipertrofia dos tubérculos de Morgani
   (B) Aumento da vascularização mamária
   (C) Aumento da pigmentação da aréola primitiva e aparecimento da aréola secundária
   (D) Aumento das glândulas sebáceas da mama

8. Está aumentado na gravidez:
   (A) Fibrinogênio
   (B) Hematócrito
   (C) Albumina sérica
   (D) Plaquetas

9. O aumento da pigmentação da face na gestação denomina-se:
   (A) Linha *nigrans*
   (B) Cloasma
   (C) Sinal de Kluge
   (D) Sinal de Gauss

10. Durante a gravidez, observa-se:
    I) Refratariedade vascular a angiotensina
    II) Aumento do rendimento cardíaco
    III) Diminuição da produção do óxido nítrico
    IV) Predomínio da ação do tromboxano sobre a prostaciclina
    Estão incorretas:
    (A) I e II
    (B) II e III
    (C) III e IV
    (D) I e IV

11. Em relação ao rendimento cardíaco na gestação:
    (A) Aumenta em 35%-50% desde a 10ª-12ª semanas
    (B) É decorrente do acréscimo do volume sistólico
    (C) Cursa com aumento progressivo da frequência cardíaca
    (D) Todas as anteriores

12. O prurido gravídico está associado a:
    (A) Escobiose
    (B) Colestase
    (C) Eczema
    (D) Reação alérgica

13. O hormônio lactogênio placentário, durante a gravidez, é responsável por um efeito:
    (A) Diurético
    (B) Alérgico
    (C) Diabetogênico
    (D) Todas as anteriores

14. O sinal de Mac Donald evidencia:
    (A) O amolecimento do istmo
    (B) O aumento da pigmentação vulvar
    (C) O aumento da pigmentação da face
    (D) O aumento da vascularização da mama

15. Considera-se alteração fisiológica da gravidez, exceto:
    (A) Aumento do débito cardíaco
    (B) Aumento da filtração glomerular
    (C) Hiperpigmentação localizada devido ao hormônio tireoidiano
    (D) Aumento dos níveis plasmáticos de fibrinogênio

16. Os fatores de coagulação diminuídos na gestação normal são:
    (A) VII e X
    (B) XI e XIII
    (C) X e II
    (D) IX e XIII

17. Sobre as modificações fisiológicas do organismo materno durante a gestação normal, é correto afirmar:
    (A) Há um estado de hipercoagulabilidade
    (B) Há aumento na concentração de albumina e baixa das globulinas
    (C) A resistência vascular periférica está aumentada
    (D) O volume sanguíneo é reduzido em cerca de 30%

18. Na gestação não se modifica:
    (A) Volume corrente
    (B) Capacidade vital
    (C) Volume minuto
    (D) pCO2

19. Na vigésima semana o útero chega a altura de:
    (A) Apêndice xifoide
    (B) Sínfise púbica
    (C) Cicatriz umbilical
    (D) N.R.A

20. É diagnóstico de certeza da gestação:
    (A) Movimentação fetal relatada pela mãe
    (B) Mastalgia
    (C) Amenorreia
    (D) BCF positivo

21. São sinais de presunção da gestação, exceto:
    (A) Amenorreia
    (B) Náuseas
    (C) Congestão mamária
    (D) Aumento do volume abdominal

22. São sinais de probabilidade de gravidez:
    (A) Aumento do volume uterino
    (B) Sinal de Hegar
    (C) Sinal de Nobile Budan
    (D) Todas as anteriores

23. Assinale o principal fator hormonal envolvido com o aumento na resistência a insulina durante a gravidez:
    (A) HPL
    (B) Estriol
    (C) Beta HCG
    (D) SDHEA

24. O sinal de Puzos corresponde a:
    (A) Arroxeamento do colo
    (B) Rechaço fetal
    (C) Amolecimento do istmo
    (D) Pulso vaginal

25. A gravidez pode ser suspeitada clinicamente quando se observa:
    (A) Coloração avermelhada da parede vaginal e períneo posterior
    (B) Endurecimento e hipertrofia do colo uterino
    (C) Coloração azul-escura do vestíbulo vulvar e meato urinário
    (D) Endurecimento do istmo uterino e irregularidade do colo

26. As modificações renais verificadas na gravidez normal resultam em:
    (A) Diminuição dos níveis séricos da ureia e creatinina
    (B) Diminuição da excreção da glicose
    (C) Redução da taxa de filtração glomerular
    (D) Diminuição do parênquima renal

27. A gravidez promove alterações no funcionamento dos rins, exceto:
    (A) Aumento do fluxo plasmático renal
    (B) Redução da reabsorção da glicose
    (C) Aumento da reabsorção dos aminoácidos
    (D) Aumento do volume renal e aumento da carga filtrada

28. Em relação às alterações renais na gestação:
    (A) A taxa de filtração glomerular está aumentada em 30%-50%
    (B) Oitenta por cento das mulheres grávidas têm dilatação significativa de ambos os ureteres e pelves renais
    (C) O fluxo urinário está retardado causando maior probabilidade de infecção urinária
    (D) Todas as anteriores

ASSISTÊNCIA PRÉ-NATAL

1. Uma gestante com data da última menstruação 28/03/03 terá data provável do parto em:
   (A) 04/01/04
   (B) 04/12/03
   (C) 28/01/04
   (D) 07/12/03

2. Fazem parte dos exames laboratoriais solicitados no pré-natal:
   (A) Glicemia de jejum
   (B) VDRL
   (C) Hemograma completo
   (D) Todas as anteriores

3. Gestante assintomática, com cultura de urina positiva para *E.coli*. Assinale a alternativa incorreta:
   (A) Está associada a trabalho de parto prematuro
   (B) Não deve ser tratada, pois a paciente está assintomática
   (C) A antibioticoterapia está indicada
   (D) Está associada à ruptura prematura de membranas

4. No caso anterior a conduta adequada é:
   (A) Antibioticoterapia com ciprofloxacina está indicada
   (B) Aumentar a ingesta hídrica
   (C) Antibioticoterapia com cefalexina pode ser utilizada
   (D) Deve-se associar salbutamol oral

5. O ganho ponderal máximo admitido durante a gestação é de:
   (A) 10 kg
   (B) 12,500 kg
   (C) 8 kg
   (D) 15 kg

6. Uma paciente com DUM, em 03/07/05, terá DPP em:
   (A) 10/05/06
   (B) 10/04/06
   (C) 11/05/06
   (D) 11/04/06

7. Em 25/08/05 esta mesma paciente terá:
   (A) 3 semanas
   (B) 7 semanas
   (C) 10 semanas
   (D) 12 semanas

8. Em uma gestante Rh-negativo CI-negativo, a conduta inicial é:
   (A) Imunoglobulina anti-D com 28 semanas
   (B) Imunoglobulina anti-D após o parto
   (C) Solicitar a tipagem sanguínea do pai do feto
   (D) N.R.A.

9. Diante de um diagnóstico de toxoplasmose IgG negativo, fazem parte das orientações pré-natais:
   (A) Não entrar em contato com urina e fezes de gato e cachorro
   (B) Não comer carne crua
   (C) Não manipular terra
   (D) Todas as anteriores

10. A curva de Belizan é utilizada para acompanhamento de:
    (A) Ganho ponderal
    (B) Altura uterina
    (C) Nutrição
    (D) Peso fetal

11. Em uma paciente que deseje engravidar ou no início da gestação, está indicada a reposição profilática de:
    (A) Vitamina E
    (B) Sulfato ferroso
    (C) Ácido fólico
    (D) Cálcio

12. Uma gestante que apresenta *swab* vaginal positivo para estreptococos do grupo B deverá:
    (A) Realizar profilaxia com ampicilina na 33ª semana de gestação
    (B) Não realizar profilaxia
    (C) Realizar profilaxia com ampicilina no intraparto
    (D) Realizar profilaxia com sulfa intraparto

13. Considerando as afirmações sobre atividade física no pré-natal, está correta:
    I) As atividades físicas são semelhantes em intensidade as das não grávidas
    II) O exercício propicia grau de relaxamento físico e psíquico
    III) A natação não está indicada
    IV) A ginástica não é recomendada
    (A) I, II, III
    (B) I, II
    (C) III, IV
    (D) I, II, III, IV

14. Considera-se que uma gestação é pós-termo:
    (A) Ao completar 41 semanas
    (B) Ao completar 42 semanas
    (C) A partir de 42 semanas e 6 dias
    (D) No início da 42ª semana

15. A vitamina B6 tem sido usada para controlar:
    (A) Hiperêmese
    (B) Pré-eclâmpsia
    (C) Abortamento de repetição
    (D) Descolamento prematuro de placenta

16. Na gravidez a reposição de ácido fólico para profilaxia de anemia na gestação é de:
    (A) 5 mg
    (B) 400 μg
    (C) 2 mg
    (D) 1 mg

17. O tratamento sintomático das cãibras durante a gestação consiste em, exceto:
    (A) Massagens
    (B) Extensão do membro comprometido
    (C) Flexão do membro comprometido
    (D) Reposição de cálcio

18. Uma paciente com HbsAg positivo durante a gestação deverá:
    (A) Ser submetida a interferon
    (B) Ser submetida à cesariana eletiva
    (C) Ser submetida à via de parto de acordo com a indicação obstétrica
    (D) Não há medidas profiláticas a serem administradas para o recém-nascido

19. Na trombose venosa superficial durante a gravidez, a conduta é:
    (A) Uso de meia elástica, analgesia e repouso
    (B) Heparina e analgésicos
    (C) Utilização de filtro na veia cava inferior
    (D) Deambulação precoce

20. Com relação à epistaxe durante a gravidez, é incorreto afirmar:
    (A) Geralmente é de pequena monta
    (B) Descongestionantes nasais podem ser utilizados
    (C) Normalmente simples manobras de compressão são eficazes
    (D) É sempre relacionada à hipertensão arterial sistêmica

IMUNIZAÇÕES E DROGAS NA GRAVIDEZ E LACTAÇÃO

CAPÍTULO 68

1. Em relação às imunizações na gestação, são feitas as seguintes afirmativas:
   I) Idealmente, a imunização deve ser realizada antes da gestação
   II) Não há constatação categórica de menor eficácia vacinal das gestantes às vacinas em relação às mulheres não grávidas
   III) Quando for necessária a vacinação durante a gestação, retardá-la, à medida do possível, para o segundo ou terceiro trimestre
   IV) Teoricamente, as vacinas inativadas só determinam efeitos decorrentes de reação alérgica
   Marque a correta:
   (A) I, II, III
   (B) II e IV
   (C) I, II, III, IV
   (D) I e III

2. Considere as afirmações a seguir sobre a vacinação contra o tétano na gestação:
   I) É segura e rotineira. Deve ser aplicada na grávida, como imunização primária ou como reforço, com o intuito de prevenir o tétano neonatal
   II) Nas primeiras semanas após o nascimento, a imunidade do recém-nascido é praticamente igual a da mãe
   III) Há transferência passiva transplacentária de anticorpos do tipo IgG da mãe para o feto
   IV) Gestantes sem vacinação prévia estão imunes após uma única dose da vacina
   Quais estão corretas?
   (A) I, II e III
   (B) I e IV
   (C) II e IV
   (D) Nenhuma

3. As seguintes vacinas estão contraindicadas na gestação:
   I) Hepatite B
   II) Sarampo
   III) Tuberculose
   IV) Influenza
   Escolha a alternativa correta:
   (A) I e II
   (B) II e III
   (C) II e IV
   (D) I e III

4. As seguintes vacinas, se absolutamente necessárias, podem ser administradas durante a gestação:
   I) Tuberculose
   II) Pneumococo
   III) Cólera
   IV) Sarampo
   Marque a alternativa correta:
   (A) II e III
   (B) III e IV
   (C) II, III e IV
   (D) I, II e III

5. Há riscos de mãe e/ou concepto adquirirem uma doença quando algum membro da família ou contato íntimo tiver sido vacinado com:
   (A) Poliomielite e varicela
   (B) Não existe esse risco
   (C) Tuberculose
   (D) Raiva

6. Pode ser feita nas gestantes, por se tratar de vacina inativada:
   (A) Febre tifoide
   (B) *Influenza*
   (C) Toxoide tetânico e diftérico
   (D) Todas as afirmativas anteriores

7. O esquema de vacinação na gestante com toxoide tetânico:
   I) Deve receber 3 doses de 2 em 2 meses, com intervalo mínimo de um mês
   II) A terceira dose deve ser aplicada, no máximo, até 20 dias antes da provável data do parto
   III) A terceira dose deve ser aplicada, se possível, seis meses após a segunda dose
   IV) Os reforços devem ser recomendados de dez em dez anos, devendo ser antecipado para cinco anos se ocorrer nova gravidez
   Marque a afirmativa correta:
   (A) I e IV
   (B) I e III
   (C) I, II, III
   (D) I, II, III, IV

8. Relacione os medicamentos abaixo com seus efeitos colaterais quando usados durante a gravidez. Assinale a sequência correta:
   I) Indometacina
   II) Sulfas
   III) Tetraciclina
   IV) Ácido valproico
   V) IECA
   ( ) Hiperbilirrubinemia neonatal
   ( ) Oligoidrâmnio
   ( ) Espinha bífida
   ( ) Fechamento precoce do ducto arterioso
   ( ) Retardo de crescimento ósseo
   (A) V, IV, I, II, III
   (B) V, II, IV, I, III
   (C) IV, V, II, III, I
   (D) II, V, IV, I, III

9. O uso de anticoagulantes orais, mais especificamente dos derivados do dicumarol, pode levar a riscos maternos e fetais, como, por exemplo:
   I) Aumento do número de abortamentos espontâneos
   II) O uso entre a 6ª e 9ª semanas de gestação pode determinar a Síndrome de Warfarin
   III) A partir do 2º e 3º trimestres o seu uso não implica em maiores complicações
   IV) Quando usados no 3º trimestre podem determinar RCIU
   (A) I, II e IV são corretas
   (B) Todas são corretas
   (C) III e IV estão erradas
   (D) Somente III é correta

10. Associe a coluna de cima com a de baixo:
    I) Metildopa
    II) Hidralazina
    III) Bloqueadores do cálcio
    IV) Captopril
    ( ) É o fármaco de escolha para o tratamento da toxemia com HAS moderada e grave
    ( ) Não deve ser associado a tiazídicos na segunda metade da gestação devido à diminuição do fluxo uterino
    ( ) Contraindicado na gestação
    ( ) É a segunda opção à hidralazina injetável na pré-eclâmpsia
    A alternativa que contém a sequência correta de cima para baixo é:
    (A) I, IV, III, II
    (B) II, I, IV, III
    (C) I, II, IV, III
    (D) III, IV, I, II

11. A farmacocinética placentária depende de uma série de fatores importantes. Assinale verdadeiro (V) ou falso (F):
    I) O mecanismo pelo qual os fármacos atravessam a placenta é o da difusão simples ( )
    II) O peso molecular e a lipossolubilidade são os fatores mais importantes na regulação da passagem de fármacos para o feto ( )
    III) Quanto maior a ionização do fármaco, mais passará pela placenta ( )
    IV) A grande ligação dos fármacos às proteínas influencia muito as drogas lipossolúveis ( )
    V) Fármacos com peso molecular de 1.000 ou mais ultrapassam com facilidade a membrana placentária ( )
    A afirmativa incorreta é:
    (A) Somente I e II são verdadeiras
    (B) III, IV e V são falsas
    (C) Somente a III é falsa
    (D) I e III são verdadeiras

12. Relacione a coluna de cima com a de baixo:
    1) Drogas que aumentam a produção de prolactina
    2) Drogas que diminuem a produção de prolactina
    ( ) Dopamina
    ( ) Levodopa
    ( ) Metoclopramida
    ( ) Piridoxina
    ( ) Cimetidina
    A sequência correta de baixo para cima é
    (A) 2, 1, 2, 2, 1
    (B) 1, 2, 1, 1, 2
    (C) 2, 2, 1, 1, 2
    (D) 1, 2, 1, 2, 1

13. Associe o fármaco usado durante a lactação a seu possível efeito adverso sobre o lactente:
    I) Tetraciclina
    II) Clindamicina
    III) Sulfas
    IV) Amoxicilina
    V) Cloranfenicol
    ( ) Diarreia
    ( ) Sangramento do TGI
    ( ) *Kernicterus*
    ( ) Toxicidade à medula óssea
    ( ) Inibição do crescimento
    A alternativa correta é:
    (A) III, IV, II, V, I
    (B) IV, II, III, V, I
    (C) II, V, III, IV, I
    (D) II, IV, III, I, V

14. Dos fármacos anti-hipertensivos listados a seguir, qual(is) deles está(ão) contraindicado(s) na amamentação?
    I) Nitroprussiato
    II) Minoxidil
    III) Enalapril
    IV) Metildopa
    (A) I e II
    (B) III e IV
    (C) Somente III
    (D) Somente II

15. No estudo da etiologia das malformações, além dos fatores genéticos, cromossômicos e causas multifatoriais, fármacos e outros agentes químicos são responsáveis por:
    (A) 10%-12% das dismorfoses
    (B) 8%-10% das dismorfoses
    (C) 4%-5% das dismorfoses
    (D) 1%-2% das dismorfoses

16. Qual é o período gestacional mais sensível para a atuação de fármacos:
    (A) 1ª-5ª semanas
    (B) 2ª-12ª semanas
    (C) 8ª-20ª semanas
    (D) 20ª-30ª semanas

17. O FDA separou as drogas em categorias, conforme sua repercussão na gestação e lactação. Assinale a correlação incorreta:
    (A) A – a possibilidade de danos é remota
    (B) C – a droga pode ser administrada somente se o benefício justificar o potencial teratogênico
    (C) X – efeitos deletérios sobre o concepto ultrapassam os riscos
    (D) D – não há evidência de risco fetal humano

18. Em relação ao uso de ácido acetilsalicílico durante a gravidez e lactação, assinale a correta:
    (A) É um anti-inflamatório hormonal
    (B) Não possui evidência de risco fetal
    (C) Seu risco é C/D
    (D) No primeiro trimestre inibi a síntese de prostaglandinas

19. A atorvastatina hipolipemiante durante a gestação é:
    (A) Contraindicada
    (B) Indicada
    (C) Indicada se o benefício superar o risco
    (D) Não existem estudos

20. O metranidazol:
    (A) Pode ser utilizado durante a gestação
    (B) Nunca deve ser utilizado no primeiro trimestre da gestação
    (C) É a droga de escolha durante a amamentação
    (D) Nenhuma das anteriores

GESTAÇÃO GEMELAR

CAPÍTULO 69

1. Sobre gestação gemelar é correto afirmar:
   I) Aumenta a incidência com a idade materna
   II) É mais comum na raça branca
   III) Tem relação direta com a paridade
   (A) I, II, III
   (B) I e III
   (C) Somente III
   (D) I e II

2. Na gestação gemelar a apresentação mais comum é:
   (A) Cefálica/pélvica
   (B) Pélvica/pélvica
   (C) Cefálica/cefálica
   (D) Pélvica/cefálica

3. É correto afirmar que:
   I) A predisposição familiar é fenômeno observado nas gestações dizigóticas
   II) A gemelaridade mais frequente é a monozigótica
   III) A frequência das gestações monozigóticas tem permanecido relativamente estável
   (A) Somente I
   (B) I e III
   (C) II e III
   (D) I, II e III

4. Em relação aos cuidados durante o trabalho de parto, em gestação gemelar, considere as afirmações:
   I) Quando o peso fetal estimado de pelo menos um dos fetos for menor que 2.000 g, estando este em apresentação não cefálica, a via de parto indicada seria a abdominal
   II) Em parto vaginal, após o nascimento do primeiro feto, deve o obstetra proceder à dequitação antes de realizar o parto do segundo gemelar
   III) Não existe tempo máximo de espera entre o nascimento dos fetos, sendo que o intervalo ideal entre os partos, sugerido pela maioria dos estudos, é entre 15 e 30 min, baseado na monitorização do bem-estar fetal
   São corretas:
   (A) Apenas I
   (B) Apenas III
   (C) Apenas I e II
   (D) Apenas I e III

5. Sabe-se que a gestação gemelar apresenta algumas complicações que ocorrem mais frequentemente em relação à gestação simples, por isso, no decorrer do pré-natal, devem-se procurar identificar fatores de risco que possam desencadeá-las. Considere as afirmativas:
   I) A gemelaridade está associada a uma maior incidência de pré-eclâmpsia, que, nestes casos, tende a se instalar mais precocemente e possuir um curso mais fulminante
   II) As anomalias congênitas são mais frequentes nas gestações múltiplas e sabe-se que a síndrome de Down é mais comum em gêmeos do que em fetos únicos
   III) Durante o 3º trimestre de gestação, episódios de pequenos sangramentos vaginais devem ser atentamente investigados pelo maior risco de cervicodilatação precoce, já que a placenta prévia raramente ocorre em gestação gemelar
   São corretas:
   (A) Apenas I
   (B) Apenas II
   (C) Apenas I e III
   (D) I, II e III

6. Em relação à morbimortalidade perinatal em gestações gemelares, considere as afirmações:
   I) A anemia materna é mais frequente na gestação gemelar e possui como causa principal a maior demanda fetal
   II) A alta taxa de mortalidade perinatal tem como maior causa o baixo peso ao nascer que sempre está relacionado à prematuridade
   III) A transfusão feto-fetal é uma anormalidade que ocorre mais frequentemente em gestações gemelares monocoriônicas e caracteriza-se por anastomoses A-V em que o sangue é desviado de um feto para outro
   São corretas as afirmações:
   (A) Somente II
   (B) Somente III
   (C) Somente I e III
   (D) I, II e III

7. O(s) fator(es) que influencia(m) na taxa de gestações gemelares dizigóticas é(são):
   I) Melhor nutrição materna
   II) Menor paridade
   III) Uso de drogas indutoras de ovulação
   São corretas:
   (A) Somente II
   (B) Somente I e II
   (C) Somente I e III
   (D) I, II e III

8. Em relação à gestação gemelar, considere as afirmações:
   I) Em caso de eritroblastose fetal, em gestação dizigótica, um gêmeo pode ser Rh-positivo e o outro, Rh-negativo
   II) Quando detectado óbito de um dos gêmeos a conduta deverá sempre ser a imediata interrupção da gestação pelo alto risco materno de desenvolver CIVD
   III) A escolha da melhor via de parto depende somente da situação e apresentação dos fetos, assim como de suas relações entre si
   São corretas as afirmações:
   (A) Somente I
   (B) Somente II
   (C) Somente III
   (D) Somente I e II

9. Considere os itens a seguir:
   I) Polidrâmnio
   II) Pós-datismo
   III) Retardo do crescimento intrauterino
   Qual(ais) corresponde(m) a complicações que ocorrem mais frequentemente na gestação gemelar?
   (A) Apenas I
   (B) Apenas I e II
   (C) Apenas I e III
   (D) I, II e III

10. Em relação ao diagnóstico de gestação gemelar, considere as afirmações:
    I) A discrepância entre altura uterina e idade gestacional é um elemento que faz suspeitar de gestação gemelar já no primeiro trimestre
    II) A ausculta de dois focos fetais em zonas diferentes sempre nos confirmam o diagnóstico de gestação gemelar
    III) Quando há suspeita de gestação múltipla deve-se realizar diagnóstico diferencial com mola hidatiforme e macrossomia fetal
    Está correta:
    (A) Somente II
    (B) Somente III
    (C) Somente I e III
    (D) I, II e III

11. Em relação ao trabalho de parto em gestações gemelares, considere as afirmações:
    I) Após o nascimento do primeiro gêmeo ocorre um período de inércia uterina que sempre deverá ser corrigida com uso de ocitocina
    II) Complicação temerária durante o parto é a colisão entre os fetos, sendo que ocorre, mais frequentemente, nas apresentações pelvicocefálicas
    III) Nas gestações gemelares há maior incidência de sangramento pós-parto e complicações funiculares
    Está correta:
    (A) Apenas II
    (B) Apenas III
    (C) Apenas II e III
    (D) I, II e III

12. O(s) fator(es) que influencia(m) na taxa de gestações gemelares dizigóticas é(são):
    I) Herança materna
    II) Antecedentes familiares
    III) Uso de drogas indutoras de ovulação
    Está correta:
    (A) Somente III
    (B) Somente I e II
    (C) Somente I e III
    (D) Somente II

13. Apontam-se como complicações da gestação gemelar, exceto:
    (A) Polidrâmnio
    (B) Mortalidade perinatal
    (C) Serotinidade
    (D) Pielonefrite

14. Na gestação gemelar, quando a divisão do ovo ocorre do quarto ao oitavo dia, resultará em ovos:
    (A) Dicoriônico – Diamniótico
    (B) Monocoriônico – Diamniótico
    (C) Monocoriônico – Monoamniótico
    (D) Gêmeo acolado

15. Qual é o melhor indicador preditivo de parto prematuro, complicação frequentemente encontrada nas gestações gemelares:
    (A) Exame físico para avaliar o comprimento do colo
    (B) Comprimento do colo avaliado pelo exame ultrassonográfico
    (C) "Queda do ventre"
    (D) Insinuação estática

16. Na síndrome de transfusão gêmelo-gemelar, o feto receptor apresenta:
    (A) Oligoidrâmnio
    (B) Insuficiência cardíaca congestiva
    (C) Anemia
    (D) Crescimento intrauterino restrito

17. Sobre a sequência de perfusão arterial reversa do gemelar, podemos afirmar, exceto:
    (A) É encontrada em 1% das gestações monocoriônicas
    (B) Constitui o feto acárdico
    (C) Cerca de 50% dos fetos receptores sobrevivem
    (D) O tratamento consiste na oclusão do fluxo umbilical do feto receptor

18. Em relação ao diagnóstico de gestação gemelar, considere as afirmações:
    I) A discrepância entre altura uterina e idade gestacional é um elemento que faz suspeitar de gestação gemelar já no primeiro trimestre
    II) O reconhecimento pela ultrassonografia já é possível desde 5-6 semanas
    III) Quando há suspeita de gestação múltipla deve-se realizar diagnóstico diferencial com mola hidatiforme e macrossomia fetal
    Está correta:
    (A) Somente I
    (B) Somente II
    (C) Somente III
    (D) Somente I e II

19. Em relação ao trabalho de parto em gestações gemelares, considere as afirmações:
    I) Após o nascimento do primeiro gêmeo ocorre um período de inércia uterina que deverá ser corrigida com uso de ocitocina em altas doses
    II) Complicação temerária durante o parto é a distocia, sendo que ocorre mais frequentemente nas apresentações pelvicocefálicas
    III) Nas gestações gemelares há maior incidência de sangramento pós-parto e complicações funiculares
    Está correta:
    (A) Apenas I e II
    (B) Apenas I e III
    (C) Apenas II e III
    (D) I, II e III

20. O exame ultrassonográfico no primeiro trimestre da gestação gemelar tem como finalidade determinar:
    (A) Crescimento fetal
    (B) Volume de líquido amniótico
    (C) Implantação placentária
    (D) Corionicidade

21. Em uma gestação gemelar, onde o primeiro feto cefálico nasceu de parto normal e o segundo feto está em situação transversa, móvel e bolsa das águas íntegra, a conduta é:
    (A) Expectante
    (B) Versão interna
    (C) Versão externa
    (D) Cesariana

22. Em uma gestação gemelar, quando encontramos polidrâmnio em uma cavidade e oligoidrâmnio na outra, e um dos fetos apresenta-se macrossômico e hidrópico, a hipótese diagnóstica é:
    (A) Polidrâmnio idiopático da gemelaridade
    (B) Doença hemolítica perinatal
    (C) Infecção congênita por parvovírus B19
    (D) Síndrome da transfusão feto-fetal

23. São opções terapêuticas para síndrome transfusor-transfundido, exceto:
    (A) Septostomia amniótica
    (B) Tratamento com drogas, como a indometacina
    (C) Amniorredução seriada
    (D) Feticídio seletivo

Parte III Obstetrícia Normal (Parto e Puerpério)

FATORES DO PARTO

I – BACIA OBSTÉTRICA

1. A bacia é constituída pelos seguintes ossos, exceto:
   (A) Dois ilíacos
   (B) Sacro
   (C) Cóccix
   (D) Vértebra lombar

2. O estreito superior vai:
   (A) Do promontório à borda da sínfise púbica
   (B) Da borda inferior da sínfise à ponta do cóccix
   (C) Ao nível das espinhas ciáticas
   (D) De uma espinha ilíaca anterossuperior a do lado oposto

3. O menor diâmetro anteroposterior entre o promontório e sínfise púbica é denominado:
   (A) *Conjugata diagonalis*
   (B) *Conjugata* obstétrica
   (C) *Conjugata vera*
   (D) *Conjugata* anatômica

4. A *conjugata* obstétrica mede:
   (A) 9,5 cm
   (B) 12 cm
   (C) 10,5 cm
   (D) 8 cm

5. No estreito inferior, a retropulsão do cóccix aumenta o diâmetro em:
   (A) 11 cm
   (B) 1,5 cm
   (C) 9,5 cm
   (D) 10,5 cm

6. A bacia ginecoide caracteriza-se por, exceto:
   (A) Sacro largo, côncavo, com inclinação média
   (B) Diâmetro bi-isquiático reduzido
   (C) Estreito superior arredondado
   (D) Chanfradura ciática ampla

7. A bacia antropoide caracteriza-se por:
   (A) Estreito superior elíptico
   (B) Sacro estreito e longo
   (C) Chanfradura ciática ampla e pouco profunda
   (D) Todas as anteriores

8. A bacia que possui o estreito superior de forma triangular é denominada
   (A) Ginecoide
   (B) Antropoide
   (C) Androide
   (D) Platipeloide

9. A bacia platipeloide caracteriza-se por:
   (A) Sacro largo, curto e côncavo
   (B) Espinhas ciáticas proeminentes
   (C) Estreito superior ovalado
   (D) Todas as anteriores

10. Morfologia da bacia que apresenta melhor prognóstico para o parto transpélvico:
    (A) Antropoide
    (B) Androide
    (C) Ginecoide
    (D) Platipeloide

II – CONTRAÇÃO UTERINA

1. No período expulsivo, a média da atividade uterina é de:
   (A) 50 U.M
   (B) 100 U.M
   (C) 120 U.M
   (D) 250 U.M

2. A proteína contrátil da musculatura uterina é:
   (A) Actina
   (B) Miosina
   (C) Actinomiosina
   (D) Tropomiosina

3. No processo fisiológico da contratilidade da musculatura lisa uterina é correto afirmar:
   (A) O ATP supre a energia da contração
   (B) O evento contrátil é cálcio-dependente
   (C) A capacidade de trabalho do útero está determinada pela concentração de actinomiosina, adeninatrifosfato e adenina trifosfatase
   (D) Todas as anteriores

4. No mecanismo de parto, os papéis dos hormônios esteroides:
   (A) Estrogênio aumenta a concentração da proteína contrátil
   (B) A progesterona interfere na condução da onda contrátil
   (C) A concentração das *gaps-junctions* aumenta sob a ação do estrogênio
   (D) Todas as afirmativas estão corretas

5. A prostaglandina que desempenha papel mais importante no parto é:
   (A) PGE2
   (B) PGF2 alfa
   (C) Tromboxano A
   (D) PGI2

6. As contrações de Braxton-Hicks caracterizam-se por, exceto:
   (A) Tônus entre 3-8 mmHg
   (B) São percebidas pela gestante
   (C) Frequência muito baixa e são indolores
   (D) Possuem tríplice gradiente descendente

7. As contrações uterinas assumem o tríplice gradiente descendente:
   (A) Na fase puerperal
   (B) No início do trabalho de parto
   (C) Quando a dilatação do colo atinge 6 cm
   (D) No período expulsivo

8. Ao iniciar o trabalho de parto, a atividade uterina atinge:
   (A) 10-20 U.M
   (B) 20-30 U.M
   (C) 40-70 U.M
   (D) 80-120 U.M

9. A contração uterina tem as seguintes características, exceto:
   (A) É autônoma
   (B) Prevalece a propagação descendente
   (C) A contração é mais rápida que o relaxamento
   (D) Tem intensidade crescente à medida que se aproxima do colo

10. Durante o parto, a velocidade de propagação da onda contrátil uterina é:
    (A) 2 cm/segundo
    (B) 10 cm/segundo
    (C) 15 cm/segundo
    (D) 20 cm/segundo

III – ESTÁTICA FETAL

1. Denomina-se atitude ou hábito fetal:
   (A) Região fetal que se loca no estreito superior
   (B) Relação das diversas partes fetais entre si
   (C) Relação entre os grandes eixos fetal e uterino
   (D) Relação do dorso fetal com o lado materno

2. O feto aloja-se na cavidade uterina em atitude de:
   (A) Extensão
   (B) Deflexão
   (C) Flexão generalizada
   (D) Nádegas

3. A fontanela anterior ou grande fontanela é denominada:
   (A) Fontanela bregmática
   (B) Fontanela lambdoide
   (C) Fontanela ptérica
   (D) Fontanela astérica

4. A situação fetal mais frequente é:
   (A) Transversa
   (B) Longitudinal
   (C) Oblíqua
   (D) Inclinada

5. Nas apresentações cefálicas defletidas de 2º grau, o ponto de referência fetal é:
   (A) Mento
   (B) Lâmbda
   (C) Glabela
   (D) Bregma

6. Na apresentação pélvica completa, o feto encontra-se:
   (A) Com as coxas e pernas fletidas
   (B) Com as coxas fletidas contra a bacia e as pernas estendidas sobre a face anterior do tronco
   (C) Com as coxas fletidas e procidência de pé
   (D) Com as coxas fletidas e procidência de joelho

7. A relação dos pontos de referência maternos e fetais é denominada:
   (A) Apresentação
   (B) Situação
   (C) Atitude
   (D) Variedade de posição

8. Constituem pontos de referência maternos:
   (A) Púbis e iminências iliopectíneas
   (B) Extremidades do diâmetro transverso máximo
   (C) Sinostose sacroilíaca e sacro
   (D) Todas as anteriores

9. A variedade de posição OEA significa:
   (A) Apresentação pélvica, ponto de referência, o lâmbda, e está em correspondência com estreito superior à direita e anteriormente
   (B) Apresentação cefálica, ponto de referência, bregma, e está em correspondência com o estreito superior à esquerda e anteriormente
   (C) Apresentação cefálica, ponto de referência, lambda, e está em correspondência com o estreito superior à esquerda e anteriormente
   (D) Apresentação pélvica, ponto de referência, lâmbda, e está em correspondência com o estreito superior à esquerda e anteriormente

10. Qual a linha de orientação de uma apresentação cefálica defletida de 2º grau:
    (A) Sutura sagital
    (B) Linha metópica
    (C) Sutura sagitometópica
    (D) Linha facial

DETERMINISMO E PERÍODOS DO PARTO

1. O principal fator do determinismo do parto é
   (A) Diminuição dos receptores de ocitocina
   (B) Diminuição do nível de prostaglandinas
   (C) Aumento da relação estrogênio-progesterona
   (D) Aumento dos níveis de progesterona

2. Com relação à teoria ocitocínica é correto afirmar:
   (A) A concentração máxima de ocitocinase é alcançada com 38 semanas
   (B) A ocitocina endógena é regulada pela ocitocinase que a inativa no plasma
   (C) A distensão vaginal não interfere na liberação de ocitocina
   (D) Os "surtos" de ocitocina são observados particularmente no início do trabalho de parto

3. Assinale a afirmativa incorreta sobre a teoria da gangorra:
   (A) Os níveis acrescidos de progesterona, durante a gestação, mantêm o limiar de excitabilidade do útero elevado
   (B) Uma vez diminuída a concentração de progesterona endógena abaixo de um valor crítico, o útero de órgão refratário converte-se em reator
   (C) A progesterona estabiliza o cálcio armazenado no retículo sarcoplasmático, tornando-o inativo em acionar o sistema contrátil
   (D) A ocitona e a prostaglandina possuem efeitos sinérgicos aos da progesterona

4. De acordo com a teoria prostaglandínica:
   (A) Qualquer estímulo que facilite a síntese de PGE2 nas membranas fetais pode iniciar eventos que formam PGF2
   (B) PGF2 age diretamente no miométrio para iniciar a contração uterina
   (C) As prostaglandinas desempenham um papel relevante na manutenção das contrações uterinas
   (D) Todas as anteriores

5. Assinale a afirmativa correta em relação à teoria fetal:
   (A) Próximo do termo, a maior atividade da 17-hidroxilase placentária leva ao aumento da produção de estrogênios e à menor secreção de progesterona
   (B) A ativação da 17-hidroxilase placentária é induzida pelo cortisol de origem materna
   (C) A síntese placentária de progesterona é decrescente até o termo
   (D) A alteração na relação de estrogênio progesterona não interfere na síntese de prostaglandinas

6. Qual teoria do determinismo do parto afirma que a concentração dos receptores de ocitocina no miométrio atinge níveis máximos no parto?
   (A) Teoria fetal
   (B) Teoria ocitocínica
   (C) Teoria do receptor de ocitocina
   (D) Teoria prostaglandínica

7. O trabalho de parto é dividido pelo conceito tradicional por:
   (A) Dois períodos
   (B) Três períodos
   (C) Quatro períodos
   (D) Cinco períodos

8. São critérios diagnósticos de trabalho de parto:
   (A) Pelo menos duas contrações rítmicas em 10 minutos
   (B) Colo apagado e dilatado para 2 cm nas primíparas
   (C) Colo semiapagado e dilatado para 3 cm nas multíparas
   (D) Todas as anteriores

9. O primeiro período do parto corresponde à fase
   (A) De dilatação
   (B) Latente
   (C) De expulsão
   (D) De delivramento

10. O término da fase de dilatação ocorre
    (A) Na ruptura das membranas ovulares
    (B) Na dilatação total
    (C) No secundamento
    (D) No período expulsivo

11. O segundo período tem como característica, exceto:
    (A) Cinco contrações em cada 10 minutos
    (B) Associação sincrônica das metrossístoles e força contrátil do diafragma e parede abdominal
    (C) Inicia-se com a dilatação total e encerra-se com a saída do feto
    (D) Encerra-se com o fim do secundamento

12. Com relação à duração normal do trabalho de parto nas primíparas:
    (A) A fase ativa tem período de dilatação de cerca de 12 horas
    (B) O período expulsivo tem duração de 50 minutos
    (C) A fase latente dura em média 20 horas
    (D) Todas as anteriores

13. São tempos fundamentais do terceiro período, exceto:
    (A) Descolamento
    (B) Descida
    (C) Observação
    (D) Despreendimento

14. O descolamento da placenta ocorrido de acordo com o mecanismo de Baudelockue-Schultze caracteriza-se por:
    (A) Ocorrer em 10% dos casos
    (B) Apresentar desprendimento pela face fetal
    (C) Apresentar desprendimento pela face materna
    (D) Ocorrer posteriormente à saída do hematoma retroplacentário

15. No antigo sítio de inserção placentário, formam-se ligaduras denominadas:
    (A) Ligaduras vivas de Pinard
    (B) Ligaduras de Greenberg
    (C) Ligaduras de Crede
    (D) Ligaduras de Jacob Dublin

16. Com relação a duração normal do trabalho de parto nas multíparas:
    (A) A fase latente dura em média 14 horas
    (B) A expulsão dura em torno de 20 minutos
    (C) A fase ativa do trabalho de parto tem duração (aproximada) de 7 horas
    (D) Todas as anteriores

17. O quarto período caracteriza-se:
    (A) Pela segunda hora após a saída da placenta
    (B) Pela primeira hora após o delivramento
    (C) Pela primeira hora após o parto
    (D) Pela terceira hora após a saída da placenta

18. A contração uterina que ocorre imediatamente após a expulsão da placenta é responsável pelo mecanismo de:
    (A) Miotamponagem
    (B) Trombotamponagem
    (C) Contração uterina fixa
    (D) Indiferença miouterina

19. A contração do miométrio e a pressão do trombo, no quarto período, determinam:
    (A) Ligaduras vivas de Pinard
    (B) Contração uterina fixa
    (C) Equilíbrio miotrombótico
    (D) Trombotamponagem

20. No mecanismo de Baudalocque-Duncan, podemos afirmar, exceto que:
    (A) A expulsão ocorre pela face materna
    (B) A desinserção começa pela borda inferior
    (C) Desprende-se em forma de guarda-chuva
    (D) O hematoma retroplacentário exterioriza-se antes da placenta

MECANISMO DO PARTO E FENÔMENOS PLÁSTICOS FETAIS

CAPÍTULO 72

1. São fatores que podem determinar variação nas características gerais de mecanismo do parto:
   (A) Contenção da parede abdominal e dilatação do colo uterino
   (B) Morfologia da pelve e tipo de apresentação fetal
   (C) Contração uterina e tipo de apresentação fetal
   (D) Morfologia da pelve e dilatação do colo uterino

2. A passagem da maior circunferência da apresentação fetal através do anel do estreito superior da bacia denomina-se:
   (A) Posição
   (B) Atitude ou hábito fetal
   (C) Insinuação
   (D) Situação

3. A variedade de posição em que mais frequentemente ocorre a insinuação, considerando a pelve de morfologia ginecoide, é:
   (A) OEA
   (B) ODA
   (C) OET
   (D) ODP

4. O tipo de bacia na qual a insinuação ocorre quase que obrigatoriamente pelos diâmetros transversos é:
   (A) Ginecoide
   (B) Androide
   (C) Platipeloide
   (D) Antropoide

5. A insinuação em variedades de posição diretas (anteriores – OP ou posteriores – OS) ocorre mais frequentemente nas bacias do tipo:
   (A) Ginecoide
   (B) Antropoide
   (C) Androide
   (D) Platipeloide

6. No início do parto, com o feto em apresentação cefálica fletida, o diâmetro da cabeça fetal que se apresenta ao estreito superior da bacia é:
   (A) Occipitofrontal
   (B) Suboccipitobregmático
   (C) Suboccipitofrontal
   (D) Occipitobregnático

7. No processo de descida do feto durante o parto, a cabeça fetal sofre rotação que leva a sutura sagital a se orientar no sentido anteroposterior da saída do canal do parto. Isto se deve ao fato de, exceto:
   (A) O maior diâmetro dos estreitos médio e inferior da bacia ser o anteroposterior
   (B) A contração uterina favorecer a um estreitamento no sentido laterolateral do órgão
   (C) O assoalho pélvico apresentar planos laterais inclinados que fazem com que o maior diâmetro das partes moles do canal do parto seja o anteroposterior
   (D) Necessidade de insinuação das espáduas no diâmetro transverso do estreito superior

8. Em relação aos tempos do mecanismo do parto, assinale a alternativa incorreta:
   (A) O desprendimento da cabeça fetal nas apresentações cefálicas fletidas se dá por movimento de deflexão
   (B) A rotação interna da cabeça ocorre em concomitância à rotação interna das espáduas
   (C) A insinuação em multíparas ocorre, na maioria das vezes, de forma dinâmica, e depende das contrações uterinas do período expulsivo para se completar
   (D) A espádua anterior é a primeira a se desprender

9. Assinclitismo é:
   (A) Movimento de inclinação lateral da cabeça fetal durante o parto
   (B) Movimento de flexão da cabeça fetal durante o parto
   (C) Movimento de inclinação lateral do dorso fetal durante o parto
   (D) Movimento de flexão do dorso fetal durante o parto

10. Relacione a coluna da direita com a da esquerda e assinale a alternativa correta:
    ( ) Assinclitismo anterior
    ( ) Encravamento
    ( ) Rotação externa da cabeça
    ( ) Desprendimento da cabeça
    ( ) Assinclitismo posterior

    1. Obliquidade de Litzmann
    2. Deflexão
    3. Obliquidade de Nägele
    4. Assinclitismo permanente
    5. Ocorre em concomitância à rotação interna das espáduas

    (A) 3, 4, 2, 1, 5
    (B) 3, 4, 2, 5, 1
    (C) 3, 4, 5, 2, 1
    (D) 3, 5, 2, 4, 1

11. Nas apresentações cefálicas fletidas, o ponto de referência e a linha de orientação fetais que devem ser considerados para a determinação da variedade de posição durante o trabalho de parto são, respectivamente:
    (A) Lambda e sutura sagital
    (B) Bregma e sutura natópica
    (C) Bregma e sutura sagital
    (D) Lambda e sutura coronal

12. No parto de fetos em apresentação pélvica, a insinuação da cintura pélvica está completa quando:
    (A) O diâmetro sacropúbico transpôs a área do estreito superior da bacia
    (B) O diâmetro sacrofemoral transpôs a área do estreito superior da bacia
    (C) O diâmetro bitrocantérico transpôs a área do estreito superior da bacia
    (D) O diâmetro sacrotibial transpôs a área do estreito superior da bacia

13. Em relação ao mecanismo do parto em apresentação pélvica, assinale a alternativa incorreta:
    (A) Na apresentação pélvica completa, a circunferência de insinuação é a sacrofemoral
    (B) Na apresentação pélvica incompleta, a circunferência de insinuação é a sacrotibial
    (C) A rotação interna da cintura pélvica ocorre simultaneamente à descida e obitrocantérico roda 45°-P, orientando-se no sentido anteroposterior
    (D) O desprendimento da cabeça derradeira ocorre após deflexão do polo cefálico

14. Em apresentações cefálicas defletidas de 1°, 2° e 3° graus, os pontos de referência fetais são respectivamente:
    (A) Lambda, glabela e mento
    (B) Bregma, glabela e mento
    (C) Glabela, mento e bregma
    (D) Bregma, lambda e mento

15. Em relação ao mecanismo do parto em apresentação cefálica defletida de 3° grau, assinale a alternativa incorreta:
    (A) A cabeça apresenta-se ao estreito superior sem a acomodação habitual, com o bimalar em assinclitismo, penetrando na bacia em atitude defletida
    (B) Nas variedades anteriores, o polo cefálico penetra mais facilmente na bacia
    (C) Nas variedades posteriores, a saliência do promontório não permite insinuação, e a descida da cabeça é dificultada tanto mais precocemente quanto mais posterior for o mento
    (D) A rotação externa e o desprendimento são diferentes dos havidos nas apresentações cefálicas fletidas

16. As modificações plásticas durante o parto dependem de, exceto:
    (A) Duração do parto
    (B) Tipo de bacia materna
    (C) Intensidade das contrações uterinas
    (D) Paridade materna

17. A bossa serossanguínea decorre de:
    (A) Pressão negativa exercida pelo ar da cavidade vaginal sobre o polo cefálico fetal
    (B) Diferenças de pressão ocorridas, com dificuldades opostas à circulação de retorno, nos tecidos que a compõem
    (C) Aumento da pressão endocraniana fetal
    (D) Derrames sanguíneos subperiósticos

18. *Caput succedaneum* é:
    (A) Cefalematoma
    (B) Bossa serossanguínea volumosa
    (C) Cavalgamento exagerado das parietais
    (D) Deflexão excessiva do polo cefálico fetal

19. Cefalematomas são:
    (A) Derrames sanguíneos subperiósticos
    (B) Infiltração dos tegumentos do polo cefálico por sangue e serosidades
    (C) Derrames sanguíneos intracranianos
    (D) Hematomas extradurais fetais

20. Os fenômenos plásticos fetais exagerados em geral indicam:
    (A) Assistência obstétrica inoperante
    (B) Óbito fetal intraútero
    (C) Adaptação fisiológica a um parto de evolução normal
    (D) Imaturidade fetal

21. A bossa serossanguínea localiza-se com maior frequência:
    (A) Na face
    (B) No ombro
    (C) No couro cabeludo
    (D) Na nádega

22. A "fronte olímpica", caracterizada por proeminência da região frontal e depressão das regiões parietais posteriores e occipital, ocorre nas apresentações:
    (A) Cefálicas fletidas
    (B) Cefálicas defletidas de 1° grau
    (C) Cefálicas defletidas de 2° grau
    (D) Cefálicas defletidas de 3° grau

23. Apresentação fetal é:
    (A) A relação entre o maior eixo fetal e o maior eixo uterino
    (B) A relação das diversas partes fetais entre si
    (C) A relação entre o polo fetal e o estreito superior da pelve materna
    (D) A relação do dorso fetal com pontos de referência do abdome materno

24. As suturas são linhas que separam os ossos do crânio; a sutura sagital refere-se a:
    (A) Linha que separa os ossos frontais
    (B) Linha entre os dois ossos parietais
    (C) Linha entre os ossos parietais e occipitais
    (D) Linha entre os ossos parietais e temporais

25. Relacione a atitude do polo cefálico com a respectiva apresentação:
    ( ) Flexão generalizada   1. Face
    ( ) Deflexão de 1° grau   2. Bregma
    ( ) Deflexão de 2° grau   3. Vértice
    ( ) Deflexão de 3° grau   4. Fronte
    A sequência correta é:
    (A) 3- 4 -1 -2
    (B) 2- 3 -4 -1
    (C) 3- 4- 2 -1
    (D) 3- 2- 4 -1

26. Assinale a alternativa incorreta:
    (A) As apresentações defletidas podem ser apenas achados transitórios durante o mecanismo de parto
    (B) A Apresentação de fronte é rara e impossibilita, na grande maioria das vezes, o parto vaginal
    (C) A apresentação fetal mais favorável ao parto vaginal é a cefálica fletida, preferencialmente as de variedades posteriores
    (D) A apresentação de bregma geralmente é achado transitório, transformando-se, na maioria das vezes, em apresentação cefálica feltida

27. Em relação ao assinclitismo, pode-se afirmar que:
    (A) O assinclitismo, quando transitório, pode ser considerado um movimento fisiológico de acomodação da apresentação
    (B) É anterior quando a sutura sagital está mais próxima do pube que do sacro
    (C) É posterior quando a sutura sagital está mais próxima do sacro que do pube
    (D) É o movimento de inclinação lateral da apresentação durante deslocamento pelo canal do parto e, quando definitivo, é considerado fisiológico

28. Em relação ao mecanismo do parto, assinale a alternativa incorreta:
    (A) É o conjunto de movimentos passivos corporais fetais com o objetivo de colocar os menores diâmetros do feto em concordância com os menores diâmetros da pelve materna
    (B) A insinuação é a passagem do maior diâmetro transverso da apresentação pelos limites do estreito superior da bacia materna
    (C) O movimento complementar mais fisiológico que permite a diminuição dos diâmetros da apresentação é a flexão
    (D) Na apresentação cefálica fletida, o movimento acessório para o desprendimento fetal é a flexão

29. Em relação ao parto com apresentação pélvica, assinale a alternativa incorreta:
    (A) A insinuação é mais difícil nas apresentações pélvicas completas em comparação às apresentações pélvicas incompletas
    (B) O desprendimento fetal é mais fácil na apresentação pélvica completa em comparação à apresentação pélvica incompleta
    (C) A apresentação pélvica completa é quando as coxas estão fletidas sobre a bacia e as pernas estendidas sobre a superfície anterior do tronco
    (D) A frequência das apresentações pélvicas é maior na gestação pré-termo do que na gestação a termo

30. Em relação a estática fetal, relacione o ponto de referência com a linha de orientação:
    ( ) Lambda   1. Sutura metópica
    ( ) Bregma   2. Sutura sagital
    ( ) Glabela   3. Sutura sagitometópica
    ( ) Mento   4. Linha Facial
    A sequência correta é:
    (A) 2- 3 -1 -4
    (B) 3- 1 -4 -2
    (C) 2- 1 -3 -4
    (D) 3- 4 -1 -2

31. Na apresentação cefálica fletida a sequência dos tempos no mecanismo do parto é a seguinte:
    (A) Insinuação, descida com rotação externa, desprendimento
    (B) Insinuação, descida com rotação interna, desprendimento
    (C) Flexão, descida com rotação externa, insinuação
    (D) Flexão, descida com rotação interna, desprendimento

32. Assinale o maior diâmetro da cabeça fetal:
    (A) Suboccipitofrontal
    (B) Occipitofrontal
    (C) Occipitomentoniano
    (D) Suboccipitobregmático

ASSISTÊNCIA AO PARTO E AVALIAÇÃO DA VITALIDADE FETAL INTRAPARTO

CAPÍTULO 73

1. Em relação à assistência ao primeiro período do parto, os seguintes cuidados devem ser obrigatoriamente dispensados à gestante, exceto:
   (A) Estimular a administração de líquidos claros para evitar a desidratação em pacientes de baixo risco e com trabalho de parto eutócico
   (B) Realizar ausculta dos batimentos cardiofetais no menor espaço de tempo possível
   (C) Realizar toque vaginal a cada hora para avaliar a evolução da dilatação cervical
   (D) Realizar cateterismo vesical quando houver dificuldade à micção espontânea

2. A adoção do decúbito lateral esquerdo pela gestante em trabalho de parto tem as seguintes vantagens, exceto:
   (A) Diminuir a frequência e aumentar a intensidade das contrações uterinas
   (B) Favorecer a elevação do fluxo sanguíneo uteroplacentário
   (C) Reduzir a frequência de hipotensão arterial por compressão dos vasos abdominais
   (D) Reduzir o débito cardíaco, diminuindo os riscos de hipertensão arterial

3. Em relação à amniotomia na assistência ao trabalho de parto, assinale a alternativa correta:
   (A) É procedimento inócuo, devendo ser realizada no início do trabalho de parto
   (B) Só deve ser realizada no início do segundo período
   (C) Pode ser praticada para correção de um trabalho de parto lento, afastada desproporção cefalopélvica
   (D) Seu uso está sempre associado a sofrimento fetal intraparto

4. Um dos fatores que determina a evolução anormal do trabalho de parto e risco de sofrimento fetal é a incoordenação uterina. As medidas a seguir são eficazes no tratamento das incoordenações, exceto:
   (A) Adoção do decúbito lateral pela paciente
   (B) Amniotomia
   (C) Perfusão venosa contínua de ocitocina
   (D) Uso de uterolíticos

5. Na condução do parto, a infusão de ocitocina, quando indicada, deve ser iniciada na dose de:
   (A) 1 mU por minuto
   (B) 4 mU por minuto
   (C) 6 mU por minuto
   (D) 8 mU por minuto

6. O prolongamento da fase ativa do trabalho de parto deve-se a um dos fatores a seguir, exceto:
   (A) Desproporção cefalopélvica
   (B) Maior tônus da musculatura uterina
   (C) Uso de anestesia de condução
   (D) Má posição fetal

7. Durante o uso de ocitocina na condução do trabalho de parto, a paciente pode apresentar:
   (A) Hipertensão arterial por efeito direto da substância sobre os vasos sanguíneos
   (B) Hipotensão arterial acompanhada de taquicardia e aumento do débito cardíaco
   (C) Hipertensão arterial por efeito miocárdico direto determinando aumento do débito cardíaco
   (D) Hipotensão arterial acompanhada de bradicardia e redução do débito cardíaco

8. A meperidina não leva à depressão respiratória e hipotonicidade no recém-nascido, se usada:
   (A) Até uma hora antes de terminado o parto
   (B) No início do trabalho de parto, quando a previsão do tempo de nascimento é maior que 4 horas
   (C) Somente no período expulsivo
   (D) Em qualquer período do parto, pois não exerce efeito depressivo sobre o recém-nascido

9. São condições que podem associar-se a período expulsivo prolongado, exceto:
   (A) Apresentações cefálicas fletidas em variedade posterior
   (B) Assinclitismo persistente
   (C) Apresentações de face
   (D) Apresentações cefálicas fletidas em variedade anterior

10. No período expulsivo prolongado com feto em apresentação cefálica fletida, associado à hipocinesia uterina, a medida mais apropriada para observar o desprendimento fetal é:
    (A) Infusão endovenosa de ocitocina
    (B) Manobra de Kristeller
    (C) Aplicação de fórceps de alívio
    (D) Operação cesariana

11. Método de eleição para analgesia e relaxamento perineal durante o período expulsivo é:
    (A) Raque em sela
    (B) Narcoaceleração
    (C) Bloqueio bilateral no nervo pudendo interno
    (D) Bloqueio paracervical

12. Em relação à episotomia médio-lateral, podemos afirmar:
    (A) Permite uma ampliação limitada do canal do parto
    (B) Tem indicação relativa para partos instrumentados
    (C) Está associada a maior incidência de prolongamento do esfíncter anal
    (D) Seu uso deve ser proscrito pelo risco elevado de formação de hematomas

13. Na assistência ao período expulsivo do parto, é correto afirmar:
    (A) A membrana de Kristella é procedimento inofensivo, estando seu uso indicado em qualquer tipo de parto
    (B) A rotação inadequada da cápsula fetal é mais comum em parturientes submetidas a analgesia
    (C) A episiotomia só deve ser realizada quando o períneo estiver completamente distendido
    (D) O bloqueio paracervical deve ser o método de eleição para promover o relaxamento perineal e favorecer a realização da episiotomia

14. Na assistência ao parto em apresentação pélvica, é correto afirmar:
    (A) A amniotomia está indicada após dilatação cervical de 6 cm
    (B) A episiotomia é obrigatória e deve ser alargada, sobretudo em primigestas
    (C) O fórcipe de Piper sempre deve ser aplicado no desprendimento do polo cefálico
    (D) Por ser o parto das "dificuldades crescentes", o uso de acitócicos torna-se imperativo para abreviar a duração do período expulsivo

15. A manobra de Bracht tem por objetivo:
    (A) Favorecer o desprendimento dos ombros e da cabeça
    (B) Promover a rotação interna da cabeça fetal
    (C) Induzir à deflexão do polo cefálico fetal favorecendo sua insinuação
    (D) Favorecer a rotação externa dos ombros

16. O método mais utilizado para avaliação da vitalidade fetal intraparto é:
    (A) Dopplefluxometria
    (B) Cardiotocografia
    (C) Ultrassonografia
    (D) Fetoscopia

17. O principal objetivo da monitorização fetal intraparto é:
    (A) Diminuir o número de cesarianas
    (B) Melhorar o bem-estar materno
    (C) Detecção precoce do sofrimento fetal
    (D) Melhorar a contratilidade uterina

18. A desaceleração precoce é provavelmente causada por:
    (A) Compressão do polo cefálico
    (B) Circular de cordão
    (C) Hipóxia fetal
    (D) Nenhuma das anteriores

19. A amostra do sangue do couro cabeludo fetal tem como objetivo:
    (A) Determinar a glicemia fetal
    (B) Determinar o pH fetal
    (C) Determinar o nível de oxigênio fetal
    (D) Estimular o feto

20. Além da cardiotocografia, os outros métodos que avaliam a vitalidade fetal são:
    (A) Avaliação do pH fetal
    (B) Oximetria de pulso fetal
    (C) Estimulação do couro cabeludo fetal
    (D) Todas as anteriores

21. Sobre o trabalho de parto, é correto afirmar:
    (A) Dinâmica uterina inferior a 3 contrações em 10 minutos configura a fase ativa
    (B) Perda de líquido associada a contrações uterinas, independente do grau de dilatação, configura o trabalho de parto
    (C) A presença de acompanhante durante o trabalho de parto é desaconselhável por promover maior ansiedade na paciente
    (D) Paciente com diagnóstico de falso trabalho de parto deve ser reavaliada em 2 horas

22. A cardiotocagrafia fetal intraparto é indicada:
    (A) Rotineiramente, em todas as pacientes admitidas no centro obstétrico
    (B) Quando houver fator de risco materno, como baixa estatura
    (C) Na presença de risco fetal, como crescimento intrauterino restrito
    (D) Em pacientes Rh negativo e Coombs indireto negativo

23. Sobre parto com cesariana prévia é correto afirmar, exceto:
    (A) A taxa global média de sucesso de parto após cesariana é de 75%
    (B) Cesariana prévia é contraindicação absoluta para tentativa de parto normal
    (C) É controversa a indicação em pacientes com mais de 40 anos
    (D) Parada da atividade uterina previamente eficiente pode ser indicador de ruptura uterina

24. O segundo período do parto tem como característica:
    (A) O uso regular de ocitocina
    (B) Posições maternas verticalizadas podem aumentar lacerações de segundo grau e aumentar a perda sanguínea
    (C) Todos os recém-nascidos devem ser colocados sobre o ventre materno, para o contato pele a pele, independente do Apgar
    (D) A duração média do segundo período do parto em primíparas é de cerca de 45 minutos

25. Assinale a alternativa errada sobre o manejo ativo do terceiro período do parto:
    (A) É recomendada a administração de 10 UI intramuscular de ocitocina, imediatamente após o nascimento
    (B) Se a placenta não dequitar-se em 15 minutos, deverá ser realizada curagem/curetagem
    (C) É realizada massagem uterina
    (D) Recomendável tração controlada do cordão umbilical

26. O globo de segurança de Pinard é observado:
    (A) No quarto período do parto
    (B) No início do primeiro período do parto, por meio da manobra de Leopold
    (C) Durante a manobra de Bracht
    (D) Em pacientes com pródromos de trabalho de parto

PUERPÉRIO E LACTAÇÃO

1. Define-se como puerpério imediato:
   (A) O período entre 10º e 45º dia após o parto
   (B) O período do 1º ao 10º dia após parto
   (C) O período até 12 horas após o parto
   (D) As primeiras 24 horas após o parto

2. São características presentes na "Crise Genital", exceto:
   (A) Útero contraído com fundo localizado junto da cicatriz umbilical
   (B) A cérvice uterina em aproximadamente 12 horas perde o aspecto pregueado que a caracteriza no pós-parto imediato
   (C) Os esfregaços vaginais vão se tornando mais tróficos e o epitélio hipertrófico e hiperplásico
   (D) O elemento primordial da hemostasia no pós-parto imediato é o globo de segurança que permite às ligaduras vivas de Pinard constricção dos vasos parietais pelo miométrio contraído

3. No pós-parto:
   (A) A cavidade uterina encontra-se inteiramente epitelizada no 25º dia
   (B) Os lóquios podem estar presentes até meados do pós-parto tardio, passando de serossanguíneos a serosos
   (C) O útero continua a regredir, porém mais lentamente, até a 6º semana, embora nunca mais retorne às proporções de nulípara
   (D) Todas as afirmativas estão corretas

4. Em relação ao pós-parto remoto, é correto afirmar:
   (A) Independe da lactação
   (B) Corresponde ao período de 45º ao 60º dia pós-parto
   (C) Nas não lactantes, a menstruação retorna, em média, um mês e meio após o parto
   (D) Nenhuma das alternativas anteriores está correta

5. Sobre o sistema endócrino no período puerperal, considere as seguintes alternativas:
   I) Ocorre o desaparecimento rápido dos níveis de hCG e hPl plasmáticos
   II) As gonadotrofinas hipofisárias ascendem no plasma
   III) Os estrogênios apresentam queda súbita devido ao desaparecimento da atividade placentária
   Estão corretas:
   (A) I e II
   (B) I e III
   (C) II e III
   (D) I, II e III

6. Assinale a afirmativa incorreta:
   (A) O rendimento cardíaco encontra-se diminuído na 1ª hora pós-parto
   (B) A pressão venosa dos membros inferiores normaliza-se imediatamente após o parto
   (C) A presença de leucocitose à custa de granulócitos neutrófilos é fisiológica
   (D) A concentração de hemoglobina retorna a níveis pré-gravídicos em 6 semanas do parto

7. São causas de estrangúria no puerpério, exceto:
   (A) Incapacidade esfincteriana pelo tocotraumatismo
   (B) Lesões da uretra, meato e vestíbulo
   (C) Infecção do trato urinário
   (D) Desidratação fisiológica do trabalho de parto

8. É correto afirmar:
   (A) Há um aumento na mobilidade intestinal no puerpério
   (B) O deambular precoce auxilia na restauração da função intestinal
   (C) O funcionamento fisiológico do trato gastrointestinal é restaurado no pós-parto tardio
   (D) Todas as alternativas estão corretas

9. Puérpera nas 18 primeiras horas do parto transpélvico apresenta temperatura axilar de 37,9° C, sem queixas, restante do exame clinico compatível com puerpério fisiológico. A melhor conduta é:
   (A) Coleta de amostras para hemocultura e urocultura e início de antibioticoterapia empírica
   (B) Observar, já que os achados são compatíveis com puerpério fisiológico
   (C) Solicitar hemograma completo, EAS e ultrassonografia transvaginal
   (D) Iniciar esquema tríplice de antibiótico, já que a principal hipótese diagnóstica é endometrite

10. Com relação ao deambular precoce no puerpério é correto afirmar:
    (A) Auxilia na prevenção do tromboembolismo
    (B) Estimula função miccional
    (C) Ajuda no melhor funcionamento do trato gastrointestinal
    (D) Todas as afirmativas estão corretas

11. A apojadura habitualmente ocorre:
    (A) No 1° dia pós-parto
    (B) No 5° dia pós-parto
    (C) No 3° dia pós-parto
    (D) Nenhuma das respostas anteriores

12. A profilaxia eficaz da mastite puerperal consiste em:
    (A) Manutenção da higiene e da integridade cutânea dos mamilos
    (B) Esvaziamento completo das mamas após cada mamada
    (C) Ordenha das mamas em caso de ingurgitamento mamário
    (D) Todas as afirmativas estão corretas

13. Sobre o puerpério fisiológico, pode-se afirmar que:
    (A) O útero puerperal tem consistência firme e altamente móvel
    (B) O fundo uterino mede cerca de 10 a 12 cm com aproximadamente 24 h após o parto.
    (C) Os lóquios são exclusivamente sanguíneos no período do puerpério imediato
    (D) Todas as afirmativas estão corretas

14. Correlacione as colunas:
    1. Puerpério imediato   ( ) do 10° ao 45° dia pós-parto
    2. Puerpério tardio   ( ) após o 45° dia pós-parto
    3. Puerpério remoto   ( ) do 1° ao 10° dia pós-parto
    A correlação correta é:
    (A) 1, 2 e 3
    (B) 2, 3 e 1
    (C) 3, 2 e 1
    (D) 2, 1 e 3

15. São vantagens do aleitamento materno, exceto:
    (A) Proteção do recém-nascido contra infecções
    (B) É econômico
    (C) Engrandece a "relação mãe-filho"
    (D) Absolutamente efetivo como método contraceptivo

16. A unidade morfofuncional da mama é:
    (A) O ducto mamário
    (B) O ácino mamário
    (C) Os lóbulos mamários
    (D) Nenhuma das respostas anteriores

17. Em relação à lactogênese, é possível afirmar, exceto:
    (A) Nos primeiros dois dias pós-parto há poucas transformações nas mamas, apenas ocorre secreção de colostro
    (B) No 3° dia pós-parto há a apojadura, com aumento do fluxo sanguíneo e calor locais, que podem ser confundidos com elevação térmica patológica
    (C) A lactogenese é estabelecida pelos altos níveis de estrogênio e progesterona plasmáticos
    (D) Iniciada a lactogênese, ela é mantida pelo reflexo neuroendócrino pela sucção do mamilo pelo lactente

18. A composição do colostro difere do leite materno maduro por possuir maior teor de:
    (A) Glicídeos
    (B) Lipídeos
    (C) Possui quantidades semelhantes de todas as substâncias
    (D) Proteínas

19. Sobre a lactopoese, é correto afirmar:
    (A) Prolactina mantém a secreção láctea
    (B) A ocitocina é a responsável pela ejeção láctea
    (C) O estímulo da sucção do mamilo faz com que o hipotálamo não libere o fator inibidor da prolactina, promovendo a manutenção da secreção láctea pela prolactina
    (D) Todas as afirmativas estão corretas

20. São drogas que tem uso compatível com a amamentação:
    (A) Warfarina, digoxina, ampicilina
    (B) Digoxina, clorpromazina e cefalexina
    (C) Diuréticos, amiodarona e tetraciclinas
    (D) Metronidazol, difenilidantoína e insulina

21. Em caso de puérpera rh-negativo é correto afirmar:
    (A) A imunoglobulina anti-D 300 microgramas deve ser administrada intramuscular o mais breve possível pós-parto em todos os casos
    (B) A imunoglobulina anti-D não tem o efeito esperado quando o Coombs indireto é positivo
    (C) A imunoglobulina anti-D deve ser administrada em até 10 dias pós-parto em mulheres não sensibilizadas com RNs fator rh-positivo
    (D) A imunoglobulina anti-D deve ser administrada no período ótimo de até 72 horas quando o RN tiver Coombs direto positivo

22. São indicações formais para a não amamentação:
    (A) Mãe soropositiva para HIV
    (B) Mãe soropositiva para HTLV1
    (C) Mãe soropositiva para hepatite C
    (D) Mãe usuária de drogas de abuso

23. Qual das alternativas abaixo está incorreta?
    (A) Mamilos planos ou invertidos podem dificultar, mas não impossibilitam a amamentação.
    (B) Presença de sangue no leite é um fenômeno transitório mais frequente em primíparas e que melhora com esvaziamento mamário
    (C) A maioria dos traumas mamilares é causada por má técnica de amamentação
    (D) Deve-se evitar uso de sutiã no período de amamentação por dificultar o enchimento das mamas

24. O alojamento conjunto:
    (A) É um sistema hospitalar em que o recém-nascido sadio permanece ao lado da mãe 24 horas por dia até a alta hospitalar
    (B) É benéfico para a prática da amamentação
    (C) Promove maior envolvimento entre os pais e o recém-nascido
    (D) Causa maior esgotamento materno por privar as mães do repouso noturno

25. Faz parte do puerpério normal, exceto:
    (A) A diminuição da pressão intra-abdominal sobre o diafragma após o parto não modifica a capacidade pulmonar total
    (B) Após o parto normal a cérvice fecha-se gradualmente e o orifício cervical externo torna-se em fenda transversa, diferenciando-se assim das pacientes nulíparas e pacientes que deram a luz por cesariana
    (C) O hímem rompido cicatriza-se na forma de nódulos fibrosos da mucosa, as carúnculas mirtiformes
    (D) Contrações miometriais ou cólicas pós-parto são uma queixa frequente das puérperas, principalmente durante a amamentação, auxiliando na involução uterina, diminuindo sangramento e anemia

26. São vantagens da amamentação, exceto:
    (A) Acelera o processo de involução uterina diminuindo a perda sanguínea materna
    (B) Desperta a libido feminina precocemente no pós-parto
    (C) O leite materno tem a composição ideal, disponível em temperatura correta e livre de contaminação bacteriana
    (D) É economicamente mais conveniente para a maioria das pacientes

27. Sobre a fisiologia da lactação é correto afirmar, exceto:
    (A) A lactação se estabelece antes de caírem os níveis estrogênicos no pós-parto
    (B) A manutenção da secreção do leite requer sucção periódica e esvaziamento real dos ductos alveolares
    (C) A estimulação dos mamilos pela sucção evoca uma liberação reflexa de ocitocina pela neuro-hipófise.
    (D) A prolactina é o hormônio necessário para a produção de leite

28. É incorreto afirmar sobre incontinência fecal/anal pós-parto:
    (A) Estima-se que a incontinência fecal/anal atinja cerca de 5% das puérperas; muitas não se queixam por constrangimento
    (B) A maioria dos casos necessita de tratamento cirúrgico
    (C) Laceração de esfíncter e parto normal instrumentado aumentam os riscos
    (D) Pode ocorrer após trabalhos de parto prolongados devido à lesão dos nervos pudendos

Parte IV Patologia Obstétrica

ABORTAMENTO E INCOMPETÊNCIA ISTMOCERVICAL

CAPÍTULO 75

1. Define-se como abortamento:
   (A) Expulsão ou extração do concepto com mais de 500 g e menos de 18 semanas
   (B) Expulsão ou extração do concepto com mais de 500 g e mais de 20 semanas
   (C) Expulsão ou extração do concepto com menos de 500 g e até 20-22 semanas
   (D) Expulsão ou extração do concepto com menos de 500 g e mais de 18 semanas

2. A principal causa de abortamento espontâneo esporádico é:
   (A) Infecção congênita
   (B) Doença materna
   (C) Incompetência istmocervical
   (D) Anormalidade cromossômicas

3. A trissomia mais encontrada nos casos de abortamento cariotipado é:
   (A) Trissomia do 16
   (B) Síndrome de Turner
   (C) Trissomia do 18
   (D) Trissomia do 13

4. Paciente com 25 anos, com gestação de 7 semanas, apresentando sangramento de pequena intensidade e cólica, e exame físico com ausência de dilatação cervical ao toque vaginal, caracteriza um quadro de:
   (A) Abortamento retido
   (B) Ameaça de abortamento
   (C) Abortamento completo
   (D) Abortamento habitual

5. Nos casos de abortamento retidos, quais as complicações mais frequentes?
   (A) Hemorragia e infecção
   (B) Embolia e distúrbio da coagulação
   (C) Insuficiência renal e trombose
   (D) Infecção e distúrbio da coagulação

6. O diagnóstico de abortamento completo é feito diante de:
   (A) Exame clínico e USG com espessura até 15 mm
   (B) USG com ausência de ecos na cavidade uterina
   (C) Ausência de sangramento
   (D) Ausência de cólica

7. Paciente com gestação de 16 semanas apresenta sangramento vaginal moderado e dor abdominal, sendo diagnosticado, após exame clínico, abortamento inevitável. A melhor conduta é:
   (A) Proceder com aceleração da expulsão, e, se necessária, curetagem uterina após expulsão
   (B) Dilatação cervical e curetagem uterina
   (C) Proceder com aceleração da expulsão e nunca realizar curetagem
   (D) Dilatação cervical e aspiração a vácuo imediata

8. Após curetagem de fetos com mais de 16 semanas, pode ocorrer:
   (A) Perfuração uterina
   (B) Metaplasia óssea
   (C) Sinéquias
   (D) Todas as anteriores

9. O abortamento infectado é normalmente associado a:
   (A) Abortamento habitual
   (B) Más condições técnicas
   (C) Incompetência istmocervical
   (D) Alterações cromossômicas

10. No abortamento infectado:
    (A) Os germes causadores são os existentes nas floras genital e intestinal
    (B) O esvaziamento uterino deve ser realizado
    (C) Devem ser utilizados antimicrobianos de amplo espectro
    (D) Todas as anteriores

11. Define-se como abortamento habitual:
    (A) Mínimo de três interrupções sucessivas
    (B) Mínimo de duas interrupções sucessivas
    (C) Quatro interrupções sucessivas
    (D) Pelo menos um caso de incompetência istmocervical

12. Nos casos de abortamento incompleto, a melhor conduta é:
    (A) Proceder com dilatação e curetagem
    (B) Uso de derivados do ergot por sete dias
    (C) Dosagens de α-HCG seriadas
    (D) Proceder com aceleração da expulsão

13. A etiologia do abortamento habitual são:
    (A) Anomalias cromossômicas
    (B) Doenças maternas
    (C) Causas infecciosas
    (D) Todas as anteriores

14. Nas malformações uterinas, o abortamento habitual ocorre em:
    (A) 30%
    (B) 60%
    (C) 50%
    (D) 80%

15. A anomalia cromossômica mais comumente encontrada no abortamento habitual é:
    (A) Trissomia
    (B) Aneuploidia
    (C) Mosaicismo
    (D) Translocação balanceada

16. Em paciente com história de abortamento habitual e suspeita de síndrome de anticorpo antifosfolipídeo, devemos pesquisar:
    (A) Anticoagulante lúpico e anticardiolipina
    (B) Alfafetoproteína e FAN
    (C) Coagulograma e fibrinogênio
    (D) Anticardiolipina e fibrinogênio

17. Paciente, assintomática, com idade gestacional de oito semanas e apresentando duas USG transvaginais com intervalo de 1 semana, sem batimentos cardiofetais, possui o diagnóstico de:
    (A) Ameaça de abortamento
    (B) Abortamento em curso
    (C) Abortamento retido
    (D) Abortamento incompleto

18. No caso citado anteriormente, a melhor conduta é:
    (A) Aguardar trabalho de abortamento
    (B) Indução com ocitocina
    (C) Repetir USG com 1 semana
    (D) Proceder ao esvaziamento uterino

19. Paciente, com diagnóstico de gestação, IG de 18 semanas, deu entrada na emergência com queixa de peso em baixo ventre.
    Negava alterações urinárias. Ao exame foi diagnosticada bolsa protusa, feto vivo. A principal hipótese diagnóstica é:
    (A) Amniorrexe prematura
    (B) Decesso fetal
    (C) Incompetência istmocervical
    (D) Prenhez ectópica

20. O concepto da incompetência istmocervical nasce, na maioria das vezes.
    (A) Malformado e morto
    (B) Vivo e morfologicamente normal
    (C) Vivo e malformado
    (D) Morto e morfologicamente normal

21. A interrupção da gestação, na incompetência istmocervical, processa-se por qual mecanismo:
    (A) A dilatação istmocervical estimula diretamente a contratilidade uterina
    (B) As membranas ficam sem anteparo
    (C) O contato direto do ovo com as cavidades vaginal e cervical leva à contaminação das membranas, fator de amniorrexe e de infecção amniótica
    (D) Todas as anteriores

22. Fora da gestação, o diagnóstico da incompetência istmocervical pode ser realizado por meio de, exceto:
    (A) Histeroscopia
    (B) Histerografia
    (C) Exame especular
    (D) História de interrupções espontâneas

23. O sinal ultrassonográfico observado durante a gestação, na presença de incompetência istmocervical, é denominado:
    (A) Sinal de Halsted
    (B) Sinal da ponta do lápis
    (C) Sinal da dupla bolha
    (D) Sinal de Piskacek

24. O tratamento da incompetência istmocervical fora da gestação segue a técnica de:
    (A) Lash
    (B) Mac Donald
    (C) Shirodkar
    (D) Salles

25. Paciente GV PO AIV, IG 12 semanas, compareceu ao ambulatório para início do pré-natal, com exame físico apresentando colo dilatado 1,5 cm sem membranas herniadas. A principal hipótese diagnóstica e conduta são:
    (A) Incompetência istmocervical; internação e tocólise venosa
    (B) Amniorrexe prematura; internação e interrupção da gestação
    (C) Incompetência istmocervical; internação e cerclagem
    (D) Placenta prévia; internação com conduta expectante

26. A técnica mais utilizada durante a gestação para tratamento da incompetência istmocervical é:
    (A) Salles
    (B) Lash
    (C) Shirodkar
    (D) Mac Donald

27. A incidência de abortamento por causas citogenéticas é maior quando o aborto ocorre em que período?
    (A) No período do saco gestacional
    (B) Entre 8 a 11 semanas
    (C) Entre 16 a 19 semanas
    (D) Após as 20 semanas

28. Uma paciente de 27 anos apresentou quadro de aborto retido. A mesma encontra-se clinicamente estável e sem sinais de infeção e deseja realizar conduta expectante. Qual o período recomendado para aguardar a expulsão? Deve-se realizar imediatamente a aspiração manual intrauterina (AMIU)?
    (A) Pelo risco de complicações
    (B) Pode- se aguardar por tempo indeterminado a expulsão, pois não ocasiona risco à paciente
    (C) Não há consenso, mas recomenda-se aguardar por aproximadamente 4 semanas
    (D) Em caso de sinais de infecção durante a conduta expectante, a evacuação cirúrgica está contraindicada

29. O aborto retido possui uma complicação que, apesar de rara, pode ser fatal. Selecione a opção que corresponda a esta complicação:
    (A) Embolia amniótica
    (B) Coagulação vascular disseminada
    (C) Hemorragia
    (D) Infecção

30. Uma gestante de 8 semanas apresenta um quadro de sangramento vaginal por aproximadamente 3 horas associado a uma cólica intensa. Ao chegar no PS refere melhora do quadro. No exame ginecológico, apresenta um útero contraído e com o orifício cervical fechado. Qual a principal hipótese diagnóstica?
    (A) Aborto completo
    (B) Aborto retido
    (C) Aborto infectado
    (D) Incompetência istmocervical

31. Sobre o aborto infectado, assinale a correta:
    (A) É comum em pacientes com aborto espontâneo
    (B) É mais frequente em países onde o aborto é legalizado
    (C) A evacuação uterina está contraindicada
    (D) O tratamento requer antibiótico e evacuação uterina

32. São anormalidades endócrinas/imunológicas que podem causar abortamento habitual, exceto:
    (A) Síndrome do ovário policístico
    (B) Diabetes
    (C) Psoríase
    (D) Doença celíaca

33. O tratamento da ameaça de aborto deve ser feito com:
    (A) Progestágenos via oral ou vaginal - nível de evidência A
    (B) Conduta expectante
    (C) Repouso em domicílio - nível de evidência A
    (D) Repouso hospitalar - nível de evidência B

34. O uso de progestágenos na ameaça de aborto é:
    (A) Totalmente indicado
    (B) Promissor, mas baseado apenas em um pequeno número de pacientes
    (C) Aumenta significantemente o risco de malformação
    (D) Totalmente contraindicado

35. O quadro clínico da incompetência istmocervical é acompanhado de:
    (A) Dor tipo cólica forte
    (B) Dilatação cervical incolor
    (C) Sangramento
    (D) Febre

36. São fatores de risco da incompetência istmocervical, exceto:
    (A) Fórceps em parto prévio
    (B) Deformidades congênitas
    (C) HPV
    (D) Conização uterina

37. A medida da cérvix uterina é considerada curta quando:
    (A) Menor que 25 mm
    (B) Menor que 35 mm
    (C) Menor que 40 mm
    (D) Não existe este tipo de avaliação

38. Sobre a incompetência istmocervical, assinale a correta:
    (A) Deve ser suspeitada em mulheres com mais de duas perdas gestacionais consecutivas no 2º trimestre
    (B) Deve ser suspeita em mulheres com três ou mais perdas fetais antes das 12 semanas
    (C) Seu diagnóstico é laboratorial, com a dosagem de fibronectina
    (D) Seu tratamento é expectante

39. Sobre a cerclagem, assinale a correta:
    (A) Deve ser feita preferencialmente após as 20 semanas
    (B) Pode-se associar progesterona para o tratamento da incompetência istmocervical
    (C) Existem diversas técnicas cirúrgicas, sendo a mais utilizada a de Lash
    (D) Os fios devem ser removidos com 34 semanas

40. São contraindicações da cerclagem:
    (A) Anomalia fetal incompatível com a vida
    (B) Infecção intrauterina
    (C) Gestação gemelar
    (D) Todas as anteriores

41. Sobre a técnica cirúrgica da cerclagem:
    (A) Deve ser utilizado um fio absorvível para a sutura em bolsa
    (B) A antibióticoprofilaxia é evidência A
    (C) Pode ser feita com anestesia local
    (D) Não há risco de complicações

42. Qual o principal fator de risco de aborto espontâneo?
    (A) Raça negra
    (B) Idade materna avançada
    (C) Obesidade
    (D) Todas as anteriores

43. Sobre as doenças maternas que causam aborto espontâneo, assinale a incorreta:
    (A) Existem relatos da associação do aborto com o Zyka vírus
    (B) A disfunção da tireoide é uma importante causa de aborto espontâneo
    (C) O citomegalovírus e a toxoplasmose podem causar malformações fetais congênitas e aborto
    (D) A síndrome do ovário policístico tem associação com anovulação, mas não com aborto

44. São achados ultrassonográficos preditores de abortamento:
    (A) Saco gestacional irregular
    (B) Hematoma retroplacentário
    (C) Ausência de batimento fetal com 4,5 semanas
    (D) Índice de resistência aumentada ao Doppler

45. Fazem parte do diagnóstico diferencial de abortamento:
    (A) Gravidez ectópica
    (B) Doença trofoblástica
    (C) Hematoma subcoriônico
    (D) Todas as acima

46. Sobre os aspectos legais do abortamento:
    (A) É permitido, no Brasil, em casos de estupro
    (B) Não é permitido para gestações anencéfalas
    (C) Em caso de estupros, só é permitido mediante a realização de corpo de delito
    (D) É permitido em todas as malformações

PRENHEZ ECTÓPICA

1. Assinale a opção correta no que se relaciona à ordem decrescente de frequência de localização de gestação ectópica:
   (A) Ampular, intersticial, infundibular
   (B) Infundibular, intersticial, ampular
   (C) Ampular, infundibular, intersticial
   (D) Intersticial, ampular, infundibular

2. Gestante com DUM há 9 semanas, β-HCG +, sangramento vaginal intermitente, dor abdominal e USG apresentando útero vazio. Qual o diagnóstico mais provável?
   (A) Mola hidatiforme
   (B) Abortamento incompleto
   (C) Gestação tubária
   (D) Gestação normal

3. O grito de Douglas relaciona-se a:
   (A) Choque hemorrágico
   (B) Hemorragia no fundo de saco
   (C) Prenhez ovariana
   (D) Abscesso tubovariano

4. São causas de gestação ectópica, exceto:
   (A) Doença inflamatória pélvica
   (B) Endometriose
   (C) Câncer de colo do útero
   (D) Malformações tubárias

5. Paciente com 2 anos, DUM há 6 semanas, dá entrada no pronto socorro com: taquicardia, sudorese, hipotensão postural e dor abdominal. Qual o provável diagnóstico?
   (A) Doença inflamatória pélvica
   (B) Gestação tubária rota
   (C) Apendicite
   (D) Prenhez tubária íntegra

6. Com relação à terapêutica a ser instituída no caso anterior, é correto afirmar:
   (A) Estabilização do quadro clínico e laparotomia
   (B) Punção de fundo de saco de Douglas
   (C) Antibioticoterapia
   (D) Metotrexato

7. Litopédio é:
   (A) Deposição calcária nas membranas
   (B) Deposição calcária no feto
   (C) Reabsorção total das partes moles fetais
   (D) Saponificação fetal

8. São complicações da gestação abdominal:
   (A) Formação de fístula
   (B) Hemorragias viscerais
   (C) Obstrução abdominal
   (D) Todas as anteriores

9. O sintoma mais frequentemente associado à gestação ectópica é:
   (A) Hemorragia
   (B) Lipotimia
   (C) Dor abdominal
   (D) Distúrbios gastrointestinais

10. O tratamento conservador da gestação tubária pode ser realizado nas seguintes situações, exceto:
    (A) Paciente hemodinamicamente estável
    (B) Massa tubária com até 3,5 cm de diâmetro
    (C) Preferencialmente em gestações com menos de 6 semanas
    (D) Paciente portadora de insuficiência hepática

11. O diagnóstico diferencial da prenhez tubária se faz com:
    (A) Torção de tumor de ovário
    (B) Prenhez normal
    (C) Cálculo renal
    (D) Todas as anteriores

12. Na prenhez ectópica não existe história de amenorreia em:
    (A) Metade das pacientes
    (B) 1/3 das pacientes
    (C) 2/3 das pacientes
    (D) Nenhuma paciente

13. A droga de escolha no tratamento conservador da gestação tubária é:
    (A) Ocitocina
    (B) Anticoncepcional oral
    (C) Metotrexato
    (D) Ciclofosfamida

14. São efeitos colaterais do metotrexato:
    (A) Insuficiência hepática, pleurite
    (B) Trombocitopenia, leucopenia
    (C) Gastrite, dermatite
    (D) Todas as anteriores

15. Qual o melhor método para monitorização da eficácia do tratamento conservador:
    (A) USG transvaginais seriadas
    (B) β-HCG seriado
    (C) Videolaparoscopia
    (D) USG transvaginal com Doppler

16. Para uma gestação ectópica não rota, o método cirúrgico preferencial é:
    (A) Ressecção segmentar e anastomose
    (B) Salpingectomia
    (C) Salpingostomia
    (D) Ooforectomia

17. Deve ser visualizado saco gestacional na USG transvaginal quando o β-HCG for maior ou igual a:
    (A) 500 mUI/mL
    (B) 100 mUI//mL
    (C) 1.000 mUI/mL
    (D) 200 mUI/mL

18. No tratamento conservador das gestações tubárias mais avançadas, faz-se necessária a aplicação de:
    (A) Cloreto de potássio no saco amniótico
    (B) Altas doses de metotrexato
    (C) Ciclofosfamida no saco amniótico
    (D) Venosa de 5-fluoracil

19. A evolução mais comum da prenhez ovariana é:
    (A) Ruptura evolvendo um tipo secundário: tuboabdominal, abdominal
    (B) Ruptura com reabsorção ovular
    (C) Evolução *in situ* até a época avançada
    (D) Hemorragia

20. São critérios para conduta expectante na gestação ectópica:
    (A) Níveis seriados de β-HCG decrescentes e local ectópico restrito à tuba
    (B) Ausência de evidência de hemorragia abdominal pela USG
    (C) Diâmetro da massa tubária inferior a 3,5 cm
    (D) Todas as anteriores

AMNIORREXE PREMATURA

1. Define-se como amniorrexe prematura:
   (A) Ruptura das membranas ovulares antes de 37 semanas
   (B) Ruptura das membranas ovulares antes de iniciado o trabalho de parto
   (C) Ruptura das membranas ovulares antes de 34 semanas
   (D) Ruptura das membranas ovulares antes de 30 semanas

2. São causas de amniorrexe prematura:
   (A) Corioamnionite, inserção baixa de placenta
   (B) Gestação gemelar, apresentações anômalas
   (C) Tabagismo, incompetência istmocervical
   (D) Todas as anteriores

3. Na maioria dos casos, o diagnóstico é feito:
   (A) Pelo exame especular
   (B) Pelo toque vaginal
   (C) Pelo teste do cotonete
   (D) Pela citologia vaginal

4. São eventualidades que dificultam o diagnóstico pelo exame especular, exceto:
   (A) Ruptura alta das membranas
   (B) Secreção cervical abundante
   (C) Inserção baixa de placenta
   (D) Incontinência urinária de esforço

5. Quando há dúvidas em relação ao diagnóstico clínico de amniorrexe prematura, os exames laboratoriais que podem ser solicitados são:
   (A) Ultrassonografia
   (B) Análise do conteúdo endocervical
   (C) Determinação do pH vaginal
   (D) Todas as anteriores

6. Havendo amniorrexe prematura, a ultrassonografia visualiza oligoidrâmnio em:
   (A) Todos os casos
   (B) 50% dos casos
   (C) 10% dos casos
   (D) 85% dos casos

7. Diante do diagnóstico de amniorrexe prematura, a citologia vaginal pode visualizar, exceto:
   (A) Lanugem
   (B) Células epidérmicas fetais
   (C) Hemácias
   (D) Células amnióticas

8. O achado de imagem arboriforme em material endocervical, na gestação, caracteriza:
   (A) Amniorrexe prematura
   (B) Vaginose
   (C) Candidíase
   (D) Exame normal

9. Admite-se haver amniorrexe prematura quando o pH vaginal encontra-se em torno de:
   (A) 4,0
   (B) 5,0
   (C) 2,0
   (D) 7,0

10. Em casos de amniorrexe prematura, o aumento da morbimortalidade perinatal é decorrente de:
    (A) Infecção amniótica
    (B) Prematuridade
    (C) Hipoplasia pulmonar
    (D) Todas as anteriores

11. A principal complicação materna da amniorrexe prematura é a corioamnionite, que se caracteriza por, exceto:
    (A) Febre maior que 38°
    (B) Dor à mobilização do útero e secreção purulenta cervical
    (C) Ser de origem descendente
    (D) Leucocitose

12. A incidência de infecção pós-amniorrexe, até 24 h, 48 h e 72 h é respectivamente:
    (A) 3,5%, 10% e 25%
    (B) 10%, 20%, 30%
    (C) 5%, 20%, 30%
    (D) 3%, 5%, 7%

13. Em cerca de 85% dos casos em que a gestação tem menos de 34 semanas, e em 95% daquelas com mais de 34, ocorre o parto espontaneamente após ruptura das membranas em:
    (A) 24 h
    (B) 72 h
    (C) 48 h
    (D) 6 h

14. Gestante GII PI AO, IG 35 semanas, deu entrada na emergência com queixa de perda líquida. Durante exame, foi diagnosticada amniorrexe. A conduta deve ser:
    (A) Corticoterapia e posterior interrupção da gestação
    (B) Rastreio infeccioso e aguardar até 72 h trabalho de parto espontâneo
    (C) Rastreio infeccioso e aguardar no máximo 24 h para término de gestação
    (D) Cesariana imediata

15. Em pacientes com diagnóstico de amniorrexe prematura, entre 24-34 semanas, é contraindicado o uso de:
    (A) Corticoide
    (B) Tocolíticos
    (C) Sulfato ferroso e ácido fólico
    (D) Repouso

16. Paciente GIII PI API, 33 semanas, deu entrada na emergência com febre e perda líquida. Ao exame, apresentava saída de secreção purulenta pelo orifício cervical, dor à mobilização uterina e taquicardia. Qual é o principal diagnóstico?
    (A) Descolamento de placenta
    (B) Cervicite por *Candida*
    (C) Corioamnionite
    (C) Trabalho de parto prematuro

17. Em relação ao caso clínico anterior, qual seria a melhor abordagem terapêutica?
    (A) Interrupção da gestação e antibioticoterapia
    (B) Antibioticoterapia e hemogramas seriados até completar 34 semanas
    (C) Tocólise venosa, corticoide e antibioticoterapia
    (D) Conduta expectante até o trabalho de parto espontâneo

18. Gestante GI PO, IG 32 semanas, internada com diagnóstico de amniorrexe prematura desde 30 semanas, apresentou diminuição dos movimentos fetais e respiração fetal à ultrassonografia e cardiotocografia não reativa. Qual é a hipótese diagnóstica?
    (A) Corioamnionite
    (B) Sofrimento fetal
    (C) Decesso fetal
    (D) Ameaça de trabalho de parto prematuro

19. No caso citado anteriormente, a melhor conduta é:
    (A) Conduta expectante
    (B) Antibioticoterapia
    (C) Tocólise
    (D) Interrupção da gestação

20. Em gestações com menos de 22 semanas e amniorrexe prematura é provável que:
    (A) O feto apresente hipoplasia pulmonar
    (B) O feto não seja viável
    (C) Ocorra trabalho de parto prematuro
    (D) Todas as anteriores

INSERÇÃO BAIXA DE PLACENTA E DESCOLAMENTO PREMATURO DE PLACENTA

CAPÍTULO 78

1. Qual das condições seguintes é associada a aumento de risco de placenta prévia?
   (A) Cesáreas prévias
   (B) Endometrite anterior
   (C) Fetos do sexo feminino
   (D) A e B estão corretas

2. Um aumento da incidência de placenta acreta é vista em associação a:
   (A) Cicatriz uterina e cesárea anterior
   (B) Miomectomia prévia
   (C) Malformações
   (D) Todas as anteriores

3. É incorreto afirmar em relação ao diagnóstico ultrassonográfico endovaginal de placenta prévia:
   (A) Dá imagem de alta resolução e é melhor do que a por via transabdominal
   (B) A hemorragia produzida pelo transdutor é rara
   (C) É contraindicado
   (D) A melhor imagem obtida é cerca de 3 cm do colo uterino

4. É comum nos casos de placenta prévia:
   (A) Anemia fetal
   (B) Variação de BCF
   (C) Amniorrexe prematura
   (D) Prolapso de cordão

5. A placenta prévia diagnosticada ultrassonograficamente na 12ª semana, em relação à placenta prévia na 40ª semana, possui incidência:
   (A) 2× maior
   (B) 5× maior
   (C) 10× maior
   (D) 50× maior

6. Na placenta prévia total com feto vivo a termo, a conduta é:
   (A) Cesárea segmentar transversa
   (B) Cesárea segmentar com incisão em T no segmento
   (C) Cesárea segmento-corporal longitudinal
   (D) Cesárea corporal

7. A conduta obstetrícia na placenta prévia depende:
   (A) Da quantidade de sangramento
   (B) Da idade gestacional
   (C) Do tipo de placentação
   (D) Todas estão corretas

8. O melhor método diagnóstico de placenta prévia é:
   (A) Raios X
   (B) Tomografia
   (C) Toque vaginal
   (D) Ultrassonografia

9. A hemorragia com sangue, pequena quantidade, indolor, imotivada, sem alteração da BCF está presente em:
   (A) DPP
   (B) Placenta prévia
   (C) *Vasa* prévia
   (D) Todas estão corretas

10. Nas cefálicas com placenta prévia lateral anterior em trabalho de parto, com dilatação cervical de 8 cm e pequeno sangramento, a conduta será:
    (A) Cesárea
    (B) Amniotomia
    (C) Amniotomia e cesárea
    (D) Amniotomia e esperar parto normal

11. O fator predisponente mais consistente para descolamento prematuro de placenta (DPP) é:
    (A) Hipertensão materna
    (B) Descompressão uterina
    (C) Paridade materna
    (D) Uso de ocitocina

12. Uma gestante apresenta leve a moderada hemorragia externa, útero irritável e contrações tetânicas. O pulso é elevado, a pressão normal, mas há evidência de deficiência sanguínea postural. A monitorização fetal mostra sofrimento fetal. A conduta mais adequada seria:
    (A) Expectante
    (B) Interrupção da gestação por indução
    (C) Aguardar o parto normal
    (D) Cesariana

13. Interrompendo a gestação por meio do parto cesariano, na vigência de suspeita de descolamento prematuro de placenta, o obstetra procura evitar:
    (A) Morte fetal
    (B) Insuficiência renal
    (C) CIVD
    (D) Todas as anteriores

14. Outros fatores, além da hipertensão arterial, relacionados ao DPP são, exceto:
    (A) Inserção baixa da placenta
    (B) Brevidade do cordão umbilical
    (C) Desnutrição
    (D) Tabagismo

15. Achados clínicos sugestivos de DPP são:
    (A) Hemorragia uterina oculta ou externa
    (B) Hipertonia uterina e/ou hiperatividade
    (C) Sofrimento fetal ou morte fetal
    (D) A tríade clínica citada anteriormente

16. O deslocamento prematuro de placenta é geralmente classificado em 3 graus (1, 2 e 3) que correlacionam-se a achados:
    (A) Laboratoriais
    (B) Clínicos maternos
    (C) Clínicos fetais
    (D) A, B e C estão corretas

17. Gestante com hemorragia uterina grave, com útero tetânico e doloroso, hipotensa, com morte fetal, trombocitopenia e com níveis de fibrinogênio < 150 mg%. O diagnóstico é:
    (A) DPP grau 2
    (B) DPP grau 3a
    (C) DPP grau 3b
    (D) DPP grau 4

18. DPP é um evento responsável pela mortalidade perinatal em:
    (A) 5% dos casos
    (B) 10% dos casos
    (C) 15% dos casos
    (D) 50% dos casos

19. A principal causa de CIVD em Obstetrícia é:
    (A) DPP
    (B) Placenta prévia
    (C) Mola hidatiforme
    (D) Prenhez ectópica

20. A conduta de escolha na gestante com DPP, feto morto e coagulopatia intravascular acentuada é:
    (A) Restaurar o volume sanguíneo normal
    (B) Cesárea
    (C) Indução do parto
    (D) A e C estão corretas

21. No deslocamento prematuro de placenta, são achados preditivos da sobrevida fetal:
    (A) Extensão do DPP
    (B) Idade gestacional na época do DPP
    (C) O hematoma retroplacentário é de pior prognóstico que o subcoriônico de mesmo tamanho
    (D) Todas as anteriores

22. O útero de Couvelaire associa-se mais frequentemente a:
    (A) Hematoma oculto
    (B) Atonia uterina pós-parto
    (C) Hemorragia uterina externa
    (D) B e C são corretas

23. A ausência de hemorragia uterina externa, em casos de DPP, é de aproximadamente:
    (A) 5% dos casos
    (B) 10% dos casos
    (C) 20% dos casos
    (D) 50% dos casos

24. O principal diagnóstico diferencial do descolamento prematuro de placenta é:
    (A) Placenta prévia
    (B) Prenhez ectópica
    (C) Prenhez cervical
    (D) Gravidez abdominal

25. Gestante com 36 semanas de gestação é admitida no PSO com quadro de DPP, com feto vivo, colo impérvio e altura uterina de 34 cm. A conduta de escolha é:
    (A) Indução com ocitocina
    (B) Ocitocina, amniotonia e sedação
    (C) Cesárea imediata
    (D) Indução e monitorização fetal

26. Paciente é admitida no PSO com diagnóstico de DPP e feto morto com início há 16 horas. O colo uterino é longo, pérvio para 2 cm, centrado. A pressão arterial materna é de 80/50 mmHg. A conduta é:
    (A) Reposição de volume sanguíneo e cesárea
    (B) Indução com prostaglandina
    (C) Indução com ocitocina, reposição volêmica e hemoderivados se necessário
    (D) Indução, porque não há mais risco de CIVD

27. O teste de Wienner avalia:
    (A) Concentração de fibrinogênio plasmático
    (B) Tempo de coagulação do sangue
    (C) Tempo de retração do coágulo e sua dissolubilidade à agitação
    (D) Somente B e C estão corretas

28. Uma complicação temida no deslocamento prematuro de placenta é:
    (A) Deficiência imunológica
    (B) Deficiência de vitamina K
    (C) Hipofibrinogenemia
    (D) Trombocitose

29. A morte fetal é inevitável no DPP quando a área descolada da placenta é igual ou maior que:
    (A) 20%
    (B) 30%
    (C) 33%
    (D) 50%

30. É uma complicação materna tardia, ocasionada pelo DPP:
    (A) Síndrome de Sheehan
    (B) CIVD
    (C) Apoplexia uteroplacentária
    (D) Necrose tubular aguda

31. Sabe-se que o comprometimento da microcirculação com hipóxia tecidual e distúrbio metabólico provoca as complicações que seguem ao DPP, exceto:
    (A) Insuficiência hepática
    (B) Insuficiência cardíaca
    (C) Alterações renais
    (D) Hemorragia intracraniana

32. Dentre as complicações associadas à placentação baixa, podemos encontrar:
    (A) Descolamento prematuro de placenta
    (B) Restrição de crescimento fetal
    (C) Placentite
    (D) Todas as acima

33. O método de Puzos mostra-se eficaz nos casos de:
    (A) *Vasa* prévia
    (B) Placenta prévia lateral/marginal
    (C) Placenta prévia oclusiva total
    (D) Descolamento prematuro de placenta

34. Primigesta, idade gestacional de 34 semanas, apresentando sangramento vaginal profuso, indolor e com sinais de coagulopatia aos exames laboratoriais. A melhor conduta é:
    (A) Indução do parto
    (B) Cesariana com anestesia peridural/subdural
    (C) Cesariana com anestesia geral
    (D) Nenhuma das anteriores

35. Estima-se que o acretismo placentário seja responsável por morbidade materna em:
    (A) 20%
    (B) 40%
    (C) 50%
    (D) 60%

36. A placenta morbidamente aderida classificada como increta é quando:
    (A) A placenta adere-se somente ao miométrio, sem invadi-lo
    (B) A placenta invade o miométrio, sem ultrapassá-lo
    (C) A placenta ultrapassa o endométrio e atinge órgãos subjacentes
    (D) Nenhuma das anteriores

PREMATURIDADE E GRAVIDEZ PROLONGADA

1. Define-se como prematuridade a interrupção da gestação antes das:
   (A) 39 semanas
   (B) 36 semanas
   (C) 37 semanas
   (D) 34 semanas

2. São causas de parto pré-termo:
   (A) Gemelaridade e polidrâmnio
   (B) DPP e placenta prévia
   (C) Incompetência istmocervical e útero bicorno
   (D) Todas as anteriores

3. As infecções podem levar a prematuridade por mecanismos diversos, exceto:
   (A) Motivando hipertermia que aumenta a cinética uterina
   (B) Por sobredistensão uterina
   (C) Determinando falecimento do feto
   (D) Determinando amniorrexe prematura

4. Os procedimentos mais utilizados para avaliar a maturidade fetal, dosagem de creatinina, porcentual de células fetais maduras e determinação do teste de Clements são realizados por meio da:
   (A) Amniocentese
   (B) Coleta de sangue arterial materno
   (C) Coleta de urina
   (D) Coleta de sangue venoso materno

5. O teste de Clements e o da relação L/E, quando positivos, asseguram a:
   (A) Amniorrexe prematura
   (B) Maturidade pulmonar fetal
   (C) Ameaça de trabalho de parto prematuro
   (D) Descolamento prematuro de placenta

6. A fibronectina fetal é um preditor de:
   (A) Amniorrexe prematura
   (B) Pré-eclâmpsia
   (C) Corioamnionite
   (D) Parto pré-termo

7. Na gestante diabética, o melhor preditor de maturidade pulmonar fetal é:
   (A) Teste de Clements
   (B) Relação lecitina/esfingomielina
   (C) Fosfatidilglicerol
   (D) Fibronectina fetal

8. Paciente com 28 semanas dá entrada na emergência com dor em baixo ventre.
   Ao exame, apresenta uma contração em 10 minutos, dilatado 2 cm, membranas íntegras, BCF +.
   O diagnóstico é:
   (A) Ameaça de trabalho de parto prematuro
   (B) Amniorrexe prematura
   (C) Incompetência istmocervical
   (D) Inserção baixa de placenta

9. O tratamento do caso descrito anteriormente é:
   (A) Interrupção da gestação
   (B) Somente repouso no leito e rastreio infeccioso
   (C) Hidratação venosa e repouso
   (D) Tocólise, corticoterapia, repouso e rastreio infeccioso

10. Está indicada corticoterapia:
    (A) Entre 20 e 30 semanas
    (B) Entre 24 e 34 semanas
    (C) Entre 30 e 35 semanas
    (D) Entre 24 e 30 semanas

11. Na assistência ao parto prematuro, assinale a incorreta:
    (A) A episiotomia é INDICADA (em vez de "obrigatória")
    (B) O fórcipe de alívio é útil para encurtar o período expulsivo
    (C) A cesariana é obrigatória
    (D) Estão proscritas a versão e a extração podal

12. A principal causa de morte no recém-nascido prematuro é:
    (A) Infecção
    (B) Hemorragia intracraniana
    (C) Síndrome de aspiração meconial
    (D) Síndrome da angústia respiratória do recém-nascido

13. Paciente, GI P0, 35 semanas, dá entrada na emergência com queixa de dor abdominal intensa. Ao exame apresenta duas contrações em 10 minutos, colo dilatado 3 cm, BCF +, apresentação cefálica e membranas íntegras.
A conduta é:
(A) Acompanhamento e assistência do trabalho de parto
(B) Tocólise, corticoterapia, rastreio infeccioso
(C) Somente tocólise
(D) Repouso e hidratação venosa

14. Está indicada a profilaxia de infecções por estreptococos beta do recém-nascido nos seguintes casos:
(A) Trabalho de parto prematuro
(B) Antecedente de doença estreptocócica grave em recém-nascido anterior
(C) 18 horas de bolsa rota
(D) Todas as anteriores

15. Define-se gravidez protraída como aquela com duração igual ou superior a:
(A) 42 semanas completas
(B) 40 semanas completas
(C) 43 semanas completas
(D) 41 semanas completas

16. São fatores que se associam a gravidez prolongada, exceto:
(A) Primiparidade idosa
(B) História obstétrica de pós-maturidade prévia
(C) Hipoplasia uterina
(D) Anemia

17. A gravidez prolongada fisiológica diferencia-se da patológica porque esta se associa a:
(A) Infecção
(B) Polidrâmnio
(C) Insuficiência placentária
(D) Pré-eclâmpsia

18. Paciente com 40 semanas completas, GI P0, encontra-se assintomática e sem alterações ao exame clínico e obstétrico. Apresenta perfil biofísico fetal 8 e Doppler sem sinais de centralização.
A melhor conduta é:
(A) Interrupção da gestação
(B) Internação e acompanhamento rigoroso
(C) Orientação e aguardar até 41 semanas completas
(D) Cardiotocografia diária

19. Na gestação prolongada, a indução do trabalho de parto pode ser realizada:
(A) Nos casos de sofrimento fetal
(B) Nos casos de imaturidade cervical
(C) Nos casos de desproporção cefalopélvica
(D) Em condições favoráveis do colo com Doppler normal

20. Em relação à tocólise, qual fármaco está associado ao fechamento precoce do ducto arterioso e não deve ser utilizado após 32 semanas de gestação?
(A) Indometacina
(B) Nifedipina
(C) Ritodrina
(D) Terbutalina

21. Na vigência de trabalho de parto prematuro, o uso de sulfato de magnésio para neuroproteção, está indicado para:
(A) Idade Gestacional ≤ 28 semanas
(B) Idade Gestacional ≤ 32 semanas
(C) Idade Gestacional ≤ 34 semanas
(D) Idade Gestacional ≤ 36 semanas

CRESCIMENTO INTRAUTERINO RESTRITO E SOFRIMENTO FETAL AGUDO

CAPÍTULO 80

1. São causas de crescimento intrauterino restrito:
   (A) Hipertensão materna e anomalias genéticas fetais
   (B) Infecção e tabagismo
   (C) Álcool e doenças autoimunes
   (D) Todas as anteriores

2. O CIUR é diagnosticado por meio dos seguintes exames, exceto:
   (A) Medida do fundo uterino
   (B) Rastreamento ultrassonográfico
   (C) Teste triplo
   (D) Dopplerfluxometria

3. O exame mais preciso para diagnóstico de CIUR é:
   (A) Graduação placentária
   (B) Rastreio ultrassonográfico
   (C) Peso materno
   (D) Monitorização bioquímica

4. Quando fazemos o diagnóstico de CIUR, um dos parâmetros na ultrassonografia de sofrimento fetal crônico é:
   (A) Oligoidrâmnio
   (B) Polidrâmnio
   (C) Implantação baixa de placenta
   (D) Bradicardia fetal

5. Quando observamos disparidade na idade gestacional calculada a partir do polo cefálico em comparação com o restante da biometria composta, podemos considerar estar diante de um caso de:
   (A) Sofrimento fetal agudo
   (B) Malformação fetal
   (C) CIUR assimétrico
   (D) CIUR simétrico

6. Em casos de CIUR assimétrico, qual o primeiro parâmetro ultrassonográfico alterado da biometria fetal:
   (A) DBP
   (B) CA
   (C) DOF
   (D) CF

7. Com relação ao CIUR associado ao sofrimento fetal crônico, qual o primeiro parâmetro da dopplerfluxometria a se mostrar alterado:
   (A) Ducto venoso
   (B) Artéria cerebral média
   (C) Artérias uterinas
   (D) Artéria umbilical

8. Quando suspeitamos de CIUR associado à anomalia congênita esperamos encontrar os seguintes parâmetros na avaliação ultrassonográfica, exceto:
   (A) Volume de líquido amniótico normal
   (B) Doppler de artéria uterina alterado
   (C) Possíveis estruturas fetais anormais
   (D) Artéria umbilical pode estar anormal

9. Uma paciente com 30 semanas apresentou parâmetros ultrassonográficos de CIUR. A melhor conduta é:
   (A) Corticoide e controle com dopplerfluxometria
   (B) Interrupção imediata
   (C) Corticoide e cardiotocografia diária
   (D) Corticoide e interrupção após 24 horas

10. Quando estamos diante de uma suspeita de um caso de CIUR, qual é o melhor método de confiabilidade para cálculo correto da idade gestacional:
    (A) Medida de fundo de útero
    (B) Ultrassonografia de primeiro trimestre
    (C) DUM
    (D) Ultrassonografia de segundo trimestre

11. Bioquimicamente o sofrimento fetal agudo está caracterizado por, exceto:
    (A) Hipóxia
    (B) Acidose
    (C) Hipoglicemia
    (D) Hipercapnia

12. A insuficiência uteroplacentária aguda, responsável pela hipóxia fetal no parto, deve-se à redução excessiva do afluxo de sangue materno. Ela é determinada principalmente por:
    (A) Circular cervical de cordão umbilical
    (B) Hiperatividade uterina
    (C) Hipertensão materna
    (D) Hipotonia uterina

13. O melhor exame para diagnóstico de sofrimento fetal agudo é:
    (A) Dopplerfluxometria
    (B) Ultrassonografia obstétrica
    (C) Microanálise do sangue materno
    (D) Cardiotocografia

14. São causas de insuficiência fetoplacentária aguda, exceto:
    (A) Circular cervical de cordão umbilical
    (B) Nó verdadeiro de cordão
    (C) Nó falso de cordão
    (D) Procidência de cordão umbilical

15. Quando observamos a presença de desacelerações transitórias no traçado cardiotocográfico, qual o principal parâmetro na classificação do tipo de DIP:
    (A) Tempo de latência
    (B) Contração uterina
    (C) Frequência cardíaca fetal
    (D) Duração

16. São achados ultrassonográficos de sofrimento fetal crônico, exceto:
    (A) Oligoidrâmnio
    (B) CIUR
    (C) Incisura de artérias uterinas unilateralmente
    (D) Alteração de resistência de artéria umbilical

17. É esperado na microanálise do sangue fetal, em casos de sofrimento fetal crônico:
    (A) Acidose respiratória
    (B) Acidose metabólica
    (C) Alcalose respiratória
    (D) Alcalose metabólica

18. São causas de sofrimento fetal crônico:
    (A) Hipertensão materna
    (B) Insuficiência uteroplacentária
    (C) Infecção viral
    (D) Todas as anteriores

19. Gestante com 34 semanas, apresentando à avaliação ultrassonográfica presença de oligoidrâmnio moderado e centralização fetal. Qual o diagnóstico mais provável para o caso?
    (A) Sofrimento fetal agudo
    (B) Amniorrexe prematura
    (C) Sofrimento fetal crônico
    (D) Malformação renal

20. Qual a conduta mais adequada para o caso anterior?
    (A) Interrupção imediata
    (B) Corticoide e monitorização com Doppler
    (C) Corticoide e monitorização com cardiotocografia
    (D) Corticoide e monitorização com perfil biofísico fetal

21. Uma mulher de 21 anos, G1 P0, é examinada na sua primeira visita de pré-natal no consultório do obstetra. Com base na DUM, a paciente está com 36 semanas de gestação. Na ultrassonografia, a biometria indica 32 semanas para todos os parâmetros, inclusive CC, CA e CF. Qual das alternativas a seguir é o melhor manejo para essa paciente?
    (A) Esteroide pré-natal para provável RCIU
    (B) Recomendar amniocentese para cariótipo
    (C) Parto em uma semana (a termo)
    (D) Monitorização continuada e repetição da ultrassonografia

22. Uma mulher de 27 anos G 2 P 1, está com 37 semanas de gestação definida pela DUM e por uma ultrassonografia realizada com 10 semanas. O peso fetal estimado (PFE) é 2.000 g, menor do que o 3° percentil para a IG. A dopplervelocimetria indica presença de fluxo diastólico final positivo. É recomendado o parto dessa paciente. Qual das alternativas a seguir é o melhor motivo para essa recomendação?
    (A) O peso fetal de 2.000 g correlaciona-se com alta sobrevida no berçário
    (B) A RCIU tem risco significativo de morte fetal
    (C) A dopplervelocimetria indica preocupação com a continuação da gravidez
    (D) Com o parto, estudos diagnósticos adicionais, como cariótipo e estudos virais, podem ser conduzidos

23. Uma mulher de 18 anos, G 1 P 0, com 38 semanas de gestação confirmada por uma ultrassonografia de 12 semanas, tem altura de fundo de útero de 34 cm. A paciente ganhou 9 kg durante a gravidez. Ela nega o consumo de cigarros ou álcool ou de substâncias ilícitas. A PA é 110/70 mmHg. Qual das alternativas a seguir é o melhor manejo para essa paciente?
    (A) Realizar um estudo básico de ultrassonografia
    (B) Agendar o parto, já que a paciente atingiu uma IG a termo
    (C) Agendar perfil biofísico e dopplervelocimetria para essa paciente
    (D) Enviar a urina para rastreamento e considerar a solicitação de TORCH sérica

OLIGOIDRÂMNIO, POLIDRÂMNIO E PATOLOGIA DA PLACENTA E DO FUNÍCULO

1. São condições fetais associadas a oligoidrâmnio:
   (A) Doença renal fetal
   (B) Crescimento intrauterino restrito
   (C) Gestação prolongada
   (D) Todas as anteriores

2. A síndrome de Potter caracteriza-se por:
   (A) Polidrâmnio
   (B) Anormalidades esqueléticas e faciais
   (C) Hipertelorismo
   (D) Todas as anteriores

3. O mecanismo de oligoidrâmnio no crescimento intrauterino restrito baseia-se em:
   (A) Diminuição do fluxo sanguíneo renal e do volume urinário fetal por hipóxia crônica
   (B) Alta associação com agenesia renal bilateral
   (C) Incapacidade do feto em deglutir o líquido amniótico
   (D) Função placentária normal

4. O âmnio nodoso associa-se a:
   (A) Parto prematuro
   (B) Oligoidrâmnio
   (C) Polidrâmnio
   (D) Descolamento prematuro de placenta

5. O diagnóstico de oligoidrâmnio é realizado pelo(a):
   (A) Exame clínico
   (B) Toque vaginal
   (C) Ultrassonografia
   (D) Análise do pH vaginal

6. São condições associadas a polidrâmnio, exceto:
   (A) Anencefalia
   (B) Displasia multicística renal bilateral
   (C) Atresia de esôfago
   (D) Displasias esqueléticas

7. Diante do diagnóstico de polidrâmnio, durante o parto e gestação, são complicações encontradas:
   (A) Parto pré-termo
   (B) Diabetes
   (C) Maior incidência de prolapso funicular
   (D) Todas as anteriores

8. A paciente com 30 semanas, G II PI (PN) A0, deu entrada na emergência com queixa de dor abdominal. Ao exame clínico, apresentava fundo de útero de 40 cm, com hipertonia leve, colo dilatado 1 cm e BCF +. Qual é melhor método para confirmar a suspeita diagnóstica?
   (A) pH vaginal
   (B) Ultrassonografia
   (C) Cardiotocografia
   (D) USG com Doppler

9. A malformação congênita que mais frequentemente se associa a polidrâmnio é:
   (A) Anencefalia
   (B) Atresia de esôfago
   (C) Espinha bífida
   (D) Mielomeningocele

10. A principal complicação de pacientes com polidrâmnio no pós-parto é:
    (A) Infecção
    (B) Inversão uterina
    (C) Hemorragia
    (D) Trombose venosa

11. Em relação à placenta sucenturiada, podemos afirmar:
    (A) Pequenos lobos acessórios desenvolvem-se nas membranas na periferia da placenta principal, possuindo conexões vasculares
    (B) Pode ocorrer hemorragia no pós-parto por retenção do lobo acessório
    (C) A retenção do lobo sucenturiado é confirmada quando observado vasos que se estendem da placenta até as margens da laceração
    (D) Todas as anteriores

12. A placentomegalia está associada à:
    (A) Agenesia renal bilateral
    (B) Eritroblastose fetal
    (C) Insuficiência placentária
    (D) Placenta anular

13. As lesões hipertróficas das vilosidades coriônicas são observadas em, exceto:
    (A) Hidropisia fetal
    (B) Diabetes
    (C) Insuficiência placentária
    (D) Insuficiência cardíaca congestiva fetal

14. Os infartos placentários com pequeno significado clínico caracterizam-se:
    (A) Pela deposição local de fibrina ou processo agudo de trombose intervilosa
    (B) Pela alta associação com pré-eclâmpsia
    (C) Por sempre apresentar sofrimento fetal
    (D) Por sempre apresentar insuficiência placentária

15. Assinale a associação incorreta:
    (A) Placenta fenestrada – porção central de uma placenta discoide está ausente
    (B) Placenta extracorial – lâmina coriônica é menor que lâmina basal
    (C) Placenta sucenturiada – formato em ferradura
    (D) Placenta membranosa – membranas fetais cobertas por vilosidades funcionantes

16. A ausência de uma artéria umbilical está associada a anomalias congênitas em:
    (A) 50%
    (B) 10%
    (C) 60%
    (D) 30%

17. Nos casos de inserção velamentosa do funículo com vasos prévios, é correto afirmar:
    (A) Não está associada à hemorragia
    (B) Pode ocorrer trabalho de parto prematuro
    (C) A ruptura das membranas pode ser acompanhada de hemorragia fetal
    (D) É também denominada placenta em raquete

18. Em relação aos nós do cordão, é incorreto afirmar:
    (A) Sempre causam sofrimento fetal
    (B) Os nós falsos resultam da torção dos vasos para acomodação do comprimento do cordão
    (C) Os nós verdadeiros resultam de movimentos fetais ativos
    (D) A incidência de nós verdadeiros está aumentada em gêmeos diamnióticos

19. O hematoma do cordão umbilical pode estar associada a:
    (A) Doença hemolítica perinatal
    (B) Oligoidrâmnio
    (C) Cordocentese
    (D) Nós verdadeiros do cordão

20. Em relação à trombose da artéria vilosa fetal, podemos afirmar, exceto:
    (A) É sempre causa de morte fetal intraútero
    (B) Pode estar associada a gestantes diabéticas
    (C) Pode ocorrer em gestações normais
    (D) Podem ser detectados anticorpos antiplaquetários no sangue materno

DOENÇA HEMOLÍTICA PERINATAL

1. De acordo com a etiopatogenia, para a ocorrência de doença hemolítica perinatal, é necessário, exceto:
   (A) Incompatibilidade sanguínea materno-fetal
   (B) Aloimunização materna
   (C) Passagem de anticorpos do organismo fetal para a mãe
   (D) Ação de anticorpos maternos no concepto

2. A aloimunização materna é ocasionada pela:
   (A) Exposição materna prévia a sangue incompatível
   (B) Gestação de fetos com Rh concordantes da mãe
   (C) Administração de imunoglobulina Rh à gestante com 28 semanas
   (D) Nenhuma das anteriores

3. Qual o método diagnóstico mais sensível para a doença hemolítica perinatal:
   (A) Coombs indireto
   (B) Ultrassonografia obstétrica
   (C) Dopplerfluxometria
   (D) Espectrofotometria de fluxo

4. Entre os métodos propedêuticos descritos a seguir, qual o mais indicado para o acompanhamento inicial da doença hemolítica perinatal:
   (A) Cordocentese
   (B) Amniocentese
   (C) Ultrassonografia obstétrica
   (D) Doppler de artéria cerebral média

5. Quando utilizado o Doppler de artéria cerebral média, qual o parâmetro da onda de fluxo que reflete anemia fetal?
   (A) Índice de resistência
   (B) Índice de pulsatilidade
   (C) Relação S/D
   (D) Pico de velocidade de onda

6. Quando desejamos avaliar o grau de anemia fetal por meio de um exame invasivo, devemos considerar principalmente, exceto:
   (A) História obstétrica prévia
   (B) Níveis dos anticorpos maternos
   (C) Grau de maturidade placentária
   (D) Resultado dos exames não invasivos

7. Em uma gestante com 30 semanas e Coombs indireto positivo, apresentando Doppler de artéria cerebral média alterado para a idade gestacional, a próxima conduta será:
   (A) Ecocardiograma fetal
   (B) Interrupção da gestação
   (C) Cordocentese
   (D) Amniocentese

8. Está indicada a imunoglobulina anti-RH no seguinte caso:
   (A) Gestante Rh negativa submetida à hemotransfusão
   (B) Puérpera Rh negativa e Coombs indireto positivo
   (C) Puérpera Rh negativa, Coombs indireto negativo e RN Rh positivo
   (D) Puérpera Rh negativa, Coombs indireto negativo e RN Rh negativo

9. Gestante com fenótipo D fraco variante:
   (A) Deverá receber imunoglobulina anti-Rh
   (B) Se RN Rh positivo, deverá receber imunoglobulina anti-Rh
   (C) Se Coombs indireto positivo deverá receber imunoglobulina anti-Rh
   (D) Não há indicação de realização de imunoglobulina anti-Rh

10. Qual a complicação mais grave da isoimunização Rh:
    (A) Macrossomia
    (B) Hepatoesplenomegalia
    (C) Hidropisia fetal
    (D) Microcefalia

11. Quando indicada transfusão sanguínea intrauterina nos casos de isoimunização Rh, esta pode ser realizada por meio de transfusão intravascular ou transfusão intraperitoneal. Qual a maior vantagem da primeira sobre a segunda?
    (A) A primeira pode ser realizada em fetos muito prematuros antes de 18 semanas
    (B) A primeira possibilita determinação do hematócrito e da hemoglobina fetais
    (C) A primeira possibilita realização do procedimento mesmo quando a posição da inserção placentária é desfavorável
    (D) Nenhuma das respostas anteriores

12. Os parâmetros a seguir são utilizados para determinação do volume a ser transfundido nos casos em que está indicada TIV (transfusão intravascular), exceto:
    (A) Níveis de anticorpos irregulares no sangue materno
    (B) Hemoglobina do sangue a ser transfundido
    (C) Volume fetoplacentário médio para a idade gestacional
    (D) Hemoglobina fetal pré-transfusão

13. A complicação fetal mais grave nos quadros de isoimunização Rh é:
    (A) Impregnação dos núcleos da base por bilirrubina
    (B) Retardo mental
    (C) Hepatomegalia
    (D) Esplenomegalia

14. São características ultrassonográficas do feto hidrópico, exceto:
    (A) Edema de couro cabeludo
    (B) Derrame pleural
    (C) Sinal de dupla bolha
    (D) Ascite

15. A incompatibilidade ABO mais comum é:
    (A) Mãe A e RN O
    (B) Mãe B e RN A
    (C) Mãe O e RN A ou B
    (D) Mãe A e RN B ou O

16. Em relação à aloimunização materna anti-Kell, podemos afirmar que:
    (A) Apresenta doença hemolítica mais grave e mais precoce do que a aloimunização Rh
    (B) Apresenta doença hemolítica mais branda que a incompatibilidade ABO
    (C) Apresenta doença hemolítica mais tardia e menos grave do que a incompatibilidade Rh
    (D) Apresenta doença hemolítica mais branda do que a incompatibilidade pelo anticorpo anti-Fy (Duffy)

17. Quanto a etiologia da aloimunização Rh, considera-se correta(s):
    I) Teste de Kleihauer permite diferenciar as hemácias fetais das adultas, possibilitando o diagnóstico da hemorragia fetomaterna
    II) A frequência e o volume da hemorragia fetomaterna diminuem com o evoluir da gestação
    III) Os eritrócitos fetais na circulação materna podem ser detectados a partir da 10ª semana de gestação
    (A) Apenas II
    (B) I e II
    (C) I e III
    (D) I, II e III

18. Quanto ao mecanismo etiopatogênico da doença hemolítica perinatal considera-se verdadeiro:
    (A) Anemia fetal → insuficiência cardíaca → hidropisia
    (B) Anemia fetal → eritropoiese hepática → hipertensão porta
    (C) Anemia fetal → eritropoiese hepática → diminuição da síntese de albumina → diminuição da pressão oncótica
    (D) Todas as anteriores

19. As afirmações abaixo são verdadeiras, exceto:
    (A) A hemólise associada a incompatibilidade ABO é limitada às mães do grupo O cujos filhos são do grupo A ou B
    (B) As mães do tipo A ou B possuem anticorpos naturais do tipo IgA que pode atravessar a placenta
    (C) As mães do grupo O possuem anticorpos do tipo IgG que podem produzir doença hemolítica perinatal no primeiro concepto
    (D) O risco de isoimunização Rh após o parto de uma primípara Rh negativo é maior se o filho for Rh positivo e ABO compatível com a mãe

20. Assinale a alternativa incorreta:
    (A) A resposta imune gerada pelo antígeno anti-Rh (D) é muito variável entre os indivíduos
    (B) A resposta imune a exposição ao antígeno D costuma ser rápida, sendo detectável antes de 5 semanas
    (C) A severidade da anemia fetal é influenciada primariamente pela concentração dos anticorpos
    (D) Indivíduos com AIDS/SIDA Rh negativos e expostos ao antígeno D podem não formar aloanticorpos

21. Assinale a opção correta referente as afirmações abaixo:
    I) A sensibilização por anticorpos atípicos é rara e geralmente relacionada a transfusão prévia
    II) Todas as gestantes Rh negativas com Coombs indireto negativo, cujos parceiros sejam Rh positivo devem receber imunoglobulina anti-D na 28ª semana
    III) Em caso de genotipagem paterna heterozigota, a probabilidade do feto ser Rh positivo será de 100%
    (A) Apenas II
    (B) I e II
    (C) II e III
    (D) I, II e III,

NEOPLASIA TROFOBLÁSTICA GESTACIONAL

1. Todos os seguintes descrevem mola hidatiforme, exceto:
   (A) Diplodias
   (B) XX ou XY
   (C) São na maioria androgenética
   (D) Malignas

2. Um complemento cromossômico triploide produz:
   (A) Mola invasora
   (B) Mola verdadeira
   (C) Mola parcial
   (D) Proliferação trofoblástica

3. Características associadas à mola hidatiforme incluem todas as seguintes, exceto:
   (A) Hipertensão
   (B) Hipotireoidismo
   (C) Cistos tecaluteínicos
   (D) Cistos funcionais bilaterais dos ovários

4. Na mola parcial o feto:
   (A) Geralmente é normal
   (B) Apresenta múltiplas anomalias
   (C) Geralmente é um natimorto
   (D) B e C estão corretas

5. Determinação seriada de beta-HCG sanguínea é importante:
   (A) No coriocarcinoma
   (B) Na mola hidatiforme
   (C) Na prenhez ectópica
   (D) Em A, B e C

6. A malignização de mola completa é de:
   (A) 1%
   (B) 2,5%
   (C) 5%
   (D) 10%-20%

7. Na mola hidatiforme completa, o cariótipo mais frequente é:
   (A) 46, XY
   (B) 46, XX
   (C) Origem só paterna, 46, XX
   (D) Origem só materna, 46, XX

8. O coriocarcinoma origina-se na maioria das vezes de:
   (A) Prenhez ectópica
   (B) Aborto
   (C) Mola hidatiforme
   (D) Parto de termo

9. São características da mola hidatiforme parcial:
   (A) Presença de tecido embrionário ou fetal
   (B) Hiperplasia focal
   (C) O cariótipo é tipicamente triploide
   (D) Todas as anteriores

10. A mola mais frequentemente resulta de:
    (A) Fecundação de um óvulo por dois espermatozoides
    (B) Fecundação de um óvulo por um espermatozoide que duplica o seu genoma, enquanto o do óvulo é inativado
    (C) Complementos cromossômicos só de origem paterna e são 46, XX
    (D) Só B e C estão corretas

11. Fatores de risco para mola hidatiforme incluem:
    (A) Antecedentes de mola hidatiforme
    (B) Idade reprodutiva elevada (> 40 anos)
    (C) Idade reprodutiva baixa (adolescentes)
    (D) Todas as anteriores

12. As molas hidatiformes apresentam:
    (A) Crescimento uterino rápido
    (B) Cistos tecaluteínicos
    (C) Hipertiroidismo associado em alguns casos
    (D) Todas as anteriores são possíveis

13. Na mola hidatiforme, a estimulação hormonal da tireoide é decorrente dos altos níveis do hormônio:
    (A) Estriol
    (B) HCG
    (C) HPL
    (D) Nenhuma das citadas

14. O diagnóstico ultrassonográfico de mola na maioria das vezes é feito baseado no padrão:
    (A) "Chama de vela"
    (B) "Corda de violino"
    (C) "Flocos de neve"
    (D) "Microcalcificações"

15. O diagnóstico de certeza de mola hidatiforme é feito por:
    (A) Irregularidade menstrual
    (B) Útero em sanfona
    (C) Atraso menstrual
    (D) Eliminação de vesículas

16. A melhor conduta em relação aos cistos tecaluteínicos dos ovários, em mulher jovem, com mola hidatiforme, é:
    (A) Ooforectomia unilateral
    (B) Cistectomia bilateral
    (C) Ooforectomia bilateral
    (D) Vigilância pós-molar, pois a maioria regride

17. O primeiro sítio de deportação e metástases do coriocarcinoma é:
    (A) O cérebro
    (B) A vagina
    (C) O fígado
    (D) O pulmão

18. A mola hidatiforme apresenta, exceto:
    (A) Anormalidades do vilo corial
    (B) Edema do estroma viloso
    (C) Vários graus de atrofia trofoblástica
    (D) Proliferação focal ou difusa do trofoblasto

19. O vilo de uma mola invasora pode:
    (A) Invadir o útero
    (B) Perfurar a serosa do útero
    (C) Ser localmente invasivo
    (D) A, B e C estão corretas

20. No esvaziamento molar a escolha é:
    (A) Prostaglandina intracervical
    (B) Vácuo-aspiração
    (C) Curetagem à Novak
    (D) Ocitocina seguida de curetagem

21. O mais importante componente do seguimento após mola hidatiforme é:
    (A) Ultrassonografia seriada
    (B) Exame ginecológico
    (C) Medidas seriadas dos níveis de HCG
    (D) Determinação seriada de HPL

22. No seguimento da doença trofoblástica persistente, é recomendada a prevenção de gestação por:
    (A) 6 meses – DIU
    (B) 12 meses – ACO
    (C) 24 meses – Diafragma
    (D) 36 meses – DIU

23. Paciente com 25 anos, primípara, em crescimento pós-molar há 30 dias, apresenta níveis ascendentes de hCG. A ultrassonografia demonstra imagem hiperecogênica em região cornual direita com eco endometrial linear, raios X de tórax, evidente presença de nódulo sugestivo de metástase em ápice de pulmão direito. Não apresenta outros sítios de metástase. Qual o melhor esquema terapêutico inicial?
    (A) Radioterapia
    (B) Monoquimioterapia
    (C) Poliquimioterapia
    (D) Curetagem

24. Em relação ao TTSP é incorreto afirmar:
    (A) Formado a partir de células intermediárias
    (B) Responde melhor à cirurgia do que à quimioterapia
    (C) É altamente maligno
    (D) Os níveis de HCG costumam ser baixos

25. O melhor esquema quimioterápico para pacientes com NTG metastática de alto risco é:
    (A) MTX + Act D
    (B) MAC III
    (C) MTX + Vepeside
    (D) EMA/CO

DISTOCIAS

CAPÍTULO 84

1. Considere as afirmações abaixo, a respeito de distocia funcional:
   I) A distocia motora, distocia funcional ou discenesias é conceituada como um desvio da normalidade do parto, que se produz em consequência de contrações uterinas alteradas
   II) Tônus basal é a pressão mínima entre as contrações, é a pressão intrauterina, quando não existe contração. O tônus uterino durante a gestação é de 8-12 mmHg
   III) As hipertonias são aumentos do tônus basal acima de 12 mmHg, provocados pelo relaxamento incompleto entre as contrações
   (A) Apenas a primeira afirmação é correta
   (B) Apenas a segunda afirmação é correta
   (C) A primeira e a terceira estão corretas
   (D) Todas as afirmações estão corretas

2. A respeito de hipertonia uterina, considere as alternativas a seguir:
   I) A hipertonia passiva ocorre devido à superdistensão uterina por um aumento anormal no conteúdo uterino, não acompanhado de crescimento proporcional da massa miometrial. Ocorre em polidrâmnio acentuado e em algumas gravidezes múltiplas. A contratilidade da fibra está aumentada e há redução da circulação uteroplacentária
   II) Nas "hipertonias ativas", primárias ou secundárias, o tônus basal aumenta por um fenômeno de hiperatividade do miométrio, são mais lesivas do feto
   III) A hipertonia ativa aparece em consequência de alterações da dinâmica, como: taquissistolia e incoordenação. E a hipertonia passiva aparece quando há um aumento do tônus primário, sendo própria do descolamento prematuro da placenta
   (A) Apenas a primeira afirmação é correta
   (B) Apenas a segunda afirmação é correta
   (C) A primeira e a terceira estão corretas
   (D) Todas as afirmações estão corretas

3. Assinale as afirmações corretas:
   I) Intensidade é a pressão máxima alcançada pela contração menos o tônus basal; nos partos normais, ela varia de 30-50 mmHg. Na hipersistolia, o valor médio é superior a 50 mmHg
   II) Na taquissistolia, o valor médio da frequência das contrações uterinas é superior a 5 em 10 minutos; ela não acarreta repercussões fetais sérias porque não dificulta a renovação sanguínea
   III) A coordenação é a regularidade entre as contrações e suas modificações são originadas pela existência de mais de um marca-passo que emitem estímulos em momentos distintos
   (A) Apenas a primeira afirmação é correta
   (B) Apenas a segunda afirmação é correta
   (C) A primeira e a terceira estão corretas
   (D) Todas as afirmações estão corretas

4. Na inversão do gradiente é incorreto afirmar:
   (A) As metrossístoles são totalmente ineficientes para dilatar o colo uterino durante o trabalho de parto
   (B) Em alguns casos, a inversão do gradiente é parcial
   (C) A inversão do gradiente total altera a intensidade, a duração e a propagação da onda contrátil
   (D) Na inversão do gradiente, a onda contrátil predomina na porção alta do útero

5. A paciente deu entrada na emergência com queixa de dor abdominal. GI P0, IG 39 semanas + 2 dias, FU 38 cm, tônus normal, AU 6/10'/50", toque de colo dilatado para 3 cm, bolsa íntegra, BCF +. A melhor conduta é:
   (A) Interrupção da gestação por via alta
   (B) Decúbito lateral e monitorização da frequência cardíaca fetal
   (C) Tocólise oral
   (D) Tocólise venosa

6. Podemos caracterizar incoordenação de primeiro grau como:
   (A) Completa desorganização da onda contrátil
   (B) Predomínio da onda contrátil nas partes baixas do útero
   (C) Interferência do funcionamento rítmico dos dois marca-passos uterinos
   (D) Contrações com frequência maior que 5 em 10 minutos

7. A incoordenação de segundo grau associada à hipertonia autêntica recebe o nome de:
   (A) Distocia de Demelin
   (B) Útero de Couvelaire
   (C) Inversão do tríplice gradiente
   (D) Hipertonia por sobredistensão

8. O tratamento das incoordenações uterinas e inversão do tríplice gradiente baseia-se em, exceto:
   (A) Decúbito lateral
   (B) Perfusão contínua de acitocina em doses fisiológicas
   (C) Amniotomia
   (D) Indicar interrupção por via alta imediatamente

9. Estão associados à discenesia uterina:
   (A) Toxemia gravídica
   (B) Gestação gemelar
   (C) Polidrâmnio
   (D) Todas as anteriores

10. Nas discenesias uterinas, as anomalias qualitativas caracterizam-se por:
    (A) Apenas por hiper ou hipoatividade, estruturalmente normais, com propagação adequada
    (B) Ondas assincrônicas, incoordenadas, que não respeitam o tríplice gradiente descendente
    (C) Aumento do volume uterino em maior intensidade ou mais rapidamente do que o da massa miometrial
    (D) Diminuição do intervalo entre as contrações

11. A respeito da distocia de partes moles, considere as afirmações a seguir:
    I) Na aglutinação do colo, ocorre a justaposição das bordas do orifício externo; no toque, percebe-se um tubérculo ou depressão punctiforme (em vez) do orifício. O colo se apaga completamente, é delgado, sendo comum, no inexperiente, supor a completa dilatação. Na maioria dos casos, a operação cesariana é a melhor solução
    II) Os septos vaginais parciais ou incompletos criam, mais frequentemente que os septos totais, obstáculo ao parto. A melhor opção é a secção, o que geralmente não oferece dificuldade
    III) Os miomas uterinos raramente obstruem o canal do parto, apenas os subserosos com grande pedículo que podem se localizar na pelve e os que se originam no segmento inferior, tendo a sua situação mais baixa que a apresentação. Os cistos de ovário com longo pedículo são frequentes causas de distocia
    (A) Apenas a primeira afirmação é correta
    (B) Apenas a segunda afirmação é correta
    (C) A primeira e a terceira estão corretas
    (D) Todas as afirmações estão corretas

12. Assinale as questões corretas:
    I) Distocias ósseas são decorrentes de diminuição dos diâmetros ou deformação pélvicas. A presença de alterações dentro de certos limites não indica impossibilidade do parto, pois a evolução depende, entre outros fatores, da relação entre pelve e apresentação, e o parto pode evoluir espontaneamente, embora com maior duração
    II) A ressonância magnética é o método propedêutico que propicia maior exatidão na determinação de diâmetros pélvicos maternos, como diâmetros e estruturas fetais, sendo potencialmente inócua para mãe e filho, porquanto não emite energia radiante
    III) Quando há vício pélvico acentuado, impedindo a insinuação ou descida da apresentação, apesar do amoldamento e das contrações eficazes, a resolução se dará por via alta
    (A) Apenas a primeira afirmação é correta
    (B) Apenas a segunda afirmação é correta
    (C) A primeira e a terceira estão corretas
    (D) Todas as afirmações estão corretas

13. Assinale a alternativa correta:
    I) A distocia de objeto é a distocia causada pelo feto e seus anexos, a macrossomia fetal, apesar de ter baixa incidência (0,5%), é uma causa importante de distocia fetal. A distocia fetal pode ocorrer em função da situação e modalidade de apresentação
    II) A desproporção cefalopélvica não é a única causa de distocia de objeto, há situações em que o crescimento fetal não é harmônico, como aumento de órgãos, ascite, gemelaridade imperfeita, e a distocia de objeto está presente
    III) A distocia dos anexos é causada mais frequentemente por placenta prévia e o prolapso de cordão e, na maioria dos casos, a cesariana é a opção terapêutica
    (A) Apenas a primeira afirmação é correta
    (B) Apenas a segunda afirmação é correta
    (C) A primeira e a terceira estão corretas
    (D) Todas as afirmações estão corretas

14. A rigidez cervical está associada a:
    (A) Primigestas idosas
    (B) Pacientes com cervicites
    (C) Operações plásticas e conizações
    (D) Todas as anteriores

15. A distopia cervical que pode ser confundida com a bolsa das águas e dilatação total é denominada:
    (A) Rigidez cervical
    (B) Aglutinação
    (C) Dilatação saciforme
    (D) Edema de colo

16. Em relação à distocia de vulva, é incorreto afirmar:
    (A) As varizes normalmente não acarretam maiores transtornos para a evolução do parto
    (B) Cistos e abscessos da glândula de Bartholin de grande volume podem ser incisados, não ocasionando distocias
    (C) Na paciente com hímen íntegro, é indicada cesariana
    (D) Em condilomas acuminados que obstruam o canal do parto, é indicada cesariana

17. Sobre as tumorações prévias, é incorreto afirmar:
    (A) Os miomas do corpo raramente obstruem o canal do parto
    (B) Nos miomas prévios bloqueantes, o parto normal ocorre em 98% dos casos
    (C) Cistos do ovário e tumores sólidos, ao contrário dos miomas, só excepcionalmente sofrem deslocamento espontâneo para cima
    (D) Miomas subserosos do corpo, com grandes pedículos, podem penetrar na pelve bloqueando o parto

18. São procedimentos semióticos úteis ao diagnóstico da desproporção cefalopélvica:
    (A) Manobra mensuradora de Pinard
    (B) Toque palpatório de Müller
    (C) Manobra de Hillis
    (D) Todas as anteriores

19. Paciente em trabalho de parto, gestação a termo, há 6 horas, GII PI A0 (PN), apresentou dilatação de 3 cm nas últimas 4 horas, com atividade uterina eficaz, sem sinais de sofrimento fetal, cabeça fetal não insinuada, bolsa íntegra. Qual é a principal hipótese diagnóstica?
    (A) Discinesia uterina
    (B) Desproporção cefalopélvica
    (C) Inversão do tríplice gradiente
    (D) Aglutinação do colo

20. Em relação ao caso descrito anteriormente, a melhor conduta é:
    (A) Fórcipe
    (B) Proceder amniotomia
    (C) Administração de ocitócitos
    (D) Interrupção da gestação via alta

PATOLOGIA DO 3º E 4º PERÍODOS E TOCOTRAUMATISMO MATERNO

1. São fatores predisponentes conhecidos para atonia uterina:
   (A) Sobredistensão uterina e grande paridade
   (B) Anestesia com halotano, trabalho de parto prolongado
   (C) História prévia de hemorragia pós-parto
   (D) Todas as anteriores

2. Drogas utilizadas no tratamento de atonia uterina incluem:
   (A) Halotano
   (B) Éter
   (C) Ocitocina e metilergonovina
   (D) Éter e halotano

3. A causa mais frequente de hemorragia pós-parto imediata ou precoce é:
   (A) Atonia uterina
   (B) Coagulopatia
   (C) Retenção placentária
   (D) Ruptura uterina

4. Hemorragia uterina pós-parto:
   (A) As três causas (atonia uterina, lacerações de tecidos maternos e retenção de fragmentos de placenta) constituem 98% de todas as hemorragias pós-parto
   (B) A atonia uterina constitui 90% das hemorragias pós-parto
   (C) Coagulopatia, inversão uterina, ruptura uterina e ruptura vaginal constituem 2% das hemorragias pós-parto
   (D) Todas as afirmativas estão corretas

5. A hemorragia pós-parto precoce é definida como perda de sangue acima de:
   (A) 100 mL completado o secundamento
   (B) 250 mL completado o secundamento
   (C) 300 mL completado o secundamento
   (D) 500 mL completado o secundamento

6. A hipotonia uterina pós-parto associa-se a:
   (A) Polidrâmnio
   (B) Gestação gemelar
   (C) Trabalho de parto prolongado
   (D) Todas as anteriores

7. Conduta imediata na hemorragia pós-parto poderia incluir:
   (A) Administração endovenosa de ocitocina
   (B) Exploração uterina imediata e massagem uterina
   (C) Pesquisar lacerações cervicais
   (D) Todas as anteriores

8. A retenção placentária é caracterizada quando não ocorre o delivramento espontâneo:
   (A) 2 horas após o parto
   (B) 30 minutos após o parto
   (C) 1 hora após o parto
   (D) 15 minutos após o parto

9. Assinale a alternativa incorreta:
   (A) Na placenta acreta, as vilosidades placentárias estão fixadas no miométrio
   (B) Na placenta increta, o tecido corial penetra na musculatura uterina
   (C) Na placenta percreta, a invasão pode chegar a serosa
   (D) Na placenta acreta, sempre há aderência anormal de toda placenta

10. São causas predisponentes para placenta acreta:
    (A) Idade materna avançada e adenomiose
    (B) Multiparidade
    (C) Cicatriz de cesariana anterior
    (D) Todas as anteriores

11. Nos casos de placenta percreta, a conduta é:
    (A) Ocitócitos
    (B) Curetagem
    (C) Histerectomia
    (D) Extração manual de placenta

12. No caso de retenção placentária, a manobra utilizada é:
    (A) Manobra de Crede
    (B) Manobra de Taxe
    (C) Manobra de Hillis
    (D) Manobra de Jacob Dublin

13. Paciente, pós-parto normal há 1 hora com retenção placentária, apresentando sangramento transvaginal moderado e sinais vitais estáveis. Após realização de massagem uterina, administração de ocitócitos e manobra de Crede, a conduta a ser tomada é:
    (A) Curetagem uterina
    (B) Extração manual de placenta
    (C) Histerectomia
    (D) Conduta expectante

14. As causas predisponentes à inversão uterina são:
    (A) Hipotonia uterina
    (B) Tração sobre o cordão umbilical ou sobre a placenta parcialmente aderida
    (C) Esvaziamento súbito da cavidade uterina, principalmente se havia sobredistensão
    (D) Todas as anteriores

15. A tríade da sintomatologia da inversão uterina aguda é:
    (A) Dor aguda, hemorragia e choque
    (B) Dor aguda, hipertensão e hemorragia
    (C) Dispneia, distúrbio da coagulação e choque
    (D) Febre, dor aguda e hipotensão

16. A primeira medida para correção da inversão uterina pós-parto é:
    (A) Manobra de Crede
    (B) Manobra de Jacob Dublin
    (C) Manobra de Taxe
    (D) Manobra de Pinard

17. Na inversão uterina pós-parto, se houver falha na correção manual imediata, recorre-se a:
    (A) Procedimento de Huntington
    (B) Histerectomia via vaginal
    (C) Colpoperineofixação
    (D) Compressão manual da aorta

18. São fatores predisponentes para ruptura uterina no parto:
    (A) Multiparidade e processos infecciosos
    (B) Adenomiose e acretismo placentário
    (C) Desproporção cefalopélvica e apresentações anômalas
    (D) Todas as anteriores

19. Na iminência de ruptura uterina é incorreto afirmar:
    (A) O relevo do anel que separa o corpo uterino do segmento inferior é denominado sinal de Bandl
    (B) Os ligamentos redondos retesados de regra desviados para a face ventral do útero são denominados sinal de Fromml
    (C) O sinal de Clark caracteriza-se pela palpação de partes fetais intra-abdominais
    (D) O tratamento é a interrupção imediata da gestação

20. Assinale a correlação correta:
    I) 1º grau ( ) a laceração aproxima-se da região esfincteriana
    II) 2º grau ( ) comprometimento do esfíncter anal
    III) 3º grau ( ) apenas a fúrcula é lesada
    (A) III, II, I
    (B) I, II, III
    (C) II, III, I
    (D) III, I, II

21. É definida como perda sanguínea materna em uma hemorragia pós-parto vaginal a quantidade de:
    (A) 250 mL
    (B) 500 mL
    (C) 1.000 mL
    (D) 2.000 ml

22. É definida como perda sanguínea materna em uma hemorragia pós-parto cesárea a quantidade de:
    (A) 250 mL
    (B) 500 mL
    (C) 1.000 mL
    (D) 2.000 mL

23. As principais causas de hemorragia pós-parto são:
    I) Atonia uterina
    II) Retenção de produtos da concepção e coágulos
    III) Lesões no trato genital
    IV) Coagulopatias
    Estão corretas:
    (A) I e II
    (B) I e III
    (C) I, II e III
    (D) Todas

24. A profilaxia para a atonia uterina, se realizada de maneira correta, reduz drasticamente os índices de hemorragia. A forma mais eficaz é:
    (A) Ocitocina pós-parto
    (B) Massagem uterina
    (C) Clampeamento imediato do cordão
    (D) Curetagem

25. Em hemorragias pós-parto, opções de tratamento cirúrgico conservador devem ser tentadas quando os uterotônicos falham e a paciente está estável. Estas são:
    I) Embolização da artéria uterina
    II) Balões de tamponamento uterino
    III) Ligadura de hipogástrica
    IV) Sutura uterina hemostática B-Lynch
    Estão corretas:
    (A) I e II
    (B) I e III
    (C) I, II e III
    (D) Todas

TOCOTRAUMATISMO FETAL, MORTALIDADES PERINATAL E NEONATAL, E MORTE MATERNA

CAPÍTULO 86

1. No parto pélvico pode ocorrer:
   (A) Fratura do úmero
   (B) Fratura do fêmur
   (C) Fratura da clavícula
   (D) Todas as anteriores

2. As principais causas de mortalidade perinatal:
   (A) Anoxia ante e intraparto
   (B) Prematuridade
   (C) Anomalias congênitas
   (D) Todas as anteriores

3. São medidas que diminuem a mortalidade materna, exceto:
   (A) Pré-natal
   (B) Papanicolaou
   (C) Planejamento familiar
   (D) Atendimento adequado ao aborto, parto e puerpério

4. Define-se morte materna como:
   (A) Óbito da mulher grávida ou dentro dos 42 dias completos do puerpério, independente da idade gestacional, independente da implantação do ovo, de qualquer causa relacionada ou agravada pela gestação ou seu tratamento, excluindo fatores acidentais
   (B) Óbito da mulher grávida ou dentro dos 30 dias completos do puerpério, independente da idade gestacional, independente da implantação do ovo, de qualquer causa relacionada ou agravada pela gestação ou seu tratamento, excluindo fatores acidentais
   (C) Óbito da mulher grávida, independente da idade gestacional, independente da implantação do ovo, de qualquer causa relacionada ou agravada pela gestação ou seu tratamento, excluindo fatores acidentais
   (D) Óbito da mulher grávida ou dentro dos 42 dias completos do puerpério, independente da idade gestacional, independente da implantação do ovo, de qualquer causa relacionada ou agravada pela gestação ou seu tratamento

5. A mortalidade obstétrica direta:
   (A) É resultante das complicações obstétricas do estado gestacional (gestação, parto e puerpério)
   (B) É resultante de doença preexistente
   (C) É o óbito da mulher durante a gestação
   (D) Todas as anteriores

6. São causas de mortalidade materna direta:
   (A) Cardiopatia e lúpus
   (B) Causas incidentais
   (C) Pré-eclâmpsia e hemorragia
   (D) Insuficiência renal crônica

7. As três causas mais comuns de morte materna são:
   (A) Infecção, hemorragia e pré-eclâmpsia
   (B) Infarto agudo do miocárdio, choque cardiogênico e insuficiência renal
   (C) Hipertensão, insuficiência renal e tromboembolismo pulmonar
   (D) Distúrbio da coagulação, infecção e insuficiência renal

8. Assinale a incorreta:
   (A) Os abortamentos têm sido considerados a quarta causa de morte materna em alguns centros
   (B) As doenças intercorrentes também são causas importantes de mortalidade materna
   (C) As mulheres submetidas à cesariana apresentam maior risco de morrer quando comparadas com aquelas submetidas ao parto normal
   (D) Na mortalidade materna sempre ocorre morte fetal

9. Define-se como coeficiente de mortalidade materna:
   (A) Razão entre o número de mortes obstétricas diretas e o número de nascidos vivos
   (B) Razão entre o número de mortes maternas e o número de nascidos vivos
   (C) Razão entre o número de mortes maternas e o número de nascimentos
   (D) Razão entre o número de mortes obstétricas e o número de nascimentos

10. Assinale a afirmativa correta sobre a mortalidade materna no Brasil:
    (A) Não é um indicador epidemiológico de saúde materno-infantil
    (B) O Brasil está situado entre os países que apresentam taxas moderadas
    (C) Como fatores responsáveis pelos altos índices, encontramos as condições inadequadas de vida e de assistência à saúde reprodutiva
    (D) No Brasil, o coeficiente de mortalidade materna oficial é fidedigno

11. Define-se como coeficiente de mortalidade infantil:
    (A) Razão entre os óbitos em RN com menos de 28 dias sobre os nascidos vivos
    (B) Razão entre os óbitos em menores de 1 ano sobre os nascidos vivos
    (C) Razão entre os óbitos em RN com mais de 28 dias e menos de 1 ano sobre os nascidos vivos
    (D) Razão entre os óbitos em menores de 1 ano sobre os nascimentos

12. Define-se como coeficiente de mortalidade neonatal:
    (A) Razão entre os óbitos em RN com menos de 28 dias sobre os nascidos vivos
    (B) Razão entre os óbitos em menores de 1 ano sobre os nascidos vivos
    (C) Razão entre os óbitos em RN com mais de 28 dias e menos de 1 ano sobre os nascidos vivos
    (D) Razão entre os óbitos em menores de 1 ano sobre os nascimentos

13. Define-se como coeficiente de mortalidade pós-neonatal:
    (A) Razão entre os óbitos em RN com menos de 28 dias sobre os nascidos vivos
    (B) Razão entre os óbitos em menores de 1 ano sobre os nascidos vivos
    (C) Razão entre os óbitos em RN com mais de 28 dias e menos de 1 ano sobre os nascidos vivos
    (D) Razão entre os óbitos em menores de 1 ano sobre os nascimentos

14. A anoxia anteparto e os problemas respiratórios neonatais se responsabilizam por:
    (A) 90% dos óbitos perinatais
    (B) 20% dos óbitos perinatais
    (C) 50% dos óbitos perinatais
    (D) 70% dos óbitos perinatais

15. Na mortalidade materna, as causas metabólicas que se sobressaem em nosso meio são:
    (A) Anemia e diabetes
    (B) Anemia e desnutrição
    (C) Desnutrição e toxemia
    (D) Diabetes e hipertensão

16. Com relação à anemia durante a gestação é incorreto afirmar:
    (A) Aumenta 2-3 vezes a incidência de complicações na gravidez e no parto e o risco de mortalidade materna
    (B) A mortalidade perinatal está acrescida 2 vezes
    (C) Não são comuns hemorragias pós-parto
    (D) A taxa de partos prematuros é 3 vezes maior

17. Com relação ao *caput succedaneum* é correto afirmar:
    (A) Pode chegar ao assoalho pélvico enquanto a cabeça ainda não está encaixada
    (B) Desaparece em poucos dias após o nascimento
    (C) Pode ocorrer se a pelve estiver reduzida
    (D) Todas as anteriores

18. Denomina-se moldagem fetal:
    (A) Superposição das lâminas cranianas nas suturas principais
    (B) Edema do couro cabeludo
    (C) Fratura dos ossos longos
    (D) Todas as anteriores

19. Quando a distorção decorrente da moldagem é acentuada, pode(m) ocorrer:
    (A) Lacerações tentoriais
    (B) Lacerações dos vasos sanguíneos fetais
    (C) Hemorragia intracraniana fetal
    (D) Todas as anteriores

20. Sobre as fraturas do crânio fetal assinale a incorreta:
    (A) Ocorrem geralmente após tentativas forçadas de desprendimento
    (B) São fatais
    (C) Geralmente, nos casos de depressão, é aconselhável remover ou elevar a parte deprimida do crânio
    (D) As de sulco superficial são relativamente comuns

INFECÇÃO PUERPERAL E MASTITE PUERPERAL

CAPÍTULO 87

1. Define-se morbidade febril puerperal:
   (A) Temperatura maior que 37,5°C a partir do primeiro dia, por no mínimo dois dias, no pós-parto
   (B) Temperatura de no mínimo 38°C, durante dois dias quaisquer, dos primeiros 10 dias, do pós-parto, excluído o primeiro dia
   (C) Temperatura de no mínimo 38°C em qualquer momento do puerpério
   (D) Temperatura de no mínimo 38°C por no mínimo 24 horas, dentre os 10 primeiros dias de puerpério

2. Entre os abaixo, qual o fator predisponente mais importante para infecção puerperal?
   (A) Amniorrexe prematura
   (B) Obesidade
   (C) Cesariana
   (D) Infecção urinária

3. Qual o principal patógeno responsável pelo choque séptico no puerpério?
   (A) *Escherichia coli*
   (B) *Clostridium perfringens*
   (C) *Streptococcus* beta-hemolítico do grupo A
   (D) *Bacteroides fragilis*

4. Em relação à composição do colostro e do leite materno maduro, podemos afirmar que:
   (A) O colostro possui maior teor de proteínas e lipídeos
   (B) O colostro possui menor teor de proteínas e maior teor de glicídeos
   (C) O colostro possui maior teor de proteínas e menor teor de glicídeos
   (D) O leite maduro possui maior teor de proteínas e maior teor de glicídeos

5. O puerpério compreende:
   (A) Período vaiável de tempo, ao redor de 30 dias, em que o organismo materno retorna às condições pré-gravídicas
   (B) Período variável de tempo, ao redor de 6 semanas, em que o organismo materno retorna às condições pré-gravídicas
   (C) Período de tempo após o parto até o completo retorno à fertilidade
   (D) Nenhuma das respostas anteriores

6. Sobre a involução uterina no pós-parto, assinale a alternativa correta:
   (A) O útero, que é inicialmente órgão abdominal, retorna à pelve verdadeira em até duas semanas
   (B) A involução uterina nas cesarianas é, quase sempre, mais lenta que nos partos normais
   (C) Após o parto normal, o canal cervical e o orifício interno do colo permanecem permeáveis à polpa digital até 30 dias
   (D) Todas as respostas anteriores

7. "Ligaduras vivas de Pinard":
   (A) Fenômeno existente no sítio placentário responsável pela hemostasia
   (B) Constituem-se no colapso parcial da circulação da artéria e veia ovarianas com redução do fluxo dos vasos uterinos logo após o parto
   (C) Constituem-se na constrição dos vasos parietais pelo miométrio bem contraído, principal responsável pela hemostasia logo após o parto
   (D) Constituem-se na trombose dos orifícios vasculares abertos no sítio placentário

8. A respeito dos lóquios, assinale a alternativa incorreta:
   (A) São constituídos de exsudatos, transudatos, elementos celulares descamados e sangue
   (B) São inicialmente sanguíneos, em seguida serossanguíneos e, por último, serosos
   (C) A duração dos lóquios é variável, podendo chegar a 30 dias
   (D) Os lóquios serosos só desaparecem após o primeiro período menstrual

9. Sobre o retorno à fertilidade, assinale a alternativa incorreta:
   (A) A puérpera não lactante tende a ter a primeira menstruação cerca de 45 dias após o parto
   (B) Nas mulheres que utilizam o Método da Amenorreia da Lactação (LAM), a probabilidade de engravidar nos primeiros 6 meses pós-parto é < 10%
   (C) A puérpera não lactante tende a ter a primeira menstruação antes da primeira ovulação
   (D) Nenhuma das respostas anteriores

10. O colostro, quando comparado ao leite materno dos dias subsequentes, contém:
    (A) Maior quantidade de proteínas
    (B) Menor quantidade de açúcar
    (C) Menor quantidade de gordura
    (D) Todas as anteriores

11. Sobre o leite materno, assinale a alternativa correta:
    (A) Todas as vitaminas estão presentes em diferentes concentrações
    (B) Todas as vitaminas, exceto a vitamina K, estão presentes
    (C) Tem baixa concentração de ferro
    (D) B e C estão corretas

12. São hormônios responsáveis pelo crescimento e desenvolvimento da mama para a lactação:
    (A) Progesterona e estrogênio
    (B) Lactogênio placentário e prolactina
    (C) Cortisol e insulina
    (D) Todas as anteriores

13. O início da lactação é desencadeado:
    (A) Pela queda dos níveis de estrogênio e progesterona logo após o parto
    (B) Pela sucção
    (C) Pela ação da ocitocina proveniente da neuro-hipófise
    (D) Nenhuma das respostas anteriores

14. A manutenção da lactação ocorre:
    (A) Pelo estímulo repetido da sucção
    (B) Pelos altos níveis de prolactina
    (C) Pela ação do estrogênio e da progesterona
    (D) A e B estão corretas

15. Assinale a alternativa correta:
    (A) A amamentação, embora estimule a secreção de ocitocina, parece não influenciar a involução uterina
    (B) As primíparas, em geral, apresentam involução uterina mais acelerada que as multíparas
    (C) A involução uterina após o parto normal é mais rápida que após a cesariana
    (D) B e C estão corretas

16. Sobre a "apojadura" assinale a alternativa correta:
    (A) Ocorre ao redor do 3º dia pós-parto
    (B) Caracteriza-se pela ejeção do leite a cada sucção
    (C) Caracteriza-se pela congestão e aumento de consistência das mamas
    (D) A e C estão corretas

17. Sobre a anticoncepção no puerpério podemos afirmar:
    (A) Os anticoncepcionais orais combinados diminuem a produção láctea
    (B) Anticoncepcionais à base de progestágenos isolados são alternativas seguras neste período
    (C) O DIU, a princípio, pode ser inserido a qualquer época do puerpério
    (D) Todas as anteriores

18. Sobre as modificações hemodinâmicas no puerpério, podemos afirmar:
    (A) O débito cardíaco aumenta cerca de 10% permanecendo assim por cerca de uma semana
    (B) A volemia acompanha de perto o débito cardíaco
    (C) A pressão venosa nos membros inferiores aumenta no pós-parto imediato
    (D) A e B estão corretas

19. Paciente pós-parto imediato evoluiu com hemorragia abundante intraparto permanecendo longo tempo em estado de choque. Dos quadros clínicos que poderão surgir no período puerperal, qual o mais provável:
    (A) Amenorreia e galactorreia
    (B) Alopecia e galactorreia
    (C) Ausência de lactação e queda dos pelos pubianos
    (D) Ausência de lactação e obesidade

20. Puérpera, 8º dia pós-parto, cesariana, apresentando febre (Tax 38,1°C), útero pouco involuído e lóquios fétidos, sendo iniciado clindamicina + gentamicina com melhora parcial da febre. Realizada USG abdominal e pélvica, fechou o diagnóstico de:
    (A) Endometrite puerperal
    (B) Abscesso tubovariano
    (C) Tromboflebite pélvica
    (D) Hidrossalpinge

21. É considerada causa tardia de infecção puerperal:
    (A) *Escherichia coli*
    (B) *Listeria monocytogenes*
    (C) *Chlamidia trachomatis*
    (D) *Streptococcus* beta-hemolítico

22. A tromboflebite pélvica séptica é uma complicação grave de processos infecciosos durante o puerpério. Além do esquema de antibioticoterapia, deve ser feito:
    (A) AAS
    (B) Histerectomia
    (C) Corticoide
    (D) Heparina

23. Entre as associações de antibióticos abaixo, qual é considerada a de melhor escolha nas metrites puerperais:
    (A) Ampicilina + clindamicina
    (B) Penicilina + gentamicina
    (C) Gentamicina + clindamicina
    (D) Clindamicina + metronidazol

24. A ocitocina é produzida e liberada, respectivamente:
    (A) Hipófise anterior – hipófise posterior
    (B) Hipotálamo – hipófise posterior
    (C) Hipófise posterior – hipófise anterior
    (D) Hipotálamo – hipófise anterior

25. A ocitocina no puerpério imediato auxilia:
    (A) Na contração uterina
    (B) Não atua no puerpério
    (C) No esvaziamento de leite dos alvéolos
    (D) A e C estão corretas

26. Entre as abaixo, a complicação mais comum no puerpério tardio é:
    (A) Hemorragia uterina
    (B) Pelviperitonite
    (C) Retenção de fragmentos placentários
    (D) Trombose venosa profunda

27. Nos casos de coagulação intravascular disseminada (CID), o quadro laboratorial é caracterizado por:
    (A) Trombocitopenia – fibrinogênio diminuído- TAP alargado – produtos de degradação fibrina +
    (B) Trombocitopenia – fibrinogênio normal – TAP alargado – produtos de degradação fibrina normal
    (C) Plaquetas normais – fibrinogênio diminuído – TAP alargado – produtos de degradação fibrina normal
    (D) Trombocitopenia – fibrinogênio aumentado – TAP normal – produtos de degradação fibrina +

28. Considere as afirmativas sobre mastite puerperal:
    I) Geralmente é unilateral
    II) Os quadrantes externos da mama são os mais atingidos
    III) É mais frequente em partos domiciliares do que hospitalares
    IV) É mais comum em primíparas
    Escolha a correta é:
    (A) I, II e III
    (B) I, II e IV
    (C) III e IV
    (D) II, III e IV

29. Em relação à etiopatogenia da mastite puerperal, pode-se afirmar que:
    I) São fatores predisponentes a ingurgitação mamária, fissura mamilar, infecção da rinofaringe do lactente, anormalidades do mamilo, primiparidade e má higiene
    II) O *Staphylococcus aureus* é o germe mais frequentemente responsável pelas mastites
    III) As patologias infecciosas envolvidas na mastite são: linfangite, mastite intersticial, galactoforite, mastite parenquimatosa e abscesso submamário
    IV) Cerca de 85% dos abscessos da mama, no período da lactação, ocorrem durante o primeiro mês pós-parto
    Marque a alternativa correta:
    (A) I, II, III e IV
    (B) I, II e III
    (C) II, III e IV
    (D) Nenhuma

30. São características do quadro clínico das mastites:
    I) Dor espontânea e agravada pela sucção, palpação e mobilização da mama
    II) Sinais locais de infecção: edema, calor e eritema
    III) Ausência de hipertermia
    IV) Adenopatia axilar
    Marque a alternativa correta:
    (A) I, II e III
    (B) I, II e IV
    (C) II, III e IV
    (D) II e IV

31. Sobre o puerpério fisiológico:
    (A) Ocorre diminuição da capacidade vesical
    (B) Após duas semanas do parto, o útero pesa em torno de 200 gramas
    (C) Os lóquios serosos surgem em torno do décimo dia após o parto
    (D) A pressão venosa diminuída nos membros inferiores retorna ao normal com a involução uterina

32. Marque a alternativa incorreta:
    (A) O abscesso mamário se estabelece em 5% a 10% dos casos de mastite
    (B) A mastite puerperal é frequente em torno da terceira semana pós-parto
    (C) Primeiramente, a paciente com mastite deve suspender a amamentação
    (D) São fatores predisponentes de mastite a infecção da rinofaringe do lactante e a primiparidade

33. A sucção do recém-nascido é responsável pela secreção de qual hormônio?
    (A) Ocitocina
    (B) Prolactina
    (C) Estrogênio
    (D) Progesterona

34. Sobre endometrite puerperal:
    I) As condições predisponentes incluem trabalho de parto prolongado, ruptura prematura de membranas prolongada e hemorragia pós-parto
    II) A incidência em partos vaginais é maior
    III) A infecção tende a ser polimicrobiana
    IV) O antibiótico de primeira escolha é a Amoxicilina com Clavulanato
    Assinale a alternativa correta:
    (A) Todas estão corretas
    (B) Apenas I
    (C) I e III
    (D) I, III e IV

35. O método da lactação e amenorreia:
    (A) Inibe a ovulação pela alteração das taxas de secreção dos hormônios naturais
    (B) É o método mais eficaz e seguro durante o puerpério
    (C) Possui muitos efeitos hormonais colaterais
    (D) Deve ser iniciado somente após 6 meses do parto

Parte V Intercorrências Clinicocirúrgicas no Ciclo Gravídico-Puerperal

HIPERTENSÃO ARTERIAL

1. Sobre a hipertensão e a gravidez podemos dizer:
   I) Hipertensão induzida pela gravidez é a que se desenvolve em consequência da gravidez e regride após o parto. A hipertensão sem proteinúria, a pré-eclâmpsia e a eclâmpsia são formas de manifestação dessa hipertensão
   II) Hipertensão coincidente é a hipertensão crônica que precede a gravidez ou persiste após o parto
   III) Hipertensão crônica agravada pela gravidez é a hipertensão prévia e/ou subclínica que se agrava com a gravidez. A pré-eclâmpsia ou eclâmpsia que podem se desenvolver são denominadas superajuntadas
   IV) Hipertensão transitória que se desenvolve após o 2º trimestre de gravidez é caracterizada por aumento discreto dos níveis tensionais e não compromete a gravidez, regride após o parto e pode retornar em gestações subsequentes
   (A) I e II são verdadeiras
   (B) IV é falsa
   (C) II é falsa
   (D) Todas são verdadeiras

2. A hipertensão arterial induzida pela gravidez é desencadeada por:
   (A) Etiologia desconhecida
   (B) Hábitos alimentares desconhecidos
   (C) Condição socioeconômica privilegiada
   (D) Incompatibilidade de sangue – mãe × feto

3. Qual é a tríade sintomática da pré-eclâmpsia?
   (A) Hipertensão arterial, edema e proteinúria
   (B) Hipertensão arterial, edema sem proteinúria
   (C) Hipertensão arterial, sem edema, sem proteinúria
   (D) Hipertensão arterial, ganho de peso e dislipoproteinúria

4. A pré-eclâmpsia raramente se desenvolve antes da 20ª semana gestacional, exceto:
   (A) Na gravidez molar
   (B) Na toxoplasmose
   (C) Na AIDS
   (D) Na síndrome de Turner

5. Considera-se hipertensão arterial na gravidez a pressão arterial de:
   (A) 140 × 90 mmHg ou mais, utilizando as fases I e IV Korotkoff
   (B) 150 × 90 mmHg ou mais, utilizando as fases II e IV Korotkoff
   (C) 140 × 80 mmHg ou mais, utilizando as fases II e IV Korotkoff
   (D) 150 × 80 mmHg ou mais, utilizando as fases I e V Korotkoff

6. Ao constatar o diagnóstico de hipertensão arterial, devem-se ter história clínica e exame físico minucioso a fim de se afastar as suspeitas de etiologias secundárias. Todas as alternativas abaixo devem ser afastadas, exceto:
   (A) Estenose aórtica, estenose de artéria renal uni ou bilateral
   (B) Feocromocitoma
   (C) Hiperaldosteronismo primário
   (D) Infecção recorrente do trato urinário, refluxo vesicoureteral

7. Do ponto de vista fisiopatológico, as pacientes com pré-eclâmpsia apresentam aumento da reatividade vascular a todas as substâncias vasopressoras, exceto:
   (A) Vasopressina
   (B) Catecolaminas
   (C) Angiotensina II
   (D) Tri-iodotironina

8. Até 39% das grávidas com eclâmpsia podem deixar de apresentar:
   (A) Edema
   (B) Hipertensão
   (C) Proteinúria
   (D) Pré-eclâmpsia

9. Em relação à proteinúria podemos afirmar que:
   I) A proteinúria associada a hipertensão eleva o risco de morbiletalidade perinatal
   II) É sinal importante na pré-eclâmpsia
   III) Define-se como perda igual ou maior que 300 mg de proteína em uma coleta de 1.000 mL de urina de 24 horas
   IV) Define-se como uma concentração maior que 1.000 mg por litro em amostra obtida em duas ou mais vezes, em espaço de tempo de pelo menos seis horas
   Marque a opção correta:
   (A) Todas estão corretas
   (B) I e III estão corretas
   (C) III e IV são falsas
   (D) IV é falsa

10. Na gravidez gemelar, na hidropisia fetal, na macrossomia fetal e na mola hidatiforme há um risco aumentado para DHEG devido a:
    (A) Superdistensão uterina
    (B) Retardo do crescimento intrauterino
    (C) Distúrbio hidroeletrolítico associado
    (D) Avidez por dieta hipersódica

11. Na teoria etiológica para DHEG, destacam-se as assertivas abaixo, exceto:
    (A) Como causa imunológica, o comprometimento da formação de anticorpos bloqueadores contra sítios antigênicos da placenta
    (B) Como causa imunológica, o aumento da formação de autoanticorpos ANCA positivos contra sítios antigênicos da placenta
    (C) Como causa genética, que a suscetibilidade para DHEG depende de um único gene recessivo ou herança multifatorial, ou associação entre antígeno de histocompatibilidade HLA-DR4, ou resposta humoral materna direcionada contra anticorpo antiglobulina anti- HLA-DR ou variante molecular do gene do angiotensinogênio, ou associação entre mutação de fator V de Leiden
    (D) Como causa genética, apresentam com maior frequência heterozigose para a mutação do fator V de Leiden, heterozigose para a mutação G2021A no gene da protrombina, homozigose na mutação C677T da metilenotetraidrofolato redutase, deficiência da proteína C, S ou resistência à proteína C ativada, quando comparadas ao grupo controle

12. Em relação à trombofilia gestacional admitem-se as assertivas abaixo, exceto:
    (A) Há referência na relação entre lesões trombóticas na placenta, trombofilia materna e complicações gestacionais
    (B) Há referência na relação entre lesões trombóticas na placenta, hipervitaminose K materna e feto com baixo peso ao nascer
    (C) O estado anormal da trombofilia materna predispõe a formação de lesões trombóticas com subsequente isquemia da unidade uteroplacentária, levando a complicações gestacionais, tais como a pré-eclâmpsia e/ou restrição de crescimento intraútero
    (D) Pode colaborar para estados hipertensivos gestacionais, como a pré-eclâmpsia precoce e grave, ou restrição de crescimento intraútero, bem como perdas gestacionais inexplicáveis

13. Das teorias atuais para a DHEG, sabe-se:
    I) Várias deficiências alimentares foram consideradas; entretanto, essa hipótese não possui dados que a confirmem. A suplementação alimentar não reduz a frequência de DHEG
    II) As ações vasodilatadoras da prostaciclina (prostaciclina/tromboxano > 1) e a atividade antioxidante da vitamina E (vitamina E/peróxidos lipídeos > 1) encontram-se aumentados na gravidez, e, com a gravidade crescente da pré-eclâmpsia, ambas as razões são progressivamente invertidas. O aumento do tromboxano leva a vasoespasmo, e, dos peróxidos lipídeos, à lesão endotelial
    III) O endotélio lesado ativa as células endoteliais a promover coagulação e aumenta sua sensibilidade a agentes vasopressores
    (A) I é verdadeira
    (B) II é falsa
    (C) Todas são falsas
    (D) Todas são verdadeiras

14. Acredita-se que na gestação normal ocorre boa adaptação da mãe com o filho (enxerto), exceto:
    (A) Na circulação uteroplacentária, ocorrem duas invasões do trofoblasto em relação às artérias espiraladas, surgindo assim um sistema de baixa resistência e fluxo elevado
    (B) Ocorrem alterações bioquímicas que levam ao equilíbrio das prostaglandinas, aumentando as prostaciclinas na parede vascular, que causam inibição da agregação plaquetária, e vasodilatação, além da redução do tromboxano na placenta e tecidos placentários, que causam agregação plaquetária e vasoconstrição
    (C) Nos sistemas circulatório e endócrino, há aumento do volume plasmático, elevando o débito cardíaco, refratariedade vascular, queda da resistência vascular periférica, alteração no sistema renina-angiotensina, aldosterona e das cininas
    (D) Ocorrem alterações imunoistoquímicas que levam ao desequilíbrio na parede vascular, causando agregação plaquetária e vasoconstrição, além do aumento do tromboxano na placenta e tecidos placentários

15. Quais são os dois fatores que atuam sobre a pressão arterial na gestação:
    (A) Débito cardíaco e resistência vascular periférica
    (B) Dieta hiperproteica e hipercalórica
    (C) Decúbito ventral, compressão da cava inferior
    (D) Temperatura ambiente e ganho de peso no primeiro trimestre

16. Na gestação normal, a resistência vascular periférica está reduzida em 30% devido a:
    (A) Presença de circulação placentária, a qual atua como verdadeiro curto-circuito na circulação sistêmica
    (B) Anemia gestacional fisiológica
    (C) Vasoconstrição central com vasodilatação periférica
    (D) Variações hormonais

17. Sobre a DHEG postula-se:
    I) Que o aumento do tromboxano, redução da prostaciclina e prostaglandina E2, bem como o aumento da produção placentária de 15-hidroxieicosatetraenoico, inibindo a produção das prostaciclinas, resultando em vasoconstrição adicional, são os dois mecanismos vasoconstritores que podem operar na DHEG
    II) Que a incidência e a intensidade da trombocitopenia dependem da intensidade do processo patológico, da duração da pré-eclâmpsia, do parto e da frequência de realização da contagem de plaquetas. A contagem de plaquetas menor que 100.000 é sinal de mau prognóstico
    III) Após o parto, e na ausência de doença renal crônica subjacente, há recuperação total da função renal
    IV) Aumento de peso, nuliparidade, idade precoce ou tardia da gestante, antecedente familiar de DHEG, gemelaridade, portadoras de hipertensão arterial ou diabetes com vasculopatia e novo parceiro são fatores de risco para pré-eclâmpsia
    V) Na gestação a termo, pode haver liberação de material placentário, como sinciciotrofoblasto e outros elementos celulares que, nos pulmões, causam êmbolos. O aumento do espaço morto pulmonar e curto-circuito venoso/arterial agravam a hipoxemia, exigindo maior esforço pela paciente para melhorar a ventilação alveolar na tentativa de correção dos distúrbios gasosos
    (A) Todas estão corretas
    (B) II e IV estão corretas
    (C) III e V são falsas
    (D) I é falsa

18. A utilização de AAS profilático é aceitável em determinados grupos de gestantes. Assinale a alternativa *errada*:
    (A) Nas que já tiveram síndrome HELLP, eclâmpsia anterior, hipertensão arterial crônica com mau passado obstétrico
    (B) Pré-eclâmpsia recorrente, na presença de anticorpo antifosfolípides
    (C) Nefropatas, transplantadas renais
    (D) Nas hepatopatias, na presença de hipertrofia de ventrículo esquerdo

19. Na DHEG com má adaptação imunológica entre mãe e filho, ocorre formação de radicais livres. Recomenda-se como profilaxia da DHEG os seguintes antioxidantes:
    (A) Vitamina C 1.000 mg e vitamina E 400 UI, via oral, diariamente
    (B) Vitamina K e vitamina E, intramuscular, semanalmente
    (C) Vitamina C 500 mg e ácido fólico 25 mg, via oral, diariamente
    (D) Vitamina A 50 mg e vitamina E 1.400 UI, via oral, diariamente

20. Das drogas abaixo, quais podem ser usadas com segurança para proporcionar repouso psíquico para as pacientes com pré-eclâmpsia?
    (A) Levopromazina ou diazepínicos
    (B) Amitriptilina e paroxetina
    (C) Gentanil e fluoxetina
    (D) Fluoxetina ou paroxetina

21. O uso de IECA deve ser contraindicado na gestação, pois o uso no 2º e 3º trimestres está associado aos seguintes problemas fetais, exceto:
    (A) Hipotensão, hipoplasia de crânio
    (B) Anúria, insuficiência renal reversível ou não do recém-nascido
    (C) Morte fetal
    (D) Aplasia de medula

22. Pacientes com pressão arterial diastólica >110 mmHg, sem outros sintomas, devem preferencialmente utilizar drogas de ação crônica, tais como:
    (A) Alfametildopa (1ª opção), nifedipina de ação retardada (2ª opção), pindolol (3ª opção), tiazida (4ª opção)
    (B) Alfametildopa (1ª opção), pindolol (2ª opção), tiazida (3ª opção) nifedipina de ação retardada (4ª opção)
    (C) Alfametildopa (1ª opção), tiazida (2ª opção), nifedipina de ação retardada (3ª opção), pindolol (4ª opção)
    (D) Tiazida (1ª opção), alfametildopa (2ª opção), nifedipina de ação retardada (3ª opção), pindolol (4ª opção)

23. Na emergência hipertensiva ou pré-eclâmpsia com sintomas, é correto:
    I) Usar sulfato de magnésio antes das drogas hipotensoras
    II) Após a queda da pressão arterial e desaparecimento dos sintomas, indicam-se os seguintes vasodilatadores: hidralazina (1ª opção), nifedipina (2ª opção), diazóxido (3ª opção), nitroprussiato de sódio (4ª opção)
    III) A síndrome HELLP caracteriza-se por hemólise, aumento das enzimas hepáticas e plaquetopenia grave, podendo apresentar apenas uma ou até as três alterações concomitantes
    IV) Na cesárea de uma paciente com síndrome HELLP, é essencial: monitorização cardíaca, oxímetro de pulso e controle rigoroso da pressão arterial; fazer anestesia geral e, na intubação, transfundir 10 U de plaquetas, além de primar por hemostasia perfeita
    (A) Todas estão corretas
    (B) II e IV estão corretas
    (C) I e III são falsas
    (D) III é falsa

CARDIOPATIAS, ANGIOPATIAS

1. A etiologia da cardiopatia mais frequentemente encontrada no Brasil é:
   (A) Doença isquêmica
   (B) Doença hipertensiva
   (C) Doença reumática
   (D) Congênita

2. Podem dificultar o diagnóstico da cardiopatia na gravidez os seguintes achados fisiológicos:
   (A) Sopro sistólico
   (B) Esforço respiratório
   (C) Edema de membros inferiores
   (D) Todas as anteriores

3. São indicadores clínicos de cardiopatia durante a gravidez, exceto:
   (A) Cardiomegalia
   (B) Aumento do débito cardíaco
   (C) Sopro diastólico
   (D) Dispneia paroxística noturna

4. Paciente com cardiopatia de origem reumática chega em trabalho de parto a termo. A classificação clínica da sua cardiopatia é classe I. Ao exame confirma-se a hipótese diagnóstica de trabalho de parto e ausência de sinais de sofrimento fetal. A conduta é:
   (A) Cesariana
   (B) Acompanhamento do trabalho de parto
   (C) Internação e inibição do trabalho de parto para controle clínico
   (D) Internação e monitorização hemodinâmica invasiva

5. No período expulsivo de uma paciente com cardiopatia classes I ou II, é indicada a utilização de:
   (A) Manobra de Kristeller
   (B) Manobra de Zavaneli e cesariana
   (C) Fórcipe de alívio
   (D) Uso de agentes com ação inotrópica positiva

6. A insuficiência cardíaca intraparto manifesta-se por:
   (A) Edema pulmonar
   (B) Hipóxia
   (C) Hipotensão arterial
   (D) Todas as anteriores

7. É complicação grave da grávida com prótese valvar mecânica:
   (A) Tromboembolismo e hemorragia decorrente da anticoagulação
   (B) Diabetes gestacional e tromboembolismo
   (C) Toxemia gravídica e descolamento prematuro de placenta
   (D) Hemorragia e amniorrexe prematura

8. Na gestação de uma paciente cardiopata, podemos encontrar:
   (A) Abortamentos espontâneos
   (B) Malformações fetais
   (C) Baixo peso ao nascer
   (D) Todas as anteriores

9. A indicação da cesariana na gestante cardiopata é indicada, exceto em:
   (A) Coarctação da aorta
   (B) Síndrome de Takayasu
   (C) Cardiopatia reumática classes funcionais I e II
   (D) Síndrome de Marfan

10. Durante o acompanhamento pré-natal de uma gestante cardiopata com válvula mecânica, o objetivo da anticoagulação é:
    (A) Manter o tempo de tromboplastina parcial dentro dos limites da normalidade
    (B) Manter o tempo de protrombina entre 1,5 e 2,5 × os valores basais
    (C) Manter o tempo de tromboplastina parcial entre 1,5 e 2,5 × os valores basais
    (D) Não está indicada anticoagulação nesses casos

11. Na gestante com prolapso de válvula mitral, é incorreto afirmar:
    (A) Raramente apresenta complicações durante a gestação
    (B) Em pacientes sintomáticas, os agentes betabloqueadores podem aliviar a dor torácica e as arritmias
    (C) Está sempre indicada profilaxia para endocardite bacteriana
    (D) A maioria das gestantes com prolapso de valva mitral é assintomática

12. Os diuréticos devem ser evitados durante a gravidez, a não ser quando indicados no tratamento:
    (A) Do prolapso da válvula mitral e toxemia gravídica
    (B) Na insuficiência cardíaca congestiva e insuficiência renal
    (C) Na estenose aórtica e nas arritmias
    (D) Na trombocitopenia e na pré-eclâmpsia

13. A anticoagulação durante a gestação deve ser preferencialmente realizada com:
    (A) Cumarínicos
    (B) Trombolíticos
    (C) Heparina
    (D) Antiagregantes plaquetários

14. Sobre a cardiomiopatia periparto é incorreto afirmar:
    (A) A etiologia é desconhecida
    (B) É o desenvolvimento de insuficiência cardíaca durante o trabalho de parto ou puerpério
    (C) O tratamento da insuficiência cardíaca é semelhante ao de pacientes não gestantes
    (D) Após estudo minucioso, todas as pacientes têm sua etiologia definida

15. São considerados fatores de alto risco para endocardite infecciosa, exceto:
    (A) Comunicação interatrial
    (B) Próteses de valvas cardíacas
    (C) Coarctação aórtica
    (D) Síndrome de Marfan

16. Para pacientes alérgicas à penicilina com indicação de profilaxia para endocardite, o antibiótico utilizado será:
    (A) Ampicilina + gentamicina
    (B) Vancomicina + gentamicina
    (C) Amoxicilina com clavulanato
    (D) Piperacilina + tasobactan

17. Em relação à taquicardia supraventricular paroxística é correto afirmar:
    (A) É a taquiarritmia encontrada com maior frequência na gestação
    (B) Pode ser convertida com manobra vagal ou com administração de digoxina, adenosina, bloqueadores de canal de cálcio
    (C) A cardioversão não é contraindicada na gravidez
    (D) Todas as anteriores

18. Em relação à trombose venosa profunda é correto afirmar, exceto:
    (A) Apresenta sinal de Homans positivo
    (B) Tem início abrupto com dor intensa, edema e calor local
    (C) O diagnóstico clínico da trombose venosa é satisfatório
    (D) Em gestantes, a trombose frequentemente origina-se nas veias ilíacas

19. O tratamento da trombose limitada às veias superficiais é:
    (A) Anticoagulação plena
    (B) Analgésicos, meias elásticas e repouso
    (C) Uso de trombolíticos
    (D) Uso de antiagregantes plaquetários

20. O evento predisponente isolado mais frequentemente associado à trombose venosa profunda é:
    (A) A estase da gestação
    (B) Deficiência de antitrombina-III
    (C) Deficiência de proteína C
    (D) Deficiência de proteína S

TROMBOEMBOLISMO, PNEUMOPATIAS, HEMOPATIAS E COAGULOPATIAS

CAPÍTULO 90

1. São sinais e sintomas sugestivos de embolia pulmonar:
   (A) Dispneia
   (B) Taquicardia
   (C) Desconforto torácico
   (D) Todas as anteriores

2. Qual é a tríade clássica da embolia maciça:
   (A) Dispneia, trombose venosa profunda e taquicardia
   (B) Hemoptise, dor torácica pleurítica e dispneia
   (C) Dispneia, congestão pulmonar, tosse
   (D) Dispneia, taquicardia e tosse

3. O diagnóstico de certeza da embolia pulmonar na gestante é:
   (A) Raios X de tórax
   (B) Cintigrafia ventilação-perfusão
   (C) Angiografia pulmonar
   (D) Eletrocardiograma

4. Assinale a afirmativa incorreta sobre embolia pulmonar na gestação:
   (A) É contraindicada a angiografia pulmonar na gestante
   (B) É a principal complicação da trombose venosa profunda na gestação
   (C) A maioria dos êmbolos pulmonares é procedente dos membros inferiores e vasos pélvicos
   (D) É a principal causa de morte entre as complicações pulmonares do ciclo gravídico-puerperal

5. Na suspeita clínica de embolia pulmonar a propedêutica complementar incluirá os seguintes exames:
   (A) Gasometria arterial e eletrocardiograma
   (B) Raios X de tórax e arteriografia pulmonar
   (C) Cintilografia ventilação-perfusão
   (D) Todas as anteriores

6. Na paciente com hemorragia por uso de anticoagulante deve ser utilizado:
   (A) Naloxono
   (B) Flumazenil
   (C) Sulfato de protamina
   (D) Adenosina

7. Os efeitos da asma na gravidez são:
   (A) Trabalho de parto pré-termo
   (B) Pré-eclâmpsia
   (C) Lactentes de baixo peso ao nascimento
   (D) Todas as anteriores

8. A farmacoterapia de primeira linha na asma aguda em gestantes inclui, exceto:
   (A) Heparina
   (B) Agonista beta-adrenérgico
   (C) Corticosteroide
   (D) Epinefrina

9. Sobre o tratamento da asma crônica na gestante assinale a incorreta:
   (A) Podem ser utilizados corticosteroides inalatórios
   (B) Cromoglicato sódico é utilizado para prevenção de crises agudas
   (C) Beta-agonistas inalatórios podem ser usados de 3-4 horas conforme a sintomatologia da paciente
   (D) A epinefrina subcutânea é a droga de escolha

10. Na gestante com suspeita de pneumonia é incorreto afirmar:
    (A) Os raios X de tórax são fundamentais
    (B) A ocorrência de pneumonia não deve indicar, por si só, interrupção da gravidez
    (C) Não devem ser realizados raios X de tórax
    (D) O trabalho de parto ou a cesárea podem agravar a pneumonia

11. Existem três tipos de anemia nutricional; são eles:
    (A) Anemia ferropriva, anemia megaloblástica, anemia perniciosa
    (B) Anemia falciforme, talassemia, anemia perniciosa
    (C) Anemia por deficiência de ferro, anemia falciforme e anemia megaloblástica
    (D) Anemia hemolítica autoimune, anemia por deficiência de glicose 6-fosfato-desidrogenase, talassemia

12. As duas principais causas de anemia na gravidez e puerpério são:
    (A) Deficiência de ferro e ácido fólico
    (B) Deficiência de ferro e hemorragia aguda
    (C) Deficiência de ferro e deficiência de vitamina B12
    (D) Hemorragia aguda e anemia falciforme

13. Assinale a incorreta sobre anemia e gestação:
    (A) As anemias hemolíticas quando apresentam "anticorpos quentes" podem atravessar a placenta, destruir hemácias fetais e levar à anemia fetal
    (B) Na anemia falciforme, é a via de parto vaginal
    (C) Na deficiência de glicose 6-fosfato-desidrogenase, o acometimento fetal pode levar a aumento das perdas fetais e hidropisia fetal não imune
    (D) A anemia falciforme não altera o bem-estar fetal

14. Os efeitos da trombocitopenia na gravidez incluem:
    (A) Trombocitopenia neonatal
    (B) Hemorragia intracraniana fetal
    (C) Transferência de anticorpos IgG transplacentária, podendo desencadear a trombocitopenia fetal
    (D) Todas as anteriores

15. A anemia microangiopática na gravidez é causada por:
    (A) Pré-eclâmpsia grave e eclâmpsia
    (B) Síndrome HELLP
    (C) Púrpura trombocitopênica trombótica e síndrome hemolítico urêmica
    (D) Todas as anteriores

16. Em gestantes com hemofilia tipo A, é correto afirmar:
    (A) É caracterizada por deficiência do fator VII
    (B) O risco de hemorragia grave durante e após o parto é reduzido evitando-se lacerações, minimizando a episiotomia, otimizando as contrações e a retração miometrial
    (C) O parto vaginal de um feto que herdou hemofilia A sempre resulta em hemorragia perinatal
    (D) Sempre que a mãe tem hemofilia, todos os filhos terão a doença

17. Na deficiência de proteína C, é incorreto afirmar:
    (A) É uma doença autossômica dominante
    (B) Apresenta como complicação trombose venosa profunda, infartos placentários e pré-eclâmpsia
    (C) A heparinização contínua sempre evita a pré-eclâmpsia e o crescimento restrito fetal
    (D) Nos casos de homozigotos, os recém-nascidos podem apresentar púrpura fulminante

18. Com relação à doença de Von Willebrand, é correto afirmar:
    (A) Na hemorragia significativa, está indicado o uso de crioprecipitado
    (B) Está sempre indicada a cesariana
    (C) Durante a gravidez, frequentemente, a atividade coagulante do fato VIII diminui
    (D) A maioria das pacientes apresenta distúrbio hemorrágico grave

19. São achados clínicos nas síndromes trombocitopênicas trombóticas:
    (A) Febre
    (B) Hemorragia
    (C) Icterícia
    (D) Todas as anteriores

20. Em relação à trombocitose na gestação, é correto afirmar:
    (A) A trombocitose secundária é responsável pela maioria dos casos
    (B) Acarreta abortamento espontâneo, infartos placentários e partos prematuros
    (C) Na maioria dos casos, as pacientes apresentam sintomatologia grave, como trombose venosa
    (D) Nunca é utilizado o tratamento com AAS ou heparina

GESTAÇÃO E ALTERAÇÕES ENDOCRINOLÓGICAS

CAPÍTULO 91

1. A dose de manutenção diária de vitamina D recomendada para gestantes (que são parte da população de risco para deficiência) acima de 18 anos é:
   (A) 1.500-2.000 U
   (B) 100-200 U
   (C) 400-800 U
   (D) 800-1.000 U

2. Quais os prejuízos que a deficiência de vitamina D, durante a gestação, pode trazer ao recém-nascido?
   (A) Microcefalia
   (B) Macrossomia
   (C) Aplasia cútis
   (D) Baixo peso ao nascer

3. Uma opção de tratamento da gestante que apresenta deficiência de vitamina D seria:
   (A) 50.000 U VO, uma vez por semana, por 6-8 semanas
   (B) 7.000 U VO, diariamente, por 6-8 semanas
   (C) 1.000 U VO, diariamente, contínuo
   (D) 400 U VO, diariamente, contínuo

4. Deve-se realizar PAAF (punção aspirativa com agulha fina) de nódulo de tireoide em gestante se:
   (A) Nódulo com TSH suprimido
   (B) Nódulo sólido hipoecoico < 10 mm
   (C) Nódulo volumoso com linfonodos suspeitos na ultrassonografia
   (D) Nódulo hiperecoico de 13 mm sem crescimento aparente durante a gestação

5. Caso seja necessária a cirurgia do nódulo de tireoide na gestante, por câncer ou sua suspeita, esta deverá ser realizada:
   (A) No segundo trimestre da gestação
   (B) Assim que for determinada a necessidade de cirurgia, independente da fase da gestação, pois trata-se de câncer
   (C) No primeiro trimestre da gestação
   (D) No terceiro trimestre da gestação

6. São desfechos desfavoráveis associados à hiperglicemia durante a gestação, exceto:
   (A) Macrossomia
   (B) Hiperbilirrubinemia
   (C) Parto prematuro
   (D) Microcefalia

7. Entre os critérios para diagnóstico de diabetes gestacional NÃO se incluem:
   (A) Glicemia de jejum ≥ 92 mg/dL
   (B) Hemoglobina glicada ≥ 6,5%
   (C) Glicemia no teste oral de tolerância à glicose (de 75 g) com 1 hora ≥ 180 mg/dL
   (D) Glicemia no teste oral de tolerância à glicose (de 75 g) com 2 horas ≥ 153 mg/dL

8. Para uma paciente com peso normal antes da gestação, qual o ganho de peso ideal a partir do segundo trimestre da gestação?
   (A) Até 250 g por semana
   (B) Até 1kg por semana
   (C) Até 500 g por semana
   (D) Até 2kg por semana

9. São contraindicações absolutas à prática de exercício físico durante a gestação, exceto:
   (A) Diabetes gestacional
   (B) Doença hipertensiva da gestação
   (C) Doença tireoideana descompensada
   (D) *Diabetes mellitus* tipo 1 descompensado

10. São fatores de risco para o surgimento de diabetes gestacional, exceto:
    (A) Idade materna avançada
    (B) Síndrome de ovários policísticos
    (C) Baixa estatura
    (D) Nuliparidade

11. O uso dos seguintes adoçantes artificiais é permitido na gestação, exceto:
    (A) Aspartame
    (B) Ciclamato
    (C) Acessulfame
    (D) Sucralose

439

12. O tipo de insulina que não está oficialmente recomendado para ser utilizado durante a gestação é:
    (A) Detemir
    (B) Regular
    (C) Glargina
    (D) NPH

13. Uma opção de antidiabético oral que pode ser utilizado durante a gestação é:
    (A) Metformina
    (B) Pioglitazona
    (C) Empaglifozina
    (D) Vildagliptina

14. Indica o início do tratamento farmacológico do diabetes gestacional:
    (A) Glicemia de jejum igual a 80 mg/dL
    (B) Glicemia 1h pós-prandial igual a 110 mg/dL
    (C) Glicemia 2h pós-prandial igual a 100 mg/dL
    (D) Glicemia de jejum igual a 100 mg/dL

15. O acompanhamento obstétrico das gestantes com diabetes gestacional deve incluir, exceto:
    (A) Medida da circunferência abdominal fetal
    (B) Amniocentese
    (C) Ecocardiograma fetal
    (D) Avaliação da vitalidade fetal

16. Durante o trabalho de parto, os níveis ideais de glicemia devem ser mantidos entre:
    (A) 180 e 200 mg/dL
    (B) 150 e 180 mg/dL
    (C) 70 e 140 mg/dL
    (D) 200 e 250 mg/dL

17. Em relação ao manejo da paciente com diabetes gestacional, é falsa a afirmação:
    (A) A cesariana deve ser utilizada preferencialmente
    (B) A glicemia deve ser reavaliada após o parto
    (C) O aleitamento materno deve ser estimulado
    (D) A evolução da gestação até 39 semanas deve ser recomendada

18. Em relação à Doença de Graves, há flutuações na gravidade do quadro durante a gestação da seguinte forma:
    (A) Remissão no início da gestação
    (B) Piora no final da gestação
    (C) Remissão no pós-parto
    (D) Remissão na segunda metade da gestação

19. A síntese de hormônios tireoideanos pelo feto inicia-se na seguinte semana da gestação:
    (A) 10ª semana
    (B) 12ª semana
    (C) 14ª semana
    (D) 16ª semana

20. São mecanismos responsáveis pelas alterações da função tireoideana durante a gestação, exceto:
    (A) Aumento da inativação de T3 e T4 pela desiodase tipo 3
    (B) Aumento do hCG
    (C) Redução do *clearance* renal de iodo
    (D) Estímulo estrogênico da produção de TBG

21. O período de maior risco de efeitos indesejáveis para o feto exposto a drogas antitireoideanas (propiltiouracil e metimazol) é:
    (A) 6ª-10ª semanas
    (B) 12ª-14ª semanas
    (C) 20ª-24 semanas
    (D) 30ª-38ª semanas

22. A complicação mais comum do hipertireoidismo materno descompensado é:
    (A) Malformação fetal
    (B) Insuficiência cardíaca materna
    (C) Retardo do crescimento intrauterino
    (D) Pré-eclâmpsia

23. A Doença de Graves fetal, provocada pelo TRAb materno que atravessa a placenta, tem como manifestações, exceto:
    (A) Hidropisia
    (B) Bradicardia
    (C) Idade óssea avançada
    (D) Craniossinostose

24. A gestante com hipertireoidismo deve ser monitorada com dosagens a cada 4 semanas de:
    (A) TRAb
    (B) TSH
    (C) T4 livre
    (D) T3

25. A droga mais bem estudada até o momento para tratamento da hiperprolactinemia durante a gestação é:
    (A) Bromocriptina
    (B) Cabergolina
    (C) Quinagolida
    (D) Pasireotide

26. São complicações materno-fetais da gestante obesa, exceto:
    (A) Diabetes gestacional
    (B) Aborto espontâneo
    (C) Hemorragia pós-parto
    (D) Retardo do crescimento intrauterino

27. São recomendações para pacientes previamente submetidas à cirurgia bariátrica, exceto:
    (A) Adiar a gestação para 12-18 meses após a cirurgia bariátrica
    (B) Fazer rastreamento de diabetes gestacional com teste oral de tolerância à glicose
    (C) Fazer suplementação de 250 mcg de iodeto durante a gestação
    (D) Não utilizar anticoncepcionais hormonais orais como forma de contracepção

28. NÃO faz parte do quadro clínico da Síndrome de Sheehan:
    (A) Amenorreia
    (B) Hiponatremia
    (C) Galactorreia
    (D) Hipoglicemia

29. O tratamento da fase de hipertireoidismo da tireoidite pós-parto deve ser feito com:
    (A) Propranolol
    (B) Propiltiouracil
    (C) Metimazol
    (D) Glicocorticoides

30. As últimas recomendações em relação ao hipotireoidismo subclínico na gestação contraindicam o tratamento com levotiroxina para gestantes com:
    (A) Anticorpo anti-TPO positivo com TSH maior que o intervalo de referência específico da gravidez
    (B) Anticorpo anti-TPO negativo com TSH maior que 10 mU/L
    (C) Anticorpo anti-TPO negativo com TSH maior que o intervalo de referência específico da gravidez e menor que 10 mU/L
    (D) Anticorpo anti-TPO negativo com TSH dentro do intervalo de referência específico da gravidez

HEPATOPATIAS E COLECISTOPATIAS

CAPÍTULO 92

1. Paciente com hepatite, gestante com 30 semanas, com as seguintes alterações sorológicas, a hipótese mais provável é:
   HbsAg (+), Anti-Hbc IgM (–), Anti-Hbc IgG (+), HbeAg (+) Anti HCV (–) e anti HAV (–)
   (A) Hepatite B aguda
   (B) Hepatite B superimposta à Hepatite B crônica
   (C) Hepatite B crônica
   (D) Hepatites A e B

2. Uma mulher branca com 22 anos, gestante com 15 semanas de idade é trazida à sala de emergência após ingerir pelo menos 30 comprimidos de uma medicação desconhecida. Ela está ictérica e exibe desorientação maníaca. A TGO está elevada 40 vezes, e o TAP é de 35 segundos (controle-11 s). Ela fica comatosa logo após a internação. Qual o provável medicamento ingerido?
   (A) Acetaminofen
   (B) Metildopa
   (C) Tetraciclina
   (D) Clorpromazina

3. No caso anterior a droga a ser administrada como antídoto é:
   (A) Flumazenil
   (B) N-acetilcisteína
   (C) Sulfato de protamina
   (D) Vitamina K

4. Assinale a verdadeira em relação à colestase intra-hepática da gravidez:
   (A) A maioria das pacientes apresenta icterícia clinicamente evidente
   (B) Sintomas, como dor abdominal, cólica biliar, febre, anorexia, náuseas, vômitos e artralgia, são frequentes
   (C) Prurido é o sintoma inicial e aparece no terceiro trimestre em mais de 70% dos casos, e geralmente o quadro recidiva em gestações posteriores
   (D) Os anti-histamínicos nunca devem ser administrados

5. A insuficiência hepática aguda da gestação pode ser causada por:
   (A) Hepatite viral aguda
   (B) Hepatite medicamentosa
   (C) Esteatose hepática aguda
   (D) Todas as anteriores

6. Assinale a verdadeira em relação às alterações laboratoriais na gravidez:
   (A) A fosfatase alcalina não se altera durante a gestação
   (B) As enzimas hepáticas (TGO, TGP e γ-GT) se mostram em níveis normais
   (C) A albumina e o colesterol tendem a diminuir na evolução da gestação, provavelmente, pelo efeito dilucional
   (D) Os níveis de bilirrubinas se mostram aumentados na grande maioria das gestantes, podendo atingir o dobro dos valores habituais, principalmente, devido à compressão dos canalículos biliares

7. Em relação ao quadro clínico da esteatose aguda da gravidez, podemos dizer que:
   (A) O quadro clínico inicial cursa com anorexia, náuseas, vômitos, dor epigástrica e icterícia progressiva
   (B) A hiperglicemia é comum
   (C) Ocorre no último trimestre, tem baixa letalidade e geralmente ocorre em multíparas
   (D) Na maioria das vezes, evolui para insuficiência hepática crônica

8. Em relação ao quadro clínico da esteatose aguda da gravidez, podemos dizer que:
   (A) Existe intensa hepatonecrose, com abundantes infiltrados inflamatórios
   (B) A leucocitose importante, hipoglicemia grave, hiperuricemia e alterações da coagulação sanguínea são dados comuns ao quadro clínico
   (C) As repercussões fetais são comuns em qualquer estágio
   (D) Não está associada à coagulopatia

9. Assinale a verdadeira em relação à colestase intra-hepática da gestação:
   (A) O sintoma principal é a icterícia intensa, associada a prurido leve e principalmente de tronco, sendo que prurido e icterícia desaparecem geralmente após 2 semanas do parto
   (B) A paciente geralmente está debilitada com queixas de anorexia, náuseas, vômitos, dores abdominais, artralgias
   (C) Fígado e baço estão alterados à propedêutica física, mostrando colestase hepática importante e difusa, com algumas áreas de necrose
   (D) Caracterizada por hiperbilirrubinemia conjugada, fosfatasemia alcalina moderadamente alta e aminotransferases séricas normais

10. Em relação às alterações hepáticas da pré-eclâmpsia e eclâmpsia podemos dizer que:
    (A) As alterações histológicas são similares às da hepatite fulminante ou da esteatose aguda da gravidez com necrose centrilobular maciça
    (B) A hiperbilirrubinemia conjugada pela anemia microangiopática, elevação das transaminases e da fosfatase alcalina, e trombocitopenia são elementos indicadores da presença da HELLP
    (C) A esplenomegalia, ascite e sinais periféricos de doença hepática são comuns
    (D) Geralmente as pacientes com doença hepática eclâmptica apresentam náuseas, vômitos, dor epigástrica ou no quadrante superior direito pela hepatomegalia moderada

11. Assinale a verdadeira em relação ao hematoma subcapsular e a hemorragia intra-hepática:
    (A) São complicações raras na gravidez e geralmente associadas a trauma hepático e/ou doença hepática viral com extensa necrose centrolobular
    (B) Geralmente associados a alterações histológicas próprias da toxemia gravídica grave, podendo ser agravados por um processo de coagulação intravascular disseminada
    (C) As provas de função hepática estão sempre muito alteradas
    (D) Nos casos de hematomas intra-hepáticos intactos é sempre indicada intervenção cirúrgica

12. A causa mais comum de hepatopatia na gravidez é:
    (A) Esteatose da gravidez
    (B) Pré-eclâmpsia
    (C) Hepatite viral
    (D) Colestase intra-hepática da gravidez

13. Em relação à hepatite A é incorreto afirmar:
    (A) É transmitida pela via fecal-oral
    (B) A maioria dos casos cursa sem icterícia
    (C) Não há evidências que o vírus da hepatite A seja teratogênico
    (D) Para gestantes recentemente expostas à hepatite A, não está indicada a gamaglobulina profilática

14. É correto afirmar sobre hepatite B e gravidez:
    (A) Não há maior probabilidade de parto pré-termo
    (B) A evolução da hepatite B na mãe não parece ser alterada pela gravidez
    (C) A maioria dos recém-nascidos de mães portadoras de hepatite B não terá sequelas
    (D) A vacina da hepatite B não pode ser administrada na gravidez

15. Gestante com 30 semanas apresentou quadro de hemorragia digestiva alta por varizes esofágicas associada à cirrose hepática. O tratamento mais efetivo é:
    (A) Sonda nasogástrica com lavagem gástrica
    (B) O uso da vasopressina está sempre indicado
    (C) Reposição de volume e de hemoderivados
    (D) Escleroterapia orientada por endoscopia

16. A colecistopatia durante a gestação apresenta todas as características, exceto:
    (A) A gravidez aumenta o risco de cálculos biliares
    (B) O esvaziamento incompleto da vesícula pode resultar em retenção de cristais de colesterol
    (C) O tratamento da colecistite aguda durante a gravidez ou puerpério difere do tratamento de não grávidas
    (D) O quadro clínico mais característico é a dor abdominal acompanhada por anorexia, náuseas, vômitos, febre e leucocitose

17. Gestante GII PI A0 PN, IG = 30 semanas, assintomática, apresenta exame clínico e obstétrico sem alterações, e USG visualizando cálculo biliar. A conduta é:
    (A) Colecistectomia
    (B) Videolaparoscopia diagnóstica
    (C) Internação e observação
    (D) Conduta expectante

18. Gestante GIV PIII A0 3PN, IG = 34 semanas deu entrada na emergência com queixa de dor em hipocôndrio direito, vômitos e febre. A USG abdominal evidenciou litíase biliar e o hemograma completo apresentou leucocitose com desvio à esquerda. Exame obstétrico normal e perfil biofísico fetal normal. Qual a principal hipótese diagnóstica:
    (A) Colecistite aguda
    (B) Pancreatite
    (C) Esteatose hepática aguda da gestação
    (D) Colangite

19. Sobre o caso clínico anterior, qual é a conduta:
    (A) Suporte clínico – aspiração nasogástrica e hidratação venosa
    (B) Colecistectomia após estabilização do quadro clínico
    (C) Terapia antimicrobiana e analgésicos
    (D) Todas as anteriores

20. A profilaxia do recém-nascido da mãe portadora crônica do vírus da hepatite B deve ser realizada:
    (A) Somente com imunoglobulina da hepatite B
    (B) Somente com vacina da hepatite B
    (C) Com imunoglobulina da hepatite B e vacina da hepatite B
    (D) Não está indicada profilaxia para o recém-nascido de mãe portadora de hepatite B

NEFROPATIAS E INFECÇÃO URINÁRIA

1. Qual dos fatores abaixo mais contribui para o desenvolvimento de pielonefrite aguda em gestantes:
   (A) Relação sexual
   (B) Amigdalite de repetição
   (C) Hipertensão arterial
   (D) Estase urinária

2. Na gestação normal ocorre um aumento da filtração glomerular que pode elevar a proteinúria de 24 horas. Considera-se como limite superior da normalidade um valor de:
   (A) 300 mg/dia
   (B) 50 mg/dia
   (C) 150 mg/dia
   (D) 400 mg/dia

3. Na grávida nefropata, em geral, o acompanhamento pré-natal deve requerer:
   (A) Visitas mensais até a 16ª semana, seguidas de visitas semanais até o parto
   (B) Visitas quinzenais até a 32ª semana, seguidas de visitas semanais até o parto
   (C) Visitas semanais até o parto
   (D) Visitas mensais até a 36ª semana, seguidas de visitas semanais até o parto

4. Em uma gestante com nefropatia, devem ser solicitados mensalmente os seguintes exames:
   (A) Hemograma e creatinina
   (B) Ureia, creatinina
   (C) *Clearance* de creatinina e hemograma
   (D) Ácido úrico plasmático, contagem de plaquetas, *clearance* de creatinina e proteinúria de 24 horas

5. A função renal pode se deteriorar rapidamente durante a gestação de uma nefropata, principalmente:
   (A) Se a creatinina sérica for ≥ 2,8 m/dL
   (B) Se a creatinina sérica for ≥ 1,0 m/dL
   (C) Se a creatinina sérica for ≥ 1,3 m/dL
   (D) Se a creatinina sérica for ≥ 1,8 m/dL

6. São causas de insuficiência renal aguda (IRA) durante o início da gestação:
   (A) Nefrotoxicidade medicamentosa
   (B) Infecção urinária complicada
   (C) Hiperêmese gravídica e abortamento séptico
   (D) Síndrome hemolítico-urêmica

7. São causas de insuficiência renal aguda (IRA) no final da gestação:
   (A) Obstrução urinária por aumento uterino
   (B) Anemia por déficit de ferro
   (C) Complicações hemorrágicas do parto e síndrome hemoliticourêmica
   (D) Anasarca

8. A necrose cortical renal bilateral é uma complicação esperada nas seguintes situações relacionadas à gestação:
   (A) Hipertensão arterial descompensada na 26ª semana
   (B) Descolamento prematuro de placenta e morte fetal intrauterina prolongada
   (C) Pinçamento das artérias renais durante o parto
   (D) Cálculo renal bilateral tipo coraliforme

9. A biópsia renal em gestantes está indicada quando:
   (A) Há deterioração súbita e inexplicável da função renal antes da 32ª semana de gestação
   (B) Há proteinúria inexplicável com função renal preservada antes ou depois da 32ª semana de gestação
   (C) Há hematúria inexplicável independente da função renal e da semana de gestação
   (D) Há edema súbito e inexplicável independente da função renal e da proteinúria antes da 32ª semana de gestação

10. As pacientes com nefropatia lúpica, que engravidam, apresentam um risco maior para a perda fetal e para a piora da função renal. A insuficiência renal pode ocorrer durante a gravidez ou até oito semanas após o parto. Quais são os exames complementares que podem auxiliar na predição de maior ou menor risco de complicação na gestante lúpica?
    (A) Anca-citoplasmático e Anca-lúpico
    (B) *Clearance* de creatinina e proteinúria
    (C) Anticorpo anticardiolipina e anticoagulante lúpico
    (D) Anticorpo antineutrófilo e CD4/CD8

11. Em quais das situações abaixo acentua-se a incidência da infecção urinária na mulher?
    (A) Início da atividade sexual e durante a gestação
    (B) História familiar positiva e alimentação ácida
    (C) Parceiro sexual com DST ou ITU
    (D) Saneamento básico e grau de instrução

12. Após a utilização mais ampla da punção suprapúbica demonstrou-se que a penetração das bactérias até a uretra é um fenômeno mais comum do que se imaginava. A maior capacidade de colonização de algumas bactérias invasoras está relacionada à:
    (A) Existência de invaginações P, que se trata de uma guanidina
    (B) Existência de fímbrias P, que se trata de uma adesina
    (C) Existência de fímbrias Q, que se trata de uma L-adenina
    (D) Existência de invaginações Q, que se trata de uma L-arginina

13. A proteína de Tamm-Horsfall é secretada pelas células tubulares renais e pode agir como elemento de defesa nas infecções urinárias. Qual das opções abaixo representa o mecanismo de atuação da proteína de Tamm-Horsfall na urina?
    (A) A presença de radicais ácidos fosforados permitindo a desnaturação da proteína da *E. coli*, eliminando-a
    (B) A ligação de resíduos da proteína com as mucosas uretral e vesical inibe as fímbrias tipo I da *E. coli*
    (C) A presença de resíduos de manose permite a ligação da proteína com as fímbrias tipo I da *E. coli*, eliminando a bactéria fixada à proteína
    (D) A presença de resíduos de nitrito da *E. coli* determina a ativação bacteriostática da proteína de Tamm-Horsfall na urina

14. Na menopausa, a infecção urinária recorrente pode ser revertida com:
    (A) O uso sistêmico de tetraiodotiramina
    (B) O uso tópico de hormônio (cortisol)
    (C) O uso tópico de hormônio (estradiol)
    (D) O uso de hormônio em adesivo (FSH, LH)

15. Nos casos de infecção do trato urinário recorrente, é recomendável que:
    (A) A paciente seja orientada a se hidratar e re-educar a alimentação
    (B) A paciente seja submetida à avaliação por ureterocistoscopia, com biópsia aleatória
    (C) A paciente seja submetida à terapêutica parenteral para impedir a chance de reinfecção
    (D) A paciente seja submetida à avaliação propedêutica do trato urinário

16. A pielonefrite é uma importante causa de:
    (A) Sepse
    (B) Meningite
    (C) Adenoma de suprarrenal
    (D) Cistite intersticial

17. Bacteriúria assintomática na gestante é importante causa de:
    (A) Glomerulonefrite
    (B) Pielonefrite
    (C) Salpingite
    (D) DIP da gestante

18. O principal agente infeccioso encontrado nas infecções urinárias comunitárias é:
    (A) *Escherechia coli*
    (B) *Entoameba coli*
    (C) *Pseudomonas aeroginosa*
    (D) *Pseudomonas* sp

19. Quais dos exames abaixo são os mais adequados para o diagnóstico e tratamento de infecção do trato urinário?
    (A) Urinocultura e citologia especial da urina
    (B) Urinocultura e antibiograma
    (C) Bacterioscopia e citologia especial da urina
    (D) Urianálise e pesquisa de nitrito

20. Na pielonefrite, o tempo de tratamento varia de:
    (A) Um a dois meses
    (B) Uma a duas semanas
    (C) Cinco a seis semanas
    (D) Cinco a seis meses

21. Na infecção urinária, não complicada, o tratamento pode variar:
    (A) De um a sete dias
    (B) De sete a vinte dias
    (C) De cinco a quinze dias
    (D) De três a trinta dias

22. Reinfecção do trato urinário define-se por:
    (A) Nova infecção com o mesmo patógeno
    (B) Mesma infecção com o mesmo patógeno
    (C) Nova infecção com novo patógeno
    (D) Mesma infecção com novo patógeno

23. A infecção do trato urinário por via hematogênica é rara. Em quais das situações abaixo pode ser suspeitada?
    (A) Tuberculose renal e abscessos renais corticais
    (B) Doença de Chagas e cálculos renais coraliformes
    (C) Toxoplasmose renal e abscessos suprarrenais
    (D) Amigdalite de repetição e hematúria macroscópica

24. A diálise na gestação está indicada quando:
    (A) Ureia > 60, acidose metabólica grave, pericardite, hipomagnesemia
    (B) Ureia > 120, acidose metabólica grave, alteração do estado mental, pericardite ou derrame pericárdico, hipermagnesemia não responsiva a outras medidas, sobrecarga de volume
    (C) Ureia > 120, hipomagnesemia não responsiva a outras medidas, pericardite ou derrame pericárdico, alteração do estado mental
    (D) Ureia > 60, hipermagnesemia não responsiva a outras medidas, pericardite ou derrame pericárdico, sobrecarga de volume

25. Qual das alterações abaixo são funcionais ou anatômicas do trato urinário na gravidez:
    (A) Aumento do tamanho dos rins, aumento da filtração glomerular, relaxamento da musculatura lisa da bexiga, aumento da capacidade vesical
    (B) Diminuição do tamanho dos rins, diminuição da filtração glomerular, contração da musculatura lisa da bexiga, diminuição da capacidade vesical
    (C) Aumento do tamanho dos rins, aumento da filtração glomerular, contração da musculatura lisa da bexiga, diminuição da capacidade vesical
    (D) Diminuição do tamanho dos rins, aumento da filtração glomerular, relaxamento da musculatura lisa da bexiga, aumento da capacidade vesical

26. A bacteriúria assintomática na gestante é definida como:
    (A) Presença significativa de bactérias (maior ou igual 100.000 uL) no trato urinário na ausência de sintomas em 2 amostras consecutivas de urina
    (B) Presença significativa de bactérias (maior ou igual 100.000 uL) no trato urinário na presença de sintomas em 1 amostra de urina
    (C) Presença significativa de bactérias (maior ou igual 100.000 uL) no trato urinário na ausência de sintomas em 1 amostra de urina
    (D) Ausência significativa de bactérias (menor que 100.000 uL) no trato urinário na presença de sintomas em 2 amostras consecutivas de urina

27. Sobre a fisiologia renal na gestação, assinale a alternativa incorreta:
    (A) Na gestação, o tamanho dos rins e a filtração glomerular aumentam de forma significativa
    (B) O fluxo sanguíneo renal aumenta em 50-85%, especialmente na primeira metade da gestação
    (C) A hidronefrose gestacional é mais evidente à direita e está presente em graus variáveis em até 90% das gestantes, resolvendo-se espontaneamente de 4-6 semanas após o parto
    (D) No início da gestação, as alterações hormonais levam à diminuição da frequência miccional, que volta no final da gestação como consequência dos fatores mecânicos

28. Entre os principais fatores para o desenvolvimento de bacteriúria assintomática na gestação, podemos citar, exceto:
    (A) Atividade sexual
    (B) Diabetes
    (C) Multiparidade
    (D) Alto nível socioeconômico

NEUROPATIAS, PSICOPATIAS E PSICOSE PUERPERAL

CAPÍTULO 94

1. Qual é a afecção neurológica mais frequente na gestação?
   (A) Acidente vascular cerebral
   (B) Epilepsia
   (C) Síndrome de Guillain-Barré
   (D) Hipertensão intracraniana benigna

2. Na epilepsia durante a gravidez, é correto afirmar:
   (A) Até metade das pacientes epiléticas apresenta alterações na frequência de convulsões
   (B) Está associada a um aumento na taxa de pré-eclâmpsia
   (C) Está relacionada a malformações congênitas e aumento da mortalidade perinatal
   (D) Todas as anteriores

3. Das drogas citadas abaixo para tratamento da epilepsia, qual apresenta maior risco de doença hemorrágica no recém-nascido?
   (A) Carbamazepina
   (B) Barbitúricos
   (C) Difenilidantoína
   (D) Primidona

4. A causa mais comum de acidente vascular cerebral isquêmico na gestação e puerpério é:
   (A) Eclâmpsia
   (B) Embolia arterial
   (C) Trombose venosa
   (D) Vasculites

5. No acidente vascular cerebral isquêmico na gestação, a principal artéria acometida é:
   (A) Artéria cerebral ascendente
   (B) Artéria basilar
   (C) Artéria cerebral média
   (D) Carótida

6. São causas de embolia cerebral na gestação:
   (A) Fibrilação atrial
   (B) Valvulopatia reumática
   (C) Endocardite infecciosa
   (D) Todas as anteriores

7. Em relação à enxaqueca na gravidez, é correto afirmar, exceto:
   (A) Ocorre melhora significativa
   (B) A maioria responde ao tratamento com analgésicos e antieméticos
   (C) O tratamento profilático não está indicado na gestação
   (D) Cursa com cefaleia periódica, hemicraniana, pulsátil, acompanhada por náuseas e vômitos

8. A esclerose múltipla na gravidez cursa com:
   (A) Alteração da evolução perinatal em 75% dos casos
   (B) Trabalho de parto não afetado e cesariana por indicação obstétrica
   (C) Incidência não aumentada de esclerose múltipla na prole
   (D) Impedimento da amamentação

9. Assinale a alternativa correta sobre miastenia grave:
   (A) É indicação absoluta da gestação por via alta
   (B) Na gravidez, sempre ocorre remissão da doença
   (C) Quinze por cento dos recém-nascidos apresentam miastenia grave transitória do lactente
   (D) Os fetos do sexo masculino são mais acometidos por miastenia gravis transitória do lactente

10. Paralisia de Bell:
    (A) É o comprometimento do nervo torácico longo durante a gestação
    (B) A descompressão cirúrgica é recomendada rotineiramente
    (C) Os corticosteroides sempre levam à recuperação da paralisia
    (D) A gravidez não altera o bom prognóstico da paralisia

11. Nas pacientes gestantes com *shunt* ventreculoperitoneal podemos afirmar:
    (A) A evolução da gravidez geralmente é satisfatória
    (B) A via de parto preferencial é a vaginal
    (C) Está indicada profilaxia antimicrobiana se houver abertura da cavidade peritoneal
    (D) Todas as anteriores

12. O pseudotumor cerebral durante a gestação:
    (A) Possui sintomatologia autolimitada e resolução pós-parto
    (B) Apresenta como sintoma mais comum o distúrbio visual
    (C) Não permite o trabalho de parto
    (D) Necessita de derivação lomboperitoneal, na maioria dos casos

13. Assinale a incorreta sobre os distúrbios psiquiátricos na gestação:
    (A) Os principais distúrbios do humor incluem depressão maior e doença maníaco-depressiva
    (B) A morbidade da esquizofrenia é maior que a de qualquer distúrbio psiquiátrico
    (C) Os distúrbios de ansiedade ocorrem mais frequentemente na gestação
    (D) O tratamento dos distúrbios da personalidade é feito por psicoterapia

14. Durante a gestação:
    (A) Mulheres com formas sérias de distúrbios mentais que precedem a gravidez podem apresentar doença não quiescente
    (B) Os distúrbios do humor com início durante a gravidez tendem a ser mais graves
    (C) Ansiedade e depressão estão associadas a aumento de parto pós-termo
    (D) Mulheres com baixa condição socioeconômica são menos propensas à depressão

15. Na depressão pós-parto, assinale a correta:
    (A) Tipicamente se inicia dentro de 3-6 meses após o parto
    (B) O risco de recorrência é de aproximadamente 30%
    (C) A evolução natural é de melhora gradual durante os 6 meses após o parto
    (D) Todas as anteriores

16. O distúrbio mental puerperal mais grave é:
    (A) Psicose pós-parto
    (B) Depressão pós-parto
    (C) *Blues* puerperal
    (D) Depressão menor

17. São sintomas comuns da psicose puerperal, exceto:
    (A) Confusão e desorientação
    (B) Incapacidade de distinguir a realidade do que é irreal
    (C) Distúrbio depressivo
    (D) Cefaleia

18. São fatores de risco para psicose puerperal:
    (A) Idade
    (B) Primiparidade
    (C) História familiar de doença psiquiátrica
    (D) Todas as anteriores

19. Na psicose puerperal, é incorreto afirmar:
    (A) Podem ocorrer sequelas no desenvolvimento emocional e cognitivo ao longo de sua vida
    (B) Matar um filho neste período é sintoma de doença mental grave
    (C) Não devem ser administrados neurolépticos
    (D) Tem probabilidade de recorrência

20. Sobre a depressão da maternidade, é correto afirmar:
    (A) É um distúrbio do humor presente em aproximadamente 50% das mulheres em 3-6 dias após o parto
    (B) Há evidências de que a depressão seja precipitada pela supressão de progesterona
    (C) Os sintomas incluem insônia, labilidade afetiva, dificuldade de concentração e ansiedade
    (D) Todas as anteriores

DERMATOPATIAS-ALERGOPATIAS

1. Em relação à hiperpigmentação melanínica na gravidez, podemos considerar como principal responsável:
   (A) Estrogênio e hormônio melanócito estimulante
   (B) Gonadotrofina coriônica
   (C) Prolactina
   (D) Ocitocina

2. Em relação à gestação, podemos afirmar que é frequente:
   (A) Hipertricose
   (B) Aumento da porcentagem de pelos na fase da telogenia
   (C) Sinais de virilização (acne, engrossamento da voz, aumento do clitóris)
   (D) Aumento da porcentagem de pelos na fase da telogenia no pós-parto

3. Em relação à gestação, podemos afirmar que:
   (A) Hemangiomas capilares ocorrem geralmente em tronco e pernas
   (B) Há diminuição da permeabilidade e proliferação vascular
   (C) Os angiomas aracniformes que surgirem não desaparecem após o parto
   (D) Hemangiomas capilares ocorrem geralmente em cabeça e pescoço

4. Em relação ao herpes gestacional, podemos afirmar que:
   (A) Acomete geralmente as mucosas
   (B) É frequente e acomete até 5% das gestações
   (C) Desaparece algumas semanas após o parto e pode recorrer em outras gestações
   (D) É uma erupção bolhosa pouco pruriginosa

5. Em relação ao herpes gestacional, podemos afirmar que:
   (A) A erupção tende a se desenvolver em surtos e pode ter morfologia e sintomas variáveis
   (B) Os achados imunológicos não o distinguem do eritema multiforme
   (C) A imunofluorescência da pele lesada mostra banda linear de C4 associada a IgG circulante que fixa o C4 à zona da membrana basal (fator do herpes gestacional – HG)
   (D) O aspecto histopatológico não o diferencia da dermatite herpetiforme

6. Em relação ao impetigo herpetiforme na gravidez, podemos afirmar que:
   (A) É uma doença frequente na gravidez
   (B) A erupção tem predileção pelas extremidades (mãos, pés e rosto)
   (C) A erupção é pustulosa, superficial, estéril, em base eritematosa
   (D) O quadro clínico é brando, e a febre e a hipocalcemia são achados raros

7. Em relação à dermatite papular da gravidez, podemos afirmar que:
   (A) O prurido geralmente é controlado com anti-histamínicos e cremes de corticoides tópicos
   (B) As lesões tipicamente têm seu início no final da gestação
   (C) O índice de mortalidade fetal é elevado
   (D) É uma afecção comum, acometendo cerca de 7%-10% das gestantes

8. Em relação ao prurido gravídico, podemos afirmar que:
   (A) As lesões consistem em placas eritematosas pruriginosas
   (B) As lesões acometem principalmente face e abdome
   (C) O tratamento com corticosteroides orais é o mais indicado
   (D) As lesões consistem em pápulas pruriginosas, geralmente no 2º e 3º trimestres

9. Como causa de prurido na gravidez, temos a colestase intra-hepática (prurido gravídico). Assinale a verdadeira:
   (A) O prurido é localizado e é sempre acompanhado por icterícia
   (B) A incidência de recidiva em gestações futuras é baixa
   (C) O prurido é generalizado e geralmente precede à icterícia, que não é obrigatória
   (D) O início dos sintomas geralmente é no 2º trimestre

10. Em caso de suspeita de herpes genital, qual dos seguintes exames deveria ser realizado em primeiro lugar?
    (A) Exame de campo escuro
    (B) Teste de Frei
    (C) Esfregaço de Tzanck
    (D) Pesquisa de corpúsculos de Donovan

11. Uma mulher de 35 anos de idade vem apresentando urticária e episódios intermitentes de angioedema durante 9 semanas. A pesquisa de uma causa subjacente tem maior probabilidade de revelar:
    (A) Nenhuma causa aparente
    (B) Doença do colágeno
    (C) Infestação parasitária
    (D) Doença maligna

12. Qual das condições clínicas abaixo está associada à alopecia em placa?
    (A) Distúrbio psiquiátrico
    (B) Período puerperal
    (C) Sífilis secundária
    (D) Quimioterapia sistêmica

13. Qual das condições abaixo não está associada ao aparecimento de telangiectasias?
    (A) Esclerodermia
    (B) Lesão por raios solares
    (C) Epitelioma basocelular
    (D) Síndrome de anticorpo antifosfolipídeo

14. Qual das afirmações é incorreta em relação à porfiria cutânea tardia?
    (A) A uroporfirina urinária está elevada
    (B) Alguns medicamentos exacerbam a doença
    (C) A cloroquina é um tratamento eficaz e seguro
    (D) Traumatismos cutâneos podem produzir bolhas

15. Qual das condições abaixo não está associada ao aparecimento de eritema multiforme?
    (A) Colite ulcerativa
    (B) Herpes simples
    (C) Sulfonamidas
    (D) Radioterapia profunda

16. Escolha a opção verdadeira em relação à asma brônquica na gravidez:
    (A) Incide em mais de 5% das gestantes
    (B) Devemos evitar ao máximo a corticoterapia e o uso de xantinas na gravidez
    (C) A rinite associada à asma geralmente melhora no terceiro trimestre da gravidez
    (D) É característica a hiper-reatividade das vias aéreas, dispneia, tosse e eosinofilia

17. Em relação à asma brônquica na gravidez, podemos dizer que:
    (A) A obstrução brônquica, avaliada pela espirometria, agrava-se durante a gravidez
    (B) O aumento da progesterona, principalmente nas últimas 4 semanas, está associado à hipoventilação
    (C) A alcalose materna, decorrente da hiperventilação, pode causar hipoxemia fetal por vasoconstrição uterina, diminuição do retorno venoso materno, redução do fluxo sanguíneo umbilical e desvio para esquerda da curva de dissociação de oxiemoglobina fetal
    (D) Durante o parto, há diminuição das prostaglandinas E1, E2 e F2 alfa (esta é um potente broncoconstritor)

18. Assinale a verdadeira:
    (A) Como medicamentos indicados para tratar a asma na gravidez, temos apenas as xantinas e os corticosteroides orais
    (B) O dipropionato de beclometasona em inalação oral regular e o cromoglicato de sódio na prevenção das crises têm se mostrado uma associação segura e eficaz para o tratamento da asma em gestantes
    (C) Como antibioticoterapia de escolha nas infecções das asmáticas grávidas, temos as penicilinas e as tetraciclinas
    (D) Os anti-histamínicos (H1) não devem ser usados em gestantes devido ao risco de teratogenicidade fetal, principalmente no primeiro trimestre da gravidez

19. Os antígenos HL-A e HLA-B produzem:
    (A) Reatividade linfocítica mista
    (B) Supressão imunológica
    (C) Citotoxicidade de mediação humoral
    (D) Rejeição do enxerto orgânico

20. Qual das seguintes afirmações acerca do angioedema hereditário é verdadeira?
    (A) A herança dessa condição é autossômica dominante
    (B) Os níveis séricos de C4 são baixos
    (C) Existe menor atividade do inibidor C1 esterase
    (D) Os níveis séricos de C3 são baixos

DOENÇAS DIFUSAS DO TECIDO CONJUNTIVO

1. As principais manifestações clínicas do lúpus são:
   (A) Anemia, síndromes cerebrais orgânicas e pericardite
   (B) Conjuntivite, trombocitopenia e exantema discoide
   (C) Abortamento recorrente, pleurite e cálculo biliar
   (D) Emagrecimento, artralgias e fadiga

2. O lúpus na gestação está associado a:
   (A) Abortos espontâneos e crescimento intrauterino restrito
   (B) Pré-eclâmpsia precoce e parto pré-termo
   (C) Natimorto e sofrimento fetal
   (D) Todas as anteriores

3. O prognóstico favorável do recém-nascido de pacientes lúpicas depende de, exceto:
   (A) Presença de exantema malar
   (B) Atividade da doença no período da concepção
   (C) Presença de nefrite
   (D) Desenvolvimento da síndrome de anticorpo antifosfolipídeo

4. A presença de anticorpos anti-SSA (Ro) pode acarretar no feto:
   (A) Defeito de tubo neural
   (B) Bloqueio cardíaco congênito
   (C) Natimorto
   (D) Nefrite

5. Com relação ao tratamento do lúpus na gestação, assinale a incorreta:
   (A) A corticoterapia está indicada nos casos de doença grave
   (B) A azatioprina é a droga de escolha na nefropatia resistente aos esteroides
   (C) A administração de D-penicilamina e cloroquina está indicada durante a gestação
   (D) A ciclofosfamida deve ser evitada durante a gestação

6. O lúpus neonatal caracteriza-se por:
   (A) Alterações cutâneas
   (B) Trombocitopenia
   (C) Hemólise autoimune
   (D) Todas as anteriores

7. São indicações para identificação de anticoagulante lúpico e anticorpos antifosfolipídeos:
   (A) Abortamento recorrente e perda inexplicada no segundo ou terceiro trimestres
   (B) Pré-eclâmpsia grave de início precoce e restrição do crescimento fetal inexplicada
   (C) Trombose venosa ou arterial e teste sorológico falso-positivo para sífilis
   (D) Todas as anteriores

8. Para tratamento da síndrome de anticorpo antifosfolipídeo na gestação, pode ser utilizada, exceto:
   (A) Aspirina
   (B) Ciclofosfamida
   (C) Heparina
   (D) Corticoterapia

9. Sobre a artrite reumatoide, assinale a correta:
   (A) Está associada a antígenos de histocompatibilidade HLA-7
   (B) É caracterizada por infiltrado linfocítico da sinóvia das grandes articulações, principalmente
   (C) As manifestações extra-articulares incluem nódulos reumatoides, vasculites e sintomas pleuropulmonares
   (D) Para tratamento, na primeira metade da gestação, está indicado o metrotexato

10. Durante a gestação:
    (A) Ocorre exacerbação da artrite reumatoide
    (B) A sintomatologia da artrite reumatoide não se altera
    (C) Ocorre acentuada melhora no componente inflamatório da artrite reumatoide
    (D) Ocorre exacerbação e remissão durante o puerpério

11. Os efeitos da artrite reumatoide na gestação são:
    (A) Abortamento espontâneo
    (B) Crescimento intrauterino restrito
    (C) Na maioria dos casos, não há efeitos adversos evidentes
    (D) Mortalidade perinatal

12. No tratamento da artrite reumatoide durante a gestação, assinale a incorreta:
    (A) Os anti-inflamatórios não esteroides são tratamento de escolha
    (B) O tratamento imunossupressor com azatioprina, ciclofosfamida e metrotexato é rotineiramente indicado
    (C) A cloroquina e D-penicilamina devem ser evitadas
    (D) Os corticosteroides podem ser utilizados

13. Em relação à esclerodermia na gravidez, é correto afirmar:
    (A) A disfagia e esofagite de refluxo são agravadas na gravidez
    (B) O risco de parto pré-termo, mortalidade perinatal e retardo do desenvolvimento intrauterino está aumentado
    (C) A esclerodermia sistêmica é uma doença autoimune que afeta predominantemente o sexo feminino
    (D) Todas as anteriores

14. As orientações gerais na esclerodermia são:
    (A) *Clearance* de creatinina e proteinúria de 24 h
    (B) Fisioterapia para contratura das mãos
    (C) Prednisona em casos de miosite
    (D) Todas as anteriores

15. Sobre a poliarterite nodosa na gestação, é incorreto afirmar:
    (A) O tratamento é feito com esteroides
    (B) A doença tende a piorar no pós-parto
    (C) A lesão patológica é vasculite necrotizante de grandes artérias
    (D) 1/3 dos casos está associado à hepatite B

16. Na arterite de Takayasu, é correto afirmar:
    (A) Afeta basicamente aorta e seus principais ramos
    (B) É mais prevalente em mulheres jovens
    (C) A hipertensão renovascular com envolvimento cardíaco e hipertensão pulmonar estão relacionadas ao mau prognóstico da gestação
    (D) Todas as anteriores

17. A polimiosite-dermatomiosite, na gestação, parece acarretar:
    (A) Malformações fetais
    (B) Nefrite fetal
    (C) Aumento da mortalidade perinatal
    (D) Abortamento de repetição

18. Assinale a alternativa incorreta sobre a síndrome de Sjögren:
    (A) É associada à infecção pelo vírus linfotrófico T humano (HTLV-7)
    (B) Está frequentemente associada à presença de anticorpos anti-SSA
    (C) Existe a possibilidade de bloqueio cardíaco congênito nos fetos
    (D) É uma doença autoimune comum

19. Com relação às artropatias soronegativas, é correto afirmar:
    (A) Em geral, o curso clínico não é alterado pela gestação
    (B) Fazem parte desse grupo a artrite psoriática e síndrome de Reiter
    (C) Estão associadas ao antígeno HLA-B27
    (D) Todas as anteriores

20. A síndrome de Marfan na gravidez:
    (A) Não apresenta risco fetal ou materno
    (B) Está associada ao aumento da mortalidade materna por aneurisma aórtico dissecante
    (C) Não deve ser tratada profilaticamente
    (D) Nunca possui indicação cirúrgica

DISTÚRBIOS GASTROINTESTINAIS E HIPERÊMESE GRAVÍDICA

1. Dadas as considerações sobre hiperêmese gravídica:
   I) No quadro clínico, há vômitos intensos persistentes, que interferem com o equilíbrio hidroeletrolítico e com a nutrição
   II) Não se deve considerá-la como diagnóstico de exclusão, sabendo que seu quadro clínico é característico em gestantes
   III) Níveis hormonais anormais de gonadotrofina coriônica humana podem estar associados à hiperêmese gravídica

   Assinale a alternativa *incorreta*:
   (A) I, II e III
   (B) Somente I
   (C) Somente II
   (D) I e II

2. No quadro clínico e laboratorial da hiperêmese gravídica, quais dos sinais e sintomas abaixo NÃO se espera encontrar:
   I) Ptialismo/Oligúria
   II) Hipercalemia/Anorexia
   III) Alterações retinianas, hepáticas e renais
   (A) I e II
   (B) I e III
   (C) Somente II
   (D) II e III

3. Durante a assistência e tratamento da hiperêmese gravídica, considere a(s) alternativa(s) correta(s):
   I) Das primeiras orientações que deverão ser feitas, as dietéticas são as de melhor resultado
   II) Deve-se usar precoce e frequentemente a alimentação por sondas gastroduodenais ou suplementação intravenosa parenteral
   III) A psicoterapia não deve ser considerada como alternativa de tratamento, considerando que a base da doença é orgânica
   (A) Somente I
   (B) Somente III
   (C) I e III
   (D) II e III

4. Entre as drogas utilizadas para o tratamento coadjuvante da hiperêmese gravídica:
   I) Proclorperazina/prometazina
   II) Escopolamina/metoclopramida
   III) Associação de piridoxina com dimenidrinato
   Quais delas podem ser prescritas na gestação?
   (A) Somente I
   (B) Somente II
   (C) I, II e III
   (D) I e III

5. Sobre o perfil das pacientes com hiperêmese gravídica:
   I) Primigestação/gestação gemelar
   II) Elevado nível sociocultural
   III) Mola hidatiforme/diabetes
   Quais dos fatores acima estão frequentemente associados?
   (A) Somente II
   (B) I e II
   (C) I e III
   (D) I, II e III

6. Considere as patologias abaixo:
   I) Colecistopatia/hepatite
   II) Esteatose hepática/úlcera péptica
   III) Pancreatite/pielonefrite
   Quais delas podem ser consideradas como diagnóstico diferencial da hiperêmese gravídica?
   (A) Somente I
   (B) I e II
   (C) I e III
   (D) I, II e III

7. Sobre a hiperêmese gravídica, pode-se afirmar que:
   (A) A frequência diminui em casos de gemelaridade e neoplasia trofoblástica gestacional
   (B) A etiologia está relacionada a fatores endocrinológicos, imunológicos, psicossomáticos ou mecânicos
   (C) O quadro clínico é caracterizado por vômitos incoercíveis não associados à perda hidroeletrolítica e desidratação
   (D) O distúrbio metabólico mais encontrado é a alcalose hiperclorêmica

8. Uma primigesta comparece ao pronto atendimento com atraso menstrual de 10 semanas, náuseas e vômitos intensos, referindo peso pré-gestacional de 65 kg e peso atual de 60 kg. Sua conduta deve ser:
   (A) Orientação para dieta seca e fracionada em intervalos de 2 a 3 horas e retorno para acompanhamento pré-natal em 15 dias
   (B) Prescrição ambulatorial de antieméticos orais, com dieta líquida por 48 horas
   (C) Internação para avaliação das repercussões clínicas, hidratação e antiemetico intravenoso.
   (D) Internação para nutrição parenteral, com antiemético intravenoso e jejum por pelo menos 72 horas

9. Na gestante com esofagite de refluxo, podemos afirmar:
   (A) O refluxo gastresofágico está relacionado ao relaxamento do esfíncter esofágico inferior
   (B) Raramente é suficientemente grave para indicar uma investigação diagnóstica
   (C) A elevação da cabeceira da cama, ingestão de antiácidos orais e administração de antagonistas de receptor H2 geralmente aliviam os sintomas
   (D) Todas as anteriores

10. Sobre o refluxo gastroesofágico, considere as seguintes afirmações:
    I) O relaxamento do esfíncter gastroesofágico depende da progesterona
    II) A esofagite de refluxo não se relaciona com a secreção ácida no estômago
    III) O uso de antiácidos tem-se mostrado eficaz no tratamento
    IV) Os inibidores da bomba de prótons são ineficazes e teratogênicos
    Estão corretas:
    (A) I, II, III
    (B) I, III
    (C) II, IV
    (D) Apenas IV

11. Uma primigesta de 34 anos, na 23º semana, desde o início da gravidez refere apresentar dor em queimação no epigástrio, que piora quando se deita. A paciente deve ser orientada inicialmente a:
    (A) Evitar alimentos condimentados, frutas ácidas, álcool e chocolate, e usar antiácido
    (B) Fazer dieta hipercalórica e aumentar a ingestão de líquidos
    (C) Usar anti-inflamatório e broncodilatador
    (D) Utilizar antiemetico tipo metoclopramida

12. Sobre a hérnia de hiato na gestação, é correto afirmar:
    (A) Aproximadamente 50% das gestantes apresentam hérnia de hiato
    (B) Pode apresentar vômitos, dor epigástrica e hemorragia por ulceração
    (C) Está sempre associada à esofagite de refluxo
    (D) Não está relacionada ao aumento da pressão abdominal na gestação

13. Uma gestante com 28 semanas, GI P0 A0, dá entrada na emergência com queixa de disfagia, dor torácica e regurgitação. Sobre o diagnóstico mais provável, é incorreto afirmar:
    (A) O tratamento da acalasia é expectante na gestação
    (B) A causa é um distúrbio da inervação do músculo liso do esôfago e do esfíncter esofágico inferior
    (C) O tratamento medicamentoso consiste em alimentos pastosos e drogas anticolinérgicas
    (D) Na falha do tratamento conservador, a dilatação pneumática pode ser utilizada e suas complicações mais comuns incluem hemorragia e perfuração

14. O tratamento da úlcera peíptica na gestação é:
    (A) Mais agressivo do que na não grávida pela maior gravidade
    (B) Semelhante ao da paciente não grávida
    (C) Endoscopia digestiva alta está proscrita na gestação
    (D) Nunca é realizado o tratamento para *Helicobacter pylori*

15. A síndrome de Boerhaave na gestação caracteriza-se por:
    (A) Ruptura esofágica
    (B) É causada por um grande aumento na pressão esofágica
    (C) Faz diagnóstico diferencial com a síndrome Mallory Weiss
    (D) Todas as anteriores

16. Sobre a doença inflamatória intestinal na gestação, é correto afirmar:
    (A) A doença ativa no momento da concepção não influencia o prognóstico da gestação
    (B) A maioria dos regimes de tratamento habituais, incluindo corticosteróides, não deve ser utilizado durante a gestação
    (C) Se indicada, a cirurgia deve ser realizada
    (D) A gravidez aumenta a probabilidade da recidiva da doença intestinal inflamatória

17. Na doença inflamatória crônica intestinal na gestação, é obrigatória a suplementação de:
    (A) Ferro
    (B) Calcio
    (C) Ácido fólico
    (D) Sódio

18. Uma gestante com 35 semanas, GI P0 A0, deu entrada na emergência com queixa de dor abdominal intensa e diarreia. Possuía diagnóstico prévio de doença de Crohn. Apresentava exame obstétrico normal e ausência de sinais de sofrimento fetal: uma das complicações de doença Crohn na gestação é:
    (A) Infecção
    (B) Descolamento prematuro de placenta
    (C) Formação de fístula e comunicações perineais
    (D) Ruptura uterina

19. Abdome agudo inflamatório de maior incidência durante a gestação é:
    (A) Diverticulite
    (B) Apendicite
    (C) Colite
    (D) Colecistite

20. São complicações da colite ulcerativa:
    (A) Megacólon tóxico
    (B) Colangite esclerosante
    (C) Câncer de intestino
    (D) Todas as anteriores

21. Uma puérpera com diagnóstico de endometrite, no quinto dia de clindamicina e gentamicina, apresentou quadro de distensão abdominal, diarreia abundantemente, dor e febre. Qual o diagnóstico mais provável e o melhor exame complementar para confirmação:
    (A) Disenteria bacilar aguda – coprocultura
    (B) Amebíase – EPF
    (C) Colite pseudomembranosa – sigmoidoscopia
    (D) Retocolite ulcerativa – colonoscopia

22. No caso acima, o tratamento de escolha é:
    (A) Metronidazol ou vancomicina
    (B) Hidratação venosa
    (C) Gentamicina via oral
    (D) Lactulona

23. Em relação à pancreatite na gestação é *incorreto* afirmar:
    (A) Comumente há colelitíase associada
    (B) Na gestação, o terceiro trimestre tem a menor incidência dos casos
    (C) A hipertrigliceridemia familiar pode ser uma das etiologias
    (D) Pode estar associada ao alcoolismo

24. Uma paciente gestante com 28 semanas, com história de cálculo biliar, dá entrada na emergência com a seguinte sintomatologia: náuseas, vômitos, dor abdominal de forte intensidade no andar superior do abdome. Os exames laboratoriais significativos apresentaram leucocitose com desvio à esquerda, aumento da lipase e da amilase séricas, provas de lesão e função hepática normais. Qual o diagnóstico mais provável:
    (A) Colecistite aguda
    (B) Esteatose hepática da gravidez
    (C) Hepatite viral aguda
    (D) Pancreatite aguda

25. Levando em consideração que o exame obstétrico do caso acima estava normal, o feto não apresentava sinais de sofrimento e ao exame clínico apresentava-se em bom estado geral, hemodinamicamente estável, sem sinais de comprometimento sistêmico, qual é o exame complementar de escolha e o tratamento?
    (A) Ultrassonografia e laparotomia exploradora
    (B) Colangiopancreatografia retrógrada endoscópica e videolaparoscopia
    (C) Tomografia computadorizada abdominal e suporte clínico (hidratação venosa, dieta zero e analgesia)
    (D) Tomografia computadorizada abdominal e laparotomia exploradora

26. Numa gestante de 32 semanas, com presença de dor epigástrica, náuseas, vômitos, febre baixa, taquicardia e hipotensão, leucocitose sem desvio à esquerda, enzimas hepáticas e bilirrubinas pouco elevadas, amilase e lipase elevadas, a conduta indicada é:
    (A) Tratamento clínico de suporte para fígado gorduroso agudo da gravidez
    (B) Laparotomia, se ultrassonografia confirmar cálculo coraliforme no flanco direito
    (C) Ultrassonografia abdominal e tratamento clínico com hidratação, analgesia e nutrição parenteral
    (D) Endoscopia e tratamento clínico com bloqueador de H2 e antibiótico para *H. pylori*

27. Assinale a opção correta quanto a pancreatite na gestação:
    (A) Existe predisposição à formação de cálculos biliares
    (B) O quadro clínico é ameno, raramente constituído por dores no hipocôndrio direito
    (C) Dosagem sérica de amilase para o diagnóstico não é importante
    (D) A dieta hipercalórica é imprescindível para o rápido restabelecimento

28. Abdome agudo inflamatório de maior incidência durante a gestação é:
    (A) Diverticulite
    (B) Apendicite
    (C) Colite
    (D) Colecistite

INFECÇÕES PARASITÁRIAS

CAPÍTULO 98

1. Qual das assertivas abaixo lista parasitas que podem produzir infecção fetal?
   (A) *Pneumocystis carinii, tricuris trichiura, strongyloides stercoralis*
   (B) *Taenia, echinococccus, shistosoma*
   (C) *Salmonella, plasmodium, toxoplasma gondii*
   (D) *Schistosoma, Trypanosoma, enterobius vermicularis*

2. Assinale a assertiva verdadeira referente à malária em gestantes:
   (A) A infecção mais grave é causada pelo *Plasmodium malariae*, que pode parasitar eritrócitos de qualquer idade, atingindo elevadas concentraçoÞes de parasitas no sangue
   (B) A febre hemoglobinúrica, edema pulmonar e malária cerebral ocorrem exclusivamente com a infecção pelo *Plasmodium falciparum*
   (C) As anemias microcítica e hipocrômica são os sintomas mais comuns na gravidez e desenvolvem-se no segundo trimestre da gravidez devido à hemólise e hiperesplenismo
   (D) Após o parasita se multiplicar no fígado, o ponto culminante da fase exoeritrocitária é a liberação de esporozoítos na corrente sangüínea que irão invadir as hemácias

3. Assinale a assertiva verdadeira referente à malária em gestantes:
   (A) A forma cerebral da malária é mais comum em não gestantes e caracteriza-se por alterações comportamentais, convulsões, distúrbios focais de movimentos
   (B) A insuficiência renal proteinúrica é frequente
   (C) A via de parto deve obedecer a indicação obstétrica
   (D) Afora as complicações maternas não temos relato de aumento da morbimortalidade fetal associada à malária

4. Assinale a assertiva verdadeira referente à malária em gestantes:
   (A) A malária congênita só é encontrada em áreas endêmicas
   (B) A malária na gravidez pode levar a aborto, prematuridade, baixo peso, anemia megaloblástica, mortalidade perinatal e materna
   (C) A cloroquina tem se mostrado sempre eficaz contra o *P. falciparum*
   (D) Os agentes antimaláricos não apresentam efeitos adversos sobre o feto

5. Assinale a assertiva verdadeira referente a malária em gestantes:
   (A) Os efeitos tóxicos sobre o feto dos antimaláricos não são observados em tratamentos a curto prazo ou em esquemas profiláticos
   (B) O tratamento de escolha é a pirimetamina associada à sulfadoxina (Fansidar)
   (C) A dose de cloroquina usual é de 1 g de 4/4 h durante 7 dias nos ataques clíinicos da malária
   (D) Não devemos tratar os quadros agudos na gravidez devido à toxicidade da droga e sim apenas das terapias de suporte (corticosteroides, transfusão sanguínea etc.)

6. Considerando a terapêutica da malária na gestação, qual das drogas abaixo está proscrita;
   (A) Clindamicina
   (B) Quinino
   (C) Artesunato
   (D) Primaquina

7. Em relação a malária na gestação:
   I) A primoinfecção por malária traz maior risco de complicações maternas e fetais
   II) A malária placentária pode ser a principal causa das intercorrências obstétricas na gestante infectada pelo *Plasmodium* sp
   III) A malária placentária pode levar baixo peso no recém-nascido e óbito perinatal
   Estão corretas:
   (A) I
   (B) I e II
   (C) I, II e III
   (D) apenas a III

461

8. Em relação à Leishmaníase na gravidez podemos dizer que:
   (A) Existem várias formas causadas por protozoários diferentes e formas clínicas diferentes: *Leishmania donovani* (mucocutânea), *L. Tropica* e *mexicana* (cutânea) e *L. brasiliensis* (visceral)
   (B) O diagnóstico é feito exclusivamente por meio de provas sorológicas
   (C) A transmissão congênita é rara
   (D) A forma congênita é grave, devendo iniciar-se sempre o tratamento imediatamente após feito o diagnóstico

9. Assinale a verdadeira:
   (A) A amebíase é adquirida pela ingestão dos trofozoítos ativos em alimentos ou líquidos contaminados
   (B) A *Entamoeba coli* é mais patogênica que a *Entamoeba hystolítica*
   (C) Os trofozoítos habitam exclusivamente a luz intestinal
   (D) As formas clínicas na amebíase variam da assintomática até a disenteria fulminante com fezes diarreicas mucossanguinolentas

10. Assinale a verdadeira:
    (A) A amebíase pode ser transmitida pelas relações sexuais
    (B) Na mulher, as lesões amebianas genitais são ulcerações profundas cobertas com detritos necróticos e indolores
    (C) O metronidazol e o secnidazol podem ser utilizados com segurança durante a gestação
    (D) O diagnóstico da amebíase é feito por demonstração direta do microrganismo no material fecal e por provas sorológicas, que têm alta sensibilidade em qualquer tipo de apresentação clínica

11. Em relação a amebíase e a gestação, pode-se afirmar:
    I) O quadro clínico varia desde estado assintomático a doença invasiva grave
    II) O diagnóstico pode ser realizado por exame parasitológico de fezes
    III) Na paciente gestante, opta-se por tratar a doença, mesmo que assintomática, pelo risco de apresentar a forma extraintestinal, ou seja, abscesso hepático
    Estão corretas:
    (A) I
    (B) I e II
    (C) I, II e III
    (D) Apenas III

12. Em relação à giardíase em gestantes podemos afirmar que:
    (A) É relatada a associação de giardíase com hiperplasia linfoide nodular do intestino delgado e deficiência de IgA
    (B) O tratamento de escolha na gestação é o metronidazol
    (C) Os exames de fezes (EPF) têm sensibilidade de mais de 90% em fazer o diagnóstico
    (D) O acometimento ao nível de trato gastrointestinal preferencial é o intestino grosso

13. Assinale a assertiva verdadeira em relação à infestação pelo *Pneumocystis carinii* na gestação:
    (A) A forma de contágio é por ingestação dos trofozoítos por alimentos ou líquidos contaminados
    (B) O quadro clínico mais exuberante é encontrado em mães imunocomprometidas, com tosse produtiva, estertoração pulmonar, condensação nos raios X e alterações graves gasométricas
    (C) O diagnóstico é feito apenas por provas sorológicas
    (D) O tratamento imediato com trimetropim e sulfametoxazol venoso deve ser instituído e melhora significativamente a evolução do quadro

14. A doença hepática devido ao *Schistosoma mansoni* manifesta-se mais comumente por:
    (A) Icterícia ligeira
    (B) Hematêmese
    (C) Encefalopatia e asterixe
    (D) Angiomas aracniformes

15. A enterobiase pode causar todas as seguintes complicações, exceto:
    (A) Apendicite
    (B) Vulvite
    (C) Prostatite
    (D) Hepatite

16. A tricuríase pode ser complicada por todas as seguintes condições, exceto:
    (A) Diarreia sanguinolenta
    (B) Eosinofilia discreta
    (C) Migração pulmonar das larvas
    (D) Prolapso retal

17. Em relação à ascaridíase em mulheres grávidas, podemos afirmar que:
    (A) Os vermes adultos são responsáveis pelos sintomas pulmonares e infecções maciças
    (B) A migração dos vermes adultos produz a maioria das complicações graves, onde a mais frequente é a pancreatite
    (C) A ingestão maciça de ovos pode causar tosse noturna, asma e eosinofilia periférica
    (D) O tratamento sempre deve ser adiado para após o parto

18. Quanto à presença de enterobíase na gestação podemos dizer que:
    (A) A única indicação de tratamento é o prolapso retal, comum em grandes infestações
    (B) Pode ocorrer migração pela vagina até peritônio pélvico, produzindo vaginite, e às vezes, doença inflamatória pélvica granulomatosa aguda
    (C) A gravidez geralmente melhora os sintomas de vaginite e prurido vulvar
    (D) A anemia intensa é freqüente nos casos de infestações maciças

19. Assinale a verdadeira em relação à ancilostomíase na gravidez:
    (A) A infecção se dá pela penetração das larvas rabdiformes pela pele
    (B) As larvas rabdiformes podem produzir comprometimento fetoplacentário devido a sua disseminação hematogênica
    (C) A forma crônica da infecção apresenta principalmente anemia ferropriva intensa e hipoproteinemia em infestações intensas
    (D) O tratamento medicamentoso da ancilostomíase, assim como a correção da anemia e hipoproteinemia, deve ser sempre feito independente da intensidade do quadro clínico

20. Assinale a errada em relação à esquistossomíase na gestação:
    (A) Após a infecção inicial por cercárias, os vermes amadurecem em suas respectivas localizações venosas: *S. Mansoni* (veias mesentéricas e hemorroidárias), *S. Japonicum* (veias mesentéricas e porta) e *S. Haematobium* (plexos venosos pélvicos e da bexiga)
    (B) Os ovos excretam enzimas que facilitam sua migração das veias para o intestino ou luz vesical, desencadeando uma resposta inflamatòiria aguda, seguida por resposta granulomatosa de corpo estranho
    (C) A fase aguda é caracterizada por urticária, febre, mal-estar, dor abdominal, diarreia mucossanguinolenta e hepatosplenomegalia
    (D) No Brasil, a doença é causada comumente pelo *S. Japonicum*

21. Em relação a parasitoses causadas por helmintos na gestação, pode-se afirmar:
    (A) A teníase é preferencialmente tratada, após o primeiro trimestre, com praziquantel
    (B) Em gestantes com diagnóstico de esquistossomose, não é aconselhável a investigação da presença e gravidade das varizes esofágicas
    (C) Não há risco de impacto nutricional na gestante assintomática acometida por ascaridíase
    (D) Em casos de esquistossomose com hipertensão pulmonar, a técnica anestésica para cesariana, quando indicada, nunca deve ser por anestesia geral

22. Em relação à amebíase na gestação, é correto afirmar:
    (A) Pode ter uma evolução fulminante
    (B) Pode ter como complicação o abscesso hepático
    (C) O metronidazol é a droga de escolha
    (D) Todas as anteriores

23. Sobre a salmonelose durante a gestação é incorreto afirmar:
    (A) O tratamento da salmonelose não complicada é sintomático
    (B) A febre tifóide está associada a parto prematuro e abortamento
    (C) O tratamento pode ser realizado com trimetoprim e sulfametoxazol, ampicilina ou ciprofloxacina
    (D) Não existe tratamento profilático para salmonelose

24. Sobre as doenças diarreicas causadas pelos patógenos *Salmonella* sp e *Shigella* sp na gestação:
    I) A infecção por *Salmonella* pode causar aborto espontâneo, sepse pós-parto, corioamnionite, bacteremia com infecção transplacentária.
    II) As populações de alto risco para infecções por *Salmonella* incluem jovens, idosos, grávidas, pacientes transplantados e indivíduos infectados pelo HIV.
    III) A infecção por *Shigella* pode ocorrer pela transmissão direta de pessoa a pessoa ou pela contaminação de comidas ou água.
    IV) Infecções causadas por *Salmonella* sp e por *Shigella* sp podem ter ampicilina como uma opção terapêutica na gestação
    Estão Corretas:
    (A) I
    (B) I e III
    (C) II e IV
    (D) Todas as afirmativas

25. A doença de Lyme:
    (A) É causada pelo espiroqueta *Borrelia burgdorferi*
    (B) Pode estar associada a parto pré-termo, morte fetal ou doença tipo exantema no recémnascido
    (C) As gestantes recebem amoxacilina oral ou penicilina V por 3 semanas
    (D) Todas as anteriores

TORCHS E DST

CAPÍTULO 99

1. Na infecção transplacentária descendente:
   (A) Os germes da vagina e do colo atingem a cavidade e o concepto
   (B) Os microrganismos cruzam a placenta, procedentes do sangue materno
   (C) A infecção emerge das vizinhanças
   (D) Os germes atingem o concepto por meio de fissuras na membrana

2. São manifestações clínicas precoces da síndrome da rubéola congênita, exceto:
   (A) Púrpura trombocitopênica
   (B) Catarata
   (C) Persistência do canal arterial
   (D) Pneumonite intersticial

3. A prevenção da infecção congênita pode ser realizada na seguinte doença abaixo:
   (A) Toxoplasmose
   (B) HIV
   (C) Rubéola
   (D) Citomegalovírus

4. Em relação ao risco de síndrome de rubéola, assinale a correlação correta:
   (A) Primeiro mês – 5%-10%
   (B) Após o terceiro mês – 5%
   (C) Terceiro mês – 50%
   (D) Primeiro mês – 80%

5. A gestação deve ser evitada no caso de vacinação para rubéola nos próximos:
   (A) 30 dias
   (B) 4 meses
   (C) 2 meses
   (D) 6 meses

6. Sobre rubéola congênita é correto afirmar:
   (A) Pode cursar com crescimento restrito intra e extrauterino, hepatosplenomegalia e encefalite
   (B) Quanto mais precoce a infecção materna, maior a probabilidade de comprometimento fetal significativo
   (C) A infecção silenciosa do recém-nascido é mais comum que a sintomática
   (D) Todas as anteriores

7. Qual é a causa mais comum de infecção perinatal?
   (A) Rubéola
   (B) Citomegalovírus
   (C) Toxoplasmose
   (D) Sífilis

8. A doença de inclusão citomegálica caracteriza-se por:
   (A) Baixo peso ao nascer e microcefalia
   (B) Calcificações intracranianas e coriorretinite
   (C) Icterícia e hepatosplenomegalia
   (D) Todas as anteriores

9. Para o diagnóstico da infecção congênita por citomegalovíurs no pré-natal, podemos utilizar, exceto:
   (A) PCR do líquido amniótico
   (B) Ultrassonografia
   (C) Ressonância magnética
   (D) Teste de hemoaglutinação do sangue do cordão

10. Sobre a infecção congênita do vírus varicela-zóster, assinale a alternativa incorreta:
    (A) O maior risco de infecção congênita se deu entre 30 e 34 semanas
    (B) A infecção no início da gestação pode resultar em coriorretinite, hidronefrose, distúrbios cutâneos e ósseos, entre outros
    (C) A administração de imunoglobulina varicela-zóster evitará ou atenuará a infecção em pessoas expostas se administrada dentro de 96 horas
    (D) Contraída a infecção nas primeiras semanas, 5% dos conceptos atingidos têm anomalias congênitas

11. Segundo as normas do Ministério da Saúde, crianças de mães com hepatite B devem utilizar:
    (A) Vacina nas primeiras 12 horas
    (B) Somente imunoglobulina nas primeiras 12 horas
    (C) Imunoglobulina e vacina
    (D) Aguardar sorologia do RN para realização de vacina

12. Tétrade da toxoplasmose congênita é constituída por:
    (A) Coriorretinite, calcificações intracerebrais, hidrocefalia, retardo mental
    (B) Pericardite, calcificações intracerebrais, hidrocefalia, retardo mental
    (C) Coriorretinite, calcificações intracerebrais, hidrocefalia, púrpura
    (D) Coriorretinite, pneumonite, hidrocefalia, retardo mental

13. Os sinais ultrassonográficos da toxoplasmose congênita são:
    (A) Ascite fetal e aumento da espessura placentária
    (B) Hepatosplenomegalia e hidrocefalia
    (C) Calcificações intracranianas
    (D) Todas as anteriores

14. No caso de pacientes com IGG+ e IGM+ para toxoplasmose, um teste de avidez forte significa:
    (A) Infecção recente
    (B) Infecção antiga
    (C) Infecção atual
    (D) Todas as anteriores

15. O melhor exame para diagnóstico de infecção fetal por toxoplasmose é:
    (A) Sorologia do sangue do cordão
    (B) PCR do líquido amniótico ou do sangue fetal
    (C) Fixação do complemento
    (D) Prova de Sabin Feldman

16. Assinale a correlação incorreta:
    (A) Sem evidência de infecção fetal – espiramicina
    (B) Com evidência de infecção fetal – 3 semanas espiramicina e 3 semanas sulfadiazina, pirimetamina e ácido folínico
    (C) Com evidência de infecção fetal – 3 semanas sulfadiazina e 3 semanas pirimetamina
    (D) Sorologia materna IGG+ e IGM- – pré-natal de rotina

17. Em pacientes com sorologia para toxoplasmose IGG- e IGM-, devemos realizar:
    (A) Espiramicina e sulfadiazina
    (B) Pirimetamina
    (C) Sulfadiazina e pirimetamina
    (D) Orientações sobre prevenção da infecção por toxoplasmose

18. São consequências da infecção por estreptococos do grupo B na gestação:
    (A) Trabalho de parto prematuro
    (B) Corioamnionite oculta
    (C) Sepse neonatal
    (D) Todas as anteriores

19. A profilaxia de infecção neonatal por estreptococos do grupo B deve ser realizada:
    (A) Com ampicilina durante o trabalho de parto
    (B) Com penicilina benzatina durante o trabalho de parto
    (C) Com ampicilina após o parto
    (D) Não existe profilaxia de estreptococos do grupo B

20. Independente da cultura para estreptococos a profilaxia deve ser realizada em, exceto:
    (A) Antecedentes de RN com doença estreptocóccica
    (B) Trabalho de parto prematuro
    (C) Febre materna intraparto
    (D) Bolsa rota a partir de 6 horas

21. São sinais da sífilis congênita tardia, exceto:
    (A) Dentes de Hutchinson
    (B) Surdez
    (C) Nariz em sela
    (D) Hepatosplenomegalia

22. Sobre sífilis congênita, assinale a incorreta:
    (A) Quanto maior o tempo de infecção da mãe, menor a possibilidade de infecção fetal
    (B) Antes da 15ª semana, não deverá ocorrer a infecção fetal
    (C) O cancro é o sinal mais comum da sífilis congênita recente
    (D) A sífilis congênita pode ser prevenida com uma boa assistência pré-natal

23. Sobre o tratamento da gestante com sífilis é correto afirmar:
    (A) Deve ser realizado com penicilina no pré-natal e ampicilina durante o parto
    (B) O tratamento de escolha ainda é a penicilina
    (C) O tratamento para pacientes alérgicas à penicilina é o estolato de eritromicina
    (D) RN de paciente tratada com eritromicina não deverá realizar tratamento pós-parto

24. Na gestante com herpes genital, é indicada cesariana, somente:
    (A) Em todos os casos de herpes
    (B) Em pacientes com lesões ativas
    (C) Em pacientes com lesões ativas nos últimos 6 meses
    (D) Em pacientes com cultura positiva

25. A maioria das infecções congênitas pelo HIV ocorre:
    (A) No primeiro trimestre da gestação
    (B) No segundo trimestre da gestação
    (C) No trabalho de parto e parto
    (D) Na amamentação

26. O risco de infecção fetal pelo HIV, durante a gestação, com o uso de medicação, caiu a pelo menos:
    (A) 20%
    (B) 30%
    (C) 8%
    (D) 1%

27. A terapia anti-retroviral na gestação deve ser iniciada com:
    (A) 20 semanas
    (B) 6 semanas
    (C) 10 semanas
    (D) 14 semanas

28. O tratamento preconizado para gestantes HIV positivas intraparto é:
    (A) Dose de ataque zidovudina 2 mg/kg IV e manutenção 1 mg/kg/hora até clampeamento do cordão
    (B) Não está indicado nos casos de cesarianas eletivas
    (C) Deve ser iniciado 6 horas antes do trabalho de parto
    (D) Não deve ser utilizado se o CD4 for maior que 400 e a carga viral indetectável

29. Com relação à amamentação após o parto de pacientes HIV +:
    (A) Está proscrita
    (B) Deve ser inibida
    (C) Aumenta o risco de transmissão para o RN
    (D) Todas as anteriores

30. Com relação à terapia antirretroviral, durante a gestação, assinale a incorreta:
    (A) A terapia combinada tem mostrado bons resultados
    (B) Diminui significativamente o risco de transmissão vertical
    (C) Deve ser sempre utilizada monoterapia com zidovudina
    (D) A zidovudina pode acarretar neutropenia

NEOPLASIAS GINECOLÓGICAS BENIGNAS E MALIGNAS, E MALIGNAS NÃO GINECOLÓGICAS

CAPÍTULO 100

1. A degeneração miomatosa mais comum durante a gestação é:
   (A) Carcinomatosa
   (B) Hialina
   (C) Rubra
   (D) Cística

2. Faz parte do diagnóstico diferencial da degeneração miomatose na gravidez:
   (A) Apendicite
   (B) Litíase ureteral
   (C) Pielonefrite
   (D) Todas as anteriores

3. Sobre os efeitos da miomatose na gestação assinale a incorreta:
   (A) Parto prematuro
   (B) Apresentação anômala do feto
   (C) Malformação fetal
   (D) Aumento de incidência de cesarianas

4. Não ocorre aumento na incidência de abortamentos e de hemorragia puerperal associado à miomatose, exceto se:
   (A) Forem miomas pequenos
   (B) A apresentação fetal for anômala
   (C) A paciente apresentar grande paridade
   (D) A implantação da placenta for próxima ao mioma

5. Sobre a miomectomia durante a gestação é correto afirmar:
   (A) Miomas intramurais podem ser ressecados durante a gestação
   (B) Os miomas não devem ser ressecados do útero durante o parto
   (C) Tipicamente os miomas aumentam após o parto, dificultando a miomectomia
   (D) Não há aumento do risco de ruptura uterina após miomectomia em gravidez subsequente

6. São complicações dos tumores ovarianos durante a gestação:
   (A) Torção
   (B) Infarto
   (C) Obstrução ao parto vaginal
   (D) Todas as anteriores

7. Na torção dos cistos ovarianos benignos, durante a gestação, podemos afirmar, exceto:
   (A) É mais comum no primeiro trimestre
   (B) Pode resultar em ruptura do cisto
   (C) Nunca leva à ruptura uterina
   (D) Pode haver ruptura durante o trabalho de parto

8. O câncer de mama durante a gravidez é definido como:
   (A) O câncer de mama diagnosticado durante a gravidez
   (B) O câncer de mama diagnosticado no puerpério
   (C) O câncer de mama diagnosticado durante a gravidez ou até um ano após o parto
   (D) O câncer de mama diagnosticado após o primeiro trimestre da gravidez ou até um ano após o parto

9. Sobre o diagnóstico do câncer de mama na gravidez é correto afirmar:
   (A) Ocorre retardo no diagnóstico devido às alterações mamárias fisiológicas do ciclo gravídico-puerpural
   (B) A mamografia está contraindicada durante a gravidez
   (C) A *core biopsy* está contraindicada durante a gravidez
   (D) A citologia dos nódulos é preferida durante a gravidez

10. No tratamento do câncer de mama, é incorreto afirmar:
    (A) A radioterapia está formalmente contraindicada durante a gestação
    (B) A maioria das drogas quimioterápicas é considerada potencialmente teratogênica entre cinco e dez semanas
    (C) Deve ser realizado sempre após o parto
    (D) O aborto terapêutico não muda o prognóstico nesses casos

11. A indicação para conização durante a gravidez é:
    (A) Presença de câncer microinvasivo à biópsia
    (B) Anormalidade citológica compatível com câncer invasor sem lesão colposcópica evidente
    (C) Presença de lesão de alto grau a colposcopia
    (D) A e B estão corretas

12. São complicações da conização durante a gestação:
    (A) Hemorragia
    (B) Abortamento
    (C) Parto pré-termo
    (D) Todas as anteriores

13. Sobre o tratamento do câncer invasor de colo durante a gestação é incorreto afirmar:
    (A) No câncer operável durante o primeiro trimestre, deve se realizar operação de Wertheim-Meigs com útero cheio
    (B) No câncer inoperável do terceiro trimestre, deve-se realizar operação cesariana, seguida de radioterapia
    (C) No primeiro trimestre, em estágios avançados, a radioterapia está indicada
    (D) No segundo trimestre, e câncer operável, deve-se intervir durante a gravidez

14. No diagnóstico do câncer de ovário:
    (A) A maioria das pacientes é assintomática
    (B) Os sintomas são inespecíficos e podem ser atribuídos à gestação
    (C) O diagnóstico durante o segundo e terceiro trimestres é mais difícil
    (D) Todas as anteriores

15. Em relação ao tratamento do câncer de ovário durante a gestação, é correto afirmar:
    (A) A taxa de perda fetal por cirurgia anexial durante a gravidez é de 50%
    (B) Nos casos diagnosticados próximo ao término da gravidez, justifica-se aguardar a maturidade fetal
    (C) A quimioterapia está contraindicada nesses casos
    (D) O estadiamento é cirúrgico

16. Sobre o carcinoma intestinal durante a gestação, é correto afirmar, exceto:
    (A) Os sintomas mais comuns são dor, distensão abdominal, náusea, vômitos, constipação e hemorragia retal
    (B) O parto vaginal está contraindicado
    (C) Não é necessário realizar abortamento terapêutico
    (D) Não é necessário realizar histerectomia na primeira metade da gestação para tratamento cirúrgico

17. A leucemia durante a gestação pode acarretar:
    (A) Hemorragia e infecção
    (B) Anemia, neutropenia e trombocitopenia
    (C) Parto prematuro e aumento da taxa de natimortalidade
    (D) Todas as anteriores

18. A via de parto preferencial para pacientes portadoras de leucemia é:
    (A) Cesariana com histerotomia segmentar
    (B) Via vaginal
    (C) A via de parto nesses casos é indiferente
    (D) Cesariana com histerotomia corporal

19. Nos casos de melanoma durante a gestação:
    (A) Pode ocorrer doença metastática para o feto ou placenta
    (B) É comprovado que a gravidez estimula o crescimento de melanomas
    (C) A quimioterapia está sempre contraindicada
    (D) Pode-se realizar o aborto terapêutico

20. O tipo histológico do tumor renal mais comumente encontrado durante a gestação é:
    (A) Tumor de Wilms
    (B) Carcinoma de células renais
    (C) Adenocarcinoma renal
    (D) Nefroblastoma

21. Sobre o câncer de mama no ciclo gravídico puerperal, é correto afirmar, exceto:
    (A) Sua incidência é de 0,03% e responde a 1-2% de todos os casos de câncer de mama
    (B) O tipo histológico mais comum é o CDI (carcinoma ductal *in situ*)
    (C) Durante a gestação, uma discreta massa pode ser mascarada pela hipertrofia das mamas
    (D) O tratamento cirúrgico é contraindicado durante a gestação, pois alimenta o risco de perda fetal ou abortamento

22. Sobre a radioterapia para o tratamento do câncer de mama durante a gestação, é correto afirmar que:
    (A) A radioterapia, no primeiro trimestre, está associada à malformação fetal; no segundo e no terceiro trimestre, à microcefalia e ao retardo mental
    (B) A radioterapia está contraindicada apenas no primeiro trimestre de gestação
    (C) A radioterapia, durante a gestação, não está associada a malformações fetais, podendo ser realizada em qualquer fase da gestação
    (D) A radioterapia está contraindicada apenas no terceiro trimestre de gestação

23. Sobre a miomatose no período gestacional é correto afirmar, exceto:
    (A) Aproximadamente 1/3 das pacientes tem crescimento dos miomas no primeiro trimestre da gestação; no período restante, os miomas diminuem ou permanecem alterados
    (B) Miomas aumentam o risco de apresentação anômalas, cesarianas, parto pré-termo e aborto espontâneo
    (C) Dor aguda secundária à miomatose por degeneração, torção ou isquemia não é comum, sendo tratamento sintomático o mais indicado e raramente cirúrgico
    (D) Os miomas apresentam crescimento progressivo durante toda a gestação, necessitando, algumas vezes, de tratamento cirúrgico

24. Sobre o câncer de mama na gestação, assinale a alternativa incorreta:
    (A) As evidências confirmam que a gestação não agrava o prognóstico, exceto quando mascara a doença, geralmente, por muitos meses
    (B) O desafio consiste em realizar o diagnóstico precoce; por isso, o pré-natalista desempenha papel fundamental nesse cenário
    (C) O tratamento de cada caso é individualizado, e vai depender do estágio da doença e da idade gestacional
    (D) O tratamento cirúrgico não deve ser indicado em qualquer idade gestacional

25. Sobre o tratamento do câncer de mama na gestação, está correto, exceto:
    (A) Em qualquer etapa da gestação, sempre que possível, deve ser realizado o tratamento cirúrgico
    (B) O tamoxifeno está contraindicado durante a gestação
    (C) A radioterapia, no primeiro trimestre, está associada à malformação fetal; no segundo e no terceiro trimestre, à microcefalia e a retardo mental
    (D) O tamoxifeno pode ser usado, com segurança, a partir do segundo trimestre da gestação

INTOXICAÇÕES EXÓGENAS, ABDOME AGUDO E TRAUMAS

CAPÍTULO 101

1. Em relação ao tabagismo na gestação, podemos dizer que:
   (A) Há um aumento significativo das complicações maternas de casos de toxemia
   (B) O aumento de risco de prematuridade, aborto espontâneo não tem correlação dose-efeito
   (C) O aumento da carboxiemoglobina leva à diminuição real no fluxo sanguíneo fetal
   (D) As placentas de mulheres fumantes são menores, embora histologicamente normais

2. Em relação ao tabagismo na gestação, podemos dizer que:
   (A) O aumento da carboxiemoglobina diminui a quantidade de oxigênio transportado para o feto, além de desviar a curva de dissociação da oxiemoglobina para a esquerda
   (B) A redução de peso fetal ao nascer deve-se mais a outros fatores associados e não guarda correlação com número de cigarros fumados
   (C) Não está associado ao aumento da incidência de descolamento prematuro da placenta
   (D) O feto exposto ao fumo materno é grande para a idade gestacional

3. Em relação ao uso de maconha na gestação, podemos dizer que:
   (A) Os efeitos danosos têm fatores causais similares aos do cigarro em relação a alterações placentárias
   (B) Não há evidências de efeitos sobre o índice de abortos, anomalias ou crescimento fetal
   (C) As possíveis alterações neurológicas dos fetos expostos persistem por toda a vida
   (D) As complicações ao binômio feto-mãe têm efeito direto do uso da droga e menos de outras condições socioeconômicas e culturais associadas

4. Em relação ao uso de cocaína na gestação, podemos dizer que:
   (A) Colapso respiratório, convulsões, arritmias cardíacas, infarto do miocárdio são relatados em mães usuárias
   (B) Seu uso não está associado a anomalias congênitas
   (C) É a droga mais usada no mundo
   (D) Os efeitos dos "adulterantes" que são associados à cocaína pura são desprezíveis para o feto

5. Em relação ao uso de cocaína na gestação, podemos dizer que:
   (A) Não foi evidenciada teratogenicidade direta da cocaína no feto
   (B) O crescimento retardado e baixo peso ao nascer são uma constante
   (C) As manifestações psicóticas intensas da supressão podem ser tratadas com haloperidol
   (D) O risco de abortamento e descolamento de placenta é 10% maior que nas não usuárias

6. Assinale a assertiva que melhor se encaixa na Síndrome Alcoólica Infantil (SAF):
   (A) Lábio leporino, fenda palatina, microftalmia
   (B) Retardo de crescimento pré-natal, calcificações cerebrais, microcefalia
   (C) Retardo de crescimento pré e pós-natal, convulsões neonatais, meningomielocele
   (D) Anomalias neurológicas, dismorfismo facial, baixo peso

7. Assinale a assertiva que melhor se encaixa na Síndrome Alcoólica Infantil (SAF):
   (A) Acomete mais de 60% das crianças nascidas de mães alcoólatras
   (B) O déficit de peso ao nascer responde bem à nutrição pós-natal adequada
   (C) O retardo de crescimento e a microcefalia são os achados mais comuns
   (D) Não foram encontradas repercussões cardíacas ou esqueléticas em crianças com SAF

8. Em relação ao alcoolismo crônico grave na gestação, podemos dizer que:
   (A) O tratamento de escolha é a supressão do uso de álcool, associado, se necessário, a um barbitúrico de ação prolongada
   (B) Os sinais de supressão de álcool incluem: agitação, irritabilidade, tremores, *delirium tremens*, hiperatividade simpática, febre e convulsões generalizadas
   (C) Por ocasião do início do trabalho de parto, como geralmente associam deficiências nutritivas, devemos iniciar reposição liberal de dextrose com riboflavina para evitar precipitação da encefalopatia de Wernicke
   (D) O índice de mortalidade materna em pacientes com *delirium tremens* é elevado

9. Em relação ao uso de anfetaminas na gestação, podemos dizer que:
   (A) Vasculites aos níveis renal, cerebral e pulmonar (materna) podem ocorrer em caso de abuso
   (B) A ocorrência de vasculite é exclusivamente ao nível fetal
   (C) A fenda palatina e o crescimento intrauterino retardado devem-se exclusivamente à ação da droga no feto
   (D) Sempre levam à malformação fetal

10. Assinale a assertiva verdadeira sobre o uso abusivo de tranquilizantes e sedativos na gravidez:
    (A) É frequente o óbito fetal intrauterino devido à supressão súbita antes do parto
    (B) Na maioria dos casos, são usados concomitante a outras drogas, principalmente o álcool, as quais provavelmente são as principais responsáveis pelos efeitos sobre o concepto
    (C) A síndrome de abstinência não ocorre mesmo em pacientes que usam grandes quantidades por um longo período de tempo
    (D) São frequentes os efeitos teratogênicos diretos sobre o feto

11. Assinale a assertiva verdadeira sobre o uso abusivo de narcóticos na gravidez:
    (A) A síndrome de abstinência tem sintomatologia mais intensa e risco para a mãe que para o feto
    (B) A heroína e a metadona têm efeito teratogênico direto sobre o feto
    (C) Em caso de dose excessiva de heroína, a paciente apresenta-se comatosa com pupilas anisocóricas
    (D) O crescimento intrauterino retardado e complicações perinatais são ocorrências comuns nos casos de viciadas em heroína

12. São consequências do trauma durante a gestação:
    (A) DPP
    (B) Ruptura uterina
    (C) Traumatismo do crânio e do cérebro fetal
    (D) Todas as anteriores

13. Os fatores que contribuem para o mau prognóstico de lesões térmicas durante a gestação são:
    (A) Hipovolemia
    (B) Sepse
    (C) Lesão pulmonar
    (D) Todas as anteriores

14. As mulheres com queimaduras graves:
    (A) Apresentam bom prognóstico fetal
    (B) Geralmente entram em trabalho de parto espontâneo e dão à luz um feto morto
    (C) As infecções associadas não são fator prognóstico
    (D) Necessitam de cesariana sempre

15. A morte perinatal que ocorre nos traumas penetrantes é decorrente de, exceto:
    (A) Trauma fetal direto
    (B) Choque hipovolêmico
    (C) Infecção materna
    (D) Traumatismo uteroplacentário

16. A causa mais comum de cirurgia abdominal não obstétrica durante a gravidez é:
    (A) Apendicite
    (B) Obstrução intestinal
    (C) Colecistite
    (D) Torção de tumor ovariano

17. São fatores que dificultam o diagnóstico, levando a maior gravidade da apendicite no terceiro trimestre:
    (A) Na segunda metade da gestação, o útero afasta o apêndice da parede abdominal diminuindo a dor e a defesa muscular
    (B) Na prenhez avançada, o apêndice inflamado próximo ao rim direito pode simular uma infecção do trato urinário
    (C) O crescimento uterino pode atuar bloqueando a migração do omento para o local da infecção, levando à maior incidência de perfuração e peritonite
    (D) Todas as anteriores

18. Em relação à litíase renal na gravidez, é correto afirmar, exceto:
    (A) É fator predisponente para parto prematuro
    (B) Faz diagnóstico diferencial com abdome agudo
    (C) Está associada à malformação fetal
    (D) A maioria dos cálculos é diagnosticada no segundo e terceiro trimestres

19. A causa mais comum de pancreatite na gravidez é:
(A) Hiperlipidemia
(B) Colelitíase
(C) Infecção
(D) Uso abusivo de álcool

20. Em relação à torção dos anexos durante a gestação é correto afirmar que:
(A) É mais comum entre a oitava e décima semanas ou no puerpério
(B) O tratamento é cirúrgico, e o período ideal para intervenção é entre a décima quarta e décima oitava semanas
(C) O quadro clínico caracteriza-se por dor de forte intensidade do lado homólogo à torção, náuseas, vômitos e distensão abdominal
(D) Todas as anteriores

21. Sobre abdome agudo na gestação podemos afirmar:
I) As intervenções cirúrgicas na gestação aumentam o risco de nascimentos prematuros
II) O tratamento do abdome agudo durante a gestação não difere do da mulher não gestante
III) O risco fetal é decorrente da gravidade do quadro materno
Marque a correta:
(A) Somente a III
(B) II e III
(C) I, II e III
(D) I e II

22. Em relação a colecistite aguda na gravidez, é correto afirmar, exceto:
(A) A incidência de colecistite na grávida é maior que na mulher não grávida
(B) A colelitíase é a etiologia de 90% das colecistites
(C) A colecistite aguda ocorre quando há obstrução do ducto cístico e posterior infecção
(D) Durante a gestação, há um aumento do barro biliar e dos cálculos biliares

23. Em relação a pancreatite na gravidez, é correto afirmar, exceto:
(A) A pancreatite aguda na gravidez não é frequente
(B) O quadro clínico pode mimetizar o de abdome agudo; entretanto, seu tratamento geralmente não é cirúrgico
(C) Ocorre mais no primeiro trimestre ou no período do pós-parto inicial
(D) A coledocolitíase é a causa mais comum de pancreatite na gestação

24. Em relação ao atendimento a gestante vítima de trauma, podemos afirmar:
I) O atendimento requer uma equipe multidisciplinar
II) O obstetra deve auxiliar, determinando a necessidade de avaliação fetal, inibição do trabalho de parto pré-termo, indução do parto ou mesmo a indicação de uma cesárea de emergência
III) Qualquer tratamento necessário o para a manutenção ou recuperação da saúde materna deve ser executado, conforme a vitalidade fetal
(A) Estão corretas I, II e III
(B) Somente a II está correta
(C) I e a II estão corretas
(D) II e a III estão corretas

Parte VI Propedêutica Subsidiária em Obstetrícia

CAPÍTULO 102
CARDIOTOCOGRAFIA

1. O uso da cardiotocografia anteparto para avaliação de vitalidade fetal está indicada a partir de:
   (A) 28 semanas de idade gestacional
   (B) 30 semanas de idade gestacional
   (C) 35 semanas de idade gestacional
   (D) 32 semanas de idade gestacional

2. Não é indicação de CTG anteparto:
   (A) Doença hipertensiva específica da gravidez
   (B) Relato materno de diminuição dos movimentos fetais
   (C) Idade materna avançada
   (D) Nefropatia crônica

3. Qual o padrão da linha de base encontrada em fetos hígidos no CTG:
   (A) Sinusoidal
   (B) Comprimido
   (C) Ondulatório
   (D) Saltatório

4. Qual a duração necessária para considerar uma cardiotocografia não reativa:
   (A) 20 minutos
   (B) 40 minutos
   (C) 60 minutos
   (D) 90 minutos

5. Qual o padrão necessário para considerar uma cardiotocografia reativa:
   (A) Presença de duas acelerações de Fcf de amplitude de 15 bpm e duração de 15 segundos
   (B) Presença de uma aceleração de Fcf de amplitude de 15 bpm e duração de 15 segundos
   (C) Ausência de desacelerações da Fcf em um período de 20 minutos
   (D) Presença de duas acelerações de Fcf de amplitude de 10 bpm e duração de 15 segundos

6. As condições ideais para a realização do CTG são, exceto:
   (A) Colocação do tocotransdutor na região do fundo uterino
   (B) Realização de estímulo vibroacústico na região do polo cefálico antes de iniciar o traçado para evitar que o feto permaneça em estado de sono durante a realização do exame
   (C) Acomodação da paciente em posição de Semi-Fowler
   (D) Ajuste da pena actocográfica do transdutor para uma pressão mínima de 20 mmHg antes do início do exame, na ausência de contrações uterinas neste momento

7. Qual o intervalo normal da linha de base em uma cardiotocografia?
   (A) 120-170 bpm
   (B) 110-160 bpm
   (C) 100-170 bpm
   (D) 140-180 bpm

8. Qual o primeiro sinal de hipóxia fetal que podemos encontrar em uma cardiotocografia?
   (A) Bradicardia fetal
   (B) Desacelerações do tipo umbilical desfavoráveis
   (C) Taquicardia fetal
   (D) Desacelerações tardias

9. São causas de bradicardia fetal na cardiotocografia basal anteparto:
   (A) Pós-datismo, uso de medicações uterolíticas
   (B) Sofrimento fetal grave, infecção ovular
   (C) Bloqueio atrioventricular fetal, hipotensão materna aguda
   (D) Diabetes gestacional e hipotireoidismo materno

10. O padrão de variabilidade do tipo sinusoidal é encontrado normalmente nos casos de:
    (A) Fetos com boa vitalidade
    (B) Fetos portadores de malformações do SNC
    (C) Fetos hidrópicos de gestações aloimunes
    (D) Sofrimento fetal agudo

11. É considerado sinal de mau prognóstico em uma desaceleração do tipo III:
    (A) Taquicardia compensadora
    (B) Duração maior que 40 segundos
    (C) Recuperação em níveis semelhantes à linha de base inicial
    (D) Queda da Fcf abaixo de 90 bpm

12. Na cardiotocografia intraparto, são sinais de bom prognóstico:
    (A) Presença de DIP tipo I
    (B) Ascensão da linha de base após início do trabalho de parto
    (C) Presença de desacelerações variáveis com morfologia em "W"
    (D) Diminuição da variabilidade da linha de base

13. Não são causas de diminuição da variabilidade da Fcf:
    (A) Sono fetal
    (B) Prematuridade
    (C) Uso de benzodiazepínicos
    (D) Hipoxemia aguda fetal

14. São critérios para pontuação do perfil biofísico fetal:
    (A) Índice de líquido amniótico, maturidade placentária
    (B) Movimentos respiratórios fetais, tônus fetal
    (C) Boa repleção vesical, tônus fetal
    (D) Índice de líquido amniótico, Doppler de artéria umbilical

15. Qual o marcador do perfil biofísico fetal pode indicar sofrimento fetal crônico?
    (A) Movimentação fetal diminuída
    (B) Oligoidrâmnio
    (C) Cardiotocografia não reativa
    (D) Ausência de movimentos respiratórios fetais

16. Qual o primeiro item a se modificar no PBF durante o sofrimento fetal agudo?
    (A) Frequência cardíaca fetal
    (B) Tônus fetal
    (C) Movimentos respiratórios
    (D) Volume de líquido amniótico

17. Qual a patologia materna na qual os parâmetros do PBF podem manter-se inalterados, mesmo na vigência de comprometimento fetal:
    (A) Doença hipertensiva específica da gestação
    (B) Diabetes melito
    (C) Lúpus eritematoso sistêmico
    (D) Pielonefrite

18. O PBF é indicação de antecipação do parto em gestações com IG < 34 semanas, quando:
    (A) PBF < 7 em casos de amniorrexe prematura
    (B) PBF = 6 com líquido amniótico normal
    (C) PBF = 8 com líquido amniótico anormal
    (D) PBF = 8 em casos de amniorrexe prematura

19. Segundo a teoria da hipóxia gradual, qual o último parâmetro a se alterar no feto moribundo?
    (A) Frequência cardíaca fetal
    (B) Tônus fetal
    (C) Movimentos respiratórios
    (D) Volume de líquido amniótico

20. Em fetos com crescimento intrauterino restrito e Doppler normal, recomenda-se que seja realizado PBF no intervalo de.
    (A) 10-14 dias
    (B) 7 dias
    (C) 2-3 dias
    (D) Diariamente

21. Podem ser consideradas desacelerações periódicas, exceto:
    (A) Desaceleração prolongada
    (B) Desaceleração variável ou umbilical – DIP III
    (C) Desaceleração tardia – DIP II
    (D) Desaceleração precoce – DIP I

22. Paciente 22 anos, primigesta, em fase ativa do trabalho de parto, com 4 contrações efetivas em 10 minutos, 9 cm de dilatação, apresentação cefálica em OEA, bolsa rota e liquido claro com grumos. Realizou cardiotografia que apresentou Dip 1. A causa dessa alteração e a melhor conduta seria:
    (A) Sofrimento fetal agudo. Realizar cesariana de emergência
    (B) Sofrimento fetal agudo. Acelerar o parto com ocitocina e aplicar fórceps Simpson
    (C) Compressão do polo cefálico. Realizar cesariana de urgência
    (D) Compressão do polo cefálico. Acompanhar trabalho de parto com monitorização fetal e aplicar fórceps de alívio se necessário

23. Os padrões tacométricos que precedem a morte fetl são, exceto:
    (A) Bradicardia profunda
    (B) Dip 3
    (C) Taquicardia persistente
    (D) Oscilação lisa

24. Não é indicada a realização de cardiotocografia:
(A) Gestante com IG 39 semanas 2 dias em pródromos de trabalho de parto
(B) Gestante com IG 37 semanas 4 dias, diabetes gestacional controlada com dieta
(C) Gestante com IG 39 semanas com dor abdominal, sangramento vaginal e aumento do tônus uterino
(D) Gestante com IG 33 semanas 3 dias, gestação gemelar monocoriônica, monoamniótica

25. Sobre a eletrocardiografia interna:
(A) No procedimento *per vaginam,* é necessário dilatação total do colo para introdução do eletrodo no polo cefálico
(B) O cloreto de sódio presente no sangue dificulta a obtenção do sinal para o ECG
(C) É necessário ruptura de membrana prévia à colocação do eletrodo no polo cefálico
(D) Não é sempre necessário uso de computador para inscrever o ritmo do coração

26. Marque a afirmação correta:
(A) O exame tem validade de 2 semanas em gestação com menos de 37 semanas
(B) A oscilação reflete a interação contínua dos centros cardioinibidor (simpático) e cardioacelerador (vago)
(C) Na CTG computadorizada, um episódio de alta variação indica sono ativo fetal
(D) Mesmo após 80 minutos de exame, é possível atingir o critério de aceleração

ULTRASSONOGRAFIA E DOPPLERFLUXOMETRIA

CAPÍTULO 103

1. Qual é a principal indicação da realização de ultrassonografia entre 20 e 26 semanas?
   (A) Avaliação placentária
   (B) Morfologia fetal
   (C) Sexo fetal
   (D) Crescimento fetal

2. As principais indicações para realização de ultrassonografia de primeiro trimestre são, exceto:
   (A) Avaliação de idade gestacional
   (B) Avaliação de translucência nucal
   (C) Avaliação de implantação placentária
   (D) Identificação de gravidez intrauterina

3. Faz parte da avaliação da biometria fetal a seguinte medida:
   (A) Diâmetro biparietal
   (B) Circunferência abdominal
   (C) Tamanho do fêmur
   (D) Todas as anteriores

4. A partir de que medida de CCN devemos detectar batimento cardioembrionário, por meio da ultrassonografia transvaginal?
   (A) 5-6 mm
   (B) 7-8 mm
   (C) 9-10 mm
   (D) 11-12 mm

5. Qual a importância da avaliação de útero e anexos em gestação de primeiro trimestre?
   (A) Morfologia uterina
   (B) Presença de tumoração anexial
   (C) Local de implantação de saco gestacional
   (D) Todas as anteriores

6. Qual o indicador mais preciso da idade gestacional na ultrassonografia de primeiro trimestre?
   (A) Diâmetro médio do saco gestacional
   (B) Comprimento cabeça-nádega
   (C) Diâmetro biparietal
   (D) Comprimento do fêmur

7. Qual a principal estrutura a ser avaliada na ultrassonografia de primeiro trimestre quando não visualizamos embrião?
   (A) Saco gestacional
   (B) Corpo lúteo
   (C) Vesícula vitelínica
   (D) N.R.A.

8. Na ultrassonografia de uma gestação gemelar, qual o principal parâmetro a ser avaliado?
   (A) Número de fetos
   (B) Número de bolsas amnióticas
   (C) Corionicidade
   (D) Posição fetal

9. São parâmetros de diagnóstico de ovo anembrionado:
   (A) Diâmetro médio do saco gestacional maior que 25 mm com ausência de embrião
   (B) Saco gestacional maior que 20 mm sem a vesícula vitelínica
   (C) Formato extremamente alterado de saco gestacional
   (D) Todas as anteriores

10. O aspecto ultrassonográfico da mola hidatiforme, mais característico, é:
    (A) Presença de coágulo retroplacentário
    (B) Aspecto em miolo de pão
    (C) Presença do sinal de linguine
    (D) Baixa resistência do fluxo uterino

11. O principal parâmetro para estimativa do peso fetal:
    (A) Circunferência abdominal
    (B) Diâmetro biparietal
    (C) Comprimento do fêmur
    (D) Comprimento do úmero

12. Em casos de dúvida na avaliação da idade gestacional, qual o parâmetro morfológico de maior valor:
    (A) Distância interorbitária externa
    (B) Comprimento do cerebelo
    (C) Medida do osso nasal
    (D) Visualização de câmara gástrica

13. Como é definido o índice de líquido amniótico pela ultrassonografia:
    (A) Medida do maior bolsão
    (B) Medida e soma dos dois maiores bolsões
    (C) Medida do menor bolsão
    (D) Medida e soma dos quatro maiores bolsões

14. Assinale a alternativa incorreta sobre o índice de Hadlock:
    (A) É utilizado para avaliação do crescimento fetal
    (B) Caracteriza-se por relação fêmur/CA x 100
    (C) Tem uma sensibilidade de 95% para detectar fetos com alteração de crescimento
    (D) Deverá ser empregado após a 24ª semana

15. Qual é o principal plano de insonação para avaliação da morfologia do polo cefálico?
    (A) Plano coronal
    (B) Plano sagital
    (C) Plano axial
    (D) N.R.A.

16. Parâmetros avaliados para definição do grau de maturidade placentária, segundo Grannum:
    (A) Presença de calcificações e volume do líquido amniótico
    (B) CCN e forma placentária
    (C) Área de implantação e individualização dos cotilédones
    (D) Presença de calcificações e individualização dos cotilédones

17. Parâmetros avaliados no perfil biofísico fetal:
    (A) Batimentos cardiofetais, movimentos respiratórios fetais, índice de líquido amniótico, tônus fetal, movimentação fetal
    (B) Movimentos respiratórios fetais, volume de líquido amniótico, movimentação fetal, tônus fetal e reatividade fetal
    (C) Batimentos cardiofetais, movimentação fetal, volume de líquido amniótico, tônus fetal e reatividade fetal
    (D) N.R.A.

18. Que valores de perfil biofísico fetal são considerados normais:
    (A) 3-4 pontos
    (B) 4-5 pontos
    (C) 5-7 pontos
    (D) 8-10 pontos

19. A ultrassonografia transvaginal pode ser realizada até que idade gestacional:
    (A) 20 semanas
    (B) 14 semanas
    (C) 24 semanas
    (D) Até o termo

20. Principal indicação dos exames ultrassonográficos 3D é:
    (A) Avaliação de sexo fetal
    (B) Avaliação de face fetal
    (C) Avaliação cardíaca fetal
    (D) Avaliação de inserção fetal do cordão umbilical

21. É indicada a realização da dopplerfluxometria no primeiro trimestre:
    (A) Avaliação das artérias uterinas
    (B) Avaliação da veia umbilical
    (C) Avaliação do ducto venoso
    (D) Avaliação das artérias circunvaladas

22. É característica dopplerfluxométrica da doença hipertensiva da gravidez:
    (A) Presença de aumento da resistência da artéria umbilical
    (B) Presença de incisuras protodiastólicas nas artérias uterinas
    (C) Presença de aumento da resistência das artérias uterinas unilateralmente
    (D) Presença de redução da resistência das artérias uterinas bilateralmente

23. A partir de quantas semanas está indicado rastreio ultrassonográfico de doença hipertensiva da gestação para avaliação de incisura de artéria uterina?
    (A) 20 semanas
    (B) 24 semanas
    (C) 28 semanas
    (D) 30 semanas

24. Parâmetros avaliados na onda de fluxo na dopplerfluxometria:
    (A) Resistência
    (B) Pulsatilidade
    (C) Relação sístole/diástole
    (D) Todas as anteriores

25. Assinale a alternativa correta:
    (A) Índice de pulsatilidade (índice de Pourcelot) = S – D/A
    (B) Índice de resistência = S – D/S
    (C) Índice de resistência = S – D/A
    (D) Índice de pulsatilidade = S – D/S

26. A artéria umbilical caracteriza-se por:
    (A) Alta resistência e baixo fluxo
    (B) Alta resistência e alto fluxo
    (C) Baixa resistência e alto fluxo
    (D) Baixa resistência e baixo fluxo

27. A artéria cerebral média caracteriza-se por:
    (A) Alta resistência e baixo fluxo
    (B) Alta resistência e alto fluxo
    (C) Baixa resistência e alto fluxo
    (D) Baixa resistência e baixo fluxo

28. Centralização fetal caracteriza-se pela relação índice de pulsatilidade da artéria umbilical/artéria cerebral média:
    (A) Igual a 1
    (B) Menor que 1
    (C) Maior que 1
    (D) N.R.A.

29. Gestante com 28 semanas apresentando um quadro de doença hipertensiva específica da gravidez e diástole zero ao Doppler. A conduta mais indicada é:
    (A) Interrupção da gestação
    (B) Administração de corticoide e interrupção da gestação
    (C) Controle com novo Doppler em uma semana
    (D) Avaliação do ducto venoso

30. Gestante com 32 semanas apresentando doença hipertensiva específica da gravidez. Qual o principal método propedêutico para avaliação fetal:
    (A) Cardiotocografia
    (B) Perfil biofísico fetal
    (C) Ultrassonografia 3D
    (D) Dopplerfluxometria

31. A centralização fetal é um processo diagnosticado pela dopplerfluxometria, sendo desencadeada por:
    (A) Prematuridade
    (B) Hipóxia fetal
    (C) Anomalias genéticas
    (D) Fechamento precoce do ducto arterioso

32. É considerado marcador para hipóxia crônica:
    (A) Tônus fetal
    (B) Movimentação fetal
    (C) Índice de líquido amniótico
    (D) Taquicardia fetal

33. Ao estudo com dopplerfluxometria, a centralização fetal caracteriza-se por:
    (A) Aumento da velocidade diastólica em artéria cerebral média
    (B) Ducto venoso com onda A positiva
    (C) Artérias uterinas apresentando incisura diastólica
    (D) Aumento da velocidade diastólica em artérias umbilicais

34. É considerado achado normal na dopplerfluxometria durante exame obstétrico:
    (A) Diástole reversa nas artérias umbilicais após 24 semanas
    (B) Presença de incisura em artérias uterinas após a 26ª semana
    (C) Índice de pulsatilidade da artéria umbilical/artéria umbilical média maior que 1,0
    (D) Redução gradativa dos valores da relação A/B na artéria umbilical com o avanço da gravidez

35. Nas gestações gemelares, é correto afirmar, exceto:
    (A) O diagnóstico da Síndrome de Tranfusão Gemelo-gemelar é feito quando o maior bolsão vertical (MBV) de um dos fetos é maior que 8 cm e o MBV do outro é menor que 2 cm
    (B) Nas gestações diamnióticas, observa-se o sinal de lambda
    (C) Considera-se crescimento fetal discordante quando os pesos estimados apresentam 20% ou mais de diferença
    (D) Um dos paramêtros ultrassonográficos mais importantes é a determinação da corionicidade realizada no 2º trimestre

36. Sobre ultrassonografia na gestação, marque a correta:
    (A) A realização de ultrassonografia transvaginal em casos de placenta prévia total aumenta o risco de sangramento transvaginal, preconizando-se a ultrassonografia abdominal nesses casos
    (B) A medição do colo, realizada com 24 semanas de gestação, é um bom preditor para parto prematuro, uma vez que uma medida menor que 15 mm pode indicar parto dentro de 1 semana
    (C) Após abortamento, a presença de massa ecogênica intrauterina à ultrassonografia é sinal patognomônico de restos ovulares
    (D) Na avaliação do bem-estar fetal em gestantes diabéticas a termo, apenas a dopplerfluxometria é necessária

37. No acompanhamento de gestantes aloimunizadas, marque a alternativa correta:
    (A) A ultrassonografia obstétrica e a cardiotocografia são excelentes preditores do prognóstico fetal
    (B) O acompanhamento com o Doppler da Artéria cerebral média (ACM) deve ser iniciado precocemente, sendo o primeiro realizado juntamente com a translucência nucal
    (C) No Doppler de ACM, valores da velocidade sistólica máxima > 1,5 MoM necessitam de acompanhamento semanal
    (D) A insonação da artéria cerebral média, para a verificação da velocidade sistólica máxima, deve ser realizada em sua porção proximal, imediatamente após a sua saída do polígono de Willis

DIAGNÓSTICO PRÉ-NATAL DAS MALFORMAÇÕES E ANOMALIAS CROMOSSÔMICAS, ACONSELHAMENTO GENÉTICO E FETOSCOPIA

CAPÍTULO 104

1. A biópsia de vilo corial pode ser realizada após que idade gestacional?
   (A) 4 semanas
   (B) 8 semanas
   (C) 10 semanas
   (D) 15 semanas

2. Marque verdadeiro (V) ou falso (F):
   ( ) A amniocentese precoce, realizada antes de 14 semanas, tem risco menor de perda fetal do que a biópsia de vilo corial realizada entre 10 e 13 semanas
   ( ) A amniocentese pode ser realizada a partir de 14 semanas até o final da gestação
   ( ) O risco para as malformações cromossômicas crescem com a idade materna e com o aumento da idade gestacional
   ( ) A síndrome de Turner não tem relação com a idade materna
   ( ) Uma gestante com história de trissomia, em uma gestação anterior, tem um risco maior de malformação cromossômica que aquelas sem história prévia
   ( ) A medida da transluscência nucal deve ser realizada com CCN de 45 mm até 84 mm

3. São indicações para a realização da amniocentese:
   (A) Amnioredução e diagnóstico de síndromes genéticas
   (B) Doença hemolítica perinatal e amniorrexe prematura
   (C) Doença hipertensiva da gestação e toxoplasmose
   (D) Transfusão fetal e idade superior a 30 anos

4. A cordocentese está indicada nas seguintes situações:
   (A) Avaliação do cariótipo fetal
   (B) Doença Hemolítica perinatal
   (C) Transfusão fetal
   (D) Todas as anteriores

5. Sobre a cordocentese é incorreto afirmar:
   (A) O descolamento prematuro de placenta é uma intercorrência frequente
   (B) A complicação mais frequente é o sangramento do sítio da punção
   (C) Pode causar taquicardia fetal reflexa
   (D) É mais facilmente realizada no terceiro trimestre

6. A fetoscopia deve ser utilizada como método terapêutico, exceto:
   (A) Colocação de dreno feto-amniótico nas uropatias obstrutivas como a válvula de uretra posterior
   (B) *Laser* placentário nas gestações dicoriônicas complicadas pela síndrome de transfusão feto-fetal
   (C) Hérnia diafragmática congênita de mau prognóstico
   (D) Síndrome de transfusão feto-fetal

7. Sobre a anomalia cromossômica trissomia do 21, podemos afirmar, exceto:
   (A) É a anomalia cromossômica mais frequente
   (B) O risco aumenta com a idade materna
   (C) Somente 1/3 dos fetos com esta malformação apresentam sinais ecográficos desta anomalia
   (D) O nível do B-HCG livre no sangue materno diminui e o nível de PAPP-A aumenta

8. O sinal do limão está relacionado à patologia do:
   (A) Sistema Genitourinário
   (B) Sistema Respiratório
   (C) Sistema Nervoso Central
   (D) Sistema Cardiovascular

9. São marcadores ecográficos para a trissomia 21, exceto:
   (A) Transluscência nucal aumentada
   (B) Fêmur curto
   (C) Hiperecogênicidade intestinal
   (D) Restrição severa do crescimento fetal

10. Assinale a incorreta:
    (A) Síndrome de Down - Trissomia do 21
    (B) Síndrome de Pateau - Trissomia do 13
    (C) Síndrome de Edward - Trissomia do 18
    (D) Síndrome de Turner - XX0

11. A triploidia é uma síndrome que resulta da formação de 69 cromossomos. A maioria das gestações triploides terminam em aborto espontâneo. Quando isso não ocorre, as característica ultrassonográficas que podemos encontrar são, exceto:
    (A) Restrição precoce do crescimento intrauterino
    (B) Holoprosencefalia
    (C) Mielomeningocele
    (D) Higroma cístico

12. Sobre as alterações encontradas na gestação, é incorreto afirmar:
    (A) O cisto de plexo coroide é encontrado em 1%-2% dos fetos normais
    (B) A gastrosquise pode ser considerada como achado normal na gestação até 12-13 semanas, chamado, neste caso, de hérnia umbilical fisiológica
    (C) O foco hiperecogênico intracardíaco é característico de malformação cardíaca em qualquer época da gestação
    (D) A artéria umbilical única pode estar associada à patologia do sistema genitourinário

13. Sobre as malformações cardíacas é correto afirmar, exceto:
    (A) A gestante, que possui um familiar de primeiro grau (pais ou irmãos) com malformação cardíaca, tem o risco aumentado na gestação em três vezes para uma malformação cardíaca fetal
    (B) O diabetes aumenta em cinco vezes o risco de cardiopatia congênita
    (C) As malformações cromossômicas aumentam o risco de malformação cardíaca
    (D) O alcoolismo materno não é fator de risco para malformação cardíaca

14. Sobre os sinais clínicos e ecográficos das malformações fetais, marque verdadeiro (V) ou falso (F):
    ( ) A atresia de esôfago tem diagnóstico ecográfico tardio e os principais sinais são polidrâmnio e a não visualização do estômago ao ultrassom
    ( ) A atresia de duodeno tem sinais ecográficos como o polidrâmnio e o sinal da "dupla bolha" que consiste na dilatação do estômago e do duodeno, e, quando suspeita, devemos pensar em malformação cromossômica da trissomia do 21
    ( ) A hérnia umbilical fisiológica, diagnóstico diferencial com gastrosquise, pode ser encontrada até o final da gestação e mesmo após o nascimento
    ( ) A gastrosquise, ao contrário da onfalocele, raramente possui outras anomalias fetais associadas

15. Sobre as malformações renais é correto afirmar:
    (A) A síndrome de Potter é a agenesia renal bilateral, incompatível com a vida, associada com oligodrâmnio severo, malformações de membros, hipoplasia pulmonar e fetal
    (B) A hipoplasia renal, definida pela diminuição do volume renal, é incompatível com a vida
    (C) As dilatações da pelve renal (hidronefrose), são sempre associadas às malformações cromossômicas
    (D) A dilatação da pelve renal é mais frequente nos fetos do sexo feminino

16. Sobre a hidronefrose fetal, é incorreto afirmar:
    (A) A dilatação da pelve renal pode ser fisiológica até a medida de 10 mm da pelve renal
    (B) As causas mais frequentes de hidronefrose são as fisiológicas, os refluxos vesicoureterais e a JUP (síndrome de junção ureteropélvica)
    (C) A válvula de uretra posterior pode estar associada as trissomias 21, 18 e 13 e a síndrome de Prune-Belly
    (D) A válvula de uretra posterior leva à hidronefrose unilateral

17. O teste triplo é composto por:
    (A) Alfafetoproteína, lactoglobulina e gonadotrofina
    (B) Gonadotrofina coriônica humana, beta-fetoproteína, estriol não conjugado
    (C) Alfafetoproteína, estriol não conjugado, e gonadotrofina coriônica humana
    (D) Proteína plasmada A, estriol não conjugado e alfafetoproteína

18. O rastreamento bioquímico para anomalias cromossômicas está indicado entre:
    (A) 10-14 semanas
    (B) 15-20 semanas
    (C) 20-24 semanas
    (D) 24-28 semanas

19. O método de rastreio mais utilizado para identificação de anomalia genética no primeiro trimestre é:
    (A) Teste triplo
    (B) Biópsia de vilo corial
    (C) Amniocentese
    (D) Transluscência nucal

20. Sobre as gestações gemelares, é incorreto afirmar:
    (A) 100% das gestações gemelares podem ser diagnosticadas no primeiro trimestre
    (B) O sinal do lambda na ultrassonografia é patognomônico de gestação gemelar dicoriônica
    (C) A síndrome de transfusão feto-fetal (STT) ocorre devido as anastomoses placentárias arteriavenosas existentes nas gestações gemelares monocoriônicas
    (D) A STT tem baixa mortalidade perinatal

Parte VII Tocurgia e Outros Procedimentos

CERCLAGEM UTERINA, EMBRIOTOMIAS, CURETAGEM UTERINA E ASPIRAÇÃO A VÁCUO

1. A partir de qual idade gestacional pode ser indicada a cerclagem uterina eletiva?
   (A) 12 semanas
   (B) 16 semanas
   (C) 14 semanas
   (D) 13 semanas

2. A técnica mais utilizada atualmente para a realização da cerclagem uterina é:
   (A) Shirodkar
   (B) McDonald
   (C) Salles
   (D) Benson

3. Em relação à cerclagem uterina são feitas as afirmações abaixo:
   I) É uma intervenção indicada para corrigir a insuficiência do orifício interno do útero
   II) Só pode ser submucosa
   III) Quando realizada fora da gestação não aumenta o índice de esterilidade
   A afirmativa correta é:
   (A) II e III são incorretas
   (B) Somente a I é incorreta
   (C) I e III são corretas
   (D) Somente a II é correta

4. As complicações mais frequentes relacionadas às técnicas de cerclagem são:
   I) Infecção uterina
   II) Fístula vesicovaginal
   III) Ruptura das membranas
   IV) Abortamentos e partos prematuros
   V) Distocia cervical
   (A) I, II
   (B) IV, V
   (C) II, III, IV
   (D) I, III, IV

5. Existem várias técnicas para a realização da cerclagem uterina; porém, alguns pontos devem ser observados em todas. São eles:
   I) Os fios de sutura podem ser inabsorvíveis ou absorvíveis
   II) Após iniciado o trabalho de parto, mesmo que cesáreo, os fios deverão ser retirados
   III) Deve-se deixar 5-6 cm de ponta de fio livres
   Assinale a alternativa correta:
   (A) Somente II é verdadeira
   (B) Nenhuma das alternativas é verdadeira
   (C) Somente III é falsa
   (D) I e III são verdadeiras

6. A cerclagem por via vaginal deve ser realizada quando:
   I) A idade gestacional for de 14 semanas
   II) A dilatação for inferior a 3 cm
   III) O colo não estiver totalmente apagado
   A alternativa correta é:
   (A) Somente II está correta
   (B) I e III são corretas
   (C) Todas são corretas
   (D) Nenhuma é correta

7. Em relação a cerclagem do colo uterino, podemos afirmar que:
   (A) O procedimento de McDonald é o mais utilizado para correção da IIC em não gestantes
   (B) A operação de Lash é a cirurgia realizada no curso da prenhez
   (C) A idade gestacional em que a cerclagem eletiva deve ser realizada é anterior às 12 semanas
   (D) No pós-operatório de pacientes gestantes, o uso de tocolíticos e repouso é controverso na literatura

8. Sobre a cerclagem via transabdominal, assinale a alternativa incorreta:
   (A) O procedimento de escolha é o de Benson
   (B) Está indicada se a idade gestacional for superior a 14 semanas e a membrana ovular estiver protrusa
   (C) Após a realização deste procedimento, deflagrado o trabalho de parto a termo, a via de parto de escolha é a cesariana
   (D) Está indicada se a cérvice estiver amputada

9. São técnicas de cerclagem descritas para utilização no curso da prenhez:
   (A) McDonald
   (B) Shirodkar
   (C) Salles
   (D) Todas as anteriores

10. Gestante no curso da 13ª semana de gestação, GIVP0AIII, assintomática, comparece a consulta de pré-natal. Ao exame: FU: 14 cm; AU: 0; BCF: positivo; toque vaginal: colo apagado 80%, dilatado para 1,5 cm, membrana íntegra e plana. Qual a melhor conduta?
    (A) Antibioticoterapia e tocólise venosa
    (B) Curetagem uterina
    (C) Rastreio infeccioso, repouso e cerclagem uterina
    (D) Repouso

11. Em relação ao caso clínico da questão anterior, assinale a alternativa correta:
    (A) A técnica a ser utilizada é a de Benson
    (B) O diagnóstico provável é de incompetência istmocervical
    (C) A via vaginal não deve ser utilizada devido a dilatação cervical avançada
    (D) A idade gestacional para a realização do procedimento é de 14 semanas

12. São contraindicações à cerclagem uterina:
    (A) Membrana rota
    (B) Infecção intrauterina
    (C) Presença de grandes anomalias fetais
    (D) Todas as anteriores

13. Assinale as afirmações corretas sobre aspiração a vácuo:
    I) A aspiração a vácuo é o procedimento padrão nos países que permitem o abortamento provocado
    II) A aspiração a vácuo é realizada com cânulas de plástico de 8-14 mm, introduzidas dentro do canal cervical, após dilatação cervical até a vela número 12, e conectadas à bomba de sucção
    III) O abortamento é mais seguro por meio da aspiração a vácuo (morbidade 0,4%). A curetagem uterina tem risco de 2,3 vezes maior do que a aspiração
    (A) Apenas a primeira afirmação é correta
    (B) Apenas a segunda afirmação é correta
    (C) A primeira e a terceira estão corretas
    (D) Todas as afirmações estão corretas

14. Considere as seguintes afirmações a respeito da curetagem uterina:
    I) A perfuração uterina é complicação da curetagem. Na grande maioria das vezes, ela ocorre no fundo uterino, porém, em úteros com exagerada retroflexão, ela é mais comum em sua parede ventral; por outro lado, em úteros em anteflexão, ela ocorre mais em sua parede dorsal
    II) Lacerações de colo, incompetência istmocervical, sinéquias uterinas e infecção são complicações que também podem ser observadas após curetagem
    III) Em grandes perfurações, independente do quadro clínico (pressão arterial, pulso, temperatura, sinais de irritação peritoneal e hemorragia externa), a laparotomia imediata com histerectomia é o tratamento de eleição
    (A) I e II estão corretas
    (B) Apenas a II está correta
    (C) I e III estão corretas
    (D) Todas as afirmações estão corretas

15. A vacuoaspiração é o método de escolha para o esvaziamento da cavidade uterina nos casos de:
    (A) Abortamento incompleto com idade gestacional de 6 semanas
    (B) Mola hidatiforme
    (C) Aborto retido com idade gestacional de 5 semanas
    (D) Todas as anteriores

16. Em relação à curetagem uterina, é correto afirmar, exceto:
    (A) É técnica utilizada para esvaziamento da cavidade uterina
    (B) A idade gestacional ideal para a sua realização é de 16 semanas
    (C) A perfuração uterina é complicação deste procedimento
    (D) É preferencialmente utilizada em abortamentos precoces

17. São complicações das cirurgias de esvaziamento uterino:
    (A) Laceração cervical
    (B) Hemorragia
    (C) Infecção
    (D) Todas as anteriores

18. A dilatação do colo uterino deve ser realizada antes da curetagem uterina ou vacuoaspiração. Assinale a alternativa incorreta:
    (A) Pode ser realizada por meio de métodos mecânicos (velas de Hegar)
    (B) É desnecessária em casos de dilatação cervical prévia
    (C) É contraindicada nos casos de esvaziamento uterino por gestação molar
    (D) O uso do misoprostol é eficaz no preparo do colo uterino

19. Sobre as embriotomias, é correto afirmar, exceto:
    (A) Podem ser praticadas em qualquer apresentação
    (B) Impõe-se a presença de um feto morto
    (C) Quando há indicação de embriotomia, deve-se tentar substituí-la por intervenção conservadora
    (D) A redução do volume do concepto morto preserva as vias maternas e facilita as manobras extrativas

20. São condições de praticabilidade das embriotomias:
    (A) Dilatação total do colo uterino
    (B) Canal de parturição livre de obstáculos
    (C) Bacia proporcional ao concepto depois de reduzido o seu volume
    (D) Todas as anteriores

FÓRCIPE E CESARIANA

CAPÍTULO 106

1. Marque a alternativa verdadeira em relação às condições de aplicabilidade do fórcipe:
   I) Dilatação cervical total
   II) Proporção cefalopélvica
   III) Parto vaginal anterior
   IV) Insinuação da cabeça fetal
   (A) Apenas I e II são corretas
   (B) Apenas II e IV são corretas
   (C) Apenas I, II e IV são corretas
   (D) Apenas II, III e IV são corretas

2. Quando necessária a rotação do vértice da posição transversa, qual o tipo de fórcipe mais apropriado?
   (A) Simpson
   (B) Elliot
   (C) Kielland
   (D) Piper

3. Nos casos de cabeça derradeira, o modelo de fórcipe mais indicado é:
   (A) Simpson
   (B) Piper
   (C) Barton
   (D) De Lee

4. Assinale a alternativa *correta*:
   (A) O fórcipe de Simpson é contraindicado nas aplicações baixas
   (B) Nos casos de aplicação média em apresentação occipitoanterior, o fórcipe de Simpson é o mais bem indicado
   (C) Nos casos de aplicação média em apresentação occipitotransversa, está contraindicado o uso do fórcipe de Barton
   (D) Nos casos de aplicação média em apresentação occipitoposterior, está contraindicado o uso do fórcipe de Kielland

5. Inviabiliza a aplicação do fórcipe:
   (A) Atresia de vagina
   (B) Membranas rotas
   (C) Concepto vivo
   (D) Cabeça insinuada

6. A rotação de uma oblíqua posterior para uma anterior, com fórcipe de Simpson ou com o de Kielland, e após reaplicação do fórcipe de Simpson para o desprendimento em anterior, consiste na seguinte manobra:
   (A) Manobra de Zanavelli
   (B) Manobra de Ritgen
   (C) Manobra de Pajot
   (D) Manobra de Scanzoni

7. Consiste na condição necessária para assegurar a colocação correta do fórcipe:
   (A) A sutura sagital deve estar perpendicular ao plano das hastes, e a fontanela posterior, 1 cm acima das hastes
   (B) A sutura sagital deve estar perpendicular ao plano das hastes, e a fontanela posterior, 1 cm abaixo das hastes
   (C) Não é necessária certeza em relação à posição correta do feto
   (D) A partir de 9 cm de dilatação do colo uterino

8. Nas apresentações cefálicas, o fórcipe pode apreender a cabeça fetal em diferentes sentidos, sendo:
   (A) As pegas anteroposteriores muito traumatizantes, podendo ter como complicação a paralisia do hipoglosso (XII par de nervos cranianos)
   (B) As pegas transversas ou biauriculares as preferenciais nas posições OS, pela moderada deflexão, frequentemente, presente
   (C) As pegas oblíquas ou frontomastóideas as que permitem completa adesão das colheres do fórcipe à cabeça
   (D) Nenhuma das afirmativas é verdadeira

9. Assinale a afirmativa *verdadeira*:
   (A) É médio-baixo o fórcipe, se a aplicação do instrumento faz-se em cabeça da qual o vértice está à altura ou imediatamente abaixo do plano das espinhas ciáticas, com o diâmetro biparietal sob o estreito superior
   (B) No fórcipe médio, o diâmetro biparietal está no estreito superior e a cúpula cefálica imediatamente acima do plano que passa pelas espinhas ciáticas
   (C) O fórcipe baixo consiste na aplicação do instrumento quando o diâmetro biparietal já está abaixo do plano das espinhas ciáticas e a sutura sagital em coincidência aproximada com a *conjugata exitus*
   (D) No fórcipe alto, o diâmetro biparietal encontra-se sob o estreito superior

10. Consiste em indicação profilática de fórcipe:
    (A) Descolamento de retina
    (B) Redução do estiramento de músculos e nervos do assoalho pélvico, no segundo período
    (C) Preservação do encéfalo fetal, eximindo-o de compressão prolongada
    (D) Economia de sangue materno

11. No que diz respeito às indicações fetais da aplicação do fórcipe, podemos afirmar:
    (A) O sofrimento do concepto constitui a única indicação fetal para seu uso
    (B) O prolapso irredutível de membros também é uma indicação fetal da aplicação do fórcipe, uma vez que, quando a cabeça está insinuada, está indicada extração imediata
    (C) Não há indicações fetais para o uso do fórcipe
    (D) A cesariana supera qualquer indicação fetal do uso do fórcipe

12. No momento da histerotomia, a incisão arciforme é indicada visando evitar:
    (A) Hemorragias originárias de anomalias vasculares regionais
    (B) Hemorragias provindas dos próprios lábios da histerotomia
    (C) Hemorragias por lesão dos grandes pedículos vasculares
    (D) Hemorragias provocadas por inserção placentária anômala

13. A extração do feto, realizada na cesariana, é feita pela:
    (A) Manobra de Crede
    (B) Manobra de Geppert
    (C) Manobra de Baer
    (D) Manobra de Zavanelli

14. Atualmente, tem-se como principal causa de infecção puerperal:
    (A) Trabalho de parto prolongado
    (B) Amniorrexe prolongada
    (C) Operação cesariana
    (D) Baixo nível socioeconômico

15. A mortalidade materna associada à cesariana tem como principal causa:
    (A) Acidentes anestésicos
    (B) Complicações hemorrágicas
    (C) Infecções
    (D) Tumores malignos preexistentes

16. Destaca-se como mais frequente das indicações de cesariana:
    (A) Apresentações anômalas
    (B) Discinesias
    (C) Desproporção fetopélvica
    (D) Toxemias tardias da gestação

17. Assinale a afirmativa *correta* em relação à cesariana:
    (A) A miomectomia eletiva sempre deve ser realizada durante a cesárea, o que evitará um segundo tempo cirúrgico para a paciente
    (B) Independente de seu tamanho, qualquer massa anexial deve ser removida durante cesariana
    (C) Não há diferenças em relação à mortalidade materna quando comparamos partos vaginal e abdominal
    (D) A morbidade do parto abdominal é maior na presença de placenta prévia pelo maior risco de eventos hemorrágicos devido à alta incidência da implantação anômala da placenta

18. No pós-operatório, paciente submetida à cesariana apresentou quadro de infecção puerperal. Já em uso de antibioticoterapia tríplice adequada, não houve resposta clínica após 72 h. Seu exame clínico e a ultrassonografia não evidenciam abscesso pélvico ou de parede abdominal. Nesse caso, a conduta adequada seria:
    (A) Tentar novo esquema antibiótico
    (B) Administrar heparina intravenosa, pensando em tromboflebite pélvica
    (C) Manter esquema antibiótico, uma vez que é necessário uso prolongado para ocorrer resposta terapêutica nesses casos de infecção puerperal
    (D) Indicar laparotomia exploradora

19. Podemos considerar como indicação de cesariana:
    (A) Paciente apresentando pequenas lesões condilomatosas vaginais
    (B) Paciente com uma cesárea anterior há 3 anos
    (C) Primigesta com 34 semanas, amniorrexe prematura e apresentação pélvica
    (D) Paciente apresentando citologia NIC II durante gestação

20. A antibioticoterapia profilática após cesariana deve ser realizada da seguinte forma:
(A) Manter esquema antibiótico nas primeiras 48 h pós-parto cesáreo
(B) Realizar somente uma dose imediatamente após ligadura do cordão umbilical
(C) Manter esquema antibiótico até alta hospitalar da paciente
(D) Iniciar profilaxia antes da operação, pois isto melhora o prognóstico fetal

21. Assinale a alternativa *correta*:
(A) Pacientes portadoras de prolapso de válvula mitral nunca devem ser submetidas a parto vaginal
(B) A presença de estenose aórtica grave contraindica realização de parto vaginal
(C) A presença de lesões condilomatosas vaginais, independente de suas dimensões, contraindica realização de parto vaginal
(D) Pacientes portadoras de cardiomiopatia hipertrófica têm indicação absoluta de cesariana

22. Durante o acompanhamento de um trabalho de parto, destaca-se como indicação absoluta de cesariana:
(A) Sofrimento fetal agudo no fim do período expulsivo
(B) Segundo gemelar em apresentação pélvica
(C) Placenta prévia total no início do período de dilatação
(D) Apresentação pélvica em primípara

23. São indicações maternas de fórcipe, exceto:
(A) Doença cardíaca materna
(B) Exaustão materna
(C) Displasia de quadril materno
(D) Comprometimento pulmonar materno

24. Qual das apresentações fetais abaixo é indicação absoluta de cesárea:
(A) Apresentação pélvica
(B) Apresentação cefálica defletida de 2º grau com mento posterior
(C) Apresentação cefálica fletida
(D) Apresentação cefálica defletida de 1º grau

25. São possíveis complicações maternas em gestações futuras após cesáreas sucessivas exceto:
(A) Rotura uterina
(B) Acretismo placentário
(C) Placenta prévia
(D) Apresentações fetais anômalas

26. Sobre paciente em trabalho de parto com cesárea anterior, está correto, exceto:
(A) Não há nenhuma contraindicação em pacientes com duas ou mais cicatrizes uterinas
(B) O trabalho de parto, após cesárea prévia, aumenta o risco de rotura uterina
(C) Deve ser evitado em pacientes com incisão em T prévia no útero
(D) Pode ser considerado em paciente com uma cesárea anterior há mais de 24 meses

27. Qual, dentre as condições abaixo, é indicação de cesariana?
(A) Condilomatose genital não obstrutiva ao canal de parto
(B) Infecção ativa por clamídia
(C) Mononucleose adquirida durante o 3º trimestre da gestação
(D) Herpes genital ativo no momento do parto ou infecção por herpes no 3º trimestre da gestação

28. Sobre cesariana, assinale as afirmativas corretas:
I) A maioria das indicações de cesariana é relativa
II) É a via de parto preferencial para casos de placenta prévia, descolamento prematuro de placenta e feto em apresentação córmica
III) Há evidências de que a cesariana é a melhor via de parto em todas as gestações gemelares, pacientes com cesárea anterior e na maioria de casos de fetos com anomalias/malformações
(A) Apenas a I
(B) Apenas I e II
(C) Apenas III
(D) Todas estão corretas

29. Paciente primigesta, com idade gestacional de 39 semana + 5 dias, diagnóstico de diabetes melito gestacional sem controle, interna em trabalho de parto. Durante a reavaliação, você realiza toque vaginal e observa que a paciente está com dilatação completa e apresentação cefálica na altura +3 de De Lee, ainda com bolsa íntegra. Paciente levada à sala de parto evoluiu com amniorrexe e prolapso de cordão. Sobre esta situação, é correto:
(A) Sempre que ocorrer prolapso de cordão a cesariana se faz necessária e urgente
(B) Cesariana intraparto é preferível, porém, em período expulsivo com polo cefálico insinuado, como no caso descrito, o fórcipe é uma alternativa
(C) Jamais se deve tentar alocar fórcipe em caso de prolapso de cordão
(D) Pode-se apenas observar a evolução normal do trabalho de parto, sem necessidade de manejo ativo ou intervenção

PARTO PÉLVICO, VERSÃO INTERNA E HISTERECTOMIA PUERPERAL

CAPÍTULO 107

1. Assinale a alternativa correta em relação à apresentação pélvica:
   (A) Nas apresentações pélvicas, a posição mais frequente é a direita
   (B) Nas apresentações pélvicas, o ponto de referência fetal é o sulco interglúteo
   (C) As variedades posteriores são as mais encontradas
   (D) A apresentação pélvica incompleta é a mais frequente

2. Assinale a afirmativa falsa em relação à apresentação pélvica:
   (A) A deflexão da cabeça nas apresentações pélvicas é o principal fator associado à cabeça derradeira
   (B) O peso fetal não interfere na escolha da via de parto nesse tipo de apresentação
   (C) A hiperextensão da cabeça fetal constitui uma indicação de cesariana nas apresentações pélvicas
   (D) As variedades de pé e pelvepodálicas (apresentações incompletas) apresentam grande incidência de prolapso de cordão

3. Manobra realizada na extração pélvica que consiste na rotação do tronco fetal sucessivamente repetida, num e noutro sentido, objetivando liberar os braços defletidos:
   (A) Manobra de Rojas
   (B) Manobra de Pajot
   (C) Manobra de Deventer-Müller
   (D) Manobra de Zavanelli

4. Procedimento de escolha para liberação da cabeça derradeira:
   (A) Manobra de Mauriceau
   (B) Manobra de Fist
   (C) Manobra de Bracht
   (D) Fórcipe de Piper

5. Durante o parto via vaginal das apresentações pélvicas, apesar de raro, pode ocorrer do dorso fetal não rodar para posição anterior, e a manobra indicada nesses casos consiste em:
   (A) Manobra de Pinard
   (B) Manobra de Praga
   (C) Manobra de Mauriceau
   (D) Manobra de Pajot

6. Entre os fatores que podem contribuir para a apresentação pélvica persistente, destaca-se:
   (A) Anencefalia
   (B) Encurtamento do cordão umbilical
   (C) Inserção viciosa da placenta
   (D) Todas as afirmativas anteriores são corretas

7. Em que idade gestacional a circunferência abdominal fetal se iguala à circunferência cefálica?
   (A) 36 semanas
   (B) 34 semanas
   (C) 37 semanas
   (D) 32 semanas

8. No trabalho de parto com apresentação pélvica, recomenda-se manter as membranas intactas pelo maior tempo possível, visando:
   (A) Diminuir o risco de infecção, já que, nesse tipo de apresentação, o trabalho de parto costuma ser mais prolongado quando comparado à apresentação cefálica
   (B) Acelerar o tempo de trabalho de parto, uma vez que as membranas intactas podem ajudar a dilatar a cérvice
   (C) Prevenir a compressão e o prolapso do cordão
   (D) Nenhuma das afirmativas está correta

9. Assinale a afirmativa correta:
   (A) No parto vaginal com apresentação pélvica, a rotação ideal do dorso fetal é para posição anterior
   (B) Na apresentação de face, a variedade da apresentação mento-anterior é incompatível com o parto vaginal
   (C) A apresentação pélvica mais frequente é a completa
   (D) Todas as afirmativas estão corretas

10. A manobra de Zavanelli consiste em:
    (A) Parto vaginal de feto em apresentação pélvica, já parcialmente libertado, reverte-o para o útero, ultimando em cesárea
    (B) Inserir a mão ventral na genitália, buscando o côncavo poplíteo correspondente ao membro anterior. Os dedos, índice e médio, aí se aplicam, enquanto a flexão e abdução forçadas da coxa trazem a perna à preensão dos dedos do tocólogo, que pode então abaixá-la
    (C) Correção imediata da inversão uterina
    (D) Uma variante da manobra de Pinard

11. Constitui-se como contraindicação de versão interna:
    (A) Apresentação fetal que ainda não está insinuada
    (B) Útero hipertônico
    (C) Bolsa das águas íntegra
    (D) Pelve proporcionada ao concepto

12. Condições para que a versão interna seja realizada:
    (A) Feto vivo
    (B) Colo completamente dilatado
    (C) Ausência de macrossomia fetal
    (D) Todas estão corretas

13. Consiste na complicação mais perigosa da versão interna:
    (A) Ruptura uterina
    (B) Anoxia fetal
    (C) Prolapso de cordão
    (D) Amniorrexe prematura

14. Assinale a indicação de versão interna:
    (A) Parto do segundo gemelar
    (B) Procidência do cordão umbilical
    (C) Apresentação de face em fetos de tamanho reduzido
    (D) Todas estão corretas

15. São condições de praticabilidade da versão interna, exceto:
    (A) Dilatação total do colo uterino
    (B) Pelve desproporcional ao concepto
    (C) Inexistência de obstáculos no canal mole do parto
    (D) Apresentação não insinuada

16. São indicações de histerectomia puerperal, exceto:
    (A) Apoplexia uteroplacentária
    (B) Infecção ovular grave
    (C) Descolamento prematuro de placenta
    (D) Ruptura uterina extensa

17. A maior indicação de histerectomia puerperal em multíparas é:
    (A) Acretismo placentário
    (B) Atonia uterina
    (C) Miomatose uterina
    (D) Ruptura uterina

18. Em relação às histerectomias puerperais, assinale a afirmativa falsa:
    (A) A incidência é em torno de 5 para 1.000 partos
    (B) Está relacionada à maior morbimortalidade materna e fetal
    (C) Aumenta com a paridade, história de cesariana prévia e anomalias da placentação
    (D) Nas primíparas, a maior indicação é atonia uterina

19. São complicações da histerectomia no ciclo gravídico-puerperal:
    (A) Fístulas vesicovaginais e retovaginais
    (B) Hemorragia pós-operatória
    (C) Lesões vesicais, intestinais e ureterais
    (D) Todas as anteriores

20. Sobre a histerectomia subtotal é correto afirmar, exceto:
    (A) Está indicada na hemorragia uterina (atonia uterina), quando há necessidade de um procedimento mais rápido
    (B) É o procedimento de escolha nos casos de carcinoma de colo uterino
    (C) Apresenta menor risco de lesões ureteral e vesical
    (D) Está relacionada à menor morbidade pós-operatória

ANALGESIA E ANESTESIA EM OBSTETRÍCIA

CAPÍTULO 108

1. Em relação ao espaço peridural durante a gravidez:
   (A) Esta diminuído pelo aumento vascular
   (B) Esta aumentado pela diminuição de vascularização
   (C) Requer mais anestésico pelo aumento de peso da gestante no final da gestação
   (D) Permanece inalterado igual a qualquer paciente

2. No sistema respiratório da grávida:
   (A) O consumo de oxigênio diminui
   (B) As alterações pulmonares levam a rápido desenvolvimento de hipóxia.
   (C) A capacidade vital é diminuída
   (D) Nenhuma das respostas

3. Na paciente obesa mórbida qual a anestesia indicada para procedimentos ginecológicos:
   (A) Raque contínua
   (B) Peridural contínua
   (C) Geral
   (D) Bloqueio com aumento da dose

4. Na grávida:
   (A) A intubação é facilitada
   (B) A intubação é normal como em qualquer paciente
   (C) É alterada pela difícil digestão
   (D) É dificultada pelo aumento das mamas e ingurgitamento vascular

5. Na grávida, a queda tensional em posição supina:
   (A) É causada pela compressão do útero sobre as veias e artérias ilíacas, veia cava inferior e aorta abdominal
   (B) Não altera em nada
   (C) Provoca fluxo carotideo
   (D) Todas as respostas

6. Sobre a hipotensão arterial na posição supina da grávida:
   (A) Diminui o fluxo sanguíneo uteroplacentário durante a contração
   (B) Deve ser indicada durante todo o trabalho do parto
   (C) Não interfere na anestesia por bloqueio do neuroeixo
   (D) Todas as respostas

7. Os inibidores de H2 (Ranitidina):
   (A) Não têm indicação na gravidez
   (B) Protegem a paciente contra a síndrome de Mendelson
   (C) São deletérios ao parto
   (D) Elevam o pH do suco gástrico

8. Na grávida:
   (A) O Melhor tratamento para hipotensão é Trendelenburg
   (B) Epinefrina EV diminui o fluxo sanguíneo uterino
   (C) A queda tensional é causada pelo desequilíbrio emocional
   (D) A posição de Trendelenburg não altera fluxo sanguíneo

9. Heperina, hidralalazina, insulina, glicopirrolato, relaxante não despolarizantes:
   (A) Cruzam a barreira placentária
   (B) Não cruzam a barreira placentária
   (C) Não alteram o estado da paciente
   (D) São inócuos na paciente grávida pela hemodiluição

10. No trabalho de parto:
    (A) No primeiro estágio até a dilatação do colo completa, os nervos envolvidos são T10 a L1
    (B) O bloqueio paracervical pode ser feito sem alteração para o feto
    (C) É efetivo para o primeiro e segundo estágios o bloqueio paracervical
    (D) Anestesia geral é a mais indicada

11. Na gravidez:
    (A) Não há modificações na transferência materno-fetal através da placenta
    (B) O feto respira através do líquido cefalorraquidiano
    (C) A transferência de CO_2 feto-materna aumenta a transferência de O_2 materno-fetal (efeito Haldane)
    (D) Todas as respostas

12. No trabalho de parto:
    (A) O melhor é não bloquear a paciente até o período expulsivo
    (B) Da dilatação cervical até a expulsão fetal, são importantes os nervos S2-S4
    (C) O melhor bloqueio é o do nervo pudendo
    (D) Respostas B e C estão corretas

13. Anestesia peridural:
    (A) Diminui o risco de aspiração
    (B) Mantém a consciência da mãe
    (C) Melhora o fluxo uteroplacentário e renal
    (D) Todas as respostas

14. A bupivacaína:
    (A) É mais ligada às proteínas e não atravessa a placenta
    (B) Os níveis de fração da droga são os mesmos na mãe e no feto
    (C) Lidocaína tem início de ação mais rápido
    (D) Todas as respostas

15. Anestesia geral:
    (A) Rápido e definitivo controle das vias aéreas
    (B) A inconsciência da mãe não altera seu estado psicológico
    (C) È mais indicada
    (D) Todas as respostas

16. A anestesia raquidiana:
    (A) É contraindicada na gravidez
    (B) É confiável e rápida
    (C) Causa hipertensão na grávida
    (D) Não causa cefaleia

17. Após anestesia regional:
    (A) Não há alteração em nenhum dos parâmetros
    (B) A paciente sente dor por muito tempo
    (C) A hipotensão arterial é comum
    (D) A hipertensão arterial é comum

18. Na cesariana:
    (A) O nível de bloqueio deve ir até T10
    (B) Não há problema com o tempo de retirada fetal
    (C) Anestesia do neuroeixo deve atingir T4
    (D) Todas as respostas

19. Durante a anestesia raquidiana e ou peridural:
    (A) A ingestão de anestésico deve ser evitada durante a contração uterina
    (B) Deve haver absoluto silêncio na sala
    (C) Deve ser feita com o auxílio do pai da criança
    (D) Deve ser feita com a paciente em pé

20. Tempo na incisão uterina até o nascimento do feto é importante no resultado fetal:
    (A) Não
    (B) Sim
    (C) Tanto faz
    (D) Depende

21. O deslocamento uterino para esquerda, hidratação e infusão de Efedrina (5 mg à 10 mg):
    (A) São tratamentos adequados na hipotensão pós-bloqueio
    (B) São paliativos
    (C) Não precisam ser feitos
    (D) Tem pouco efeito no tratamento

22. Drogas e efeitos:
    (A) Diazepam pode causar fissura palatina
    (B) Não há problemas com o uso de drogas no primeiro trimestre da gestação
    (C) Aquetamina não aumenta o tônus uterino
    (D) Os anestésicos voláteis não alteram o tônus uterino

23. O tratamento para cefaleia pós-raquianestesia grave é:
    (A) Repouso
    (B) Tampão sanguíneo peridural
    (C) Hidratação
    (D) Todas as respostas

24. Na cefaleia pós-raqui devemos iniciar o tratamento com:
    (A) Repouso em decúbito dorsal
    (B) Analgésicos
    (C) Hidratação
    (D) Todas as respostas

25. Vantagens da raquidianestesia:
    (A) Longo período de bloqueio
    (B) Fácil realização
    (C) Pequena dose de anestésico
    (D) B e C estão corretas

26. Quais as complicações mais comuns na anestesia:
    (A) Cefaleia
    (B) Hipertensão
    (C) Hipotensão
    (D) A e C

27. Para a correção de hipotensão arterial durante a anestesia, o fármaco indicado é:
    (A) Noradrenalina
    (B) Efedrina
    (C) Adrenalina
    (D) Anlodipina

28. O bloqueio pudendo pode ocasionar:
    (A) Hipotensão arterial
    (B) Hipotonia uterina
    (C) Bradicardia fetal
    (D) Todas as respostas

29. Pode se dizer sobre anestesia peridural:
    (A) Risco de toxidade sistêmica
    (B) Perfuração da dura-máter
    (C) Hipotensão arterial
    (D) Todas as respostas

30. São fatores de dor no trabalho de parto:
    (A) Preparo psicológico
    (B) Componentes viscerais e somáticos
    (C) Paridade
    (D) Todas as respostas

31. Hipotensão do bloqueio do neuroeixo é causada por:
    (A) Compressão a aorto-cava
    (B) Bloqueio simpático
    (C) Hipovolemia
    (D) Depressão psicológica da paciente

32. Gestante obesa:
    (A) Necessita menos dose de anestésico local (Raqui) por disseminação do líquido cefalorraquidiano
    (B) Requer mais dose de anestésico
    (C) É mais fácil de aplicar a raquianestesia
    (D) Tem melhor perfusão pulmonar

33. Na paciente obstétrica com miastenia grave:
    (A) Deve ser suspensa a terapia anticolinesterásica
    (B) Anestesia peridural é boa indicação
    (C) Os recém-natos são atingidos permanentemente
    (D) Todas as respostas

34. No tratamento do sofrimento fetal:
    (A) Otimizar O_2Hb, débito cardíaco e pressão arterial materna
    (B) Remover a compressão a aorto-cava
    (C) Diminuir a Ocitocina e corrigir a acidose materna
    (D) Todas as respostas

35. O que contém o espaço peridural
    (A) Gordura e raízes nervosas
    (B) Vasos sanguíneos e vasos linfáticos
    (C) A e B
    (D) Somente raízes nervosas

36. A drenagem venosa do espaço peridural?
    (A) Está reduzida na gravidez
    (B) É feita pelos sistemas ázigo e hemiázigo
    (C) Está inalterada
    (D) É feita pelos vasos sacros

37. A extensão de um bloqueio pode ser avaliada:
    (A) Pela temperatura (pelo bloqueio simpático)
    (B) Pela sensibilidade (dor e toque)
    (C) Bloqueio motor
    (D) Todas as respostas

38. Afetam a extensão do bloqueio Peridural
    (A) Baricidade da solução anestésica
    (B) Volume e concentração
    (C) Posição da paciente durante e logo após o bloqueio
    (D) Todas as respostas

39. Contraindicação da anestesia no neuroeixo:
    (A) Recusa da paciente
    (B) Infecção ativa no local da pulsão ou meningite
    (C) Anticoagulação farmatológica ou medicamentosa
    (D) Todas as respostas

40. Qual o efeito secundário no uso de ópiácido no neuroeixo:
    (A) Prurido
    (B) Depressão
    (C) Alopecia
    (D) Hipotensão arterial

41. O uso de Clonidina causa:
    (A) Diminuição do tempo de analgesia
    (B) Aumento do tempo da analgesia
    (C) Depressão respiratória
    (D) Bloqueio motor

42. Pode se dizer que:
    (A) Bloqueios no neuroeuixo podem causar hipotensão, bradicardia e redução no débito cardíaco
    (B) Bloqueios altos acima de T5 e associados à hipotensão podem causar náusea e vômitos
    (C) Falha de bloqueio pode ocorrer em 5% a 15%
    (D) Todas as respostas

43. A dose máxima de bupivacaína é:
    (A) 2,5 mg/kg e 4 mg/kg com Epinefrina
    (B) 1,5 mg/kg e 2,5 mg/kg com Epinefrina
    (C) 0,5 mg/kg e 2,5 mg/kg com Epinefrina
    (D) Nenhuma das alternativas

44. A lidocaína, ao atravessar a barreira placentária:
    (A) Pode penetrar nos tecidos fetais
    (B) É excretada pelo leite materno
    (C) Não é causadora de má-formação fetal
    (D) Todas as respostas

45. Qual a primeira atitude do anestesista perante a paciente:
    (A) Conversar calmamente sobre o parto
    (B) Acalmar a paciente e família
    (C) Fazer exame clínico, consentimento informado e explicar a anestesia respondendo às dúvidas
    (D) Objetivar o pagamento de honorários

46. A Adrenalina adicionada a solução anestésica:
    (A) Mantém a estabilidade
    (B) Diminui a duração da analgesia
    (C) Aumenta a duração da analgesia
    (D) Modifica a ardência da solução

47. Vantagem do bloqueio peridural sobre a raquianestesia:
    (A) Pode ser prolongado por colocação de cateter
    (B) É mais fácil de fazer
    (C) Utiliza menos anestésico
    (D) Utiliza agulhas mais finas

48. Qual o sinal que a agulha de peridural alcançou o espaço peridural:
    (A) Mariott
    (B) Douglas
    (C) Angelot
    (D) Dougliott

49. Quais os exames mínimos necessários para o procedimento cirúrgico:
    (A) Glicemia, hemograma e colesterol
    (B) Exame oftalmológico e raios X de tórax
    (C) Eletrocardiograma, hemograma e coagulograma
    (D) Eletrocardiograma, raios X de tórax e hemograma

50. Que droga usar no caso de uma convulsão por absorção de anestésicos locais:
    (A) Demerol
    (B) Adrenalina
    (C) Analgésicos
    (D) Diazepan

Parte VIII Ética

CÓDIGO DE ÉTICA MÉDICA

1. O Código de Ética Médica priorizou o seguinte princípio fundamental da bioética:
   (A) Da autonomia
   (B) Da beneficência
   (C) Da não maleficência
   (D) Da justiça

2. Os Princípios Fundamentais que integram o Código de Ética quando contrariados implicam na sujeição de penas porque são enunciados com regras éticas de caráter compulsório:
   (A) A afirmação e a razão estão corretas
   (B) A afirmação e a razão estão incorretas
   (C) Apenas a razão está errada
   (D) Apenas a afirmação está errada

3. Quais das afirmativas está incorreta:
   (A) O médico pode internar seus pacientes em hospitais privados
   (B) O médico pode internar seus pacientes em hospitais filantrópicos
   (C) O médico pode internar seus pacientes em hospitais mesmo que não faça parte do seu corpo clínico
   (D) O médico pode internar seus pacientes em hospitais sem necessidade de atender às normas técnicas da instituição

4. Abandonar plantão, mesmo tendo cumprido horário, sem a presença do substituto, sem motivo de força maior, constitui:
   (A) Infração ética apenas do que não compareceu no horário
   (B) Infração ética apenas do que se ausentou
   (C) Infração ética de ambos os médicos
   (D) Apenas infração administrativa

5. O Código de Ética Médica veda o médico cobrar de seu colega porque a não cobrança faz parte da tradição da profissão:
   (A) A afirmação é errada e a razão é correta
   (B) A afirmação e a razão estão corretas
   (C) A afirmação e a razão estão erradas
   (D) A afirmação está correta e a razão incorreta

6. O sigilo médico deve ser quebrado:
   (A) Apenas a pedido do paciente e por justa causa
   (B) Apenas por dever legal e justa causa
   (C) Apenas por imposição judicial e justa causa
   (D) Por justa causa, dever legal ou a pedido do paciente

7. Marque a assertiva correta:
   (A) O atestado de óbito pode ser fornecido pelo plantonista ou médico substituto
   (B) O médico pode quebrar o segredo na cobrança judicial
   (C) O médico deve sempre revelar segredo de paciente menor
   (D) O grevista de fome em iminente perigo de vida não pode ser tratado compulsoriamente

8. Assinale a resposta errada:
   (A) O médico não pode ser perito de seu próprio paciente
   (B) O auditor pode intervir em atos profissionais de outro médico
   (C) O médico não pode promover pesquisa comunitária sem o conhecimento da coletividade
   (D) Toda pesquisa médica em seres humanos deve ter um protocolo aprovado

9. Na questão da eutanásia, o Código de Ética Médica se posiciona:
   (A) Favorável à eutanásia ativa, desde que o paciente assine um termo
   (B) Favorável à eutanásia ativa, desde que a família assine um termo
   (C) Favorável quando o paciente é terminal e insalvável
   (D) Contrário em qualquer caso ainda que a pedido do paciente ou de seu responsável legal

10. Qual das afirmativas abaixo é incorreta:
    (A) O Parecer Consulta CFM nº 01/96 diz que a mudança de medicação, mesmo quando feita pelo auditor, caracteriza falta ética
    (B) O paciente pode optar por um tipo de anestesia
    (C) O princípio da justiça é aquele que atende às decisões dos magistrados
    (D) O princípio da não maleficência atende ao requisito do *primum non nocere*

11. Das questões abaixo, é errado se dizer que:
    (A) O direito de guarda do prontuário é do médico ou da instituição
    (B) As informações contidas no prontuário pertencem ao paciente
    (C) O bloco de parafina e as lâminas de exames anatomopatológicos pertencem ao paciente
    (D) A justiça tem direito de solicitar o prontuário do paciente

12. Quais das declarações abaixo dispõe sobre a greve de fome:
    (A) De Malta
    (B) De Helsinque II
    (C) De Tóquio
    (D) De Rancho Mirage

13. A Declaração de Marbella refere-se à:
    (A) Direitos do paciente
    (B) Genoma humano
    (C) Pesquisa em seres humanos
    (D) Eutanásia

14. A Recomendação de Bali, adotada pela 47ª Assembléia Geral da AMM, tratando sobre os aspectos éticos da redução embrionária, não prescreve a seguinte afirmativa:
    (A) Sempre que possível evitar gravidezes múltiplas
    (B) Os pais não devem ser informados sobre a redução de embriões
    (C) É recomendável não mais de três embriões implantados de cada vez
    (D) Pode ser indicada a redução de oócitos por meio de medicamentos

15. Em relação ao ato médico (Resolução 10/96 do CFM), o médico:
    (A) Deve obter à realização de um ato médico o "consentimento informado" por escrito
    (B) Além de informar, deve registrar no prontuário a informação dada e o consentimento recebido
    (C) Deve informar o benefício do ato que vai praticar
    (D) Deve dispor obrigatoriamente de um termo por escrito

16. A aprovação de pesquisas científicas pelos comitês de ética:
    (A) Pode ser realizada por outras instituições ou estados
    (B) Só é necessária em pesquisas sobre realização de medicações injetáveis
    (C) Não é necessária em pesquisas multicêntricas
    (D) Não é necessária em estudos transversais

17. Quanto à publicação de trabalhos científicos, é correto afirmar que:
    (A) É desnecessário expor os conflitos de interesse, desde que não interfiram nos resultados
    (B) É desnecessária a aprovação de comitê de ética de estudos retrospectivos
    (C) Em materiais arquivados, o termo de consentimento pode ser dispensado
    (D) É desnecessária aprovação pelo comitê de ética de trabalhos experimentais com animais

18. Ética é:
    (A) Código de costumes
    (B) Estado de consciência
    (C) Ciências prática e normativa
    (D) Lei aplicada à moral

19. Diante de um diagnóstico de AIDS, a conduta é:
    (A) Comunicar à família
    (B) Solicitar à paciente que comunique à família
    (C) Comunicar à autoridade sanitária
    (D) Comunicar ao parceiro

20. Na publicação de um trabalho científico, o chefe do serviço ou departamento universitário tem o direito de ser:
    (A) Primeiro autor de todos os trabalhos
    (B) Primeiro autor ou coautor dos trabalhos em que teve participação
    (C) Primeiro autor de todos os trabalhos que revisou
    (D) Primeiro autor ou coautor de todos os trabalhos realizados em seu serviço

LEGISLAÇÃO E NORMAS ESPECÍFICAS AO TOCOGINECOLOGISTA

CAPÍTULO 110

1. A vista das alternativas abaixo:
   I) Para que se consume o crime de aborto, é necessário, tão somente, que a mulher esteja grávida
   II) Pune-se o crime de aborto quando ocorrer a interrupção da gravidez
   III) A expressão "logo após", na parte final do artigo 123, do CP, reveste-se mais de conceito psicológico do que cronológico, acatando assim a forma culposa do delito
   (A) I e II estão corretas
   (B) I e II estão erradas
   (C) I e III estão certas
   (D) Todas estão erradas

2. A presente questão tem uma ou mais afirmações corretas. Marque:
   O Código Civil brasileiro sobre a gravidez legítima diz:
   I) O termo mínimo de gravidez é de 180 dias
   II) O termo máximo de gravidez é de 300 dias
   III) Não se refere a esse assunto
   (A) I e II estão corretas
   (B) I está correta
   (C) II está correta
   (D) I e II estão incorretas quanto aos prazos

3. O aborto de fetos anencéfalos vem sendo autorizado por muitos juízes porque é considerado um aborto eugênico:
   (A) A afirmação e a razão estão corretas
   (B) A afirmação e a razão estão incorretas
   (C) A afirmação está correta, e a razão, incorreta
   (D) A afirmação está incorreta, e a razão, correta

4. Não se pune o aborto praticado pelo médico:
   I) Se não há outro meio de salvar a vida da gestante, obtido o consentimento legal
   II) Se a gravidez resulta de sedução, obtido o consentimento legal
   III) Se a gravidez resulta de estupro, obtido o consentimento legal
   (A) Apenas I correta
   (B) Todas corretas
   (C) Apenas II correta
   (D) Apenas III correta

5. O aborto para evitar o nascimento de uma criança com defeito é crime porque nossa legislação não autoriza o aborto necessário:
   (A) A afirmação e a razão estão corretas
   (B) A afirmação e a razão estão incorretas
   (C) A afirmação está correta, mas a razão está incorreta
   (D) A afirmação está incorreta, e a razão, correta

6. O CID-10 considera o período perinatal:
   (A) A partir da 28ª semana e o feto com 1.000 g de peso
   (B) A partir de 24ª semana e o feto com 1.000 g de peso
   (C) A partir da 22ª semana e o feto com 800 g de peso
   (D) A partir da 22ª semana e o feto com 500 g de peso

7. A lei não pune o aborto para salvar a vida da gestante porque ela age em legítima defesa da vida:
   (A) A afirmação e a razão estão corretas
   (B) A afirmação e a razão estão incorretas
   (C) A afirmação está correta, e a razão, incorreta
   (D) A afirmação está incorreta, e a razão, correta

8. Uma gestante contraiu rubéola no 2º mês de gestação. Neste caso, nossa lei permite o aborto por considerá-lo:
   (A) Eugênico
   (B) Social
   (C) Necessário
   (D) Não permite

9. Qual das afirmações abaixo não se encontra na Lei nº 9.263/96 que permite a esterilização voluntária?
   (A) É permitida a esterilização a homens e mulheres com mais de 25 anos
   (B) Prazo de 90 dias entre a manifestação da vontade e a cirurgia
   (C) Acesso a serviço multidisciplinar visando desencorajar a esterilização
   (D) Risco de vida ou do filho assinado por dois médicos

10. Qual das afirmações abaixo não se encontra na Lei nº 9.263/98?
    - (A) Não é permitida a esterilização da mulher durante o período do parto, salvo em casos de cesarianas repetidas
    - (B) Não é permitida a esterilização da mulher durante o período do aborto
    - (C) Na vigência da sociedade conjugal, a esterilização depende do consentimento de ambos os cônjuges
    - (D) A esterilização só pode ser por meio da laqueadura tubária e vasectomia ou por outros métodos, inclusive a ooforectomia e a histerectomia

11. Ainda sobre a Lei n.º 9.263/98, pode-se afirmar que é incorreto:
    - (A) Os incapazes não podem, em nenhuma circunstância, ser esterilizados
    - (B) Toda esterilização deve compulsoriamente ser notificada ao SUS
    - (C) A pena será aumentada se a cesariana teve por fim exclusivo a esterilização
    - (D) A esterilização em desacordo aos dispositivos da citada lei possibilita uma pena de 2-8 anos de reclusão, se não constitui crime mais grave

12. "Cesárea *post-mortem*" e a "cesárea *in extremis*" são sinônimos de intervenção em uma moribunda e, por isso, o médico pode intervir com ou sem o consentimento da família:
    - (A) A afirmação e a razão estão corretas
    - (B) A afirmação e a razão estão incorretas
    - (C) A afirmação está correta, e a razão, incorreta
    - (D) A afirmação está incorreta, e a razão, correta

13. Das recomendações contidas no Parecer CFM nº 05/89, referentes aos testes admissionais para AIDS, é incorreto afirmar:
    - (A) Todas as informações obtidas pelo médico neste particular devem ser transmitidas à paciente
    - (B) Qualquer informação médica sobre a empregada deve ser limitada à aptidão ou inaptidão para suas funções
    - (C) A realização sistemática de testes para AIDS não tem amparo ético, científico ou técnico
    - (D) A realização obrigatória de testes para AIDS está amparada nos princípios constitucionais

14. O Parecer CFM nº 08/95 sobre enfermeiro obstétrico em plantão diz textualmente:
    - (A) Na falta de médico em plantão, o enfermeiro obstétrico pode atuar sozinho
    - (B) O enfermeiro obstétrico pode atuar em qualquer circunstância do ambulatório ou plantão médico
    - (C) Em estabelecimento de saúde, onde há ambulatório e plantão médico, o enfermeiro obstétrico não pode atuar sem orientação e supervisão do responsável final pelo atendimento
    - (D) Pode atender sem orientação médica desde que em clínica obstétrica

15. Qual o método eticamente justificável para o governo usar em uma política de crescimento populacional?
    - (A) Esterilização
    - (B) Distribuição massiva de "pílulas"
    - (C) Aconselhamento familiar
    - (D) Aborto até 12 semanas

16. A reprodução clonal apresenta como vantagem e desvantagem respectivamente:
    - (A) Procriação de animais em extinção e comprometimento da dignidade humana
    - (B) Emprego na horticultura e semelhança fisionômica
    - (C) Duplicata de filho perdido e perda da personalidade
    - (D) Tipos humanos melhorados e destruição de grande número de embriões

17. De acordo com a Resolução CFM nº 1.358/92, a técnica de pré-seleção de sexo é uma prática ética quando:
    - (A) O casal tiver apenas meninos ou meninas
    - (B) O casal preferir apenas um tipo de sexo
    - (C) Impede doenças geneticamente ligadas ao sexo
    - (D) Equilibra o tipo de sexo entre os filhos

18. Ainda quanto à Resolução CFM nº 1.358/92, na região onde estiver localizada a clínica, deve-se evitar que um doador não tenha produzido mais que:
    - (A) Três gestações de sexos diferentes em um raio de um milhão de habitantes
    - (B) Três gestações do mesmo sexo em um raio de um milhão de habitantes
    - (C) Três gestações de sexo diferente em um raio de dois milhões de habitantes
    - (D) Duas gestações de sexos diferentes em um raio de um milhão de habitantes

19. É correto afirmar que:
    (A) A retirada de órgãos de anencéfalos para transplante está na lei
    (B) O critério de morte na anencefalia está contemplado na Resolução do CFM sobre morte encefálica
    (C) O anencéfalo não tem nenhuma atividade cerebral
    (D) O CFM desaconselhou o uso de órgãos de anencéfalos face aos critérios no diagnóstico de morte encefálica

20. No que diz respeito ao preenchimento de vagas de especialista por concurso público, o Parecer CFM nº 05/97 diz que:
    (A) Só é cabível quando houver expressa previsão em lei
    (B) É licita a exigência da especialização
    (C) É ética a exigência do título de especialidade
    (D) A lei já prevê que sempre é necessário ter o título de especialista

ASPECTOS ÉTICOS E LEGAIS DA REPRODUÇÃO ASSISTIDA E SEXUALIDADE

CAPÍTULO 111

1. Qual das afirmativas abaixo está incorreta, levando em conta a Resolução CFM nº 1.358/92 que adota as "Normas Éticas para a Utilização de Técnicas de Reprodução Assistida" (RA):
   (A) As técnicas de RA devem ser usadas desde que exista probabilidade de sucesso
   (B) O consentimento informado não deve ser exigido apenas à paciente
   (C) As técnicas de RA devem ser usadas desde que não incorra em risco grave para a paciente
   (D) As técnicas de RA não devem, em hipótese alguma, selecionar sexo

2. O tempo máximo de desenvolvimento dos pré-embriões *in vitro* será de:
   (A) 10 dias
   (B) 12 dias
   (C) 14 dias
   (D) 18 dias

3. Na RA, a escolha do doador é da responsabilidade:
   (A) Da mulher
   (B) Do esposo
   (C) Do casal
   (D) Do serviço

4. Segundo o Conselho Federal de Medicina, as doadoras temporárias do útero devem ser:
   (A) Qualquer mulher desde que não haja interesses financeiros
   (B) De indicação da clínica
   (C) Parente por afinidade da receptora
   (D) Parente genética em um parentesco até o terceiro grau

5. Qual das afirmações a seguir é falsa:
   (A) Não é necessário avisar à paciente o número de pré-embriões produzidos
   (B) Os pré-embriões excedentes não podem ser descartados ou destruídos
   (C) Os cônjuges devem expressar sua vontade por escrito quanto ao destino dos pré-embriões excedentes
   (D) A doação temporária do útero não pode ter caráter lucrativo ou comercial

6. A resolução 1.358/92 do CFM prevê, exceto:
   (A) É proibida a redução embrionária nos casos de gestação múltipla
   (B) Em certas ocasiões, pode-se fazer a escolha do sexo do embrião
   (C) O número de embriões é no máximo de quatro
   (D) A paciente deve ser casada

7. Segundo a resolução do CFM 1.358/92, informações sobre doadores de gametas podem ser fornecidas por motivo de saúde da prole, exclusivamente, para:
   (A) Médicos
   (B) Advogados
   (C) Juízes
   (D) Familiares

8. Nos casos citados acima, a identidade civil do doador deve:
   (A) Ser sempre indicada
   (B) Não ser indicada
   (C) Ser indicada para familiares
   (D) Não influi

9. A resolução 1.358/92 estabelece que:
   (A) O consentimento informado é obrigatório
   (B) As técnicas de reprodução podem escolher o sexo para desejo dos pais
   (C) É proibida a redução embrionária
   (D) O número ideal de embriões é de três

10. Sobre a doação de gametas, assinale a incorreta:
    (A) A doação não poderá ter caráter lucrativo ou comercial
    (B) Os doadores não devem conhecer a identidade dos receptores
    (C) Clínicas devem manter um registro permanente sobre dados clínicos de caráter geral
    (D) A escolha dos doadores é de responsabilidade dos receptores

11. À vista das alternativas abaixo:
    I) Anafrodisia é o embotamento da libido no homem
    II) Erotomania é o instinto sexual exacerbado de uma maneira ideal e pura
    III) Algolania ativa é a busca do prazer pelo sofrimento do parceiro
    (A) Apenas I e II estão corretas
    (B) Apenas I e III estão corretas
    (C) Apenas II e III estão corretas
    (D) Todas estão corretas

12. Marcar a resposta errada:
    A conjunção carnal é um dos elementos do crime de:
    (A) Sedução
    (B) Estupro
    (C) Posse sexual mediante fraude
    (D) Atentado violento ao pudor

13. Ter conjunção carnal com uma garota com idade reconhecida de 13 anos e com sua permissão:
    (A) Não houve violência
    (B) Houve violência psíquica
    (C) Houve violência física
    (D) Houve violência presumida

14. O Parecer CFM n.º 39/97, que trata das recomendações sobre a cirurgia de transgenitalização, adota tais operações desde que:
    (A) Haja apenas desconforto com o sexo anatômico
    (B) Haja desejo de eliminar os genitais
    (C) Haja permanência deste distúrbio por mais de um ano
    (D) A operação seja feita em caráter experimental em hospitais universitários ou públicos, com condições para realizar pesquisa

15. A Resolução 1.482/97, que regulamenta a operação de transgenitalização, exige os seguintes critérios, com exceção de:
    (A) Diagnóstico clínico do transexualismo
    (B) Maior de 18 anos
    (C) Ausência de características inapropriadas para a cirurgia
    (D) Consentimento livre e esclarecido do paciente

16. O aconselhamento médico e a prescrição de anticoncepcionais a menores desacompanhadas não infringe nenhuma norma do Código de Ética Médica porque a paciente pode cuidar dos seus próprios meios para solucionar seu problema:
    (A) A afirmação é correta, e a razão também
    (B) A afirmação é correta, e a razão, incorreta
    (C) A afirmação é incorreta, e a razão, correta
    (D) A afirmação e a razão são incorretas

17. Como se julga a esterilização compulsória de mulheres jovens com deficiência mental face ao abuso sexual?
    (A) O Conselho Federal de Medicina apoia tal medida
    (B) O Conselho Federal de Medicina não se pronuncia sobre o assunto
    (C) O Conselho Federal de Medicina condena veementemente tal proposta
    (D) O Conselho Federal de Medicina admite quando por decisão judicial

18. Uma paciente com distúrbio de sexualidade relata que a terapêutica do colega anterior era manter relações sexuais com a paciente. A conduta é:
    (A) Orientar a paciente a fazer denúncia ao CRM
    (B) Encaminhar a paciente para outro colega
    (C) Referir que ela não entendeu a proposta
    (D) Ignorar o fato

19. Com relação ao transexualismo, pode-se afirmar que, exceto:
    (A) Cirurgias de mudança de sexo são autorizadas pelo CFM
    (B) Mudança de sexo é crime previsto no código penal
    (C) Para mudança de sexo, é necessário o diagnóstico preciso de transexualismo
    (D) A mudança de sexo não constitui crime de mutilação previsto no art. nº 129

20. A definição de transexualismo baseia-se em que aspectos:
    (A) Desejo expresso de eliminar os genitais
    (B) Permanência desses desejos de forma contínua durante 2 anos
    (C) Ausência de outros transtornos mentais
    (D) Todas as anteriores

ÉTICA E MEDICINA LEGAL APLICADAS À GINECOLOGIA E OBSTETRÍCIA

CAPÍTULO 112

1. A mulher que mata seu próprio filho logo após o nascimento, sob influência do estado puerperal, comete:
   (A) Infanticídio
   (B) Homicídio doloso qualificado
   (C) Homicídio culposo qualificado
   (D) Aborto sentimental
   (E) Aborto

2. Um pedófilo introduz o dedo na vagina de uma menina de 9 anos de idade e o exame pericial realizado constata rotura himenal. O agressor praticou:
   (A) Atentado violento ao pudor com violência presumida
   (B) Estupro com violência presumida
   (C) Atentado violento ao pudor
   (D) Estupro de vulnerável
   (E) Conjunção carnal

3. Uma paciente, maior de idade, chega a um serviço de Ginecologia e Obstetrícia requerendo um procedimento de abortamento, alegando gravidez proveniente de estupro. Diante da solicitação o médico atendente:
   (A) Deve levar o requerimento a direção e esta deve compor uma equipe multidisciplinar, lavrar os documentos necessários e atender à solicitante
   (B) Deve proceder ao abortamento mediante apresentação de Boletim de Ocorrência policial e laudo de exame de corpo de delito
   (C) Negar de pronto o requerimento e orientar a paciente a procurar uma Delegacia de Polícia
   (D) Somente agendar o procedimento mediante alvará judicial
   (E) Negar de imediato à sua solicitação

4. O abortamento legal é permitido somente até idade gestacional de:
   (A) 20 semanas
   (B) 25 semanas
   (C) 30 semanas
   (D) 32 semanas
   (E) 36 semanas

5. Um ginecologista atende uma paciente de 27 anos de idade, com quadro de hemorragia transvaginal e com história de autoaborto há 2 dias pelo método químico-farmacológico. A paciente pede ao médico reservas quanto a sua revelação. Sem maiores complicações, evoluiu satisfatoriamente com cura. Tratando-se de aborto com previsão legal no artigo 124 do Código Penal, o ginecologista:
   (A) Está impedido de revelar o fato em face do sigilo médico tendo respaldo ético e legal
   (B) Deve prestar queixa contra paciente na Delegacia de Polícia
   (C) Deve denunciar a paciente diretamente ao Ministério Público
   (D) Comunicar o fato ao Conselho Regional de Medicina
   (E) Guardar segredo e não registrar no prontuário médico

6. Elemento de valor pericial compatível com a conjunção carnal nos casos de hímen complacente
   (A) Contaminação venérea profunda
   (B) Gravidez
   (C) Presença de glicoproteína (GP) P 30
   (D) Todas as alternativas anteriores
   (E) Sangramento

7. Uma menina de 13 anos permite que seu namorado, um homem de 25 anos, lhe toque as mamas e as partes íntimas com as mãos, sem consentir a conjunção carnal, por ser virgem. O homem pode ser acusado pelo crime de:
   (A) Estupro consentido
   (B) Atentado ao pudor
   (C) Crime sexual mediante fraude
   (D) Estupro de vulnerável
   (E) Nenhum crime, pois houve consentimento

8. Um homem numa festa oferece uma dose de sonífero a uma mulher e com ela pratica coito anal, ele cometeu:
   (A) Ato libidinoso mediante violência psíquica
   (B) Estupro mediante violência física
   (C) Estupro mediante meio cruel
   (D) Ato libidinoso mediante meio insidioso
   (E) Estupro mediante violência psíquica

9. Mulher de 28 anos sofre num assalto um disparo de projétil de arma de fogo que atinge o seu útero determinando uma histerectomia. De acordo com o conceito médico-legal, a lesão sofrida foi:
   (A) Lesão leve
   (B) Lesão grave
   (C) Lesão gravíssima
   (D) Lesão gravíssima por deformidade permanente
   (E) Perigo de vida

10. Um médico ultrassonografista constata uma anormalidade fetal durante o exame. A melhor conduta deve ser:
    (A) Não comunicar a paciente entrando em contato com o médico que solicitou o exame
    (B) Esclarecer o resultado do exame para paciente e orientá-la para que procure o seu médico levando o respectivo laudo
    (C) Esclarecer o resultado do exame para paciente e orientá-la com a conduta do caso
    (D) Remarcar o exame esclarecendo a paciente os motivos
    (E) Solicitar novos exames para confirmação do diagnóstico

11. Uma adolescente procura um ginecologista e deseja ser atendida sem a presença dos pais. Este atendimento deve:
    (A) Ser respeitado mantendo uma postura de acolhimento e sigilo
    (B) Ser respeitado, mas comunicado aos pais após o atendimento
    (C) Não ser realizado sem a presença dos pais
    (D) Ser realizado somente com a presença da mãe
    (E) Ser realizado com consentimento informado dos pais

12. O fetólogo diante do diagnóstico da impossibilidade de sobrevida neonatal do concepto deve:
    (A) Omitir o diagnóstico ao casal tendo em vista as reações emocionais
    (B) Determinar medidas de interrupção imediata da gravidez
    (C) Omitir o diagnóstico ao casal e repetir o exame após 7 dias
    (D) Entrar em contato com obstetra da paciente, explicando o diagnóstico
    (E) Explicar ao casal a natureza do problema e Iniciar os primeiros procedimentos para interrupção da gravidez

13. Numa ação judicial de responsabilidade civil médica envolvendo equipe obstétrica num caso de complicações fetais oriundas de suposta demora no trabalho de parto, o perito nomeado pelo juiz deverá avaliar a conduta, principalmente, fundamentado:
    (A) No partograma
    (B) No ultrassom morfológico fetal
    (C) Na descrição da ficha de admissão
    (D) Nos dados de evolução clínica
    (E) Nos dados de evolução neonatal

14. A laqueadura de trompas pode ser realizada no parto, se houver aprovação ou consentimento no período pré-gestacional?
    (A) Sim, pois houve consentimento
    (B) Sim, em qualquer caso, de acordo com a decisão do obstetra
    (C) Não, somente nos casos de comprovada necessidade
    (D) Não o obstetra não tem autonomia para realizar esterilização
    (E) Sim, somente mediante o consentimento informado do casal

15. Dentre os documentos para a interrupção da gravidez por estupro, assinale aquele que não é obrigatório:
    (A) Termo de consentimento livre e esclarecido sobre a decisão voluntária e consciente de interromper a gravidez
    (B) Cópia autenticada da decisão judicial que determinou o procedimento
    (C) Parecer técnico da equipe multiprofissional
    (D) Termo de aprovação do procedimento de interrupção da gravidez assinado por três integrantes da equipe multiprofissional
    (E) Termo de responsabilidade assinado pela gestante constando advertência sobre previsão dos crimes de falsidade ideológica e de aborto

16. O procedimento de aborto por anomalia fetal, também chamado de aborto seletivo, está previsto:
    (A) Sempre que o diagnóstico de Incompatibilidade com a vida extrauterina for estabelecido
    (B) Sempre que o diagnóstico de malformações congênitas múltiplas for estabelecido
    (C) Somente com parecer técnico de três especialistas em medicina fetal
    (D) Somente em hospital credenciado e com autorização do Conselho Regional de Medicina
    (E) Somente com autorização judicial

17. No caso de morte fetal, numa gestação de 15 semanas e feto pesando 400 g, o médico que prestou assistência a mãe:
    (A) É obrigado a fornecer a declaração de óbito
    (B) Pode fornecer a declaração de óbito por solicitação da família
    (C) Deve encaminhar o feto para o IML ou SVO
    (D) Deve fornecer a declaração de óbito para habilitar o sepultamento
    (E) Nunca fornecer a declaração de óbito nesses casos

18. Em relação ao exame ginecológico da paciente, é recomendado pelo Comitê de Ética do Colégio Americano de Obstetras e Ginecologistas:
    (A) Ter um acompanhante presente durante o exame independente do sexo do ginecologista
    (B) Realizar sempre exame ginecológico completo incluindo genitália e mamas
    (C) Solicitar assinatura da paciente no termo de consentimento informado para exame clínico
    (D) Auxiliar a paciente a se despir, informando os procedimentos que irá realizar
    (E) Recusar o atendimento quando a paciente não autorizar o exame ginecológico

19. A obrigação do médico é prescrever o medicamento mais benéfico, seguro e eficaz, de menor custo, baseado em julgamento Imparcial e científico. Nesse sentido, a Resolução CFM 1.595/2.000 e Resolução nº 96/2008 da Agência Nacional de Vigilância Sanitária estabelecem regras. Assinale a afirmativa falsa:
    (A) Os palestrantes da Indústria Farmacêutica deverão informar o potencial conflito de interesse
    (B) Há proibição de vinculação da prescrição médica ao recebimento de vantagens oferecidas pela Indústria Farmacêutica
    (C) O médico, ao proferir palestras, deve declarar os agentes financeiros que patrocinaram as pesquisas
    (D) Os médicos podem sugerir laboratórios ou farmácias como propaganda em blocos de receituário
    (E) Há proibição de vinculação de prescrição médica ao recebimento de vantagens oferecidas pela indústria de equipamentos de uso da área médica

20. Em relação aos critérios para a realização da esterilização cirúrgica, é incorreto afirmar:
    (A) É obrigatório constar no prontuário médico o registro expresso e assinado da paciente com a manifestação de vontade
    (B) Na vigência da sociedade conjugal, a esterilização depende do consentimento expresso somente da mulher
    (C) A esterilização cirúrgica em pessoas absolutamente incapazes somente poderá ocorrer mediante autorização judicial
    (D) Os estabelecimentos hospitalares interessados em realizar a esterilização cirúrgica deverão se credenciar junto ao SUS
    (E) É vedada a esterilização cirúrgica em mulher durante os períodos do parto, aborto ou até o 42º dia do pós-parto ou aborto, exceto nos casos de comprovada necessidade

Respostas

PLACENTAÇÃO

CAPÍTULO 62

1. (B) Ao nascimento
2. (C) Reação zonal
3. (B) Na tuba
4. (C) No zigoto
5. (C) Prófase-I
6. (D) Na ampola tubária
7. (D) I e II são corretas
8. (B) I, III e IV
9. (C) II, I, III
10. (B) Somente III é falsa
11. (D) III, I, IV, II
12. (B) I, II e III são verdadeiras
13. (C) I, IV, II, III
14. (A) A divisão do zigoto em blastômeros inicia-se cerca de 60 horas após a fertilização
15. (D) A implantação do blastocisto no segmento inferior do útero, próximo ao orifício interno, resulta em placenta prévia
16. (A) Alcança a cavidade uterina entre o 3º e o 5º dia após a fecundação
17. (D) A mórula nida-se entre o 6º e 8º dias
18. (B) As novas células do citotrofoblasto migram para a massa crescente do sinciciotrofoblasto, onde se fundem e perdem suas membranas celulares
19. (D) Todas as anteriores
20. (C) Vilosidade terciária – constituída de uma rede capilar

EMBRIOGÊNESE

1. (D) I, II e III
2. (B) Somente II
3. (A) 3, 3, 1, 1, 2
4. (D) Todas as anteriores
5. (D) Mesoderma – células sanguíneas, esqueleto
6. (C) O primeiro sinal da gastrulação é o aparecimento do notocórdio
7. (B) Está envolvida com a formação inicial do sangue e no desenvolvimento da bexiga, e deriva do saco amniótico
8. (B) Esse processo termina na 8ª semana quando ocorre o fechamento do neuroporo caudal
9. (D) Todas as afirmativas estão corretas
10. (D) Todas as afirmativas estão corretas
11. (D) Veia umbilical
12. (C) Veia umbilical direita
13. (C) 21 dias pós-fertilização
14. (D) I, II e III
15. (B) Os membros superiores começam a apresentar uma diferenciação regional
16. (C) 6ª semana
17. (B) II e III são verdadeiras
18. (D) Na sétima semana, a herniação umbilical não é mais um evento normal ou fisiológico
19. (D) 8ª semana
20. (A) A cabeça ainda é desproporcionalmente grande, constituindo quase metade do embrião

FISIOLOGIA FETOPLACENTÁRIA

1. (D) I, II, III e IV
2. (A) I e II
3. (D) 750; 200-300
4. (A) 1, 4, 2, 3, 1, 4
5. (C) 70-80 mmHg; 8 mmHg; 5-8 mmHg
6. (D) Todas as afirmativas estão corretas
7. (D) I, II e III
8. (B) I, II e III
9. (D) Mistura de sangue materno e fetal
10. (C) 10-15 m²
11. (C) 4-5
12. (C) Todas são verdadeiras
13. (C) I, II, IV
14. (A) I, II e III
15. (D) Os níveis de metabólitos da vitamina D são maiores no feto do que na mãe
16. (B) No fim do primeiro trimestre
17. (D) No 4º mês da gestação
18. (C) 11ª semana
19. (D) $\alpha 2\gamma 2$, $\alpha 2\beta 2$
20. (D) Todas as afirmativas estão corretas
21. (C) O embrião produz gonadotrofina coriônica humana
22. (B) O número de vilosidades placentárias no final da gestação alcança 10 a 15 vilosidades
23. (B) Polipeptídeos
24. (D) Hormônio tireoideano e insulina
25. (A) I e II

PLACENTA ENDÓCRINA E SISTEMA AMNIÓTICO

1. (D) Todas as anteriores
2. (C) hCG
3. (D) LH, FSH e TSH
4. (C) 3 dias
5. (B) 9ª semana
6. (D) Contribui para hipotireoidismo materno
7. (C) 10ª semana
8. (A) ACTH
9. (C) Difusão facilitada
10. (B) Imunoglobulinas-G
11. (B) Aminoácidos
12. (D) 150 mL/semana
13. (D) 36–37 semanas
14. (C) Válvula de uretra posterior
15. (C) Hipoplasia pulmonar
16. (B) Indometacina
17. (B) Malformações do trato gastrointestinal
18. (A) Displasias esqueléticas
19. (B) Enalapril
20. (D) Síndrome de Potter
21. (A) Polaciúria fetal
22. (C) Ocitócitos
23. (D) Relação lecitina/esfingomielina
24. (D) Todas as anteriores
25. (C) A e B estão corretas
26. (B) DHPN e diabetes melito
27. (A) Hipoplasia pulmonar fetal

MODIFICAÇÕES GRAVÍDICAS E DIAGNÓSTICO OBSTÉTRICO

1. (C) I, II e III
2. (C) Marcha anserina
3. (C) A I e a II estão corretas
4. (B) Jacquemier Chadwick
5. (A) Progesterona
6. (B) 2º mês
7. (C) Aumento da pigmentação da aréola primitiva e aparecimento da aréola secundária
8. (A) Fibrinogênio
9. (B) Cloasma
10. (C) III e IV
11. (D) Todas as anteriores
12. (B) Colestase
13. (C) Diabetogênico
14. (A) O amolecimento do istmo
15. (C) Hiperpigmentação localizada devido ao hormônio tireoidiano
16. (B) XI e XIII
17. (A) Há um estado de hipercoagulabilidade
18. (B) Capacidade vital
19. (C) Cicatriz umbilical
20. (D) BCF positivo
21. (D) Aumento do volume abdominal
22. (D) Todas as anteriores
23. (A) HLP
24. (B) Rechaço fetal
25. (C) Coloração azul-escura do vestíbulo vulvar e meato urinário
26. (A) Diminuição dos níveis séricos da ureia e creatinina
27. (C) Aumento da reabsorção dos aminoácidos
28. (D) Todas as anteriores

ASSISTÊNCIA PRÉ-NATAL

1. (A) 04/01/04
2. (D) Todas as anteriores
3. (B) Não deve ser tratada, pois a paciente está assintomática
4. (C) Antibioticoterapia com cefalexina pode ser utilizada
5. (B) 12,500 kg
6. (A) 10/05/06
7. (B) 7 semanas
8. (C) Solicitar a tipagem sanguínea do pai do feto
9. (D) Todas as anteriores
10. (B) Altura uterina
11. (C) Ácido fólico
12. (C) Realizar profilaxia com ampicilina no intraparto
13. (A) I, II, III
14. (B) Ao completar 42 semanas
15. (A) Hiperêmese
16. (C) 2 mg
17. (D) Reposição de cálcio
18. (C) Ser submetida à via de parto de acordo com a indicação obstétrica
19. (A) Uso de meia elástica, analgesia e repouso
20. (D) É sempre relacionada à hipertensão arterial sistêmica

IMUNIZAÇÕES E DROGAS NA GRAVIDEZ E LACTAÇÃO

CAPÍTULO 68

1. (C) I, II, III, IV
2. (A) I, II e III
3. (B) I e II
4. (A) II e III
5. (A) Poliomielite e varicela
6. (D) Todas as afirmativas anteriores
7. (B) I e III
8. (D) II, V, IV, I, III
9. (A) I, II e IV são corretas
10. (B) II, I, IV, III
11. (D) I e III são verdadeiras
12. (D) 1, 2, 1, 2, 1
13. (B) IV, II, III, V, I
14. (C) Somente III
15. (C) 4%-5% das dismorfoses
16. (B) 2ª-12ª semanas
17. (D) D – não há evidência de risco fetal humano
18. (C) Seu risco é C/D
19. (A) Contraindicada
20. (A) Pode ser utilizado durante a gestação

GESTAÇÃO GEMELAR

1. (B) I e III
2. (C) Cefálica/cefálica
3. (B) I e III
4. (D) Apenas I e III
5. (A) Apenas I
6. (B) Somente III
7. (C) Somente I e III
8. (A) Somente I
9. (C) Apenas I e III
10. (B) Somente III
11. (C) Apenas II e III
12. (C) Somente I e III
13. (C) Serotinidade
14. (B) Monocoriônico – Diamniótico
15. (B) Comprimento do colo avaliado pelo exame ultrassonográfico
16. (B) Insuficiência cardíaca congestiva
17. (C) Cerca de 50% dos fetos receptores sobrevivem
18. (D) Somente I e II
19. (C) Apenas II e III
20. (D) Corionicidade
21. (B) Versão interna
22. (D) Síndrome da transfusão feto-fetal
23. (B) Tratamento com drogas, como a indometacina

FATORES DO PARTO

I – BACIA OBSTÉTRICA

1. (D) Vértebra lombar
2. (A) Do promontório à borda da sínfise púbica
3. (B) *Conjugata* obstétrica
4. (C) 10,5 cm
5. (B) 1,5 cm
6. (B) Diâmetro bi-isquiático reduzido
7. (D) Todas as anteriores
8. (C) Androide
9. (D) Todas as anteriores
10. (C) Ginecoide

II – CONTRAÇÃO UTERINA

1. (D) 250 U.M
2. (C) Actinomiosina
3. (D) Todas as anteriores
4. (D) Todas as afirmativas estão corretas
5. (B) PGF2 alfa
6. (D) Possuem tríplice gradiente descendente
7. (B) No início do trabalho de parto
8. (D) 80-120 U.M
9. (D) Tem intensidade crescente à medida que se aproxima do colo
10. (A) 2 cm/segundo

III – ESTÁTICA FETAL

1. (B) Relação das diversas partes fetais entre si
2. (C) Flexão generalizada
3. (A) Fontanela bregmática
4. (B) Longitudinal
5. (C) Glabela
6. (A) Com as coxas e pernas fletidas
7. (D) Variedade de posição
8. (D) Todas as anteriores
9. (C) Apresentação cefálica, ponto de referência, lambda, e está em correspondência com o estreito superior à esquerda e anteriormente
10. (B) Linha metópica

DETERMINISMO E PERÍODOS DO PARTO

1. (C) Aumento da relação estrogênio-progesterona
2. (B) A ocitocina endógena é regulada pela ocitocinase que a inativa no plasma
3. (D) A ocitona e a prostaglandina possuem efeitos sinérgicos aos da progesterona
4. (D) Todas as anteriores
5. (A) Próximo do termo, a maior atividade da 17-hidroxilase placentária leva ao aumento da produção de estrogênios e à menor secreção de progesterona
6. (C) Teoria do receptor de ocitocina
7. (C) Quatro períodos
8. (D) Todas as anteriores
9. (A) De dilatação
10. (B) Na dilatação total
11. (D) Encerra-se com o fim do secundamento
12. (D) Todas as anteriores
13. (C) Observação
14. (B) Apresentar desprendimento pela face fetal
15. (A) Ligaduras vivas de Pinard
16. (D) Todas as anteriores
17. (B) Pela primeira hora após o delivramento
18. (A) Miotamponagem
19. (C) Equilíbrio miotrombótico
20. (C) Desprende-se em forma de guarda-chuva

MECANISMO DO PARTO E FENÔMENOS PLÁSTICOS FETAIS

CAPÍTULO 72

1. (B) Morfologia da pelve e tipo de apresentação fetal
2. (C) Insinuação
3. (C) OET
4. (C) Platipeloide
5. (B) Antropoide
6. (B) Suboccipitobregmático
7. (B) A contração uterina favorecer a um estreitamento no sentido laterolateral do órgão
8. (B) A rotação interna da cabeça ocorre em concomitância à rotação interna das espáduas
9. (A) Movimento de inclinação lateral da cabeça fetal durante o parto
10. (C) 3, 4, 5, 2, 1
11. (A) Lambda e sutura sagital
12. (C) O diâmetro bitrocantérico transpôs a área do estreito superior da bacia
13. (D) O desprendimento da cabeça derradeira ocorre após deflexão do polo cefálico
14. (B) Bregma, glabela e mento
15. (D) A rotação externa e o desprendimento são diferentes dos havidos nas apresentações cefálicas fletidas
16. (D) Paridade materna
17. (B) Diferenças de pressão ocorridas, com dificuldades opostas à circulação de retorno, nos tecidos que a compõem
18. (B) Bossa serossanguínea volumosa
19. (A) Derrames sanguíneos subperiósticos
20. (A) Assistência obstétrica inoperante
21. (C) No couro cabeludo
22. (C) Cefálicas defletidas de 2° grau
23. (C) A relação entre o polo fetal e o estreito superior da pelve materna
24. (B) Linha entre os dois ossos parietais
25. (D) 3 – 2 – 4 – 1
26. (C) A apresentação fetal mais favorável ao parto vaginal é a cefálica fletida, preferencialmente as de variedades posteriores
27. (A) O assinclitismo, quando transitório, pode ser considerado um movimento fisiológico de acomodação da apresentação
28. (D) Na apresentação cefálica fletida, o movimento acessório para o desprendimento fetal é a flexão
29. (C) A apresentação pélvica completa é quando as coxas estão fletidas sobre a bacia e as pernas estendidas sobre a superfície anterior do tronco
30. (A) 2 – 3 – 1 – 4
31. (B) Insinuação, descida com rotação interna, desprendimento
32. (C) Occipitomentoniano

ASSISTÊNCIA AO PARTO E AVALIAÇÃO DA VITALIDADE FETAL INTRAPARTO

CAPÍTULO 73

1. (C) Realizar toque vaginal a cada hora para avaliar a evolução da dilatação cervical

2. (D) Reduzir o débito cardíaco, diminuindo os riscos de hipertensão arterial

3. (C) Pode ser praticada para correção de um trabalho de parto lento, afastada desproporção cefalopélvica

4. (D) Uso de uterolíticos

5. (A) 1 mU por minuto

6. (B) Maior tônus da musculatura uterina

7. (B) Hipotensão arterial acompanhada de taquicardia e aumento do débito cardíaco

8. (B) No início do trabalho de parto, quando a previsão do tempo de nascimento é maior que 4 horas

9. (D) Apresentações cefálicas fletidas em variedade anterior

10. (A) Infusão endovenosa de ocitocina

11. (C) Bloqueio bilateral no nervo pudendo interno

12. (B) Tem indicação relativa para partos instrumentados

13. (C) A episiotomia só deve ser realizada quando o períneo estiver completamente distendido

14. (B) A episiotomia é obrigatória e deve ser alargada, sobretudo em primigestas

15. (A) Favorecer o desprendimento dos ombros e da cabeça

16. (B) Cardiotocografia

17. (C) Detecção precoce do sofrimento fetal

18. (A) Compressão do polo cefálico

19. (B) Determinar o pH fetal

20. (D) Todas as anteriores

21. (B) Perda de líquido associada a contrações uterinas, independente do grau de dilatação, configura o trabalho de parto

22. (C) Na presença de risco fetal, como crescimento intrauterino restrito

23. (A) A taxa global média de sucesso de parto após cesariana é de 75%

24. (B) Posições maternas verticalizadas podem aumentar lacerações de segundo grau e aumentar a perda sanguínea

25. (B) Se a placenta não dequitar-se em 15 minutos, deverá ser realizada curagem/curetagem

26. (A) No quarto período do parto

PUERPÉRIO E LACTAÇÃO

CAPÍTULO 74

1. (B) O período do 1º ao 10º dia após parto
2. (C) Os esfregaços vaginais vão se tornando mais tróficos e o epitélio hipertrófico e hiperplásico
3. (D) Todas as afirmativas estão corretas
4. (C) Nas não lactantes, a menstruação retorna, em média, um mês e meio após o parto
5. (D) I, II e III
6. (A) O rendimento cardíaco encontra-se diminuído na 1ª hora pós-parto
7. (D) Desidratação fisiológica do trabalho de parto
8. (B) O deambular precoce auxilia na restauração da função intestinal
9. (B) Observar, já que os achados são compatíveis com puerpério fisiológico
10. (D) Todas as afirmativas estão corretas
11. (C) No 3º dia pós-parto
12. (D) Todas as afirmativas estão corretas
13. (A) O útero puerperal tem consistência firme e altamente móvel
14. (B) 2, 3 e 1
15. (D) Absolutamente efetivo como método contraceptivo
16. (B) O ácino mamário
17. (C) A lactogenese é estabelecida pelos altos níveis de estrogênio e progesterona plasmático
18. (D) Proteínas
19. (D) Todas as afirmativas estão corretas
20. (A) Warfarina, digoxina, ampicilina
21. (B) A imunoglobulina anti-D não tem o efeito esperado quando o Coombs indireto é positivo
22. (C) Mãe soropositiva para hepatite C
23. (D) Deve-se evitar uso de sutiã no período de amamentação por dificultar o enchimento das mamas
24. (D) Causa maior esgotamento materno por privar as mãe do repouso noturno
25. (A) A diminuição da pressão intra-abdominal sobre o diafragma após o parto não modifica a capacidade pulmonar total
26. (B) Desperta a libido feminina precocemente no pós-parto
27. (A) A lactação se estabelece antes de caírem os níveis estrogênicos no pós-parto
28. (B) A maioria dos casos necessita de tratamento cirúrgico

ABORTAMENTO E INCOMPETÊNCIA ISTMOCERVICAL

CAPÍTULO 75

1. (C) Expulsão ou extração do concepto com menos de 500 g e até 20-22 semanas
2. (D) Anormalidade cromossômicas
3. (A) Trissomia do 16
4. (B) Ameaça de abortamento
5. (A) Hemorragia e infecção
6. (A) Exame clínico e USG com espessura até 15 mm
7. (A) Proceder com aceleração da expulsão, e, se necessária, curetagem uterina após expulsão
8. (A) Perfuração uterina
9. (B) Más condições técnicas
10. (D) Todas as anteriores
11. (A) Mínimo de três interrupções sucessivas
12. (A) Proceder com dilatação e curetagem
13. (D) Todas as anteriores
14. (A) 30%
15. (D) Translocação balanceada
16. (A) Anticoagulante lúpico e anticardiolipina
17. (C) Abortamento retido
18. (A) Aguardar trabalho de abortamento
19. (C) Incompetência istmocervical
20. (B) Vivo e morfologicamente normal
21. (D) Todas as anteriores
22. (D) História de interrupções espontâneas
23. (B) Sinal da ponta do lápis
24. (A) Lash
25. (C) Incompetência istmocervical; internação e cerclagem
26. (D) Mac Donald
27. (A) No período do saco gestacional
28. (C) Não há consenso, mas recomenda-se aguardar por aproximadamente 4 semanas
29. (B) Coagulação vascular disseminada
30. (A) Aborto completo
31. (D) O tratamento requer antibiótico e evacuação uterina
32. (C) Psoríase
33. (B) Conduta expectante
34. (B) Promissor, mas baseado apenas em um pequeno número de pacientes
35. (D) Febre
36. (C) HPV
37. (A) Menor que 25 mm
38. (A) Deve ser suspeitada em mulheres com mais de duas perdas gestacionais consecutivas no 2º trimestre
39. (B) Pode-se associar progesterona para o tratamento da incompetência istmocervical
40. (D) Todas as anteriores
41. (C) Pode ser feita com anestesia local
42. (B) Idade materna avançada
43. (D) A síndrome do ovário policístico tem associação com anovulação, mas não com aborto
44. (A) Saco gestacional irregular
45. (D) Todas as acima
46. (A) É permitido, no Brasil, em casos de estupro

PRENHEZ ECTÓPICA

1. (A) Ampular, intersticial, infundibular
2. (C) Gestação tubária
3. (B) Hemorragia no fundo de saco
4. (C) Câncer de colo do útero
5. (B) Gestação tubária rota
6. (A) Estabilização do quadro clínico e laparotomia
7. (B) Deposição calcária no feto
8. (D) Todas as anteriores
9. (C) Dor abdominal
10. (D) Paciente portadora de insuficiência hepática
11. (D) Todas as anteriores
12. (B) 1/3 das pacientes
13. (C) Metotrexato
14. (D) Todas as anteriores
15. (B) β-HCG seriado
16. (C) Salpingostomia
17. (A) 500 mUI/mL
18. (A) Cloreto de potássio no saco amniótico
19. (B) Ruptura com reabsorção ovular
20. (D) Todas as anteriores

AMNIORREXE PREMATURA

1. (B) Ruptura das membranas ovulares antes de iniciado o trabalho parto
2. (D) Todas as anteriores
3. (A) Pelo exame especular
4. (C) Inserção baixa de placenta
5. (D) Todas as anteriores
6. (B) 50% dos casos
7. (C) Hemácias
8. (A) Amniorrexe prematura
9. (D) 7,0
10. (D) Todas as anteriores
11. (C) Ser de origem descendente
12. (A) 3,5%, 10% e 25%
13. (B) 72 h
14. (C) Rastreio infeccioso e aguardar no máximo 24 h para término de gestação
15. (B) Tocolíticos
16. (C) Corioamnionite
17. (A) Interrupção da gestação e antibioticoterapia
18. (B) Sofrimento fetal
19. (D) Interrupção da gestação
20. (D) Todas as anteriores

INSERÇÃO BAIXA DE PLACENTA E DESCOLAMENTO PREMATURO DE PLACENTA

CAPÍTULO 78

1. (D) A e B estão corretas
2. (D) Todas as anteriores
3. (C) É contraindicado
4. (A) Anemia fetal
5. (C) 10× maior
6. (A) Cesárea segmentar transversa
7. (D) Todas estão corretas
8. (D) Ultrassonografia
9. (B) Placenta prévia
10. (D) Amniotomia e esperar parto normal
11. (A) Hipertensão materna
12. (D) Cesariana
13. (D) Todas as anteriores
14. (A) Inserção baixa da placenta
15. (D) A tríade clínica citada anteriormente
16. (D) A, B e C estão corretas
17. (C) DPP grau 3b
18. (C) 15% dos casos
19. (A) DPP
20. (D) A e C estão corretas
21. (D) Todas as anteriores
22. (D) B e C são corretas
23. (C) 20% dos casos
24. (A) Placenta prévia
25. (C) Cesárea imediata
26. (C) Indução com ocitocina, reposição volêmica e hemoderivados se necessário
27. (A) Concentração de fibrinogênio plasmático
28. (C) Hipofibrinogenemia
29. (D) 50%
30. (A) Síndrome de Sheehan
31. (B) Insuficiência cardíaca
32. (D) Todas as acima
33. (B) Placenta prévia lateral/marginal
34. (C) Cesariana com anestesia geral
35. (D) 60%
36. (B) A placenta invade o miométrio, sem ultrapassá-lo

PREMATURIDADE E GRAVIDEZ PROLONGADA

1. (C) 37 semanas
2. (D) Todas as anteriores
3. (B) Por sobredistensão uterina
4. (A) Amniocentese
5. (B) Maturidade pulmonar fetal
6. (D) Parto pré-termo
7. (C) Fosfatidilglicerol
8. (A) Ameaça de trabalho de parto prematuro
9. (D) Tocólise, corticoterapia, repouso e rastreio infeccioso
10. (B) Entre 24 e 34 semanas
11. (C) A cesariana é obrigatória
12. (D) Síndrome da angústia respiratória do recém-nascido
13. (A) Acompanhamento e assistência do trabalho de parto
14. (D) Todas as anteriores
15. (A) 42 semanas completas
16. (D) Anemia
17. (C) Insuficiência placentária
18. (C) Orientação e aguardar até 41 semanas completas
19. (D) Condições favoráveis do colo com Doppler normal
20. (A) Indometacina
21. (B) Idade Gestacional ≤ 32 semanas

CRESCIMENTO INTRAUTERINO RESTRITO E SOFRIMENTO FETAL AGUDO

CAPÍTULO 80

1. (D) Todas as anteriores
2. (C) Teste triplo
3. (B) Rastreio ultrassonográfico
4. (A) Oligoidrâmnio
5. (C) CIUR assimétrico
6. (B) CA
7. (D) Artéria umbilical
8. (B) Doppler de artéria uterina alterado
9. (A) Corticoide e controle com dopplerfluxometria
10. (B) Ultrassonografia de primeiro trimestre
11. (C) Hipoglicemia
12. (B) Hiperatividade uterina
13. (D) Cardiotocografia
14. (C) Nó falso de cordão
15. (B) Contração uterina
16. (C) Incisura de artérias uterinas unilateralmente
17. (B) Acidose metabólica
18. (D) Todas as anteriores
19. (C) Sofrimento fetal crônico
20. (A) Interrupção imediata
21. (D) Monitorização continuada e repetição da ultrassonografia
22. (B) A RCIU tem risco significativo de morte fetal
23. (A) Realizar um estudo básico de ultrassonografia

OLIGOIDRÂMNIO, POLIDRÂMNIO E PATOLOGIA DA PLACENTA E DO FUNÍCULO

1. (D) Todas as anteriores

2. (B) Anormalidades esqueléticas e faciais

3. (A) Diminuição do fluxo sanguíneo renal e do volume urinário fetal por hipóxia crônica

4. (B) Oligoidrâmnio

5. (C) Ultrassonografia

6. (B) Displasia multicística renal bilateral

7. (D) Todas as anteriores

8. (B) Ultrassonografia

9. (A) Anencefalia

10. (C) Hemorragia

11. (D) Todas as anteriores

12. (B) Eritroblastose fetal

13. (C) Insuficiência placentária

14. (A) Pela deposição local de fibrina ou processo agudo de trombose intervilosa

15. (C) Placenta sucenturiada – formato em ferradura

16. (D) 30%

17. (C) A ruptura das membranas pode ser acompanhada de hemorragia fetal

18. (A) Sempre causam sofrimento fetal

19. (C) Cordocentese

20. (A) É sempre causa de morte fetal intraútero

DOENÇA HEMOLÍTICA PERINATAL

1. (C) Passagem de anticorpos do organismo fetal para a mãe
2. (A) Exposição materna prévia a sangue incompatível
3. (A) Coombs indireto
4. (D) Doppler de artéria cerebral média
5. (D) Pico de velocidade de onda
6. (C) Grau de maturidade placentária
7. (C) Cordocentese
8. (C) Puérpera Rh negativa, Coombs indireto negativo e RN Rh positivo
9. (B) Se RN Rh positivo, deverá receber imunoglobulina anti-Rh
10. (C) Hidropisia fetal
11. (B) A primeira possibilita determinação do hematócrito e da hemoglobina fetais
12. (A) Níveis de anticorpos irregulares no sangue materno
13. (A) Impregnação dos núcleos da base por bilirrubina
14. (C) Sinal de dupla bolha
15. (C) Mãe O e RN A ou B
16. (A) Apresenta doença hemolítica mais grave e mais precoce do que a aloimunização Rh
17. (C) I e III
18. (D) Todas as anteriores
19. (B) As mães do tipo A ou B possuem anticorpos naturais do tipo IgA que pode atravessar a placenta
20. (B) A resposta imune a exposição ao antígeno D costuma ser rápida, sendo detectável antes de 5 semanas
21. (B) I e II

NEOPLASIA TROFOBLÁSTICA GESTACIONAL

1. (D) Malignas
2. (C) Mola parcial
3. (B) Hipotireoidismo
4. (D) B e C estão corretas
5. (D) Em A, B e C
6. (B) 2,5%
7. (C) Origem só paterna, 46, XX
8. (C) Mola hidatiforme
9. (D) Todas as anteriores
10. (D) Só B e C estão corretas
11. (D) Todas as anteriores
12. (D) Todas as anteriores são possíveis
13. (B) HCG
14. (C) "Flocos de neve"
15. (D) Eliminação de vesículas
16. (D) Vigilância pós-molar, pois a maioria regride
17. (D) O pulmão
18. (C) Vários graus de atrofia trofoblástica
19. (D) A, B e C estão corretas
20. (B) Vácuo-aspiração
21. (C) Medidas seriadas dos níveis de HCG
22. (B) 12 meses – ACO
23. (C) Poliquimioterapia
24. (C) É altamente maligno
25. (A) MTX + Act D

DISTOCIAS

1. (D) Todas as afirmações estão corretas
2. (B) Apenas a segunda afirmação é correta
3. (A) Apenas a primeira afirmação é correta
4. (D) Na inversão do gradiente, a onda contrátil predomina na porção alta do útero
5. (B) Decúbito lateral e monitorização da frequência cardíaca fetal
6. (C) Interferência do funcionamento rítmico dos dois marca-passos uterinos
7. (A) Distocia de Demelin
8. (D) Indicar interrupção por via alta imediatamente
9. (D) Todas as anteriores
10. (B) Ondas assincrônicas, incoordenadas, que não respeitam o tríplice gradiente descendente
11. (C) A primeira e a terceira estão corretas
12. (D) Todas as afirmações estão corretas
13. (D) Todas as afirmações estão corretas
14. (D) Todas as anteriores
15. (C) Dilatação saciforme
16. (C) Na paciente com hímen íntegro, é indicada cesariana
17. (B) Nos miomas prévios bloqueantes, o parto normal ocorre em 98% dos casos
18. (D) Todas as anteriores
19. (B) Desproporção cefalopélvica
20. (D) Interrupção da gestação via alta

PATOLOGIA DO 3º E 4º PERÍODOS E TOCOTRAUMATISMO MATERNO

1. (D) Todas as anteriores
2. (C) Ocitocina e metilergonovina
3. (A) Atonia uterina
4. (D) Todas as afirmativas estão corretas
5. (D) 500 mL completado o secundamento
6. (D) Todas as anteriores
7. (D) Todas as anteriores
8. (B) 30 minutos após o parto
9. (D) Na placenta acreta, sempre há aderência anormal de toda placenta
10. (D) Todas as anteriores
11. (C) Histerectomia
12. (A) Manobra de Crede
13. (B) Extração manual de placenta
14. (D) Todas as anteriores
15. (A) Dor aguda, hemorragia e choque
16. (C) Manobra de Taxe
17. (A) Procedimento de Huntington
18. (D) Todas as anteriores
19. (C) O sinal de Clark caracteriza-se pela palpação de partes fetais intra-abdominais
20. (C) II, III, I
21. (B) 500 mL
22. (C) 1.000 mL
23. (D) Todas
24. (A) Ocitocina pós-parto
25. (D) Todas

TOCOTRAUMATISMO FETAL, MORTALIDADES PERINATAL E NEONATAL, E MORTE MATERNA

CAPÍTULO 86

1. (D) Todas as anteriores
2. (D) Todas as anteriores
3. (B) Papanicolaou
4. (A) Óbito da mulher grávida ou dentro dos 42 dias completos do puerpério, independente da idade gestacional, independente da implantação do ovo, de qualquer causa relacionada ou agravada pela gestação ou seu tratamento, excluindo fatores acidentais
5. (A) É resultante das complicações obstétricas do estado gestacional (gestação, parto e puerpério)
6. (C) Pré-eclâmpsia e hemorragia
7. (A) Infecção, hemorragia e pré-eclâmpsia
8. (D) Na mortalidade materna sempre ocorre morte fetal
9. (B) Razão entre o número de mortes maternas e o número de nascidos vivos
10. (C) Como fatores responsáveis pelos altos índices, encontramos as condições inadequadas de vida e de assistência à saúde reprodutiva
11. (B) Razão entre os óbitos em menores de 1 ano sobre os nascidos vivos
12. (A) Razão entre os óbitos em RN com menos de 28 dias sobre os nascidos vivos
13. (C) Razão entre os óbitos em RN com mais de 28 dias e menos de 1 ano sobre os nascidos vivos
14. (C) 50% dos óbitos perinatais
15. (B) Anemia e desnutrição
16. (C) Não são comuns hemorragias pós-parto
17. (D) Todas as anteriores
18. (A) Superposição das lâminas cranianas nas suturas principais
19. (D) Todas as anteriores
20. (B) São fatais

CAPÍTULO 87
INFECÇÃO PUERPERAL E MASTITE PUERPERAL

1. (B) Temperatura de no mínimo 38°C, durante dois dias quaisquer, dos primeiros 10 dias do pós-parto, excluído o primeiro dia

2. (C) Cesariana

3. (A) *Escherichia coli*

4. (C) O colostro possui maior teor de proteínas e menor teor de glicídeos

5. (B) Período variável de tempo, ao redor de 6 semanas em que o organismo materno retorna às condições pré-gravídicas

6. (A) O útero, que é inicialmente órgão abdominal, retorna à pelve verdadeira em até duas semanas

7. (C) Constituem-se na constrição dos vasos parietais pelo miométrio bem contraído, principal responsável pela hemostasia logo após o parto

8. (D) Os lóquios serosos só desaparecem após o primeiro período menstrual

9. (C) A puérpera não lactante tende a ter a primeira menstruação antes da primeira ovulação

10. (D) Todas as anteriores

11. (C) Tem baixa concentração de ferro

12. (D) Todas as anteriores

13. (A) Pela queda dos níveis de estrogênio e progesterona logo após o parto

14. (D) A e B estão corretas

15. (D) B e C estão corretas

16. (D) A e C estão corretas

17. (D) Todas as anteriores

18. (D) A e B estão corretas

19. (C) Ausência de lactação e queda dos pelos pubianos

20. (B) Abscesso tubovariano

21. (C) *Chlamidia trachomatis*

22. (D) Heparina

23. (C) Gentamicina + clindamicina

24. (B) Hipotálamo – hipófise posterior

25. (D) A e C estão corretas

26. (C) Retenção de fragmentos placentários

27. (A) Trombocitopenia – fibrinogênio diminuído- TAP alargado – produtos de degradação fibrina +

28. (B) I, II e IV

29. (A) I, II, III e IV

30. (B) I, II e IV

31. (B) Após duas semanas do parto, o útero pesa em torno de 200 gramas

32. (C) Primeiramente, a paciente com mastite deve suspender a amamentação

33. (B) Prolactina

34. (C) I e III

35. (A) Inibe a ovulação pela alteração das taxas de secreção dos hormônios naturais

HIPERTENSÃO ARTERIAL

CAPÍTULO 88

1. (D) Todas são verdadeiras
2. (A) Etiologia desconhecida
3. (A) Hipertensão arterial, edema e proteinúria
4. (A) Na gravidez molar
5. (A) 140 × 90 mmHg ou mais, utilizando as fases I e IV Korotkoff
6. (D) Infecção recorrente do trato urinário, refluxo vesicoureteral
7. (D) Tri-iodotironina
8. (A) Edema
9. (A) Todas estão corretas
10. (A) Superdistensão uterina
11. (B) Como causa imunológica, o aumento da formação de auto-anticorpos ANCA positivos contra sítios antigênicos da placenta
12. (B) Há referência na relação entre lesões trombóticas na placenta, hipervitaminose K materna e feto com baixo peso ao nascer
13. (D) Todas são verdadeiras
14. (D) Ocorrem alterações imunoistoquímicas que levam ao desequilíbrio na parede vascular, causando agregação plaquetária e vasoconstrição, além do aumento do tromboxano na placenta e tecidos placentários
15. (A) Débito cardíaco e resistência vascular periférica
16. (A) Presença de circulação placentária, a qual atua como verdadeiro curto-circuito na circulação sistêmica
17. (A) Todas estão corretas
18. (D) Nas hepatopatas, na presença de hipertrofia de ventrículo esquerdo
19. (A) Vitamina C 1.000 mg e vitamina E 400 UI, via oral, diariamente
20. (A) Levopromazina ou diazepínicos
21. (D) Aplasia de medula
22. (A) Alfametildopa (1ª opção), nifedipina de ação retardada (2ª opção), pindolol (3ª opção), tiazida (4ª opção)
23. (A) Todas estão corretas

CARDIOPATIAS, ANGIOPATIAS

1. (C) Doença reumática
2. (D) Todas as anteriores
3. (B) Aumento do débito cardíaco
4. (B) Acompanhamento do trabalho de parto
5. (C) Fórcipe de alívio
6. (D) Todas as anteriores
7. (A) Tromboembolismo e hemorragia decorrente da anticoagulação
8. (D) Todas as anteriores
9. (C) Cardiopatia reumática classe funcional I e II
10. (C) Manter o tempo de tromboplastina parcial entre 1,5 e 2,5 × os valores basais
11. (C) Está sempre indicada profilaxia para endocardite bacteriana
12. (B) Na insuficiência cardíaca congestiva e insuficiência renal
13. (C) Heparina
14. (D) Após estudo minucioso, todas as pacientes têm sua etiologia definida
15. (A) Comunicação interatrial
16. (B) Vancomicina + gentamicina
17. (D) Todas as anteriores
18. (C) O diagnóstico clínico da trombose venosa é satisfatório
19. (B) Analgésicos, meias elásticas e repouso
20. (A) A estase da gestação

TROMBOEMBOLISMO, PNEUMOPATIAS, HEMOPATIAS E COAGULOPATIAS

CAPÍTULO 90

1. (D) Todas as anteriores
2. (B) Hemoptise, dor torácica pleurítica e dispneia
3. (C) Angiografia pulmonar
4. (A) É contraindicada a angiografia pulmonar na gestante
5. (D) Todas as anteriores
6. (C) Sulfato de protamina
7. (D) Todas as anteriores
8. (A) Heparina
9. (D) A epinefrina subcutânea é a droga de escolha
10. (C) Não devem ser realizados raios X de tórax
11. (A) Anemia ferropriva, anemia megaloblástica, anemia perniciosa
12. (B) Deficiência de ferro e hemorragia aguda
13. (D) A anemia falciforme não altera o bem-estar fetal
14. (D) Todas as anteriores
15. (D) Todas as anteriores
16. (B) O risco de hemorragia grave durante e após o parto é reduzido evitando-se lacerações, minimizando a episiotomia, otimizando as contrações e a retração miometrial
17. (C) A heparinização contínua sempre evita a pré-eclâmpsia e o crescimento restrito fetal
18. (A) Na hemorragia significativa, está indicado o uso de crioprecipitado
19. (D) Todas as anteriores
20. (B) Acarreta abortamento espontâneo, infartos placentários e partos prematuros

GESTAÇÃO E ALTERAÇÕES ENDOCRINOLÓGICAS

CAPÍTULO 91

1. (A) 1.500-2.000 U
2. (D) Baixo peso ao nascer
3. (B) 7.000 U VO, diariamente, por 6-8 semanas
4. (C) Nódulo volumoso com linfonodos suspeitos na ultrassonografia
5. (A) No segundo trimestre da gestação
6. (D) Microcefalia
7. (B) Hemoglobina glicada ≥ 6,5%
8. (C) Até 500 g por semana
9. (A) Diabetes gestacional
10. (D) Nuliparidade
11. (B) Ciclamato
12. (C) Glargina
13. (A) Metformina
14. (D) Glicemia de jejum igual a 100 mg/dL
15. (B) Amniocentese
16. (C) 70 e 140 mg/dL
17. (A) A cesariana deve ser utilizada preferencialmente
18. (D) Remissão na segunda metade da gestação
19. (B) 12ª semana
20. (C) Redução do *clearance* renal de iodo
21. (A) 6ª-10ª semanas
22. (D) Pré-eclâmpsia
23. (B) Bradicardia
24. (C) T4 livre
25. (A) Bromocriptina
26. (D) Retardo do crescimento intrauterino
27. (B) Fazer rastreamento de diabetes gestacional com teste oral de tolerância à glicose
28. (C) Galactorreia
29. (A) Propranolol
30. (D) Anticorpo anti-TPO negativo com TSH dentro do intervalo de referência específico da gravidez

HEPATOPATIAS E COLECISTOPATIAS

1. (C) Hepatite B crônica

2. (A) Acetaminofen

3. (B) N-acetilcisteína

4. (C) Prurido é o sintoma inicial e aparece no terceiro trimestre em mais de 70% dos casos, e geralmente o quadro recidiva em gestações posteriores

5. (D) Todas as anteriores

6. (B) As enzimas hepáticas (TGO, TGP e γ–GT) se mostram em níveis normais

7. (A) O quadro clínico inicial cursa com anorexia, náuseas, vômitos, dor epigástrica e icterícia progressiva

8. (B) A leucocitose importante, hipoglicemia grave, hiperuricemia e alterações da coagulação sanguínea são dados comuns ao quadro clínico

9. (D) Caracterizada por hiperbilirrubinemia conjugada, fosfatasemia alcalina moderadamente alta e aminotransferases séricas normais

10. (D) Geralmente as pacientes com doença hepática eclâmptica apresentam náuseas, vômitos, dor epigástrica ou no quadrante superior direito pela hepatomegalia moderada

11. (B) Geralmente associados a alterações histológicas próprias da toxemia gravídica grave, podendo ser agravados por um processo de coagulação intravascular disseminada

12. (C) Hepatite viral

13. (D) Para gestantes recentemente expostas à hepatite A, não está indicada a gamaglobulina profilática

14. (B) A evolução da hepatite B na mãe não parece ser alterada pela gravidez

15. (D) Escleroterapia orientada por endoscopia

16. (C) O tratamento da colecistite aguda durante a gravidez ou puerpério difere do tratamento de não grávidas

17. (D) Conduta expectante

18. (A) Colecistite aguda

19. (D) Todas as anteriores

20. (C) Com imunoglobulina da hepatite B e vacina da hepatite B

NEFROPATIAS E INFECÇÃO URINÁRIA

1. (D) Estase urinária

2. (A) 300 mg/dia

3. (B) Visitas quinzenais até a 32ª semana, seguidas de visitas semanais até o parto

4. (D) Ácido úrico plasmático, contagem de plaquetas, *clearance* de creatinina e proteinúria de 24 horas

5. (A) Se a creatinina sérica for ≥ 2,8 m/dL

6. (C) Hiperêmese gravídica e abortamento séptico

7. (C) Complicações hemorrágicas do parto e síndrome hemoliticourêmica

8. (B) Descolamento prematuro de placenta e morte fetal intrauterina prolongada

9. (A) Há deterioração súbita e inexplicável da função renal antes da 32ª semana de gestação

10. (C) Anticorpo anticardiolipina e anticoagulante lúpico

11. (A) Início da atividade sexual e durante a gestação

12. (B) Existência de fímbrias P, que se trata de uma adesina

13. (C) A presença de resíduos de manose permite a ligação da proteína com as fímbrias tipo I da *E. coli*, eliminando a bactéria fixada à proteína

14. (C) O uso tópico de hormônio (estradiol)

15. (D) A paciente seja submetida à avaliação propedêutica do trato urinário

16. (A) Sepse

17. (B) Pielonefrite

18. (A) *Escherechia coli*

19. (B) Urinocultura e antibiograma

20. (B) Uma a duas semanas

21. (A) De um a sete dias

22. (C) Nova infecção com novo patógeno

23. (A) Tuberculose renal e abscessos renais corticais

24. (B) Ureia > 120, acidose metabólica grave, alteração do estado mental, pericardite ou derrame pericárdico, hipermagnesemia não responsiva a outras medidas, sobrecarga de volume

25. (A) Aumento do tamanho dos rins, aumento da filtração glomerular, relaxamento da musculatura lisa da bexiga, aumento da capacidade vesical

26. (A) Presença significativa de bactérias (maior ou igual 100.000 uL) no trato urinário na ausência de sintomas em 2 amostras consecutivas de urina

27. (D) No início da gestação, as alterações hormonais levam à diminuição da frequência miccional, que volta no final da gestação como consequência dos fatores mecânicos

28. (D) Alto nível socioeconômico

NEUROPATIAS, PSICOPATIAS E PSICOSE PUERPERAL

CAPÍTULO 94

1. (B) Epilepsia
2. (D) Todas as anteriores
3. (C) Difenildantoína
4. (A) Eclâmpsia
5. (C) Artéria cerebral média
6. (D) Todas as anteriores
7. (C) O tratamento profilático não está indicado na gestação
8. (B) Trabalho de parto não afetado e cesariana por indicação obstétrica
9. (C) Quinze por cento dos recém-nascidos apresentam miastenia grave transitória do lactente
10. (D) A gravidez não altera o bom prognóstico da paralisia
11. (D) Todas as anteriores
12. (A) Possui sintomatologia autolimitada e resolução pós-parto
13. (C) Os distúrbios de ansiedade ocorrem mais frequentemente na gestação
14. (A) Mulheres com formas sérias de distúrbios mentais que precedem a gravidez podem apresentar doença não quiescente
15. (D) Todas as anteriores
16. (A) Psicose pós-parto
17. (D) Cefaleia
18. (D) Todas as anteriores
19. (C) Não devem ser administrados neurolépticos
20. (D) Todas as anteriores

DERMATOPATIAS-ALERGOPATIAS

1. (A) Estrogênio e hormônio melanócito estimulante

2. (D) Aumento da porcentagem de pelos na fase da telogenia no pós-parto

3. (D) Hemangiomas capilares ocorrem geralmente em cabeça e pescoço

4. (C) Desaparece algumas semanas após o parto e pode recorrer em outras gestações

5. (A) A erupção tende a se desenvolver em surtos e pode ter morfologia e sintomas variáveis

6. (C) A erupção é pustulosa, superficial, estéril, em base eritematosa

7. (A) O prurido geralmente é controlado com anti-histamínicos e cremes de corticoides tópicos

8. (D) As lesões consistem em pápulas pruriginosas, geralmente no 2º e 3º trimestres

9. (C) O prurido é generalizado e geralmente precede à icterícia, que não é obrigatória

10. (C) Esfregaço de Tzanck

11. (A) Nenhuma causa aparente

12. (C) Sífilis secundária

13. (D) Síndrome de anticorpo antifosfolipídeo

14. (C) A cloroquina é um tratamento eficaz e seguro

15. (A) Colite ulcerativa

16. (D) É característica a hiper-reatividade das vias aéreas, dispneia, tosse e eosinofilia

17. (C) A alcalose materna, decorrente da hiperventilação, pode causar hipoxemia fetal por vasoconstrição uterina, diminuição do retorno venoso materno, redução do fluxo sanguíneo umbilical e desvio para esquerda da curva de dissociação de oxiemoglobina fetal

18. (B) O dipropionato de beclometasona em inalação oral regular e o cromoglicato de sódio na prevenção das crises têm se mostrado uma associação segura e eficaz para o tratamento da asma em gestantes

19. (D) Rejeição do enxerto orgânico

20. (D) Os níveis séricos de C3 são baixos

DOENÇAS DIFUSAS DO TECIDO CONJUNTIVO

CAPÍTULO 96

1. (D) Emagrecimento, artralgias e fadiga
2. (D) Todas as anteriores
3. (A) Presença de exantema malar
4. (B) Bloqueio cardíaco congênito
5. (C) A administração de D-penicilamina e cloroquina está indicada durante a gestação
6. (D) Todas as anteriores
7. (D) Todas as anteriores
8. (B) Ciclofosfamida
9. (C) As manifestações extra-articulares incluem nódulos reumatoides, vasculites e sintomas pleuropulmonares
10. (C) Ocorre acentuada melhora no componente inflamatório da artrite reumatoide
11. (C) Na maioria dos casos, não há efeitos adversos evidentes
12. (B) O tratamento imunossupressor com azatioprina, ciclofosfamida e metrotexato é rotineiramente indicado
13. (D) Todas as anteriores
14. (D) Todas as anteriores
15. (C) A lesão patológica é vasculite necrotizante de grandes artérias
16. (D) Todas as anteriores
17. (C) Aumento da mortalidade perinatal
18. (D) É uma doença autoimune comum
19. (D) Todas as anteriores
20. (B) Está associada ao aumento da mortalidade materna por aneurisma aórtico dissecante

DISTÚRBIOS GASTROINTESTINAIS E HIPERÊMESE GRAVÍDICA

CAPÍTULO 97

1. (C) Somente II
2. (C) Somente II
3. (A) Somente I
4. (C) I, II e III
5. (C) I e III
6. (D) I, II e III
7. (B) A etiologia está relacionada a fatores endocrinológicos, imunológicos, psicossomáticos ou mecânicos
8. (C) Internação para avaliação das repercussões clínicas, hidratação e antiemetico intravenoso
9. (D) Todas as anteriores
10. (B) I, III
11. (A) Evitar alimentos condimentados, frutas ácidas, álcool e chocolate, e usar antiácido
12. (B) Pode apresentar vômitos, dor epigástrica e hemorragia por ulceração
13. (A) O tratamento da acalasia é expectante na gestação
14. (B) Semelhante ao da paciente não grávida
15. (D) Todas as anteriores
16. (C) Se indicada, a cirurgia deve ser realizada
17. (C) Ácido fólico
18. (C) Formação de fístula e comunicações perineais
19. (B) Apendicite
20. (D) Todas as anteriores
21. (C) Colite pseudomembranosa – sigmoidoscopia
22. (A) Metronidazol ou vancomicina
23. (B) Na gestação, o terceiro trimestre tem a menor incidência dos casos
24. (D) Pancreatite aguda
25. (C) Tomografia computadorizada abdominal e suporte clínico (hidratação venosa, dieta zero e analgesia)
26. (C) Ultrassonografia abdominal e tratamento clínico com hidratação, analgesia e nutrição parenteral
27. (A) Existe predisposição à formação de cálculos biliares
28. (B) Apendicite

INFECÇÕES PARASITÁRIAS

CAPÍTULO 98

1. (C) *Salmonella, plasmodium, toxoplasma gondii*

2. (B) A febre hemoglobinúrica, edema pulmonar e malária cerebral ocorrem exclusivamente com a infecção pelo *Plasmodium falciparum*

3. (C) A via de parto deve obedecer a indicação obstétrica

4. (B) A malária na gravidez pode levar a aborto, prematuridade, baixo peso, anemia megaloblástica, mortalidade perinatal e materna

5. (A) Os efeitos tóxicos sobre o feto dos antimaláricos não são observados em tratamentos a curto prazo ou em esquemas profiláticos

6. (D) Primaquina

7. (C) I, II e III

8. (C) A transmissão congênita é rara

9. (D) As formas clínicas na amebíase variam da assintomática até a disenteria fulminante com fezes diarreicas mucossanguinolentas

10. (A) A amebíase pode ser transmitida pelas relações sexuais

11. (C) I, II e III

12. (A) É relatada a associação de giardíase com hiperplasia linfoide nodular do intestino delgado e deficiência de IgA

13. (D) O tratamento imediato com trimetropim e sulfametoxazol venoso deve ser instituído e melhora significativamente a evolução do quadro

14. (B) Hematêmese

15. (D) Hepatite

16. (C) Migração pulmonar das larvas

17. (C) A ingestão maciça de ovos pode causar tosse noturna, asma e eosinofilia periférica

18. (B) Pode ocorrer migração pela vagina até peritônio pélvico, produzindo vaginite e, às vezes, doença inflamatória pélvica granulomatosa aguda

19. (C) A forma crônica da infecção apresenta principalmente anemia ferropriva intensa e hipoproteinemia em infestações intensas

20. (D) No Brasil, a doença é causada comumente pelo *S. Japonicum*

21. (A) A teníase é preferencialmente tratada, após o primeiro trimestre, com praziquantel

22. (D) Todas as anteriores

23. (D) Não existe tratamento profilático para salmonelose

24. (D) Todas as afirmativas.

25. (D) Todas as anteriores

TORCHS E DST

1. (B) Os microrganismos cruzam a placenta, procedentes do sangue materno
2. (D) Pneumonite intersticial
3. (C) Rubéola
4. (B) Após o terceiro mês – 5%
5. (A) 30 dias
6. (D) Todas as anteriores
7. (B) Citomegalovírus
8. (D) Todas as anteriores
9. (D) Teste de hemoaglutinação do sangue do cordão
10. (A) O maior risco de infecção congênita se deu entre 30 e 34 semanas
11. (A) Vacina nas primeiras 12 horas
12. (A) Coriorretinite, calcificações intracerebrais, hidrocefalia, retardo mental
13. (D) Todas as anteriores
14. (B) Infecção antiga
15. (B) PCR do líquido amniótico ou do sangue fetal
16. (C) Com evidência de infecção fetal – 3 semanas sulfadiazina e 3 semanas pirimetamina
17. (D) Orientações sobre prevenção da infecção por toxoplasmose
18. (D) Todas as anteriores
19. (A) Com ampicilina durante o trabalho de parto
20. (D) Bolsa rota a partir de 6 horas
21. (D) Hepatosplenomegalia
22. (C) O cancro é o sinal mais comum da sífilis congênita recente
23. (B) O tratamento de escolha ainda é a penicilina
24. (B) Em pacientes com lesões ativas
25. (C) No trabalho de parto e parto
26. (C) 8%
27. (D) 14 semanas
28. (A) Dose de ataque zidovudina 2 mg/kg IV e manutenção 1 mg/kg/hora até clampeamento do cordão
29. (D) Todas as anteriores
30. (C) Deve ser sempre utilizada monoterapia com zidovudina

NEOPLASIAS GINECOLÓGICAS BENIGNAS E MALIGNAS, E MALIGNAS NÃO GINECOLÓGICAS

CAPÍTULO 100

1. (C) Rubra
2. (D) Todas as anteriores
3. (C) Malformação fetal
4. (D) A implantação da placenta for próxima ao mioma
5. (B) Os miomas não devem ser ressecados do útero durante o parto
6. (D) Todas as anteriores
7. (C) Nunca leva à ruptura uterina
8. (C) O câncer de mama diagnosticado durante a gravidez ou até um ano após o parto
9. (A) Ocorre retardo no diagnóstico devido às alterações mamárias fisiológicas do ciclo gravídico-puerpural
10. (C) Deve ser realizado sempre após o parto
11. (D) A e B estão corretas
12. (D) Todas as anteriores
13. (D) No segundo trimestre, e câncer operável, deve-se intervir durante a gravidez
14. (D) Todas as anteriores
15. (C) A quimioterapia está contraindicada nesses casos
16. (B) O parto vaginal está contraindicado
17. (D) Todas as anteriores
18. (B) Via vaginal
19. (A) Pode ocorrer doença metastática para o feto ou placenta
20. (B) Carcinoma de células renais
21. (D) O tratamento cirúrgico é contraindicado durante a gestação, pois alimenta o risco de perda fetal ou abortamento
22. (A) A radioterapia, no primeiro trimestre, está associada à malformação fetal; no segundo e no terceiro trimestre, à microcefalia e ao retardo mental
23. (D) Os miomas apresentam crescimento progressivo durante toda a gestação, necessitando, algumas vezes, de tratamento cirúrgico
24. (D) O tratamento cirúrgico não deve ser indicado em qualquer idade gestacional
25. (D) O tamoxifeno pode ser usado, com segurança, a partir do segundo trimestre da gestação

INTOXICAÇÕES EXÓGENAS, ABDOME AGUDO E TRAUMAS

CAPÍTULO 101

1. (C) O aumento da carboxiemoglobina leva à diminuição real no fluxo sanguíneo fetal

2. (A) O aumento da carboxiemoglobina diminui a quantidade de oxigênio transportado para o feto, além de desviar a curva de dissociação da oxiemoglobina para a esquerda

3. (B) Não há evidências de efeitos sobre o índice de abortos, anomalias ou crescimento fetal

4. (A) Colapso respiratório, convulsões, arritmias cardíacas, infarto do miocárdio são relatados em mães usuárias

5. (C) As manifestações psicóticas intensas da supressão podem ser tratadas com haloperidol

6. (D) Anomalias neurológicas, dismorfismo facial, baixo peso

7. (C) O retardo de crescimento e a microcefalia são os achados mais comuns

8. (B) Os sinais de supressão de álcool incluem: agitação, irritabilidade, tremores, *delirium tremens*, hiperatividade simpática, febre e convulsões generalizadas

9. (A) Vasculites aos níveis renal, cerebral e pulmonar (materna) podem ocorrer em caso de abuso

10. (B) Na maioria dos casos, são usados concomitante a outras drogas, principalmente o álcool, as quais provavelmente são as principais responsáveis pelos efeitos sobre o concepto

11. (D) O crescimento intrauterino retardado e complicações perinatais são ocorrências comuns nos casos de viciadas em heroína

12. (D) Todas as anteriores

13. (D) Todas as anteriores

14. (B) Geralmente entram em trabalho de parto espontâneo e dão à luz um feto morto

15. (C) Infecção materna

16. (A) Apendicite

17. (D) Todas as anteriores

18. (C) Está associada à malformação fetal

19. (B) Colelitíase

20. (D) Todas as anteriores

21. (C) I, II e III

22. (A) A incidência de colecistite na grávida é maior que na mulher não grávida

23. (C) Ocorre mais no primeiro trimestre ou no período do pós-parto inicial

24. (C) I e a II estão corretas

CARDIOTOCOGRAFIA

1. (A) 28 semanas de idade gestacional
2. (C) Idade materna avançada
3. (C) Ondulatório
4. (D) 90 minutos
5. (A) Presença de duas acelerações de Fcf de amplitude de 15 bpm e duração de 15 segundos
6. (B) Realização de estímulo vibroacústico na região do polo cefálico antes de iniciar o traçado para evitar que o feto permaneça em estado de sono durante a realização do exame
7. (B) 110-160 bpm
8. (C) Taquicardia fetal
9. (C) Bloqueio atrioventricular fetal, hipotensão materna aguda
10. (C) Fetos hidrópicos de gestações aloimunes
11. (A) Taquicardia compensadora
12. (A) Presença de DIP tipo I
13. (D) Hipoxemia aguda fetal
14. (B) Movimentos respiratórios fetais, tônus fetal
15. (B) Oligoidrâmnio
16. (A) Frequência cardíaca fetal
17. (B) Diabetes melito
18. (A) PBF < 7 em casos de amniorrexe prematura
19. (B) Tônus fetal
20. (B) 7 dias
21. (A) Desaceleração prolongada
22. (D) Compressão do polo cefálico. Acompanhar trabalho de parto com monitorização fetal e aplicar fórceps de alívio se necessário
23. (B) Dip 3
24. (C) Gestante com IG 39 semanas com dor abdominal, sangramento vaginal e aumento do tônus uterino
25. (C) É necessário ruptura de membrana prévia à colocação do eletrodo no polo cefálico
26. (C) Na CTG computadorizada, um episódio de alta variação indica sono ativo fetal

ULTRASSONOGRAFIA E DOPPLERFLUXOMETRIA

CAPÍTULO 103

1. (B) Morfologia fetal
2. (C) Avaliação de implantação placentária
3. (D) Todas as anteriores
4. (A) 5-6 mm
5. (D) Todas as anteriores
6. (B) Comprimento cabeça-nádega
7. (C) Vesícula vitelínica
8. (C) Corionicidade
9. (D) Todas as anteriores
10. (B) Aspecto em miolo de pão
11. (A) Circunferência abdominal
12. (B) Comprimento do cerebelo
13. (D) Medida e soma dos quatro maiores bolsões
14. (C) Tem uma sensibilidade de 95% para detectar fetos com alteração de crescimento
15. (C) Plano axial
16. (D) Presença de calcificações e individualização dos cotilédones
17. (B) Movimentos respiratórios fetais, volume de líquido amniótico, movimentação fetal, tônus fetal e reatividade fetal
18. (D) 8-10 pontos
19. (D) Até o termo
20. (B) Avaliação de face fetal
21. (C) Avaliação do ducto venoso
22. (B) Presença de incisuras protodiastólicas nas artérias uterinas
23. (A) 20 semanas
24. (D) Todas as anteriores
25. (B) Índice de resistência = S – D/S
26. (C) Baixa resistência e alto fluxo
27. (A) Alta resistência e baixo fluxo
28. (C) Maior que 1
29. (D) Avaliação do ducto venoso
30. (D) Dopplerfluxometria
31. (B) Hipóxia fetal
32. (C) Índice de líquido amniótico
33. (A) Aumento da velocidade diastólica em artéria cerebral média
34. (D) Redução gradativa dos valores da relação A/B na artéria umbilical com o avanço da gravidez
35. (D) Um dos parâmetros ultrassonográficos mais importantes é a determinação da corionicidade realizada no 2º trimestre
36. (B) A medição do colo, realizada com 24 semanas de gestação, é um bom preditor para parto prematuro, uma vez que uma medida menor que 15 mm pode indicar parto dentro de 1 semana
37. (D) A insonação da artéria cerebral média, para a verificação da velocidade sistólica máxima, deve ser realizada em sua porção proximal, imediatamente após a sua saída do polígono de Willis

DIAGNÓSTICO PRÉ-NATAL DAS MALFORMAÇÕES E ANOMALIAS CROMOSSÔMICAS, ACONSELHAMENTO GENÉTICO E FETOSCOPIA

CAPÍTULO 104

1. (C) 10 semanas
2. F, V, F, V, V,V
3. (A) Amnioredução e diagnóstico de síndromes genéticas
4. (D) Todas as anteriores
5. (A) O descolamento prematuro de placenta é uma intercorrência frequente
6. (B) *Laser* placentário nas gestações dicoriônicas complicadas pela síndrome de transfusão feto-fetal
7. (D) O nível do B-HCG livre no sangue materno diminui e o nível de PAPP-A aumenta
8. (C) Sistema Nervoso Central
9. (D) Restrição severa do crescimento fetal
10. (D) Síndrome de Turner - XX0
11. (C) Mielomeningocele
12. (C) O foco hiperecogênico intracardíaco é característico de malformação cardíaca em qualquer época da gestação
13. (D) O alcoolismo materno não é fator de risco para malformação cardíaca
14. V, V, F E V
15. (A) A síndrome de Potter é a agenesia renal bilateral, incompatível com a vida, associada com oligodrâmnio severo, malformações de membros, hipoplasia pulmonar e fetal
16. (D) A válvula de uretra posterior leva à hidronefrose unilateral
17. (C) Alfafetoproteína, estriol não conjugado, e gonadotrofina coriônica humana
18. (B) 15-20 semanas
19. (D) Transluscência nucal
20. (D) A STT tem baixa mortalidade perinatal

CERCLAGEM UTERINA, EMBRIOTOMIAS, CURETAGEM UTERINA E ASPIRAÇÃO A VÁCUO

1. (A) 12 semanas
2. (B) McDonald
3. (A) II e III são incorretas
4. (D) I, III, IV
5. (A) Somente II é verdadeira
6. (C) Todas são corretas
7. (D) No pós-operatório de pacientes gestantes, o uso de tocolíticos e repouso é controverso na literatura
8. (B) Está indicada se a idade gestacional for superior a 14 semanas e a membrana ovular estiver protrusa
9. (D) Todas as anteriores
10. (C) Rastreio infeccioso, repouso e cerclagem uterina
11. (B) O diagnóstico provável é de incompetência istmocervical
12. (D) Todas as anteriores
13. (D) Todas as afirmações estão corretas
14. (A) I e II estão corretas
15. (D) Todas as anteriores
16. (B) A idade gestacional ideal para a sua realização é de 16 semanas
17. (D) Todas as anteriores
18. (C) É contraindicada nos casos de esvaziamento uterino por gestação molar
19. (C) Quando há indicação de embriotomia, deve-se tentar substituí-la por intervenção conservadora
20. (D) Todas as anteriores

FÓRCIPE E CESARIANA

1. (C) Apenas I, II e IV são corretas

2. (C) Kielland

3. (B) Piper

4. (B) Nos casos de aplicação média em apresentação occipitoanterior, o fórcipe de Simpson é o mais bem indicado

5. (A) Atresia de vagina

6. (D) Manobra de Scanzoni

7. (A) A sutura sagital deve estar perpendicular ao plano das hastes, e a fontanela posterior, 1 cm acima das hastes

8. (A) As pegas anteroposteriores muito traumatizantes, podendo ter como complicação a paralisia do hipoglosso (XII par de nervos cranianos)

9. (C) O fórcipe baixo consiste na aplicação do instrumento quando o diâmetro biparietal já está abaixo do plano das espinhas ciáticas e a sutura sagital em coincidência aproximada com a *conjugata exitus*

10. (A) Descolamento de retina

11. (B) O prolapso irredutível de membros também é uma indicação fetal da aplicação do fórcipe, uma vez que, quando a cabeça está insinuada, está indicada extração imediata

12. (C) Hemorragias por lesão dos grandes pedículos vasculares

13. (B) Manobra de Geppert

14. (C) Operação cesariana

15. (C) Infecções

16. (C) Desproporção fetopélvica

17. (D) A morbidade do parto abdominal é maior na presença de placenta prévia pelo maior risco de eventos hemorrágicos devido à alta incidência da implantação anômala da placenta

18. (B) Administrar heparina intravenosa, pensando em tomboflebite pélvica

19. (C) Primigesta com 34 semanas, amniorrexe prematura e apresentação pélvica

20. (B) Realizar somente uma dose imediatamente após ligadura do cordão umbilical

21. (B) A presença de estenose aórtica grave contraindica realização de parto vaginal

22. (C) Placenta prévia total no início do período de dilatação

23. (C) Displasia de quadril materno

24. (B) Apresentação cefálica defletida de 2º grau com mento posterior

25. (D) Apresentações fetais anômalas

26. (A) Não há nenhuma contraindicação em pacientes com duas ou mais cicatrizes uterinas

27. (D) Herpes genital ativo no momento do parto ou infecção por herpes no 3º trimestre da gestação

28. (B) Apenas I e II

29. (B) Cesariana intraparto é preferível, porém, em período expulsivo com polo cefálico insinuado, como no caso descrito, o fórcipe é uma alternativa

PARTO PÉLVICO, VERSÃO INTERNA E HISTERECTOMIA PUERPERAL

CAPÍTULO 107

1. (D) A apresentação pélvica incompleta é a mais frequente

2. (B) O peso fetal não interfere na escolha da via de parto nesse tipo de apresentação

3. (A) Manobra de Rojas

4. (C) Manobra de Bracht

5. (B) Manobra de Praga

6. (D) Todas as afirmativas anteriores são corretas

7. (A) 36 semanas

8. (C) Prevenir a compressão e o prolapso do cordão

9. (A) No parto vaginal com apresentação pélvica, a rotação ideal do dorso fetal é para posição anterior

10. (A) Parto vaginal de feto em apresentação pélvica, já parcialmente libertado, reverte-o para o útero, ultimando em cesárea

11. (B) Útero hipertônico

12. (D) Todas estão corretas

13. (A) Ruptura uterina

14. (D) Todas estão corretas

15. (B) Pelve desproporcional ao concepto

16. (C) Descolamento prematuro de placenta

17. (A) Acretismo placentário

18. (A) A incidência é em torno de 5 para 1.000 partos

19. (D) Todas as anteriores

20. (B) É o procedimento de escolha nos casos de carcinoma de colo uterino

ANALGESIA E ANESTESIA EM OBSTETRÍCIA

1. (A) Esta diminuído pelo aumento vascular
2. (B) As alterações pulmonares levam a rápido desenvolvimento de hipóxia
3. (C) Geral
4. (D) É dificultada pelo aumento das mamas e ingurgitamento vascular
5. (A) É causada pela compressão do útero sobre as veias e artérias ilíacas, veia cava inferior e aorta abdominal
6. (A) Diminui o fluxo sanguíneo uteroplacentário durante a contração
7. (B) Protegem a paciente contra a síndrome de Mendelson
8. (B) Epinefrina EV diminui o fluxo sanguíneo uterino
9. (B) Não cruzam a barreira placentária
10. (A) No primeiro estágio até a dilatação do colo completa, os nervos envolvidos são T10 a L1
11. (C) A transferência de CO_2 feto-materna aumenta a transferência de O_2 materno-fetal (efeito Haldane)
12. (D) Respostas B e C estão corretas
13. (D) Todas as respostas
14. (D) Todas as respostas
15. (A) Rápido e definitivo controle das vias aéreas
16. (B) É confiável e rápida
17. (C) A hipotensão arterial é comum
18. (D) Todas as respostas
19. (A) A ingestão de anestésico deve ser evitada durante a contração uterina
20. (B) Sim
21. (A) São tratamentos adequados na hipotensão pós-bloqueio
22. (A) Diazepam pode causar fissura palatina
23. (B) Tampão sanguíneo peridural
24. (D) Todas as respostas
25. (D) B e C estão corretas
26. (D) A e C
27. (B) Efedrina
28. (D) Todas as respostas
29. (D) Todas as respostas
30. (D) Todas as respostas
31. (B) Bloqueio simpático
32. (A) Necessita menos dose de anestésico local (Raqui) por disseminação do líquido cefalorraquidiano
33. (B) Anestesia peridural é boa indicação
34. (D) Todas as respostas
35. (C) A e B
36. (B) É feita pelos sistemas ázigo e hemiázigo
37. (D) Todas as respostas
38. (D) Todas as respostas
39. (D) Todas as respostas
40. (A) Prurido
41. (B) Aumento do tempo da analgesia
42. (D) Todas as respostas
43. (A) 2,5 mg/kg e 4 mg/kg com Epinefrina
44. (A) Pode penetrar nos tecidos fetais

45. (C) Fazer exame clínico, consentimento informado e explicar a anestesia respondendo às dúvidas
46. (C) Aumenta a duração da analgesia
47. (A) Pode ser prolongado por colocação de cateter
48. (D) Dougliott
49. (C) Eletrocardiograma, hemograma e coagulograma
50. (D) Diazepan

CÓDIGO DE ÉTICA MÉDICA

1. (B) Da beneficência
2. (A) A afirmação e a razão estão corretas
3. (D) O médico pode internar seus pacientes em hospitais sem necessidade de atender às normas técnicas da instituição
4. (C) Infração ética de ambos os médicos
5. (A) A afirmação é errada e a razão é correta
6. (D) Por justa causa, dever legal ou a pedido do paciente
7. (A) O atestado de óbito pode ser fornecido pelo plantonista ou médico substituto
8. (B) O auditor pode intervir em atos profissionais de outro médico
9. (D) Contrário em qualquer caso ainda que a pedido do paciente ou de seu responsável legal
10. (C) O princípio da justiça é aquele que atende às decisões dos magistrados
11. (D) A justiça tem direito de solicitar o prontuário do paciente
12. (A) De Malta
13. (B) Genoma humano
14. (B) Os pais não devem ser informados sobre a redução de embriões
15. (B) Além de informar, deve registrar no prontuário a informação dada e o consentimento recebido
16. (A) Pode ser realizada por outras instituições ou estados
17. (A) É desnecessário expor os conflitos de interesse, desde que não interfiram nos resultados
18. (A) Código de costumes
19. (C) Comunicar à autoridade sanitária
20. (B) Primeiro autor ou coautor dos trabalhos em que teve participação

LEGISLAÇÃO E NORMAS ESPECÍFICAS AO TOCOGINECOLOGISTA

CAPÍTULO 110

1. (D) Todas estão erradas
2. (C) II está correta
3. (C) A afirmação está correta, e a razão, incorreta
4. (D) Apenas III correta
5. (C) A afirmação está correta, mas a razão está incorreta
6. (D) A partir da 22ª semana e o feto com 500 g de peso
7. (D) A afirmação está incorreta, e a razão, correta
8. (D) Não permite
9. (B) Prazo de 90 dias entre a manifestação da vontade e a cirurgia
10. (D) A esterilização só pode ser por meio da laqueadura tubária e vasectomia ou por outros métodos, inclusive a ooforectomia e a histerectomia
11. (A) Os incapazes não podem, em nenhuma circunstância, ser esterilizados
12. (B) A afirmação e a razão estão incorretas
13. (D) A realização obrigatória de testes para AIDS está amparada nos princípios constitucionais
14. (C) Em estabelecimento de saúde, onde há ambulatório e plantão médico, o enfermeiro obstétrico não pode atuar sem orientação e supervisão do responsável final pelo atendimento
15. (C) Aconselhamento familiar
16. (A) Procriação de animais em extinção e comprometimento da dignidade humana
17. (C) Impede doenças geneticamente ligadas ao sexo
18. (D) Duas gestações de sexos diferentes em um raio de um milhão de habitantes
19. (D) O CFM desaconselhou o uso de órgãos de anencéfalos face aos critérios no diagnóstico de morte encefálica
20. (A) Só é cabível quando houver expressa previsão em lei

ASPECTOS ÉTICOS E LEGAIS DA REPRODUÇÃO ASSISTIDA E SEXUALIDADE

CAPÍTULO 111

1. (D) As técnicas de RA não devem, em hipótese alguma, selecionar sexo
2. (C) 14 dias
3. (D) Do serviço
4. (D) Parente genética em um parentesco até o terceiro grau
5. (A) Não é necessário avisar à paciente o número de pré-embriões produzidos
6. (B) Em certas ocasiões, pode-se fazer a escolha do sexo do embrião
7. (A) Médicos
8. (B) Não ser indicada
9. (A) O consentimento informado é obrigatório
10. (D) A escolha dos doadores é de responsabilidade dos receptores
11. (D) Todas estão corretas
12. (D) Atentado violento ao pudor
13. (D) Houve violência presumida
14. (D) A operação seja feita em caráter experimental em hospitais universitários ou públicos, com condições para realizar pesquisa
15. (B) Maior de 18 anos
16. (A) A afirmação é correta, e a razão também
17. (C) O Conselho Federal de Medicina condena veementemente tal proposta
18. (A) Orientar a paciente a fazer denúncia ao CRM
19. (B) Mudança de sexo é crime previsto no código penal
20. (D) Todas as anteriores

ÉTICA E MEDICINA LEGAL APLICADAS À GINECOLOGIA E OBSTETRÍCIA

1. (A) Infanticídio

2. (D) Estupro de vulnerável

3. (A) Deve levar o requerimento a direção e esta deve compor uma equipe multidisciplinar, lavrar os documentos necessários e atender à solicitante

4. (A) 20 semanas

5. (A) Está impedido de revelar o fato em face do sigilo médico tendo respaldo ético e legal

6. (D) Todas as alternativas anteriores

7. (D) Estupro de vulnerável

8. (E) Estupro mediante violência psíquica

9. (C) Lesão gravíssima

10. (B) Esclarecer o resultado do exame para paciente e orientá-la para que procure o seu médico levando o respectivo laudo

11. (A) Ser respeitado mantendo uma postura de acolhimento e sigilo

12. (D) Entrar em contato com obstetra da paciente, explicando o diagnóstico

13. (A) No partograma

14. (C) Não, somente nos casos de comprovada necessidade

15. (B) Cópia autenticada da decisão judicial que determinou o procedimento

16. (E) Somente com autorização judicial

17. (B) Pode fornecer a declaração de óbito por solicitação da família

18. (A) Ter um acompanhante presente durante o exame independente do sexo do ginecologista

19. (D) Os médicos podem sugerir laboratórios ou farmácias como propaganda em blocos de receituário

20. (B) Na vigência da sociedade conjugal, a esterilização depende do consentimento expresso somente da mulher

Diagnóstico por Imagens

Diagnóstico por Imagens

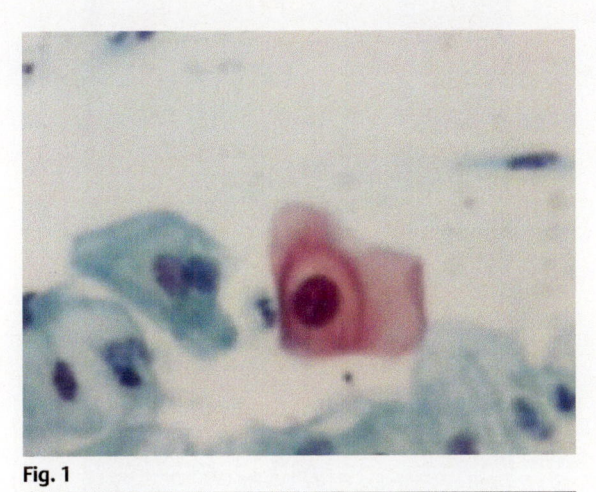

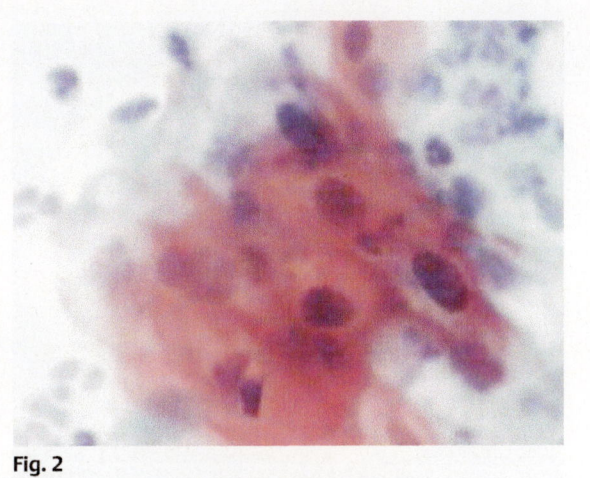

Fig. 1
HPV – alto grau.

Fig. 2
HPV – baixo grau.

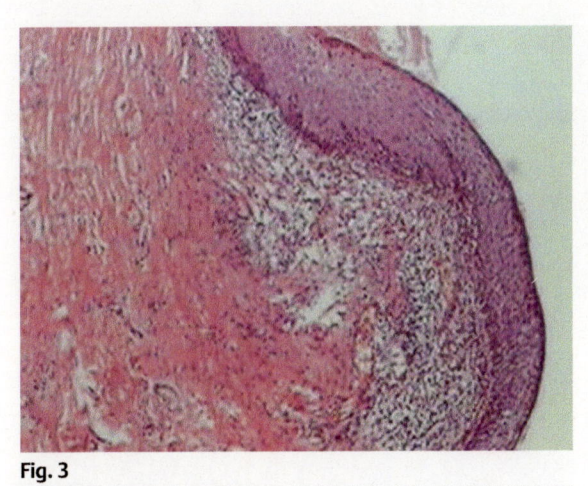

Fig. 3
HPV – transição.

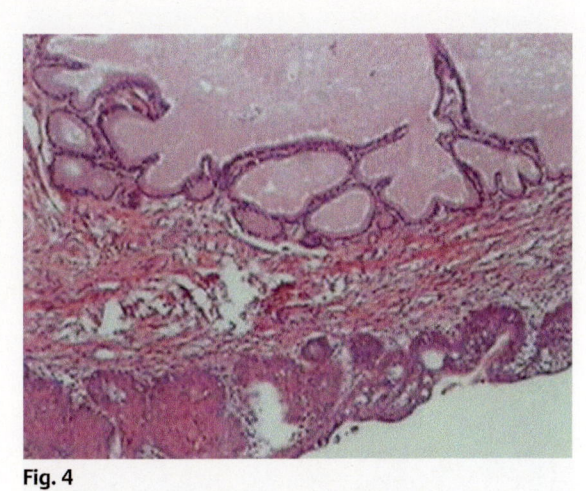

Fig. 4
Metaplasia escamosa e cisto de Naboth.

Fig. 5
Cisto de trompa.

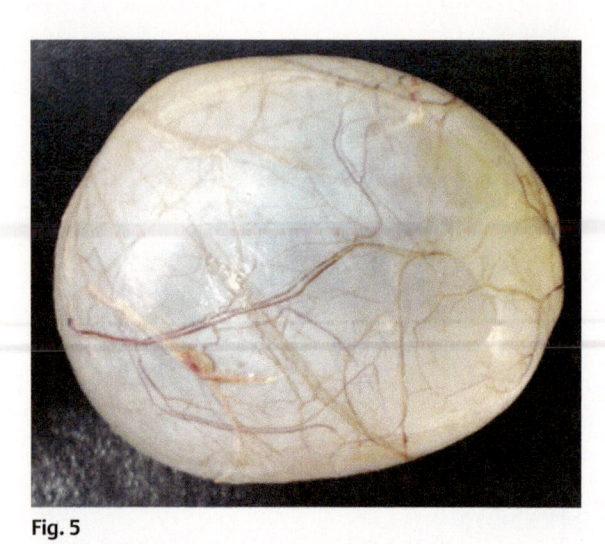

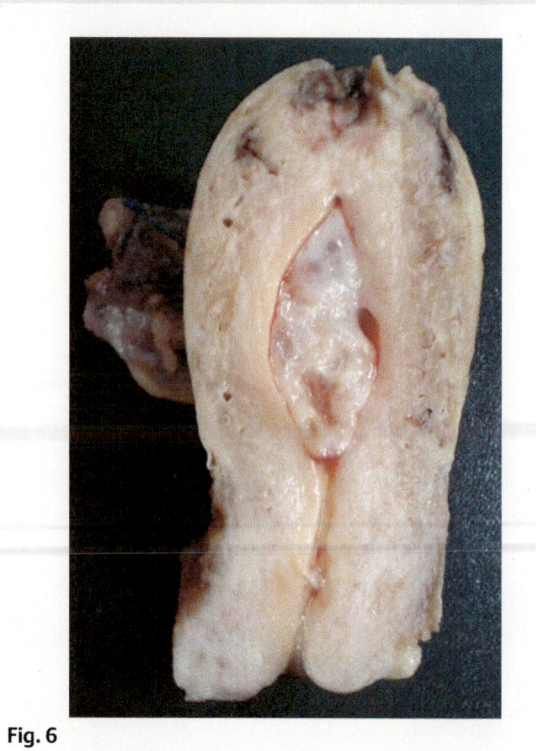

Fig. 6
Pólipo atrófico do endométrio.

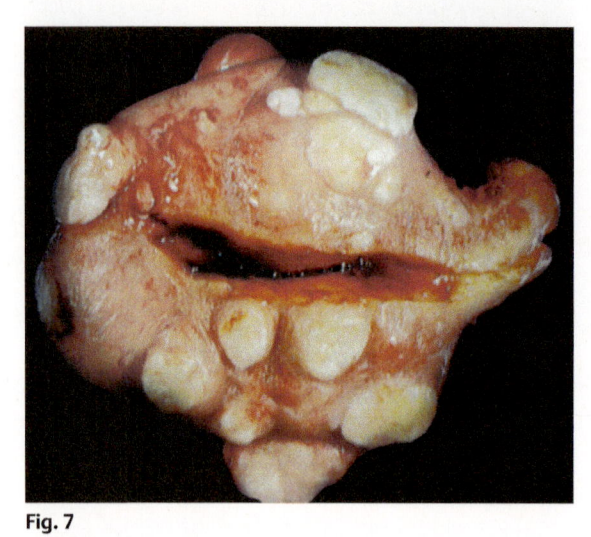

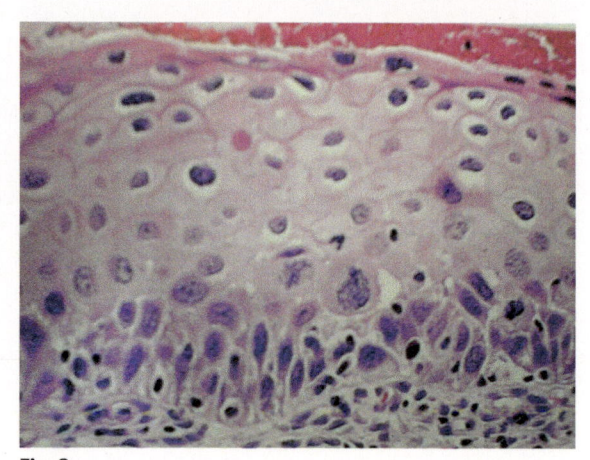

Fig. 7
Leiomiomas.

Fig. 8
HPV.

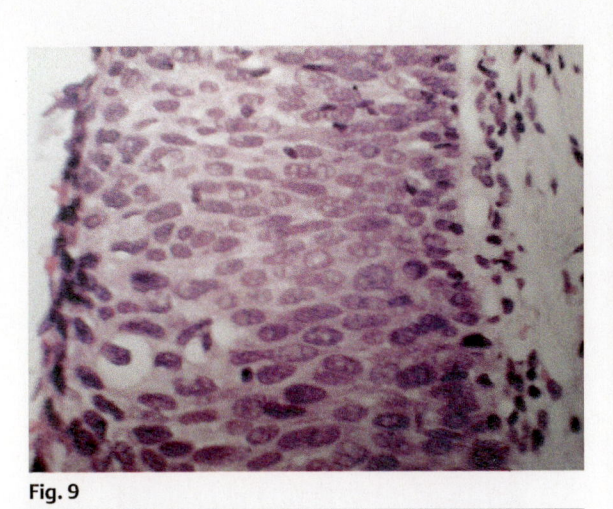

Diagnóstico por Imagens

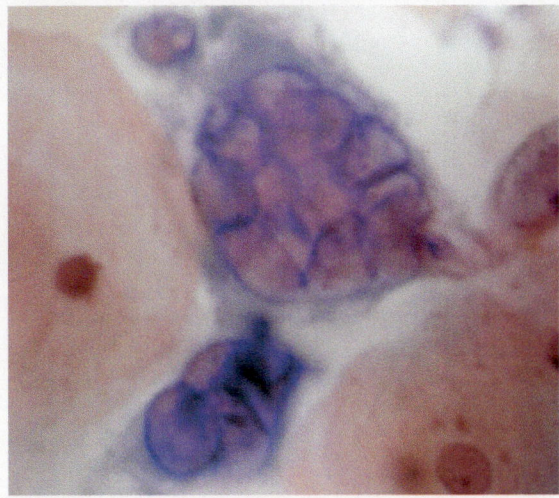

Fig. 9
HPV – alto grau.

Fig. 10
Herpes.

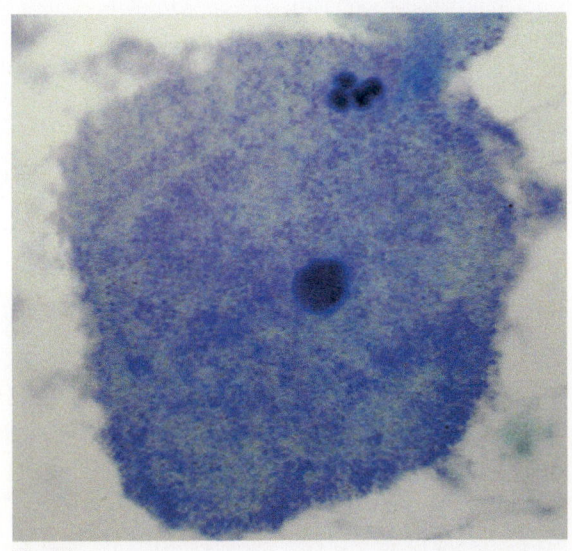

Fig. 11
Gardnerella – *Clue Cell*.

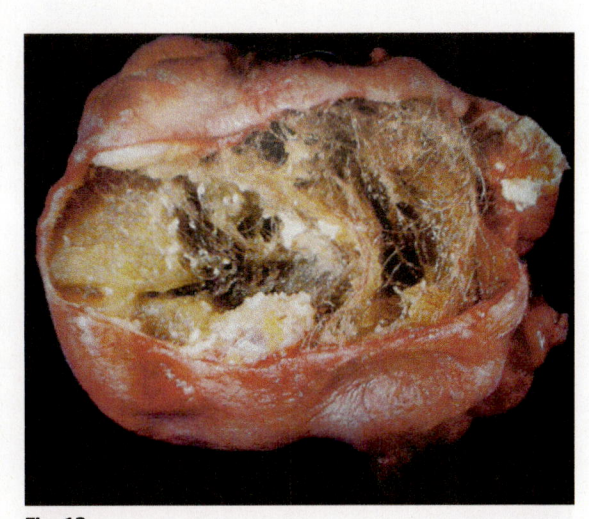

Fig. 12
Teratoma.

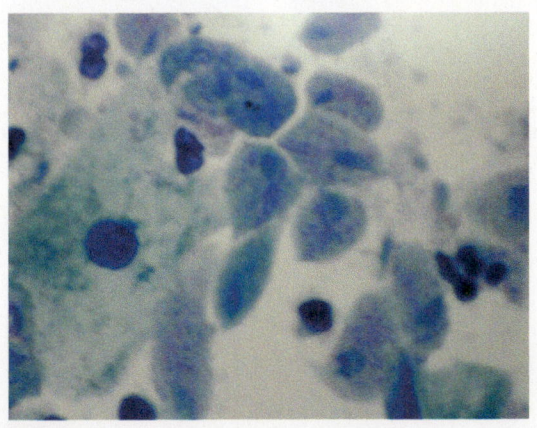

Fig. 13
Trichomonas.

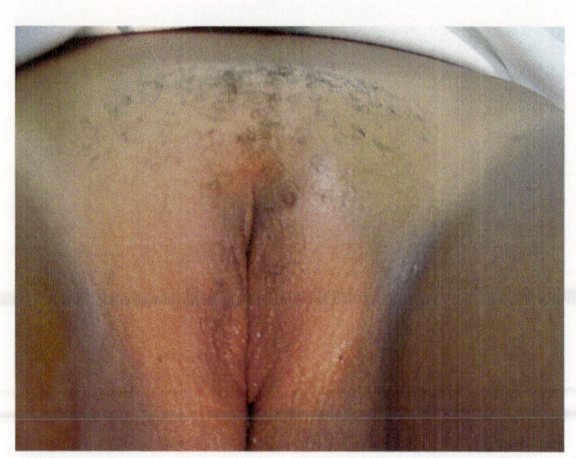

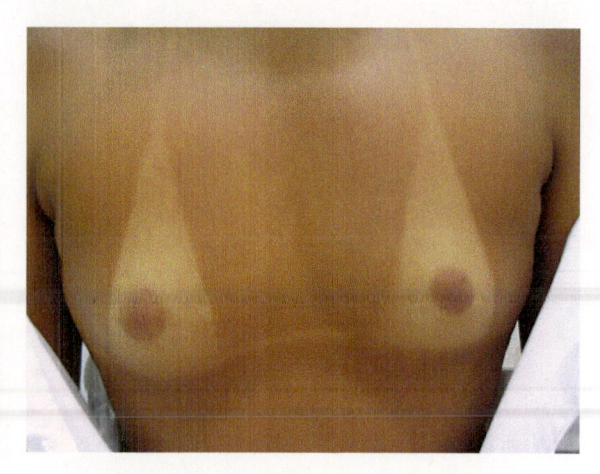

Figs. 14 e 15
Paciente de 32 anos, com diagnóstico de amenorréia primária – hipogonadismo hipogonadotrófico.

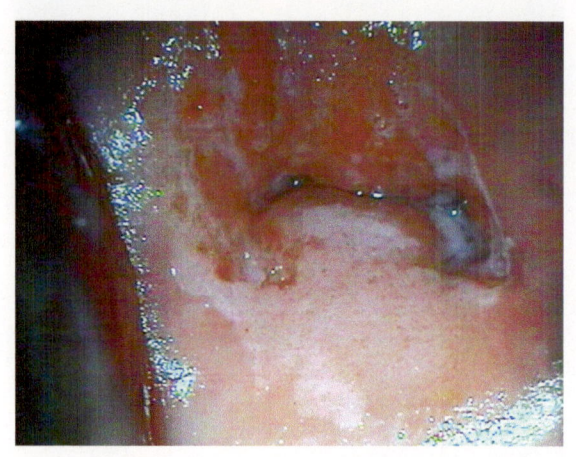

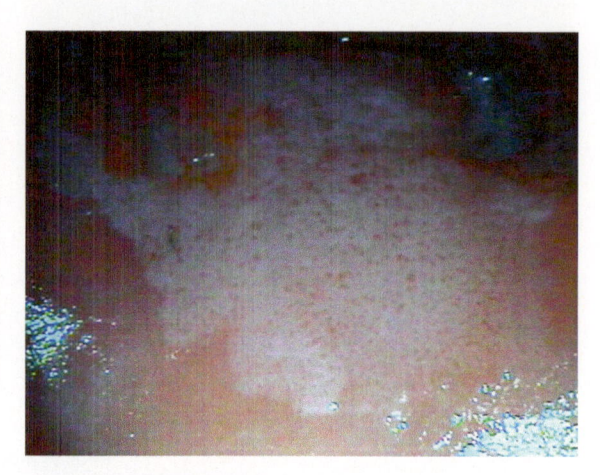

Figs. 16 e 17
Paciente de 28 anos, com diagnóstico citológico de HSIL. Colposcopia satisfatória com lesão sugestiva de alto grau. Na Figura 17 visualiza-se, com maior aumento, um pontilhado grosseiro.

Diagnóstico por Imagens **631**

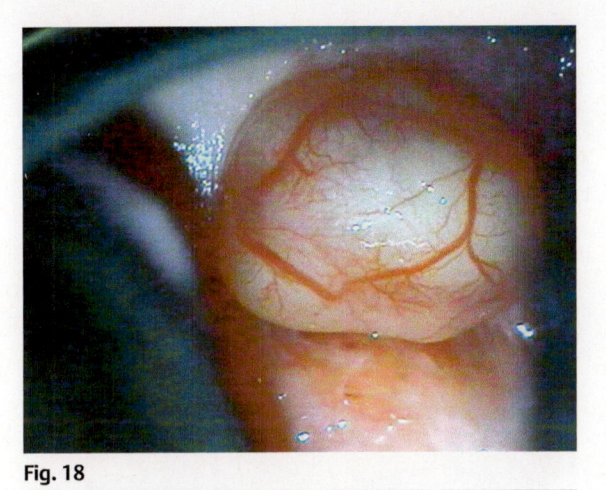

Fig. 18
Imagem colposcópica do cisto de Naboth.

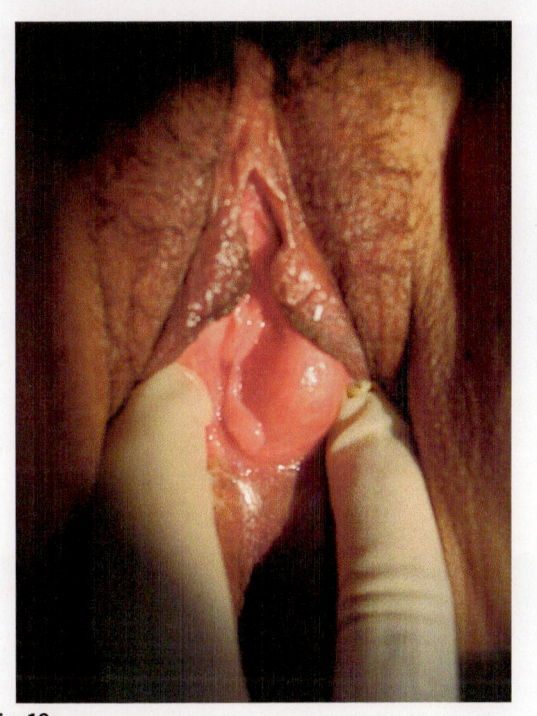

Fig. 19
Imagem do cisto de glândula de Bartholin.

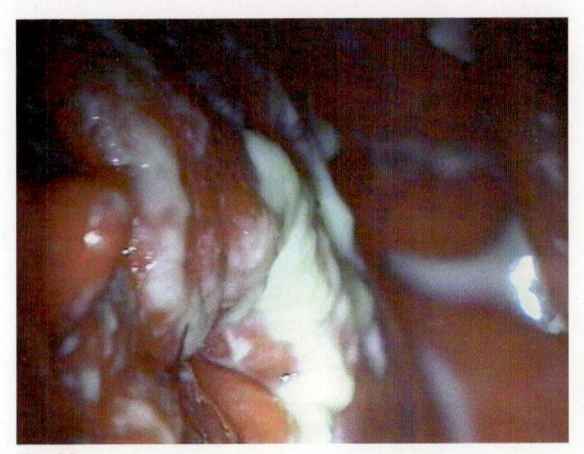

Fig. 20
Paciente de 19 anos queixando-se de prurido intenso. Observa-se imagem de corrimento tipo leite talhado, aderido às paredes vaginais.

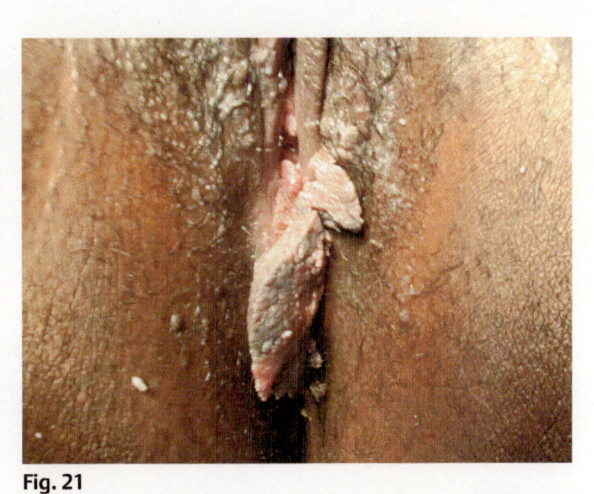

Fig. 21
Paciente de 28 anos, gestante, com condiloma acuminado em fúrcula.

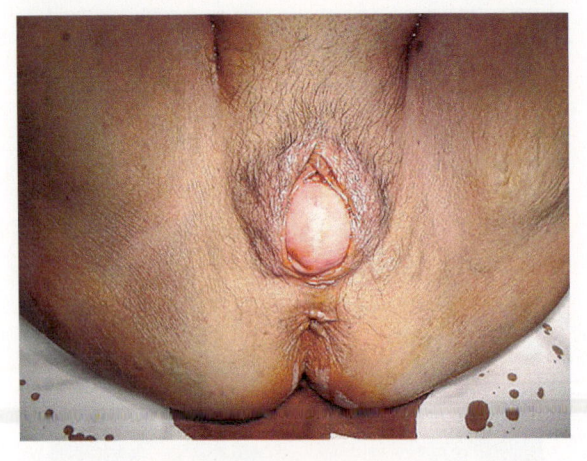

Fig. 22
Paciente de 68 anos com diagnóstico de enterocele.

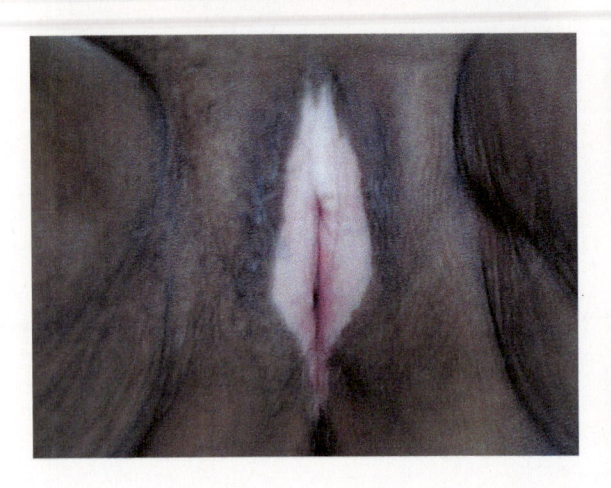

Figs. 23 e 24
Paciente de 57 anos, assintomática, com diagnóstico de vitiligo.

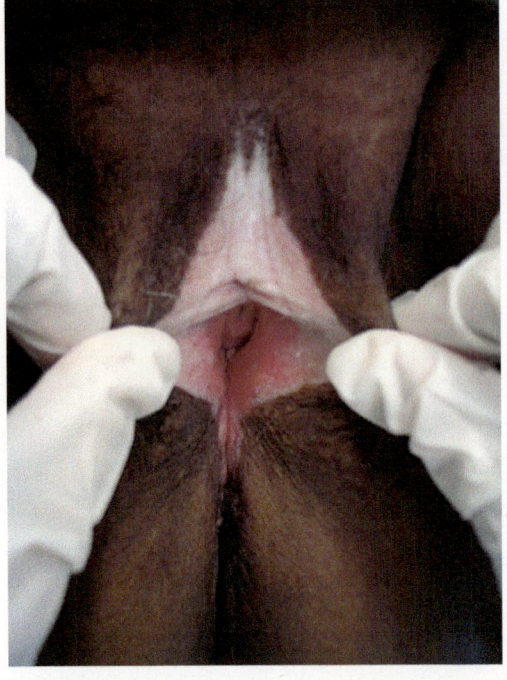

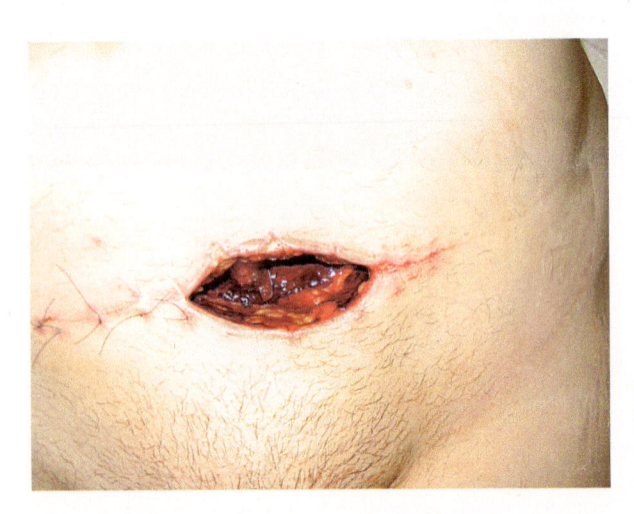

Fig. 25
Paciente no terceiro dia de pós-operatório, em uso de heparina, com diagnóstico de hematoma de parede abdominal.

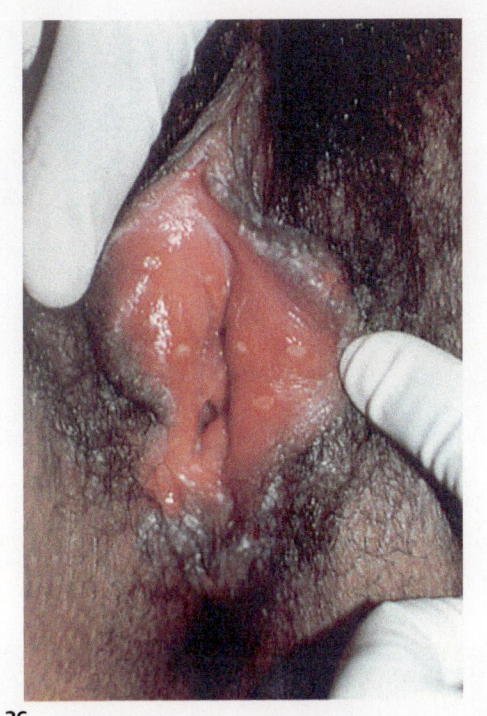

Fig. 26
Gestante, com 16 semanas de gestação, com lesões ulceradas múltiplas nos pequenos lábios – herpes genital.

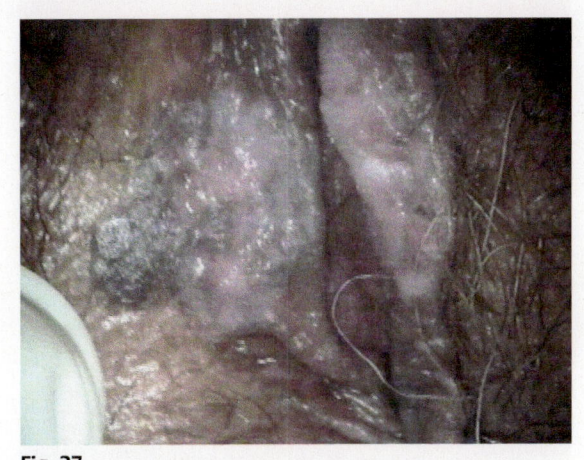

Fig. 27
Mulher de 48 anos com diagnóstico de neoplasia intra-epitelial vulvar grau III.

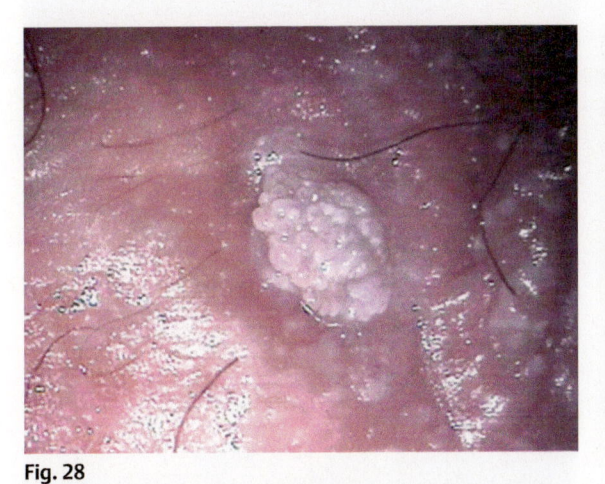

Fig. 28
Mulher de 19 anos com lesão verrucosa em pequenos lábios compatível com condiloma acuminado.

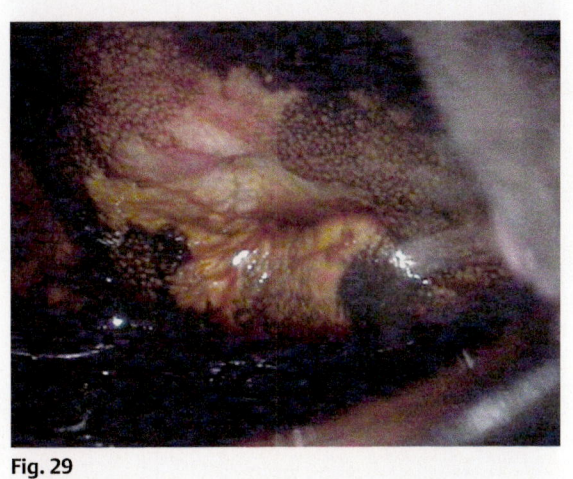

Fig. 29
Mulher de 22 anos com diagnóstico de tricomoníase à lâmina fresco. Teste de Schiler com colo em framboesa.

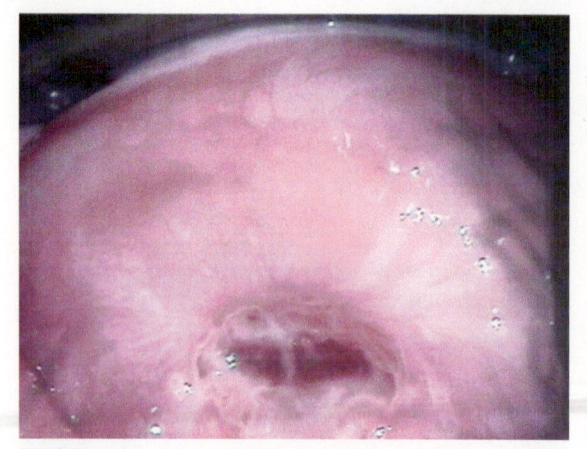

Fig. 30
Paciente de 25 anos com diagnóstico citológico de NIC 1, colposcopia satisfatória com epitélio acetobranco tênue sugestivo de baixo grau.

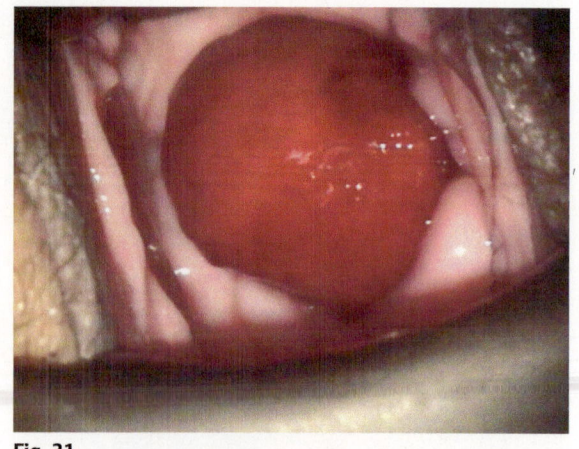

Fig. 31
Mulher de 42 anos com diagnóstico de mioma em parturição.

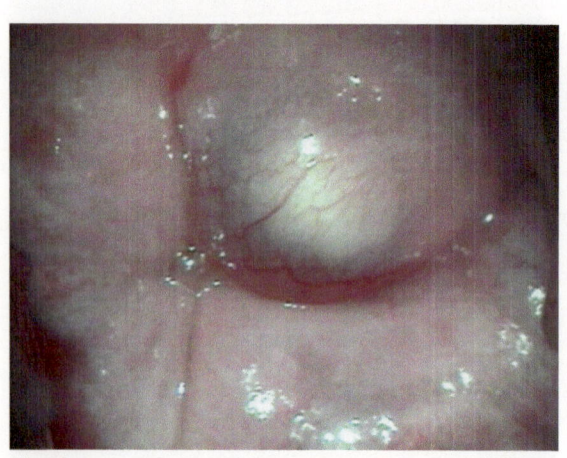

Fig. 32
Cisto de Naboth.

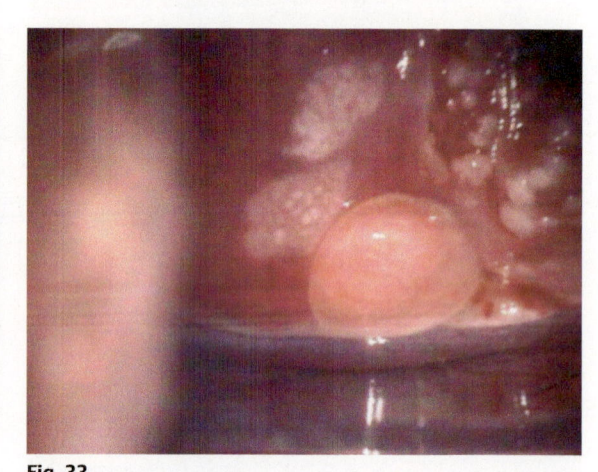

Fig. 33
Alterações deciduais em colo de gestante de segundo trimestre.

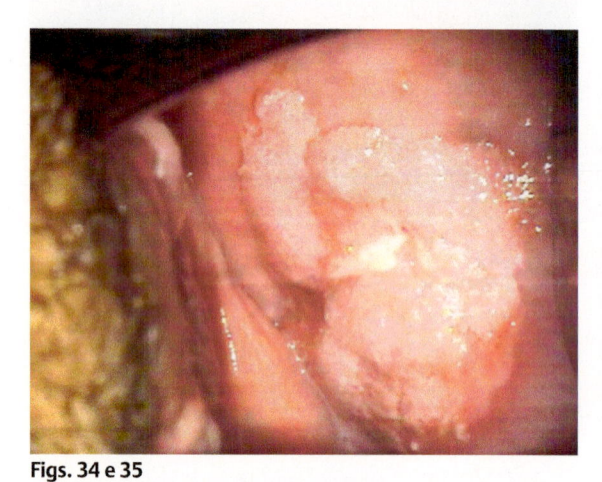

Figs. 34 e 35
Condiloma acuminado em colo uterino.

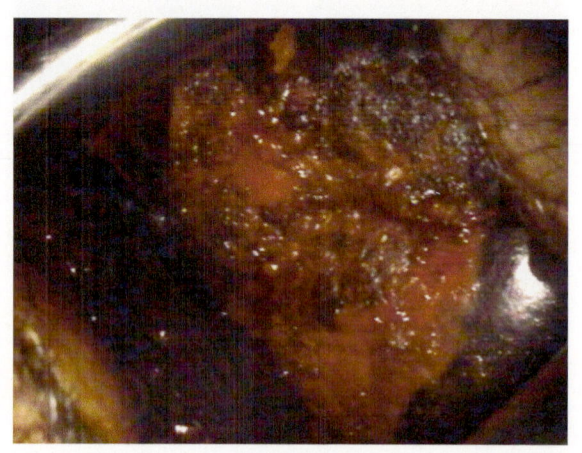

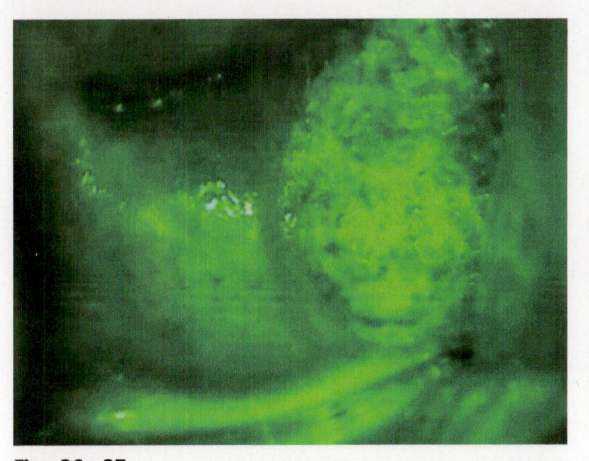

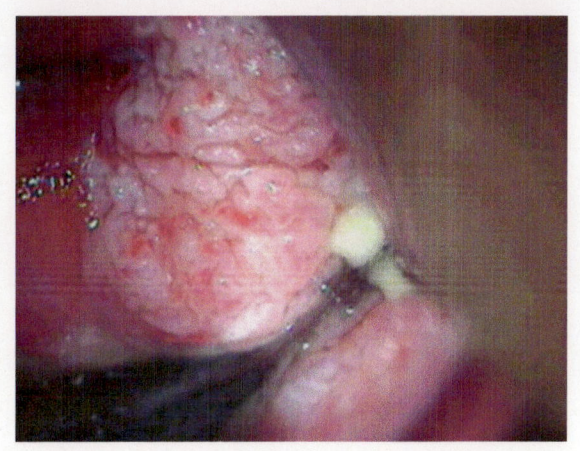

Figs. 36 e 37
Mulher de 52 anos com diagnóstico de carcinoma escamoso do colo uterino.

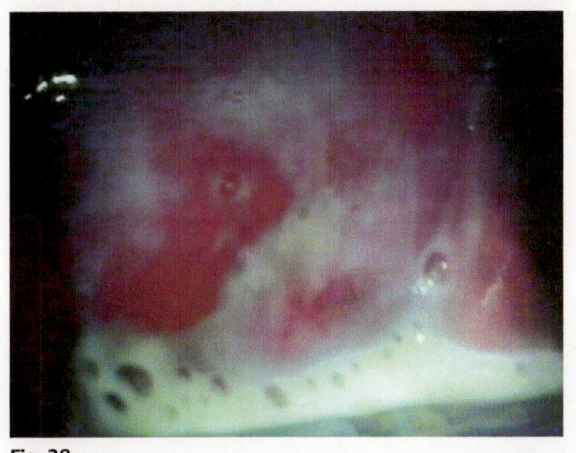

Fig. 38
Tricomoníase.

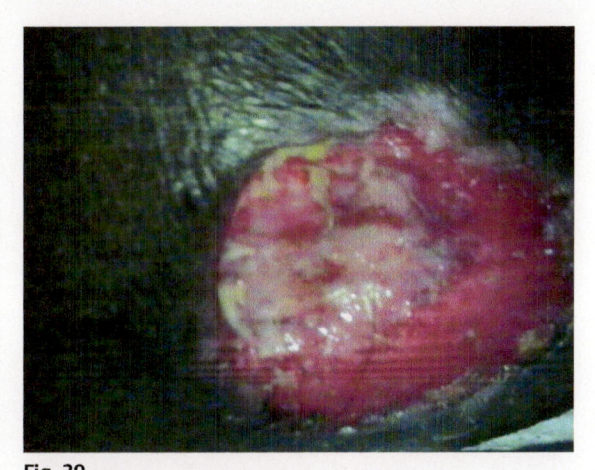

Fig. 39
Lesão ulcerada em vulva de gestante HIV positivo compatível com síndrome da arranhadura do gato.

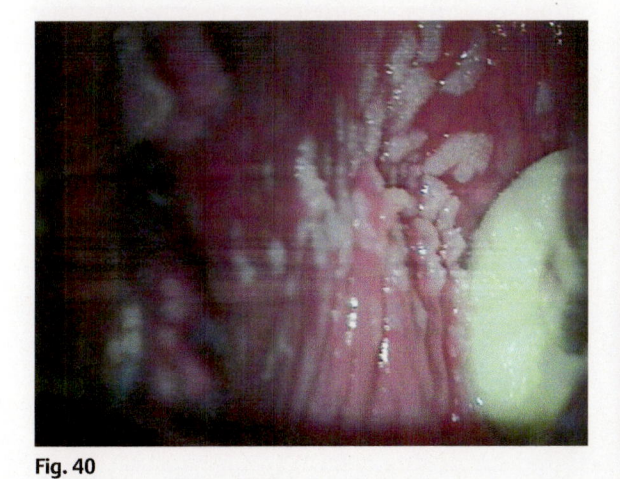

Fig. 40
Condiloma acuminado em vagina.

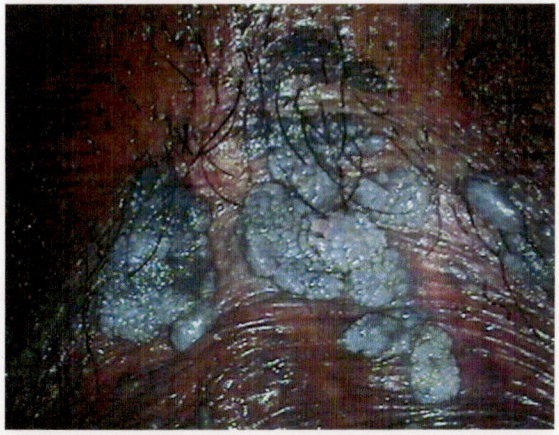

Fig. 41
Condiloma acuminado em vulva.

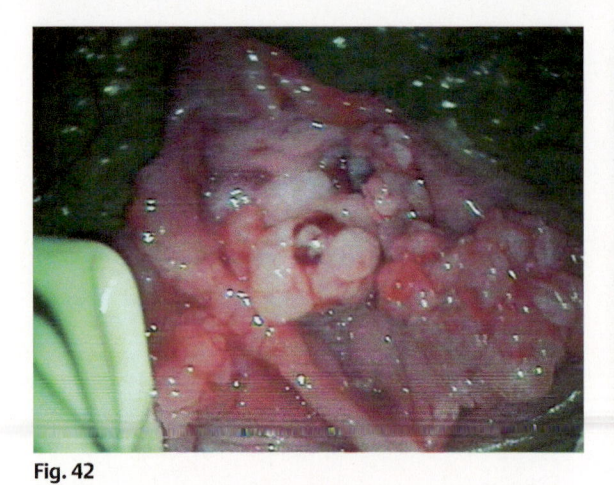

Fig. 42
Paciente de 38 anos com diagnóstico de carcinoma escamoso invasor, acometendo o terço inferior da vagina.

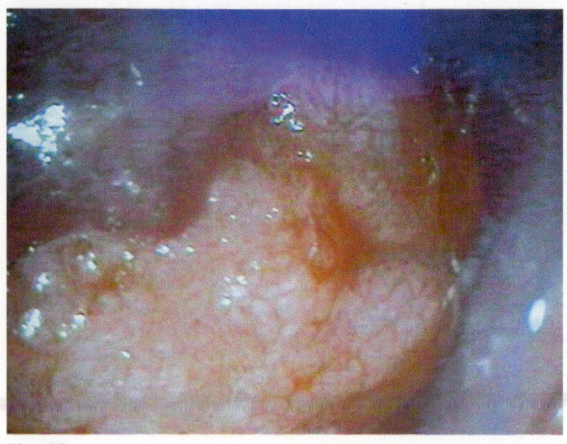

Fig. 43
Paciente com citologia de HSIL e colposcopia com mosaico irregular compatível com HSIL.

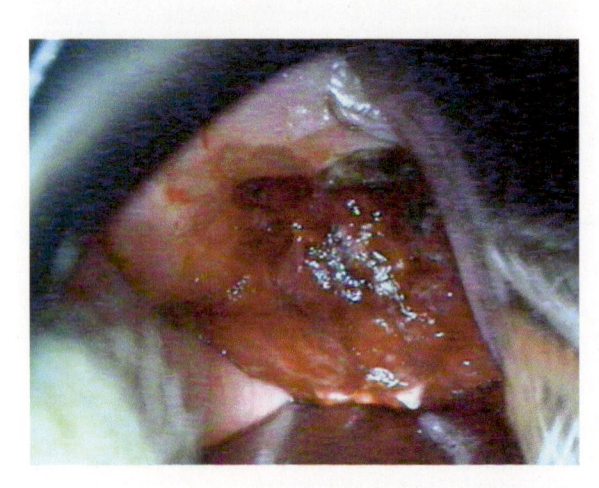

Fig. 44
Carcinoma escamoso invasor de colo uterino.

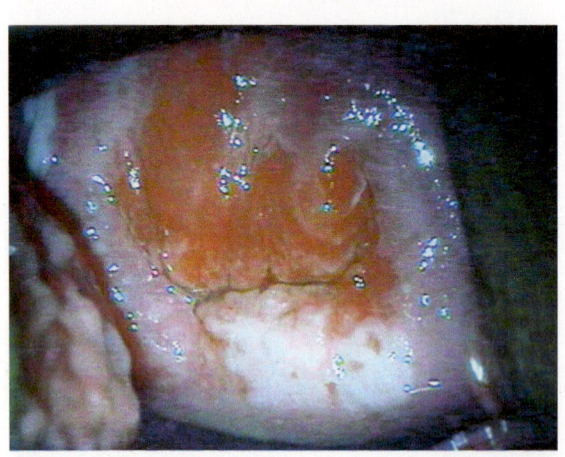

Figs. 45 e 46
Paciente de 28 anos com citologia de HSIL e colposcopia com epitélio acetobranco espesso e teste de Schiler positivo, sugestivo de HSIL.

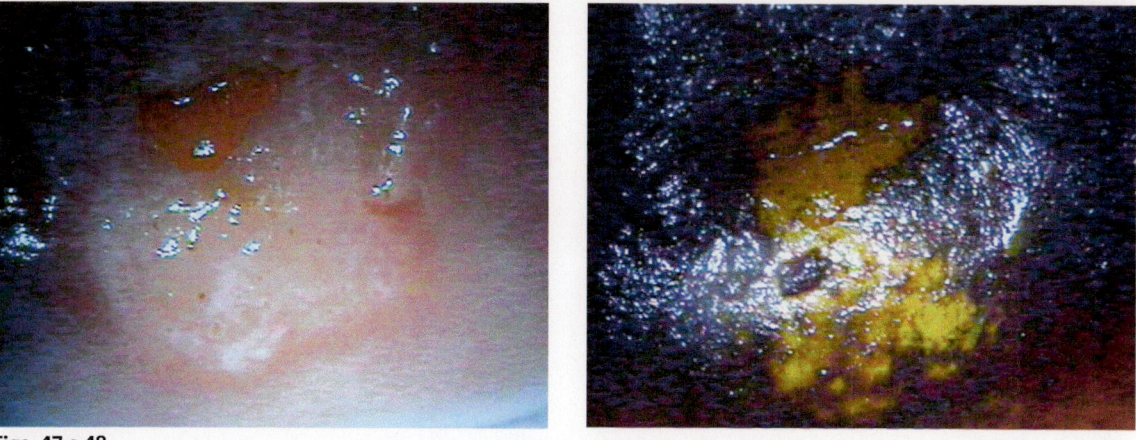

Diagnóstico por Imagens

Figs. 47 e 48
Paciente de 22 anos com diagnóstico citológico de LSIL e colposcopia satisfatória com epitélio acetobranco tênue sugestivo de LSIL.

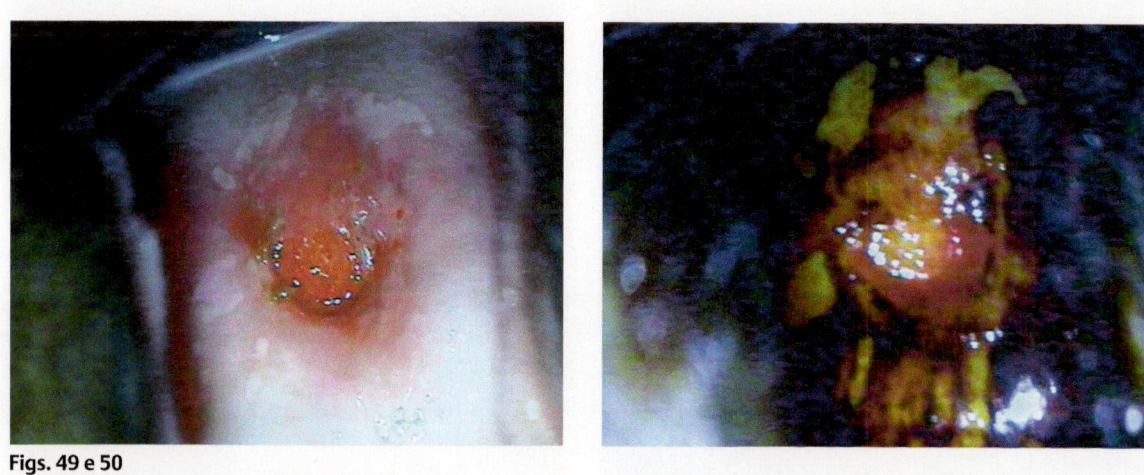

Figs. 49 e 50
Colposcopia satisfatória sugestiva de LSIL.

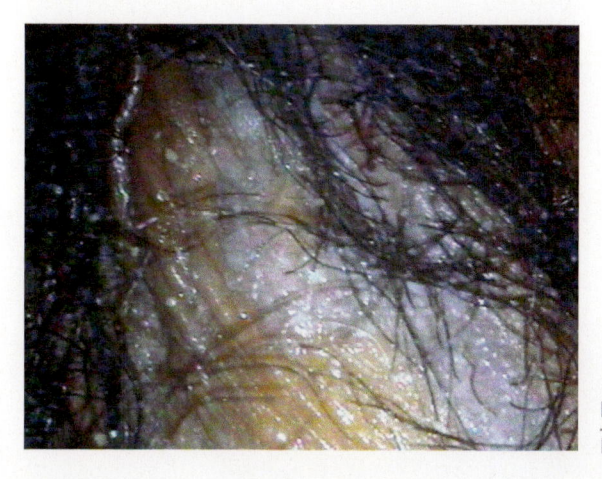

Fig. 51
Paciente de 51 anos com lesão intra-epitelial vulvar grau 3.

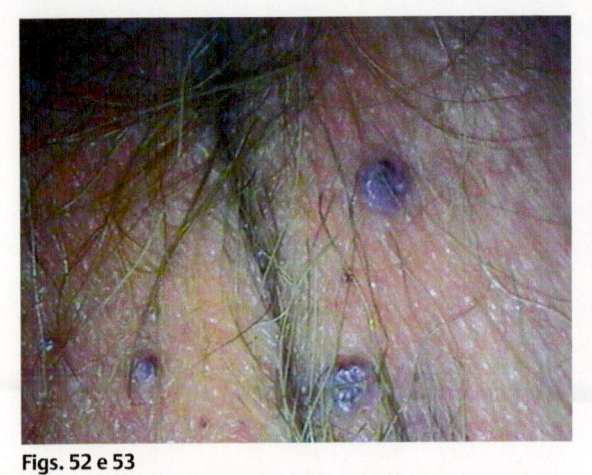

Figs. 52 e 53
Paciente de 64 anos com hemangioma vulvar.

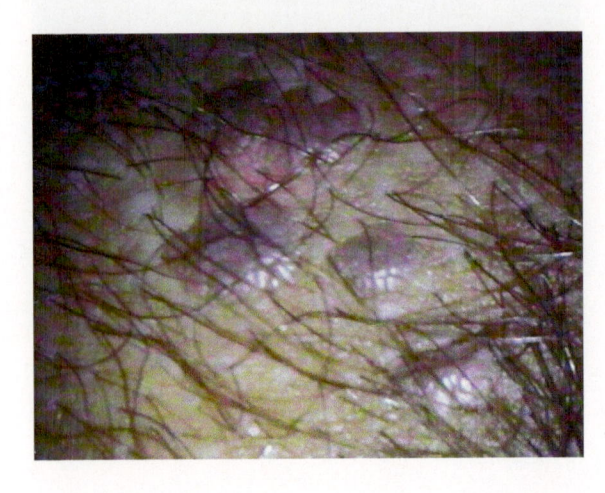

Fig. 54
Gestante com condilomatose resistente ao ácido acético 90%.

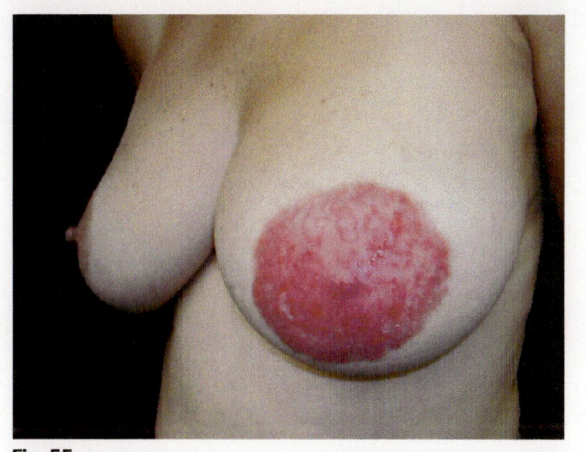

Diagnóstico por Imagens

Fig. 55
Paget.

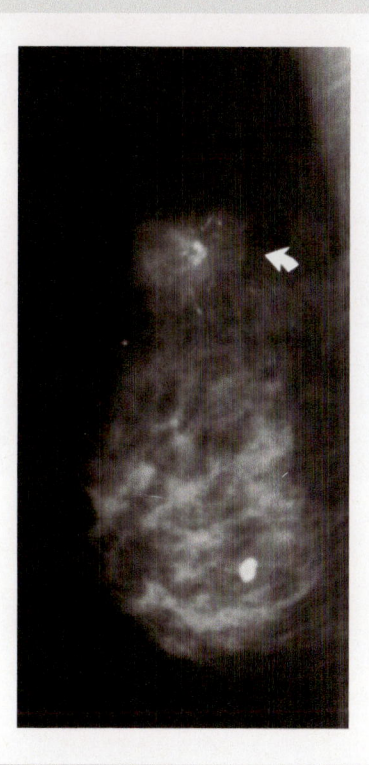

Fig. 56
Mamografia com nódulo Cat5.

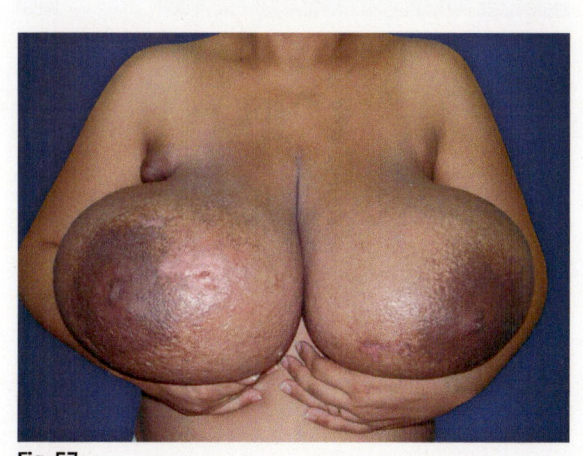

Fig. 57
Gigantomastia da gestação.

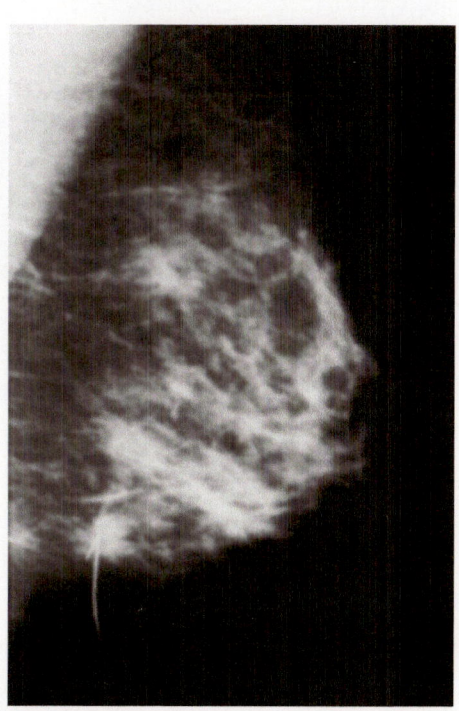

Fig. 58
Mamografia com estereotaxia.

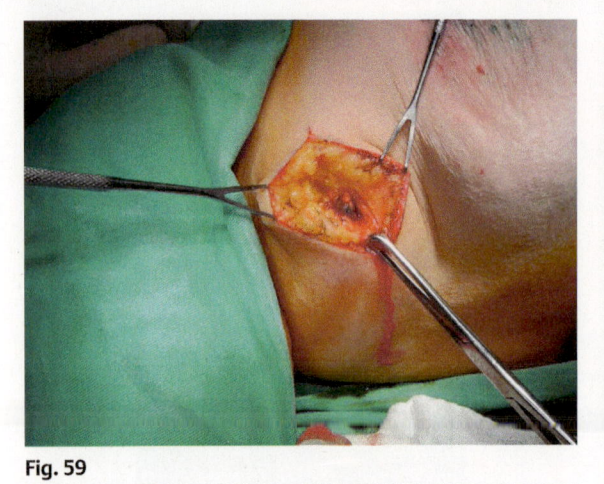

Fig. 59
Linfonodo sentinela com azul patente.

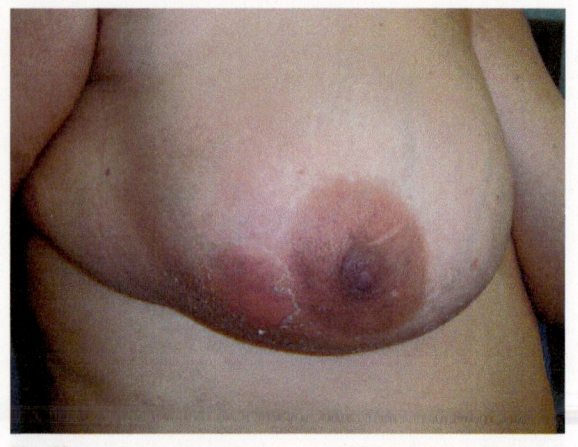

Fig. 60
Abscesso subareolar recidivante.

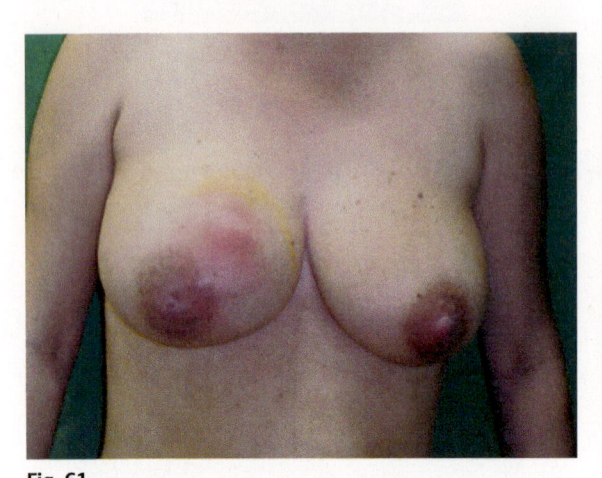

Fig. 61
Mastite puerperal.

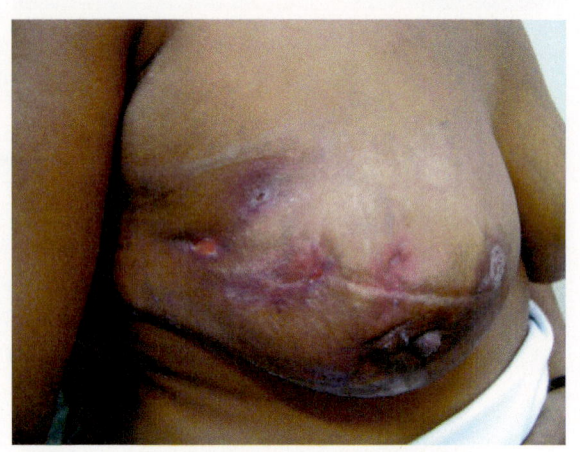

Fig. 62
Mastite por tuberculose.

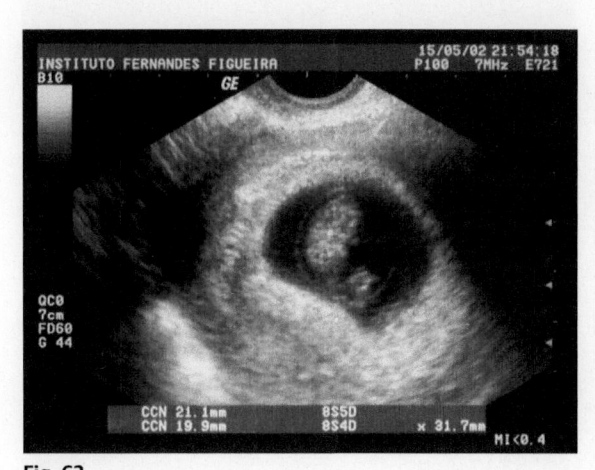

Fig. 63
Gestação inicial.

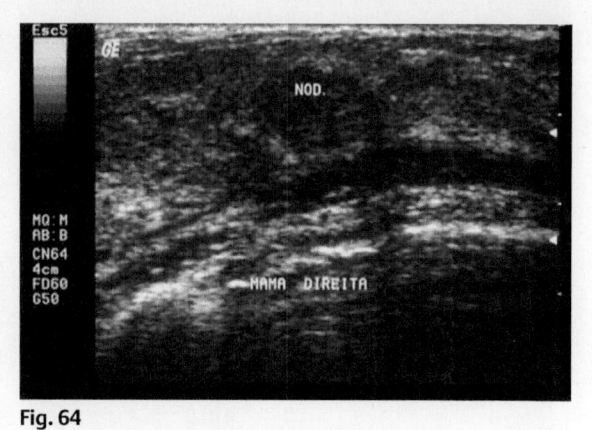

Fig. 64
Nódulo de mama benigno.

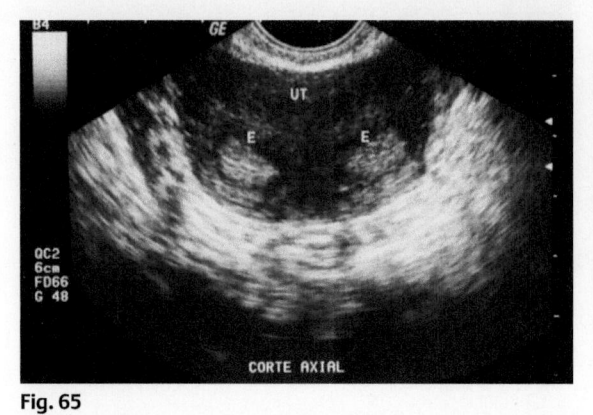

Fig. 65
Útero bicorno.

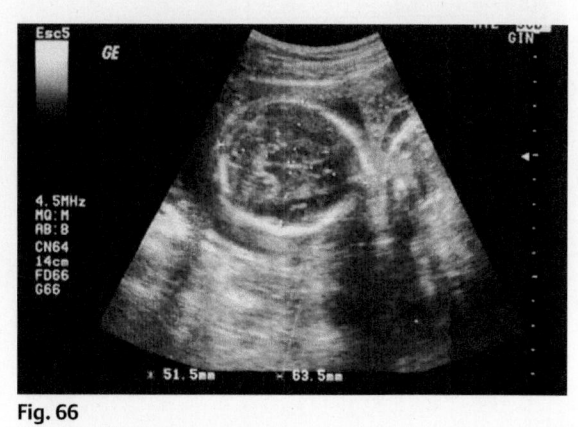

Fig. 66
Média do perímetro cefálico fetal.

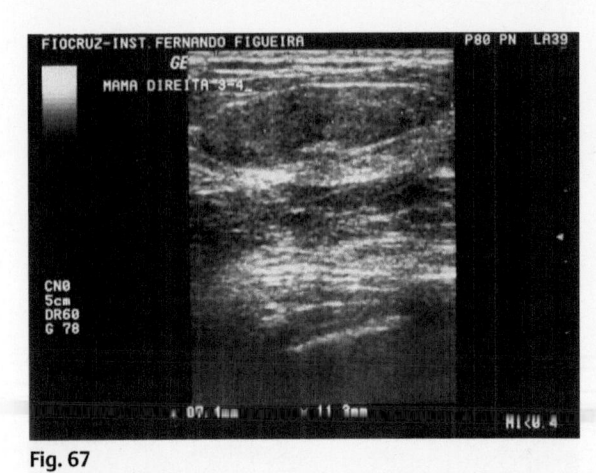

Fig. 67
Nódulo de mama – hamartoma.

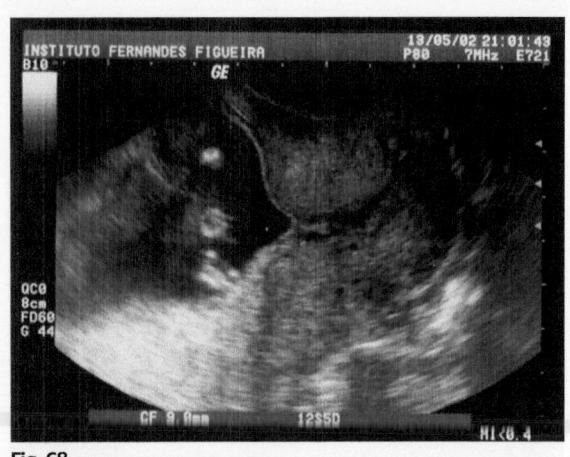

Fig. 68
Sinal da ponta do lápis – incompetência istmo cervical.

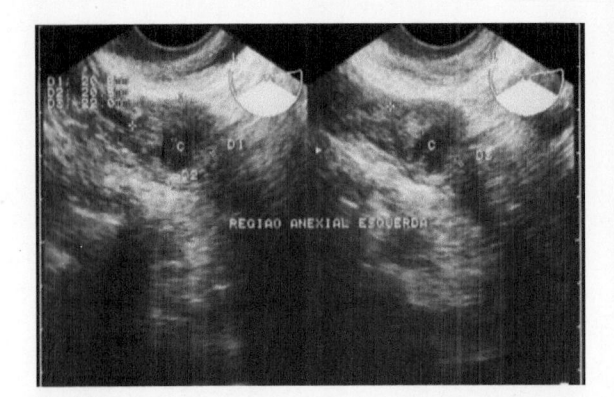

Fig. 69
Ovário.

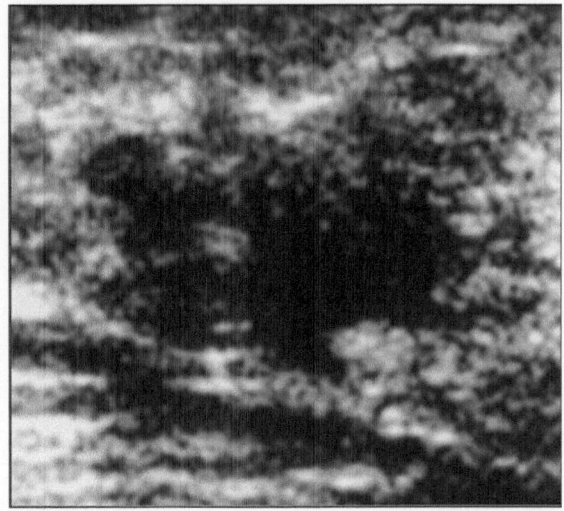

Fig. 70
Nódulo de mama suspeito.

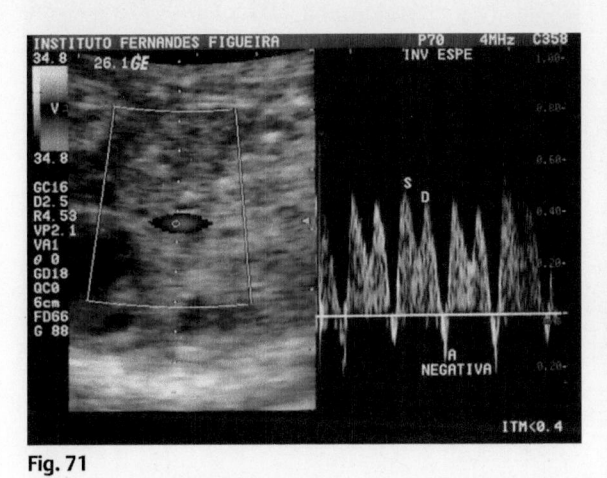

Fig. 71
Onda A negativa no ducto venoso.

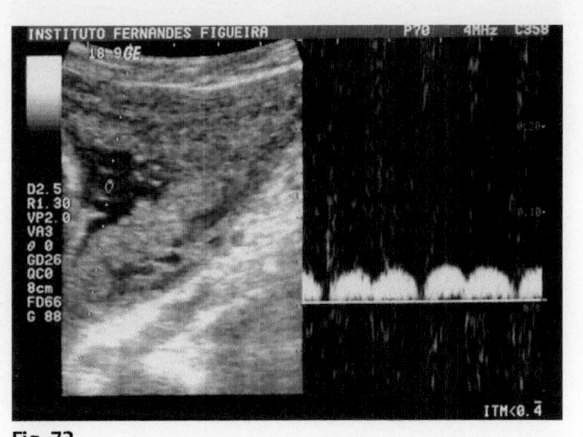

Fig. 72
Pulsatilidade da veia umbilical.

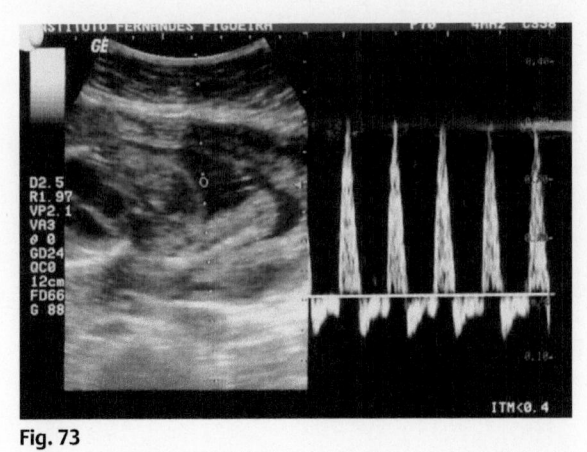

Fig. 73
Diástole reversa.

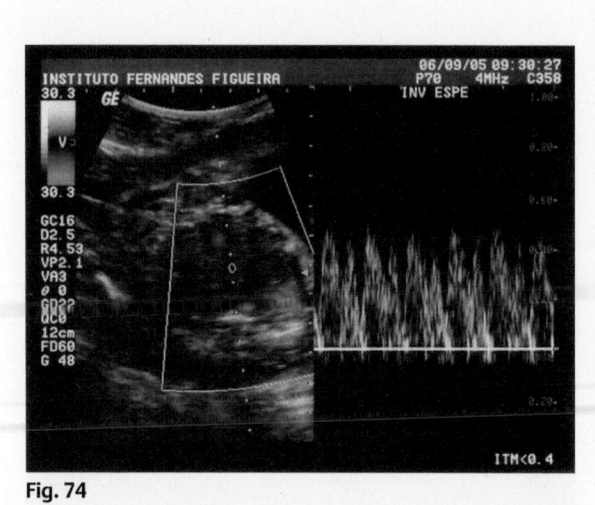

Fig. 74
Ducto venoso normal.

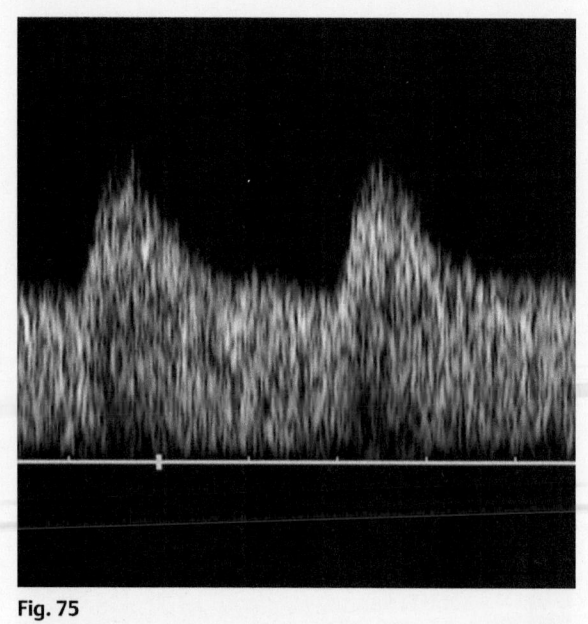

Fig. 75
Artéria uterina normal.